AF337274

TRAITÉ PRATIQUE

DES MALADIES DES

VOIES URINAIRES

ET DES

ORGANES GÉNÉRATEURS

DE L'HOMME ET DE LA FEMME.

Tout exemplaire, non revêtu de la signature de l'auteur,
sera réputé contrefait.

OUVRAGE DU MÊME AUTEUR :

Sous presse,

POUR PARAITRE PROCHAINEMENT :

DE L'INFLUENCE DES PERTES SÉMINALES INSENSIBLES sur les divers appareils de l'économie animale, et en particulier sur les systèmes nerveux et digestifs, précédé de considérations philosophiques sur l'onanisme, et suivi d'observations de guérison à l'appui de l'efficacité du traitement spécial de l'auteur.

Ouvrage accompagné de figures d'anatomie intercalées dans le texte.

Paris. — Typographie de Firmin Didot Frères, rue Jacob, 56.

TRAITÉ PRATIQUE

des maladies des

VOIES URINAIRES

ET DES

ORGANES GÉNÉRATEURS

DE L'HOMME ET DE LA FEMME,

PAR LE DOCTEUR E. JOZAN de St-ANDRÉ.

PROFESSEUR Per DE PATHOLOGIE URO-GÉNITALE.

Ante omnia, cura.
Avant tout, la guérison.
HIPPOCRATE.

DEUXIÈME ÉDITION, ENTIÈREMENT REFONDUE
illustrée de cent cinquante-trois figures d'anatomie intercalées dans le texte.

OUVRAGE SPÉCIALEMENT DESTINÉ AUX GENS DU MONDE.

PARIS,

L'AUTEUR, 33, RUE JACOB,

FAUBOURG SAINT-GERMAIN.

JULES MASSON, LIBRAIRE,
RUE DE L'ANCIENNE-COMÉDIE, n° 26.

1851.

PRÉFACE

DE LA DEUXIÈME ÉDITION.

Le prodigieux succès de ce livre, dont la première édition, bien que tirée à plusieurs milliers d'exemplaires, et une seconde réimpression, ont été épuisées en moins de dix mois, imposaient à l'auteur le devoir de justifier une aussi brillante faveur. Aussi n'a-t-il reculé devant aucun sacrifice pour continuer à la mériter.

Le but qu'il s'était proposé par cette publication a été atteint et même dépassé. En mettant, en effet, à la portée des gens du monde des notions précises et vraies sur un genre d'affections qui fait tant de victimes dans tous les rangs de la société, l'auteur avait surtout en vue de mettre les malades en garde contre ces prétendus remèdes spécifiques, sortes de panacées bonnes pour tous les maux et pour tous les malades. Par le simple exposé des altérations nombreuses et variées dont peuvent être affectées les voies urinaires et celles de la génération, dans l'un et dans l'autre sexe, il a été facile de se convaincre que la première indication à remplir est de se rendre un compte exact du siége positif, de l'étendue et de la nature du mal. Le remède, remède évidemment variable et quelquefois complexe, peut ensuite être beaucoup plus facilement et plus sûrement appliqué.

1*

L'auteur, qui avait pour juge un double public, les gens du monde et les médecins, pouvait craindre de ne réussir qu'à moitié et de ne pas obtenir tout d'abord les suffrages de ses collègues, dont on connaît la chatouilleuse susceptibilité. Il est maintenant à cet égard pleinement rassuré par les nombreuses marques de confiance et de sympathie que ses confrères de Paris et de la province lui donnent journellement, soit en réclamant des conseils pour eux-mêmes, soit en lui adressant des malades.

Lors de la première édition de ce livre, l'auteur avait eu l'intention de consigner dans un ouvrage distinct le résultat de ses observations sur les *Maladies des femmes*. Mais il a préféré, malgré le surcroît de dépenses qui lui incombait, réunir en un seul volume l'ensemble des affections génito-urinaires des deux sexes, afin que, d'un seul coup d'œil, le lecteur pût embrasser toutes les descriptions et saisir les analogies si nombreuses qu'elles présentent entre elles.

Cette seconde édition diffère donc surtout de la précédente parce qu'elle est beaucoup plus complète.

Outre les nombreux remaniements qui ont été opérés dans l'ancien texte, remaniements nécessités par les progrès de la science, on remarquera, parmi les nouveaux chapitres, ceux qui traitent de la *menstruation*, de la *grossesse*, de l'*accouchement*, de l'*onanisme*, des *maladies de matrice*, des *fistules urinaires*, du *phimosis*, du *paraphi-mosis*, etc. Mais l'amélioration la plus remarquable de cette édition, ce qui en fait un ouvrage hors ligne, ce sont les CENT CINQUANTE-TROIS FIGURES D'ANATOMIE intercalées dans le corps du livre, avec l'explication détaillée en regard.

Malgré cette importante addition, et l'augmentation de plus de deux cents pages de texte, l'auteur n'a pas voulu que l'ancien prix fût changé. Il espère, par toutes ces innovations, avoir justifié le bienveillant accueil fait à sa précédente publication.

Les personnes qui désirent consulter l'auteur par correspondance, sont priées d'indiquer :

1° Leur âge, leur constitution, leur genre de vie habituelle;

2° Leurs maladies antérieures;

3° Le début de l'affection pour laquelle ils consultent;

4° Les divers traitements déjà suivis;

Et 5° l'état actuel de la maladie, dans ses plus grands détails.

AVANT-PROPOS

DE LA PREMIÈRE ÉDITION.

J'offre au public médical, et surtout aux gens du monde, le résultat de mes recherches et de mon expérience pratique sur les maladies des voies urinaires et des organes générateurs de l'homme et de la femme.

Le médecin verra dans cet ouvrage un exposé complet de l'état actuel de la science; le malade y trouvera des descriptions précises de ses souffrances, et des indications nettement formulées sur l'hygiène la plus convenable à suivre pour calmer ses douleurs et se traiter lui-même, avec succès, dans bon nombre de circonstances. J'indique dans quels cas les secours de l'art doivent être promptement réclamés, si le patient ne veut s'exposer à laisser empirer son mal et à se confier trop tard aux soins du praticien spécial qui pourrait le guérir.

Ainsi que je le dis dans l'épigraphe, mon unique préoccupation est, *avant tout, la guérison des malades;* aussi ne me suis-je point livré à d'inutiles discussions sur des questions controversées, mais simplement à l'exposé précis et immédiatement applicable de l'état actuel des connaissances médicales, sur un groupe limité de maladies.

Ce traité se divise naturellement en deux parties :

Dans la première, j'initie le lecteur à des connaissances anatomiques élémentaires, indispensables pour l'intelligence des descriptions. Pour faciliter cette étude, j'ai fait intercaler dans le texte des figures représentant les divers organes servant à la sécrétion urinaire et à la génération, chez l'homme et chez la femme.

Ensuite j'indique le mécanisme fonctionnel de ces deux appareils. Pour la sécrétion urinaire, la description physiologique est, à de minimes différences près, la même dans les deux sexes.

Il est loin d'en être ainsi pour les fonctions de la reproduction ; et, après avoir examiné, dans des paragraphes séparés, les éléments fournis par l'homme et par la femme dans cet acte important, je fais voir de quelle manière le sperme et l'ovule se combinent pour la formation d'un nouvel individu. La théorie que je donne de la génération est tout à fait neuve, et basée sur de nombreuses observations et sur d'ingénieuses expériences, faites tant sur l'espèce humaine que sur des individus appartenant aux différents degrés de l'échelle animale.

En donnant le détail de la composition des liquides urinaire et spermatique, je fais voir tout l'avantage qu'on retire, dans certains cas, de l'analyse physique, chimique et microscopique de ces sécrétions, soit pour la découverte de maladies qui, sans ce moyen, resteraient inconnues, soit pour la constatation des progrès de leur guérison.

Je mentionne aussi, dans le même chapitre, la présence d'un nouveau corps, la *kyestéine*, dans l'urine des femmes enceintes, et l'heureuse application qui en a été faite pour constater l'existence de la grossesse, quand les autres signes rationnels manquent encore ou sont obscurs.

Dans la seconde partie, je traite des principales maladies qui ont pour siége les voies urinaires et les organes générateurs de l'un et de l'autre sexe. Je m'attache surtout, dans la description de ces affections si variées, aux symptômes caractéristiques, de manière à faire éviter, aux personnes qui me liront, l'écueil si fréquent de se croire atteintes de toutes les souffrances dont elles parcourent la narration.

Presque tous les médecins qui se sont spécialement occupés d'*urologie*, ont une fâcheuse tendance à recourir, tout d'abord, aux instruments dans le traitement des affections des voies urinaires et des organes générateurs. D'autres, dans les maladies si diverses de ces appareils, emploient un traitement uniforme, quel que soit le mal et quel que soit le malade. Est-ce par ignorance de l'efficacité du traitement médical, ou par faiblesse paternelle pour des instruments, des méthodes dont ils se disent ou se croient inventeurs? Outre ce qu'il y a de fondé dans ces deux causes, je crois qu'on trouvera aussi l'explication d'une pratique aussi vicieuse dans ce fait, que la plupart des personnes dont je parle ne sont que des mécaniciens plus ou moins ingénieux, qui, devenus chirurgiens par circonstance, ne se doutent pas des moyens que la nature emploie pour arriver à la guérison, et traitent le corps humain comme une machine à expérience, *animá vili*.

Il importe donc d'abord, dans le traitement, de ne pas nuire au malade, de ne point aggraver ses douleurs, et de favoriser par des agents médicaux la tendance naturelle qu'ont les organes souffrants à revénir à l'état normal. C'est là le but de ma constante préoccupation dans les formules curatives et les indications hygiéniques que je donne, à la suite de la description des symptômes de chaque maladie.

Ce n'est qu'après avoir en vain épuisé l'action des médicaments, que je fais part au patient de la nécessité d'une opération, et encore, le plus souvent, les agents chirurgicaux ne sont-ils que les auxiliaires du traitement médical.

J'ai joint l'exemple au précepte, et, à la suite de la description des maladies et du meilleur traitement qu'il convient de leur opposer, j'ai ajouté des observations de guérison qui seront lues avec grande attention par les malades.

Si, après avoir parcouru cet ouvrage, quelques personnes y trouvent des lacunes, elles voudront bien se rappeler ce que j'ai dit, et que je répète ici : à savoir, que certains détails ne peuvent être convenablement et surtout complétement traités que dans une consultation orale ou écrite.

TRAITÉ PRATIQUE

DES MALADIES

DES VOIES URINAIRES

ET DES ORGANES GÉNÉRATEURS

DE L'HOMME ET DE LA FEMME.

PREMIÈRE PARTIE.

CONSIDÉRATIONS ANATOMIQUES
ET PHYSIOLOGIQUES.

PREMIÈRE SECTION.

ANATOMIE.

APPAREIL DE LA SÉCRÉTION URINAIRE, OU VOIES URINAIRES.

L'appareil servant à la sécrétion urinaire est composé :

1° D'un *organe sécréteur* double, le rein (A, fig. 1);

2° D'un *réservoir provisoire*, les calices et le bassinet (B);

3° D'un *conduit* destiné à porter l'urine du bassinet dans la vessie, l'*uretère* (C);

4° D'un *réservoir définitif*, la *vessie* (D);

5° D'un *canal excréteur*, transmettant au dehors le produit de la sécrétion : ce canal, distinct chez la femme des organes génitaux, tandis que, chez l'homme, il est commun aux organes urinaires et à ceux de la génération, est le *canal de l'urètre*.

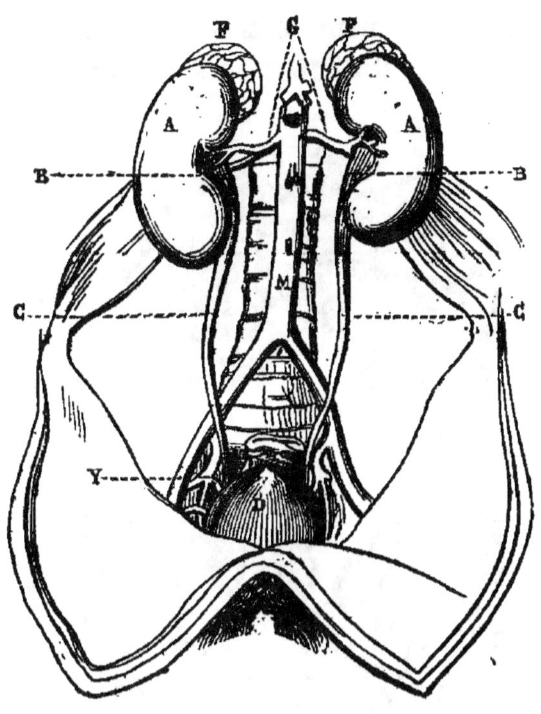

FIGURE 1.

Représentant l'appareil servant à la sécrétion urinaire.

AA, les reins.
BB, les calices et le bassinet.
CC, les uretères.
D, la vessie.
FF, les capsules surrénales.
G, les artères rénales, provenant de l'aorte M.
M, l'aorte.
Y, les artères hypogastriques.

§ Ier.

DES REINS.

Les reins, vulgairement nommés *rognons*, sont des organes glanduleux destinés à la sécrétion de l'urine.

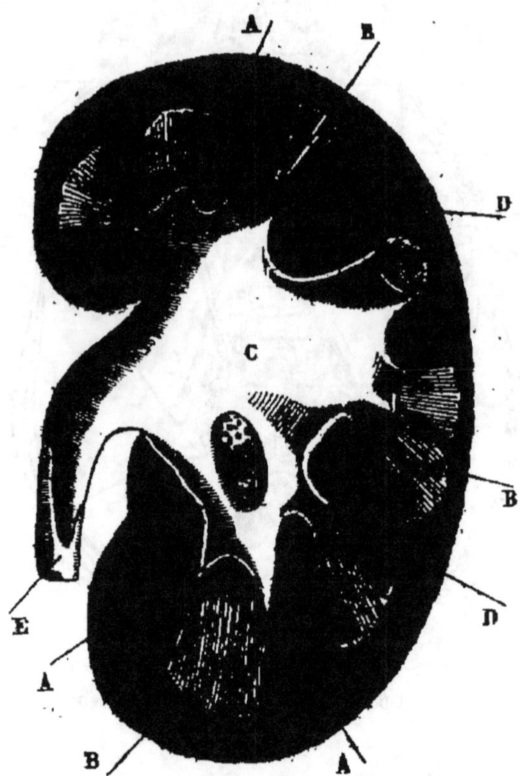

FIGURE 2.

Représentant une coupe du rein gauche.

AAA, substance corticale ou glanduleuse.
BBB, substance médullaire, tubuleuse ou mamelonnée.
DD, mamelons, sommets de la substance tubuleuse, émbrassés par
    les calices.
C, bassinet.
E, uretère.

Ils sont au nombre de deux, enveloppés dans une grande quantité de graisse, et situés profondément, de chaque côté de la colonne vertébrale, dans la région lombaire (nommée pour cette raison *région des reins*).

On ne saurait mieux comparer leur forme qu'à celle d'un haricot, dont la scissure ou le hile serait tourné en dedans. Leur volume n'est pas sujet à varier comme celui de plusieurs organes glanduleux, le foie, par exemple. Les dimensions sont : pour la hauteur, 10 à 12 centimètres (4 pouces) ; pour la largeur, 5 à 6 centimètres (2 pouces), et pour l'épaisseur, 2 à 3 centimètres (1 pouce). Le tissu des reins, assez dur et très-friable, est d'une couleur lie de vin. Ce tissu ou parenchyme, loin d'être homogène comme celui des autres glandes, est constitué par deux substances différentes : l'une extérieure (AAA, fig. 2), *substance corticale* ou *glanduleuse* ; l'autre profonde, *substance médullaire* ou tubuleuse (BBB, fig. 2). La substance corticale forme une couche extérieure de 3 ou 4 millimètres d'épaisseur (1 ou 2 lignes), d'une couleur fauve obscure ou rougeâtre ; elle fournit en dedans plusieurs prolongements en forme de cloisons, entre lesquels se trouvent placés les faisceaux de la substance médullaire.

La substance tubuleuse est formée de plusieurs faisceaux conoïdes, dont la base, entourée par la substance corticale, est tournée vers la périphérie du rein, et le sommet libre (DD, fig. 2) (*mamelons*) est dirigé dans la cavité du bassinet (C), où elle proémine. Ces deux substances sont enveloppées par une membrane mince, mais très-résistante, *membrane fibreuse*, qui envoie des prolongements dans leur intérieur.

Les artères rénales '(G, fig. 1), très-courtes et très-volumineuses, viennent directement de l'aorte (M, fig. 1).

Les veines, aussi d'un calibre considérable, se rendent dans la veine cave inférieure.

Les nerfs viennent du plexus solaire et du nerf splanchnique.

Les *glandes* ou *capsules surrénales* (F, fig. 1) sont des corps aplatis, triangulaires, situés au-dessus des reins, qu'ils recouvrent en manière de cimier de casque, et dont les fonctions sont restées jusqu'à ce jour complétement inconnues.

§ II.

DES CALICES ET DU BASSINET.

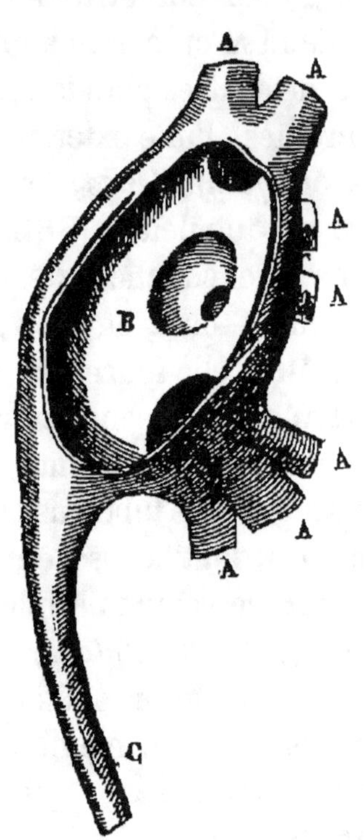

AAAAAAA, les calices.
B, le bassinet.
C, la naissance de l'uretère.

FIGURE 5.

Représentant les calices, le bassinet et le commencement de l'uretère du rein gauche ; on a enlevé la paroi antérieure pour en laisser voir la cavité.

1.

Les *calices* ou *entonnoirs* sont de petits conduits membraneux, qui, d'une part, embrassent la circonférence des mamelons (DD, fig. 2), et qui, de l'autre, s'ouvrent profondément dans le bassinet (B, fig. 3).

Leur nombre varie entre deux et six environ, parce que souvent l'un d'eux appartient à plusieurs mamelons à la fois, ainsi qu'on peut le voir dans la figure ci-contre.

Leur usage est de conduire dans le bassinet l'urine qui coule des mamelons.

On nomme *bassinet* (B, fig. 3) une petite poche membraneuse logée dans la scissure du rein. Elle reçoit l'urine des calices (A) pour la transmettre à l'uretère (C).

§ III.

DE L'URETÈRE.

L'uretère (CC, fig. 1) est un long canal membraneux cylindroïde, qui porte l'urine du bassinet dans la vessie. Il s'étend obliquement entre le bassinet, avec lequel il se continue, et le bas-fond de la vessie, dans laquelle il s'ouvre (H, fig. 4), après un trajet oblique de 14 à 18 millimètres (6 à 8 lignes) dans l'épaisseur de ses parois. Ses dimensions sont celles d'une plume à écrire; mais ses parois, comme celles des calices et du bassinet, sont très-extensibles, ainsi qu'on en a la preuve dans quelques cas de rétention d'urine, de pierre engagée dans sa cavité, de compression par une tumeur, où il n'est pas rare de lui voir acquérir le volume de l'intestin.

Le calice, le bassinet et l'uretère sont formés de deux membranes : l'une extérieure et celluleuse, beaucoup plus mince dans le calice et dans le bassinet que dans l'uretère, où néanmoins elle est très-extensible et contractile; l'autre, interne et muqueuse, est continue avec la membrane muqueuse de la vessie.

§ IV.

DE LA VESSIE.

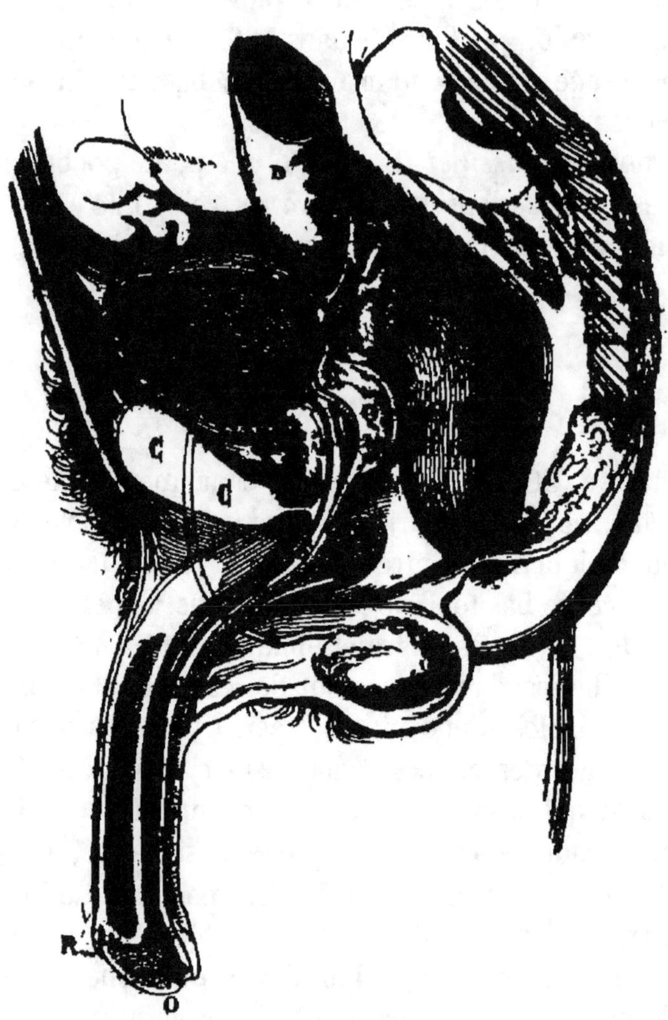

FIGURE 4.

Représentant l'appareil génito-urinaire de l'homme, dans ses rapports avec les organes voisins.

BB, la vessie ouverte.
I, son col.
H, ouverture d'un uretère dans la vessie.
Q, la glande prostate.
SSS, le canal de l'urètre.
PPP, corps caverneux de la verge.
R, le prépuce.
O, le gland.
F, vésicule séminale.
GGG, canal déférent, partant du testicule et apportant le sperme
     dans la vésicule séminale F.
DDD, fin de l'intestin rectum, aboutissant à l'anus.
E, paroi du ventre.
CC, os pubis, à l'extrémité inférieure duquel on voit le ligament
     suspenseur de la verge.

La vessie est un réservoir musculo-membraneux, logé dans l'excavation du bassin, sur la ligne médiane, entre le pubis (C, fig. 4) et le rectum (D) chez l'homme, entre le pubis (A, fig. 13) et le vagin (B), chez la femme. Elle est destinée à recevoir l'urine sécrétée par les reins et transmise au moyen des uretères, à la contenir pendant un certain temps et à l'expulser ensuite.

La vessie est le plus grand de tous les réservoirs de sécrétion. Sa *capacité*, du reste, est sujette à varier suivant plusieurs causes qui peuvent se rapporter, 1° *aux habitudes :* les personnes qui ont l'habitude de conserver longtemps leurs urines ont la vessie plus volumineuse que celles qui les rendent au premier besoin; 2° *au sexe :* on admet généralement que la vessie de la femme présente plus de capacité que celle de l'homme, ce que l'on attribue à cette raison que la femme est plus esclave des bienséances sociales; mais ce fait est contesté par plusieurs auteurs; 3° *à l'âge :* la vessie des vieillards est plus grande que celle des adultes, parce que, la sensibilité s'émoussant, ils sont moins vite avertis du besoin d'uriner et laissent l'urine s'accumuler dans la vessie et la distendre; *4° aux maladies :* nous verrons plus loin (*Rétentions d'urine*) des exemples d'extensibilité de la vessie tels, qu'elle a pu contenir, sans se rompre, trois à quatre litres de liquide; tandis que, dans d'autres cas, sa capacité se rétrécit, elle se racornit au point de ne pas admettre une cuillerée d'urine.

La vessie est maintenue dans sa position d'une manière assez lâche pour lui permettre ces variations, quelquefois très-rapides, de volume, sans trop gêner les organes voisins. La dilatation s'opère surtout aux dépens des organes du bas-ventre, et l'œil exercé du praticien reconnaît de suite cette tumeur ovoïde, circonscrite, qui, partant du pubis, remonte vers l'ombilic et caractérise si bien la rétention d'urine dans ce réservoir.

La forme de la vessie est celle d'un ovoïde dont la grosse extrémité est dirigée en bas et le sommet en haut. Cette figure peut présenter des différences relatives à l'âge, aux individus, au sexe. Ainsi, chez les femmes qui ont eu des enfants, la vessie, par suite de la compression exercée sur elle par la matrice, perd de sa hauteur et s'allonge transversalement. (Voir H, fig. 25.)

Pour étudier la vessie plus en détail, nous la divisons en *a. Surface extérieure; b. Surface intérieure.*

a. Sa *surface extérieure* est en rapport, *en avant :* dans l'état de vacuité, avec l'os du pubis, derrière lequel elle disparaît; dans l'état de plénitude, avec les parois abdominales (E, fig. 4), auxquelles elle répond immédiatement. Elle n'est point recouverte par le péritoine, ce qui est d'un haut intérêt pratique, puisque cette disposition permet de faire la ponction et la taille hypogastrique sans léser cette membrane. Par sa face postérieure, la vessie, tapissée par le péritoine, répond, *chez l'homme*, au rectum ou gros intestin (D, fig. 4), et, *chez la femme*, à la matrice (C, fig. 13.) Par sa région inférieure ou base, elle est en rapport, *chez l'homme*, avec le rectum, dont elle est séparée par les vésicules séminales (F, fig. 4) et les canaux déférents (G, *ibid.*) (Voir *Organes de la génération*); *chez la femme*, avec le vagin (B, fig. 13) et le col de la matrice (D, *ibid.*). Les conséquences pratiques qui découlent de ces rapports sont : chez l'homme, 1° l'exploration de la vessie par le rectum ; 2° la possibilité de la ponction et de la taille recto-vésicale ; 3° les fistules recto-vésicales : chez la femme, 1° l'exploration de la vessie par le vagin (B, fig. 13) ; 2° la ponction et la taille vésico-vaginale ; 3° les fistules vésico-vaginales à la suite d'un accouchement laborieux ; 4° la fréquence des maladies de vessie à la suite des déplacements, des engorgements et du cancer de la matrice (C, *ibid.*).

Le sommet de la vessie, tapissé par le péritoine, se dirige en haut et en avant. De ce sommet part *l'ouraque*, cordon fibreux, qui sert à cet organe de moyen de fixité, et s'étend jusqu'à l'ombilic, dans lequel il semble s'engager.

b. La *surface intérieure* (A, fig. 5) de la vessie offre à considérer : 1° les plis ou rides de la surface muqueuse, qui s'effacent par la distension ; 2° les faisceaux, quelquefois très-considérables, de la tunique musculeuse, qui font relief comme des colonnes, d'où le nom de *vessie à colonnes* donné aux réservoirs urinaires présentant cette disposition. Dans l'intervalle des aréoles dessinées par ces saillies musculaires, la membrane muqueuse s'incline et forme des cavités, des cellules, d'où le nom de *vessie à cellules*. Ces excavations sont souvent la cause d'accidents

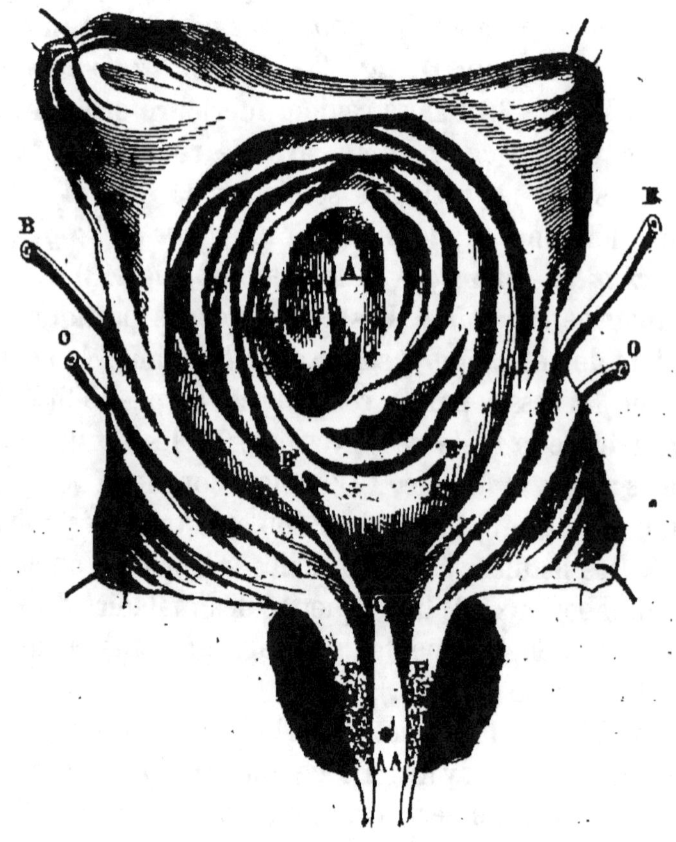

FIGURE 5.

*Représentant la surface intérieure de la vessie, dont la paroi anté-
rieure, divisée en quatre lambeaux, est tendue par des érignes.*

A, cavité de la vessie.

BB, les uretères.

B'B', ouverture des uretères dans la cavité de la vessic.

C, le col de la vessie, embrassé par la glande prostate DD.

DD, la glande prostate.

FF, orifice des conduits de la glande prostate.

OO, conduits éjaculateurs.

O', orifice des conduits éjaculateurs, dans le canal de l'urètre, vers
le sommet de la glande prostate DD.

BB'C, surface triangulaire, qui porte le nom de *trigone vésical.*

formidables, ou d'erreurs de diagnostic, comme nous aurons occasion de le dire aux articles *Rétention d'urine*, *Diagnostic des calculs vésicaux*.

La base de la vessie présente trois ouvertures : 1° les deux orifices des uretères (B'B', fig. 5); 2° l'ouverture du canal de l'urètre (C, *ibid.*). Ces trois ouvertures occupent les angles d'un triangle équilatéral, à surface lisse, blanche, constamment dépourvue de rides ou de colonnes. C'est le trigone vésical, en arrière duquel se trouve le *bas-fond de la vessie*, partie de l'organe qu'occupent le plus souvent les pierres.

Le *col de la vessie* (C, fig. 5), ou orifice terminal du canal de l'urètre, embrassé par la glande prostate (DD, *ibid.*), est habituellement fermé et comme froncé. Il faut une certaine force pour vaincre la résistance qu'il présente. Cette résistance une fois franchie, l'ouverture peut admettre facilement le petit doigt. A l'article *Urètre* (Voir *Organes de la génération*), nous déterminerons spécialement la forme de cet orifice, sur laquelle une discussion très-vive s'est engagée dans ces derniers temps.

Trois tuniques concourent à la structure de la vessie : l'extérieure, séreuse; la moyenne, musculeuse, et l'interne, muqueuse. La première est incomplète et ne recouvre que le sommet, les parties latérales et la paroi postérieure de l'organe; elle est unie à la membrane musculeuse par un tissu cellulaire très-lâche, qui facilite l'ampliation de la vessie.

La tunique musculeuse est formée par deux couches de fibres qui affectent, comme dans tous les organes creux entourés de muscles, deux directions différentes : la couche superficielle est formée de fibres longitudinales qui semblent partir du col de la vessie, pour envelopper tout l'organe; la couche profonde est constituée par des fibres circulaires parallèles ou entre-croisées qui, au col de la vessie, forment un bourrelet plus épais en bas qu'en haut, et auquel on a donné le nom de *sphincter de la vessie.* La membrane muqueuse de la vessie est extrêmement mince et blanchâtre, et continue avec la muqueuse de l'urètre. Les papilles y sont peu développées. Les follicules, très-rares, ne sont bien apparents que dans certains états pathologiques. Elle est très-extensible, mais peu rétractile, ce qui explique les rides qu'elle présente dans l'état de vacuité. Elle s'enfonce, ainsi que nous l'avons dit, entre les éraillures de la tunique musculeuse, et forme des cellules dans lesquelles se logent les calculs.

Le tissu cellulaire qui unit les membranes muqueuse et musculeuse est assez lâche, séreux, et extrêmement délié.

Les artères viennent de l'artère hypogastrique ou de ses branches (Y, fig. 1).

Les veines, qui forment un plexus remarquable autour du col de l'organe, se rendent dans la veine hypogastrique.

Les nerfs viennent à la fois des nerfs ganglionnaires et des nerfs rachidiens, d'où le caractère mixte de la vessie, qui est en partie soumise, en partie soustraite à la volonté.

APPAREIL DE LA GÉNÉRATION.

I.

ORGANES GÉNITAUX DE L'HOMME.

Les organes génitaux de l'homme sont constitués, 1° par un appareil de sécrétion, les *testicules*, et 2° par un appareil d'excrétion, composé des *conduits déférents*, des *vésicules séminales*, des *canaux éjaculateurs* et du *canal de l'urètre*, dont dépendent, pour l'accomplissement de la fonction, la *prostate*, les *glandes de Cowper* et la *verge*.

§ Ier.

DES TESTICULES ET DE LEURS ENVELOPPES.

a. Enveloppes des testicules.

Les enveloppes des testicules, communément désignées sous le nom de *bourses*, forment six couches superposées, qui sont, en procédant de l'extérieur à l'intérieur :

1° Le *scrotum*, ou la peau des bourses;

2° Le *dartos;*

3° La *tunique érythroïde*, ou *muscle crémaster;*

4° La *tunique fibreuse commune;*

5° La *tunique vaginale;*

6° La *tunique albuginée*, que nous décrirons avec le testicule lui-même.

1° Le *scrotum* est l'enveloppe cutanée des testicules; c'est un prolongement de la peau de la partie interne des

cuisses, du périnée et de la verge. Cette membrane est remarquable par sa couleur brune, son chorion mince, les rugosités qui la sillonnent, une grande quantité de follicules
sébacés, et par une ligne médiane, rugueuse, saillante, qui
partage le scrotum en deux moitiés.

2° Une expansion fibro-celluleuse de l'aponévrose superficielle de l'abdomen forme le *dartos*. Cette tunique, qui
paraît contractile et à laquelle certains anatomistes attri-
buent les mouvements vermiculaires du scrotum, est adhérente au scrotum par sa face externe; par sa face interne,
elle est en rapport avec le muscle crémaster. Elle s'adosse
avec celle du côté opposé, pour former ce que l'on nomme
la *cloison du dartos*.

3° La *membrane érythroïde* provient de l'épanouissement des fibres du petit muscle crémaster; elle concourt
aux mouvements par lesquels les testicules sont rapprochés de l'anneau inguinal.

4° La *tunique fibreuse commune* enveloppe à la fois le
testicule et le cordon des vaisseaux spermatiques. C'est une
membrane mince, qui est en rapport extérieurement avec
la tunique précédente, et par sa face profonde avec le feuillet pariétal de la tunique vaginale.

5° La *tunique vaginale* est la membrane séreuse qui enveloppe le testicule. Elle forme un sac sans ouverture, qui
se réfléchit sur cet organe et sur l'*épididyme* (Voir *Testicule*), sans cependant les contenir dans sa cavité. Sa face
interne est lisse, polie, lubrifiée par la sérosité dont l'accumulation anormale constitue l'*hydrocèle* (Voir, plus loin,
cette maladie). La face externe adhère, d'une part, à la
tunique fibreuse; d'autre part, elle recouvre le testicule et
l'épididyme.

b. Des testicules.

Les testicules sont deux organes glanduleux destinés à sécréter le sperme. Situés dans les bourses, et soutenus

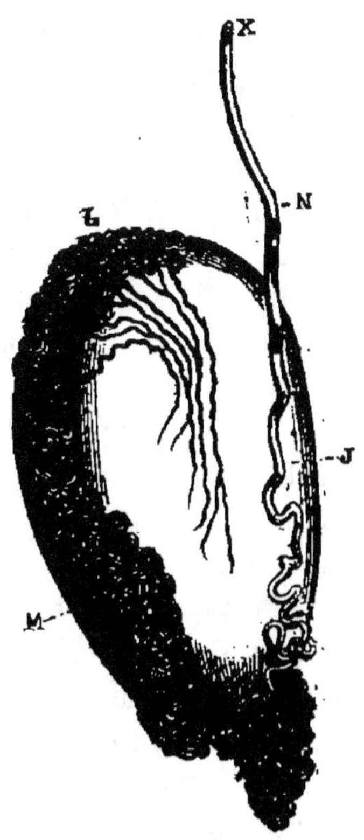

FIGURE 6.

Représentant un testicule dépouillé des enveloppes décrites dans le précédent paragraphe.

J, tunique albuginée ou enveloppe propre du testicule.

L, corps d'Hygmore, aboutissant des conduits séminifères.

M, épididyme, avec ses innombrables replis.

N, canal déférent, conduisant le sperme de l'épididyme M dans les vésicules séminales.

X, section du canal déférent, montrant l'étroitesse du conduit, relativement à l'épaisseur des parois.

par leurs enveloppes et le cordon des vaisseaux spermatiques, ils sont à une distance variable de l'anneau inguinal correspondant, suivant l'état de relâchement ou de contraction du dartos et du crémaster. Celui du côté gauche descend habituellement un peu plus bas que celui du côté droit. Leur consistance, assez grande chez les adultes, diminue beaucoup dans la vieillesse, à cause de l'état de vacuité des conduits séminifères. Leur forme est celle d'un ovoïde comprimé de droite à gauche ; leur direction est un peu oblique, de sorte qu'on peut leur considérer deux faces latérales et deux bords, l'un inférieur, incliné en avant, l'autre supérieur, tourné en arrière et recouvert par un corps appelé *épididyme* (M,) fig. 6. Les dimensions des testicules sont les suivantes : Longueur, 5 centim. $\frac{1}{2}$ (2 pouces) ; hauteur, 2 centim. $\frac{1}{2}$ (1 pouce) ; épaisseur, 15 centimètres (6 à 7 lignes). La substance propre des testicules est renfermée dans une coque fibreuse que leur forme la *tunique albuginée* (J, *ibid.*), membrane fibreuse, d'un blanc opaque, d'un tissu serré, forte, résistante, et pourtant extensible et rétractile tout à la fois. Cette membrane représente une espèce de coque, de l'intérieur de laquelle partent des prolongements aplatis, qui forment des cloisons incomplètes. Les loges triangulaires que séparent ces cloisons sont remplies par les vaisseaux séminifères, ou parenchyme des testicules. En haut, la tunique albuginée présente un renflement nommé *corps d'Hygmore* (L, *ibid.*), que traversent les troncs de ces vaisseaux pour se rendre à l'épididyme (M, *ibid.*). Le parenchyme des testicules est très-mou, et se présente sous l'apparence d'une pulpe jaunâtre ou grise renfermée dans les cloisons dont il vient d'être parlé. Cette sorte de pulpe est formée par une immense quantité de filaments très-ténus, flexueux, entrelacés, accolés les uns aux autres. Alex. Monro estime leur nombre à soixante-deux mille cinq cents ; mais les auteurs modernes ne le portent qu'à trois cents environ. Chacun d'eux a 5 mètres (16 pieds) de long, sur $\frac{1}{10}$ de millimètre ($\frac{1}{200}$ de pouce) de large. Ces filaments, qui sont creux, sont les vaisseaux ou conduits séminifères. Ils se dirigent tous vers le bord supérieur du testicule, et se réunissent en 15 ou 20 troncs, qu'on nomme *afférents*, et qui traversent le corps d'Hygmore (L), au-dessous de la tête de l'épididyme (M), dans lequel ils se rendent pour donner naissance au canal déférent (N).

L'*épididyme* est un petit corps oblong, vermiforme, renflé à ses extrémités, qui est couché le long du bord supérieur du testicule. Sa partie supérieure, ou sa *tête*, embrasse le testicule dont elle reçoit les vaisseaux afférents ; sa partie rétrécie, ou *queue*, se recourbe en haut et se continue avec le *canal déférent* (N). L'épididyme n'est autre chose qu'un conduit simple, à parois d'autant plus épaisses qu'il se rapproche plus du canal déférent, et dont les replis, en 8 de chiffre, ont environ 10 mètres (32 pieds) de longueur.

Les artères des testicules viennent des artères spermatiques. Leurs veines, après avoir formé le plexus pampiniforme, vont se jeter dans les veines spermatiques.

Leurs nerfs viennent du plexus spermatique.

§ II.

DES CONDUITS DÉFÉRENTS.

Le conduit déférent (GGGGG, fig. 4, pag. 7) est le canal excréteur du sperme.

Il est, par rapport au testicule, dans les voies spermatiques, l'analogue des uretères pour les reins dans les voies urinaires. Il s'étend depuis la queue de l'épididyme (M, fig.

6, p. 16), jusqu'au conduit éjaculateur (O', fig. 5, p. 11), qui peut en être considéré comme la terminaison. Il fait partie du *cordon des vaisseaux spermatiques,* ou *testiculaire,* qui est composé : de l'artère spermatique et de la veine du même nom (dont la dilatation variqueuse cause une maladie très-douloureuse , le *varicocèle.* Voir plus loin) ; des vaisseaux lymphatiques ; des nerfs du plexus spermatique, et enfin du conduit déférent.

Il nait de l'épididyme, dont il est la continuation. D'abord flexueux à son origine, il côtoie le bord supérieur du testicule, s'engage dans le cordon testiculaire, dont il occupe la partie interne et postérieure, et franchissant le cacal inguinal, il va, passant derrière l'artère ombilicale, gagner la partie postérieure et inférieure de la vessie (AB',AB', fig. 7, page 20). Dans cette dernière partie de son trajet, il marche horizontalement le long du bord interne de la vésicule séminale correspondante, en se rapprochant de celui du côté opposé, interceptant ainsi un espace triangulaire (B'B'B', fig. 7), ouvert en arrière, dans lequel la vessie est en rapport direct et immédiat avec le rectum. C'est dans cet espace triangulaire que doivent porter les instruments dans le cas de ponction ou de taille recto-vésicale. Arrivé à l'extrémité antérieure de la *vésicule séminale,* il s'abouche à angle aigu avec le conduit excréteur de ce réservoir, pour former le *conduit éjaculateur.*

La structure du canal déférent est remarquable par l'épaisseur considérable de ses parois, un à deux millimètres, comparée à sa cavité, qui est capillaire (X, fig. 6). Aussi est-il très-facile de le distinguer et de l'explorer dans le cordon testiculaire. Il est composé de deux tuniques distinctes : l'une extérieure, très-épaisse et fort dure ; l'autre mince , continue avec la membrane muqueuse de l'urètre.

Sa fonction (Voir la *Physiologie de la génération,* p. 92)

est de conduire le sperme des testicules dans les vésicules séminales.

§ III.

DES VÉSICULES SÉMINALES.

Les vésicules séminales sont au sperme ce que la vessie est à l'urine, c'est-à-dire un réservoir temporaire.

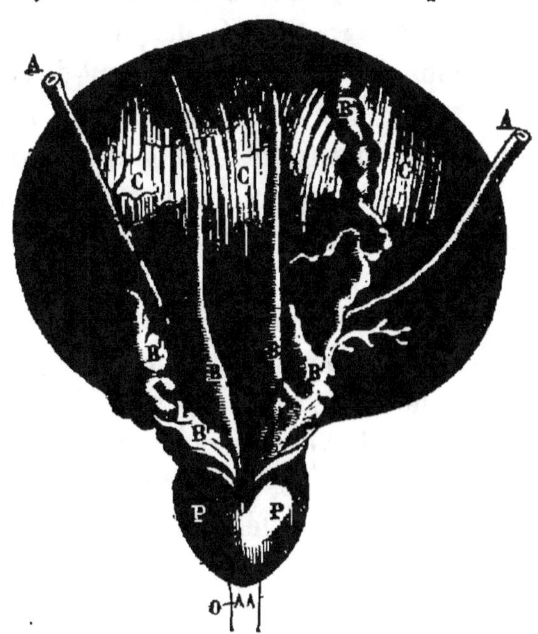

FIGURE 7.

*Représentant les vésicules séminales, la face postérieure de la vessie
et la glande prostate.*

AA, conduits déférents.

BB'B',BB'B', vésicules séminales avec leurs bosselures.

CCC, face postérieure de la vessie, sur laquelle on distingue les
fibres musculaires, partant de son col et enveloppant la totalité de l'organe.

PP, la glande prostate, légèrement entr'ouverte à sa base, pour
montrer comme elle embrasse le col de la vessie, celui des
vésicules séminales et les conduits éjaculateurs.

O, orifice des conduits éjaculateurs du sperme.

Elles sont au nombre de deux (BB'B', BB'B', fig. 7), placées au-dessous de la vessie CCC, au-dessus du rectum, derrière la prostate PP, en dehors des conduits déférents AA. Irrégulièrement conoïdes, aplaties de haut en bas, bosselées à leur surface et d'une teinte grisâtre, elles limitent, par leur écartement (Voir *Conduits déférents*), un angle ouvert en arrière, dans lequel la vessie est en rapport immédiat avec le rectum (D, fig. 4). Leur extrémité postérieure, ou *fond*, se termine par un cul-de-sac arrondi; leur extrémité antérieure ou *col*, embrassée par la *prostate*, est étroite, allongée, et se continue avec le conduit excréteur de cette vésicule, qui va se joindre avec le canal déférent, et forme avec lui le *canal éjaculateur* (O, fig. 7, et O', fig. 5, p. 11). Leur intérieur offre un assez grand nombre d'excavations profondes, séparées par des demi-cloisons, et communiquant toutes ensemble. Elles contiennent un liquide brun jaunâtre, épais, visqueux, bien différent du produit de l'éjaculation. Leur structure, sauf l'épaisseur moindre de la membrane externe, est la même que celle du canal déférent.

§ IV.

DU CANAL DE L'URÈTRE.

L'étude anatomique du canal de l'urètre présente une grande importance pratique; aussi donnerai-je à cette partie des développements assez étendus.

Le canal de l'urètre (SSS, fig. 4, p. 7), chez l'homme, sert à la fois à l'émission de l'urine et du sperme. Il s'étend depuis le col de la vessie (I, *ibid.*) jusqu'à l'extrémité de la verge (O, *ibid.*), en passant au-dessus de la partie inférieure du rectum (DDD, *ibid.*), au-dessous de la symphyse du pubis (CC, *ibid.*), et dans le sillon inférieur du corps caverneux (PPP, *ibid.*), jusqu'au gland (O, *ibid.*).

Le canal de l'urètre, quand la verge est dans l'état de flaccidité, a la *forme* d'un *S* italique, c'est-à-dire qu'il présente deux courbures en sens opposé. La première (IS, *ibid.*), au sortir de la vessie (BB, *ibid.*), offre sa concavité supérieurement pour embrasser la symphyse du pubis (CC, *ibid.*); la seconde (SSS, *ibid.*), beaucoup plus prononcée, a sa concavité dirigée en bas. Mais, à proprement parler, la première courbure reste seule, ou du moins ce n'est que d'elle qu'on doit tenir compte quand on sonde un malade, puisqu'une traction directe ou l'érection efface la seconde. Outre cette courbure naturelle, il en existe fréquemment d'accidentelles, par le développement anormal d'un *lobe de la prostate* (DD, fig. 5, p. 11), d'un *corps caverneux*, d'une *tumeur au périnée*, d'un *abcès*, d'une *fistule*, de *hernies*, d'*hydrocèles*, de *fausses routes*, etc. C'est la connaissance de toutes ces causes de déviation qui doit rendre circonspect dans les cas difficiles de cathétérisme, et qui font une loi au praticien prudent de ne jamais pénétrer de vive force dans la vessie, attendu qu'avec des instruments convenables et de la persévérance, on finit toujours par triompher des obstacles.

La *longueur* du canal de l'urètre, chez l'adulte, serait bien différente, d'après certains anatomistes, de ce qu'elle est réellement. Ainsi MM. Malgaigne et Velpeau assignent à l'urètre une longueur de 15 à 16 centimètres (5 pouces 1/2 à 6 pouces). Cette erreur provient de ce que ces chirurgiens ont expérimenté sur le cadavre, et que l'amaigrissement qui précède la mort, l'affaissement des tissus qui la suit, raccourcissent de beaucoup le canal de l'urètre. Le seul moyen qui puisse donner une mesure exacte de la longueur de l'urètre, consiste à observer la profondeur à laquelle doit être enfoncée une sonde en gomme élastique graduée, pour que l'écoulement de l'urine ait lieu. La verge, dans cette expérience, doit être dans l'état de flaccidité et abandonnée à elle-même. De nombreuses observations, prises dans les circonstances que j'indique, donnent à l'urètre une longueur de 22 centimètres (8 pouces). Du reste, les maladies peuvent augmenter considérablement cette dimension, et ce n'est pas chose rare que de rencontrer des vieillards chez lesquels le canal de l'urètre a 30 et 32 centimètres (11 à 12 pouces) de longueur.

On divise le canal de l'urètre en 3 portions qui présentent de notables différences par leurs rapports et les maladies dont elles sont plus spécialement le siége. Ce sont d'avant en arrière : 1° la *portion spongieuse* ou *bulbeuse ;* 2° la *portion membraneuse ;* 3° la *portion prostatique.*

La *portion spongieuse* (de C à D, fig. 8) constitue la plus grande partie de la longueur du canal de l'urètre ; elle commence par une extrémité renflée, qu'on désigne sous le nom de *gland,* et se termine, au niveau de la symphyse du pubis, par un autre renflement qu'on appelle le *bulbe* (PP, fig. 8) ; elle a de 15 à 18 centimètres (5 à 6 pouces) de longueur. Elle est enveloppée dans toute sa longueur par un corps spongieux et aréolaire, de nature érectile, qui lui donne son nom.

La *portion membraneuse* (de D à A, fig. 8), intermédiaire à la portion spongieuse et à la portion prostatique, offre 27 millimètres (12 lignes) de longueur. Elle est courbe, à concavité supérieure, et embrasse l'arcade pubienne, dont elle n'est séparée que par un lacis veineux ; par sa partie inférieure, elle répond au rectum et à des faisceaux musculaires dépendant du muscle releveur de l'anus (muscle de Wilson), sur lesquels j'aurai occasion de revenir, en traitant des rétrécissements spasmodiques de l'urètre.

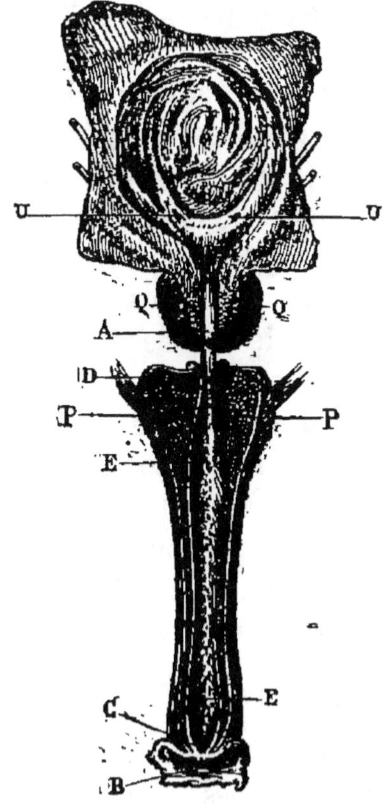

FIGURE 8.

Représentant le canal de l'urètre et la vessie, ouverts dans toute leur
étendue, par la paroi antérieure.

De C à D, portion spongieuse du canal de l'urètre.

De D à A, portion membraneuse   id.

QQ, portion prostatique   id.

B, le gland, recouvert du prépuce.

C, le méat urinaire.

EE, paroi inférieure du canal de l'urètre, sur laquelle on voit l'ori-
      fice de nombreuses lacunes, ou sinus de Morgagni.

PP, corps spongieux de l'urètre, enveloppant ce canal dans la plus
      grande partie de sa longueur ; le renflement qu'on voit en P
      se nomme le *bulbe*.

UU, ouverture des uretères dans le bas-fond de la vessie.

A, verumontanum, éminence sur laquelle on voit l'orifice des con-
      duits éjaculateurs.

La *portion prostatique* (Q, fig. 8) a de 27 à 33 millimètres (12 à 15 lignes) de longueur. C'est la partie de l'urètre qui présente les plus grandes variations de longueur, surtout dans la vieillesse ; elle est enveloppée par la *glande prostate*, tantôt complétement, tantôt incomplétement.

Le *diamètre* du canal de l'urètre est très-difficile à obtenir à cause de la grande élasticité de ses parois, et sans m'arrêter à donner en millimètres les dimensions de chaque portion, je dirai que les parties les plus étroites sont le méat urinaire ou l'entrée du canal (C, fig. 8), l'union de la portion spongieuse avec la portion membraneuse (D, fig. 8), le commencement de la portion prostatique et l'extrémité vésicale. Les parties les plus larges sont : la fosse naviculaire (CE, fig. 8), la portion qui correspond au renflement du bulbe, et le centre de la prostate.

Une observation très-importante à noter pour le cathétérisme, c'est que la paroi supérieure de l'urètre ne présente pas la moindre inégalité, et que toutes les excavations existent sur la paroi inférieure, où se trouvent ainsi accumulés tous les obstacles. J'indique, à l'article *Cathétérisme*, les conséquences pratiques qui se déduisent des différences de diamètre que je viens de signaler. En raison de son élasticité, le canal est assez dilatable pour recevoir, dans certains cas de lithotritie, des instruments qui ont jusqu'à 15 millimètres (6 lignes) de diamètre.

Le canal de l'urètre présente, dans sa *structure*, un élément commun : c'est la membrane muqueuse qui le garnit intérieurement. Cette membrane, continue avec la muqueuse du gland et celle qui tapisse la vessie, est très-mince, d'une couleur généralement blanchâtre, excepté vers le méat urinaire, où elle est d'une teinte rosée. On y remarque des plis longitudinaux qui s'effacent par la dilatation, et des *lacunes* (*sinus de Morgagni*), dont l'orifice, tourné en avant, est quelquefois assez dilaté pour admettre le bec d'une bougie. (Voir *Cathétérisme*.) Cette disposition facilite la formation des fausses routes, quand le cathétérisme est pratiqué par des personnes inexpérimentées. Sur la paroi inférieure de la portion membraneuse (A, fig. 8, et O', fig. 5), on voit une crête à laquelle on a donné le nom de *verumontanum* ou *crête urétrale*. C'est sur l'extrémité postérieure de cette saillie, près de la prostate, que s'ouvrent, par deux conduits distincts, les orifices des deux conduits éjaculateurs (O', fig. 5).

Extérieurement, cette membrane muqueuse est en rapport, en avant, avec le bulbe (P, P, fig. 8); dans la portion membraneuse, avec un prolongement de la gaîne fibreuse de la prostate, qui vient former au niveau du bulbe une sorte de sphincter ou anneau fibreux sur lequel s'insère le muscle de Wilson (Voir plus haut); enfin, plus loin, elle est entourée par la prostate.

Les artères de l'urètre viennent de l'artère honteuse interne; les veines suivent le trajet des artères. Les vaisseaux lymphatiques se rendent dans les ganglions inguinaux et hypogastriques. Les nerfs sont fournis par les nerfs honteux et le petit sciatique.

§ VI.

DE LA GLANDE PROSTATE.

La *prostate* (Q, fig. 4, p. 7; DD, fig. 5, p. 11; et QQ, fig. 8, p. 24) est un corps glanduleux, blanchâtre, situé au-devant du col de la vessie, qu'il embrasse, derrière la symphyse du pubis (C, fig. 4), au-devant du rectum (D, *ibid.*). Une conséquence pratique importante résulte de ce dernier rapport : c'est la facilité d'explorer cette glande par le *toucher anal.*

Elle présente la forme d'un cône dont la base est dirigée en arrière, tandis que le sommet tronqué regarde en avant.

Le volume de la prostate offre de nombreuses variétés chez les différents sujets ; ses dimensions moyennes sont les suivantes dans l'âge adulte : hauteur, 27 millimètres (12 lignes) ; largeur, 40 millimètres (18 lignes) ; longueur, 33 millimètres (15 lignes). Dans la vieillesse, la prostate peut atteindre un volume triple et quadruple de celui qu'elle offre dans l'état normal.

Les rapports de cette glande sont : en bas, avec le rectum ; en haut, avec les trousseaux fibreux qui s'étendent du pubis à la vessie ; sur les côtés, avec le muscle releveur de l'anus ; en arrière, avec le col de la vessie, qu'elle embrasse ; en avant, avec la portion membraneuse de l'urètre.

Cette glande est traversée par : 1° le canal de l'urètre (IS, fig. 4, p. 7), 2° les conduits éjaculateurs (O', fig. 5, p. 11), 3° et ses propres conduits excréteurs (FF, fig. 5, *ibid.*). La prostate est une agglomération de lobules glanduleux subdivisés en granulations, qui sont logées dans un tissu qui paraît de nature musculaire et continu avec la tunique musculaire de la vessie.

Un grand nombre de petits conduits excréteurs (FF, fig. 5, p. 11) viennent s'ouvrir, après s'être réunis, sur les côtés du *verumontanum.* (Voir ses usages à l'article *Physiologie*, p. 94.)

<h2 style="text-align:center">§ VII.</h2>

<h2 style="text-align:center">DES GLANDES DE COWPER.</h2>

On appelle ainsi, du nom de l'auteur qui les a le mieux

décrites, deux petites glandes arrondies (au-dessus de la lettre D, fig. 8, p. 24), situés au niveau du bulbe, contre lequel elles sont maintenues à l'aide d'une couche fibreuse assez dense. De chaque côté de ces glandules, dont le volume est variable, part un conduit excréteur qui, après un assez long trajet, vient s'ouvrir sur les côtés de la portion spongieuse.

§ VIII.

DE LA VERGE OU PÉNIS.

La *verge* ou *pénis* (fig. 4), organe excitateur mâle, est un corps allongé, cylindroïde, érectile, situé au-devant et au-dessous de la symphyse du pubis, qui sert à l'excrétion de l'urine et du sperme. Dans l'état ordinaire la verge est molle, pendante au-devant des bourses ; dans l'érection, elle s'allonge, se redresse et prend une forme triangulaire. Dans les deux cas, elle offre beaucoup de différences individuelles. Sa face supérieure a reçu le nom de *dos de la verge,* sa face inférieure présente une saillie longitudinale formée par l'urètre ; les deux côtés de la verge sont arrondis ; son extrémité postérieure ou sa racine est attachée au bassin ; son extrémité antérieure est libre et présente le *gland* (O, fig. 4 ; C, fig. 10 ; B, fig. 11, et la fig. 12), le *prépuce* (R, fig. 4), et l'*orifice de l'urètre* ou *méat urinaire* (A, fig. 12).

Le *pénis* (fig. 9 et 10) est formé par les *corps caverneux,* siége principal de l'érection, par l'*urètre* et par le *gland* qui termine ce canal. Il est recouvert par la *peau,* et soutenu par un *ligament suspenseur.*

La *peau* de la verge se continue avec celle du scrotum et du pubis. Elle est très-mince, et adhère aux parties sous-jacentes par un tissu cellulaire lamelleux très-lâche, qui lui permet des déplacements très-étendus. Vers l'extrémité

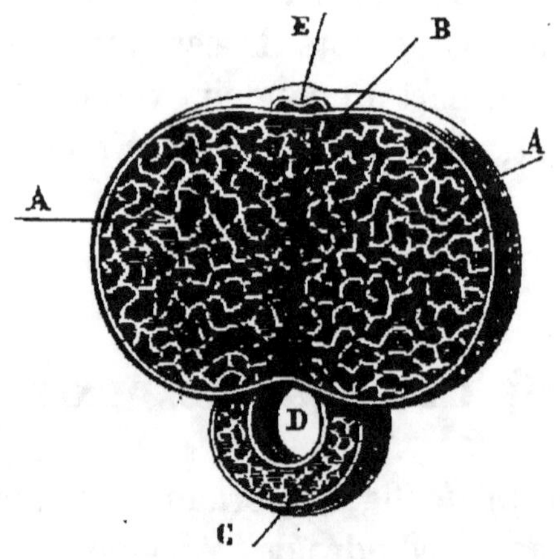

FIGURE 9.

Représentant une section transversale de la verge.

AA, les deux corps caverneux, séparés par une cloison médiane qui
    envoie, de chaque côté, des prolongements fibreux.
B, cloison fibreuse, séparant les corps caverneux.
D, canal de l'urètre, placé au-dessous et entre les deux corps
    caverneux.
C, corps spongieux de l'urètre.
E, veine dorsale de la verge.

antérieure de l'organe, la peau se réfléchit sur elle-même, jusque derrière la base du gland, en devenant plus rouge, plus mince, et elle forme le *prépuce*, qui se compose de deux lames : l'extérieure continue avec la peau ; l'intérieure, de nature muqueuse, se continue avec celle qui recouvre le gland. Le sommet du prépuce présente une ouverture variable dans ses dimensions ; sa base est fixée à une ligne ou deux derrière le gland, excepté à la partie inférieure, où il est uni à l'extrémité inférieure de l'urètre par un repli triangulaire auquel on donne le nom de *frein* de la verge (C, fig. 12).

Au-dessous du feuillet interne du prépuce, on trouve deux ou trois rangées de follicules sébacés (B, fig. 12) qui sécrètent une humeur onctueuse, épaisse, très-odorante, dont l'accumulation, surtout quand le prépuce est trop long ou trop étroit, détermine quelquefois des accidents qui peuvent entraîner l'impuissance et la gangrène de la verge.

En traitant du *phimosis*, du *paraphimosis*, de la *chaude-pisse bâtarde* ou *balano-posthite* (Voir plus loin), je prouverai que la simple opération de la *circoncision*, faite par ma méthode, met pour toujours à l'abri de la récidive de ces accidents.

Le *ligament suspenseur* de la verge est un faisceau fibreux, de forme triangulaire, aplati transversalement, qui s'étend de la partie antérieure et inférieure de la symphyse pubienne au corps caverneux de la racine du pénis.

Les *corps caverneux* (DDD, fig. 10), qui constituent toute la partie supérieure et les parties génitales du pénis, sont

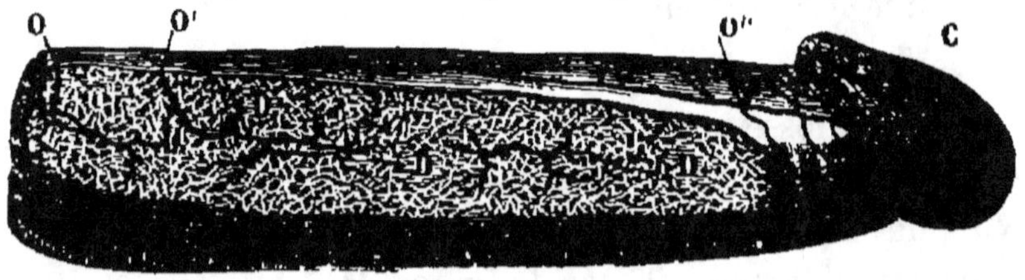

FIGURE 10.

Représentant le pénis (verge) dépouillé de sa peau et d'une partie de la membrane fibreuse, pour laisser voir le corps caverneux.

DDD, corps caverneux.

OO'O", artères qui vont se distribuer dans le corps caverneux, pour fournir le sang nécessaire à l'érection.

C, le gland.

formés par un tissu très compliqué de vaisseaux principalement veineux, entremêlés en tous sens, communiquant largement entre eux, et enveloppés par une membrane fibreuse qui envoie des prolongements à l'intérieur. Ces organes prennent naissance, en arrière, par deux racines, l'une droite, l'autre gauche, longues de 4 à 5 centimètres (1 pouce 1/2 à 2 pouces), et fixées à la lèvre interne des branches ascendantes des ischions. Réunis au-devant de la symphyse pubienne dans une enveloppe fibreuse commune, les deux corps caverneux sont partagés incomplétement en deux moitiés latérales, par une cloison perpendiculaire.

FIGURE 11.

Représentant la cloison des corps caverneux.

AA, cloison des corps caverneux, complète dans la partie inférieure, incomplète en haut.
B, le gland.

De leur adossement résulte, à la partie inférieure, une gouttière (D, fig. 9), dans laquelle est logé l'urètre. Leur extrémité antérieure représente un cône tronqué qui est embrassé obliquement par le gland (C, fig. 10, et B, fig. 11).

Le *gland* (O, fig. 12) forme l'extrémité du pénis, et a la forme d'un cône légèrement aplati; son sommet, couvert par le prépuce ou libre, suivant les individus, est percé par l'orifice de l'urètre (A, fig. 12). Sa base, circonscrite par un rebord saillant (B), qu'on appelle la *couronne* du gland, embrasse l'extrémité du corps caverneux du pénis (C, fig. 10, et B, fig. 11). La couronne du gland est interrompue, au-dessous de l'urètre, par un petit

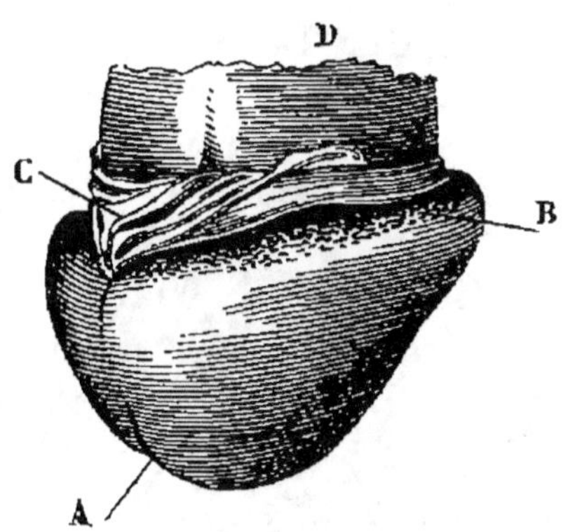

FIGURE 12.

Représentant le gland.

D, extrémité de la verge.
C, le frein de la verge.
CB, couronne du gland, sur laquelle on remarque les orifices de glandules sécrétant une humeur onctueuse.
A, orifice du méat urinaire.
AC, sillon renfermant le frein de la verge.

sillon (AC) qui s'étend jusqu'à l'orifice de ce conduit et qui est rempli par le frein de la verge. Le gland est revêtu par une membrane muqueuse assez mince, garnie de folli-cules sébacés vers la couronne (B), et couverte d'un épi-derme très-fin. Son tissu intérieur est spongieux, érectile, comme celui de la portion spongieuse de l'urètre, dont il n'est que la continuation et l'épanouissement; seulement il paraît plus ferme et plus dense.

II.

ORGANES GÉNITAUX DE LA FEMME.

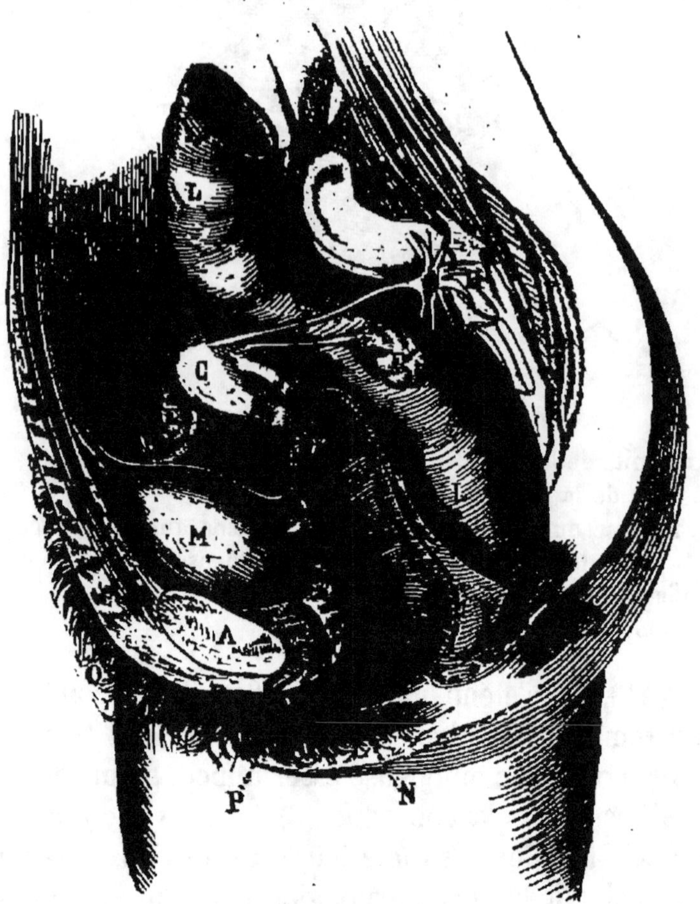

FIGURE 13.

*Représentant l'appareil génito-urinaire de la femme, dans ses rap-
ports avec les organes voisins.*

COUPE D'AVANT EN ARRIÈRE, SUR LA LIGNE MÉDIANE.

M, la vessie fermée.
N, le canal de l'urètre ouvert.
BB, le vagin, avec ses rides transversales.
C, le corps de la matrice.

D, portion du col de la matrice qui fait saillie dans le vagin.

K, ouverture du col de la matrice, ou *museau de tanche*.

EE, les deux ovaires.

II, ligament de l'ovaire.

FF, trompe de Fallope, creusée d'un canal à son centre.

HH, pavillon de la trompe de Fallope : on voit, sur le côté gauche, le pavillon de la trompe épanoui ; une de ses languettes ou déchiquetures est adhérente à l'ovaire ; au centre du pavillon est un point noir qui figure le commencement du conduit allant de ce point, en suivant le ligament F à l'un des angles supérieurs de la matrice C.

J, portion du ligament rond.

LL, fin de l'intestin rectum, aboutissant à l'anus.

A, os pubis.

O, mont de Vénus.

P, le clitoris, dont on voit une racine adhérente à l'extrémité inférieure de l'os pubis A.

G, la grande lèvre du côté droit, faisant partie de la vulve.

L'appareil générateur de la femme se compose, 1° d'un organe de sécrétion : les *ovaires* (F, fig. 13, et CC, fig. 14), qui sont aux organes génitaux de la femme ce que les testicules sont aux organes générateurs de l'homme ; 2° d'un conduit : les *trompes utérines* ou *de Fallope* (FF, fig. 13 et 14), destinées à conduire dans la matrice l'*ovule* fécondé ; 3° d'un organe de gestation, la *matrice* ou *utérus* (C, fig. 13, et M, fig. 14), dans lequel se développe le fœtus ; 4° d'un conduit membraneux, le *vagin* (B, fig. 13, et VVV, fig. 14), qui est tout à la fois l'organe de copulation de la femme et le conduit servant au passage du flux menstruel et du produit de la conception ; 5° d'un organe d'excitation, comprenant la *vulve* et ses dépendances (G, fig. 13, et NN, fig. 14) ; et enfin, 6° d'un appareil de sécrétion, la glande *vulvo-vaginale* (GG,G′G′, fig. 17).

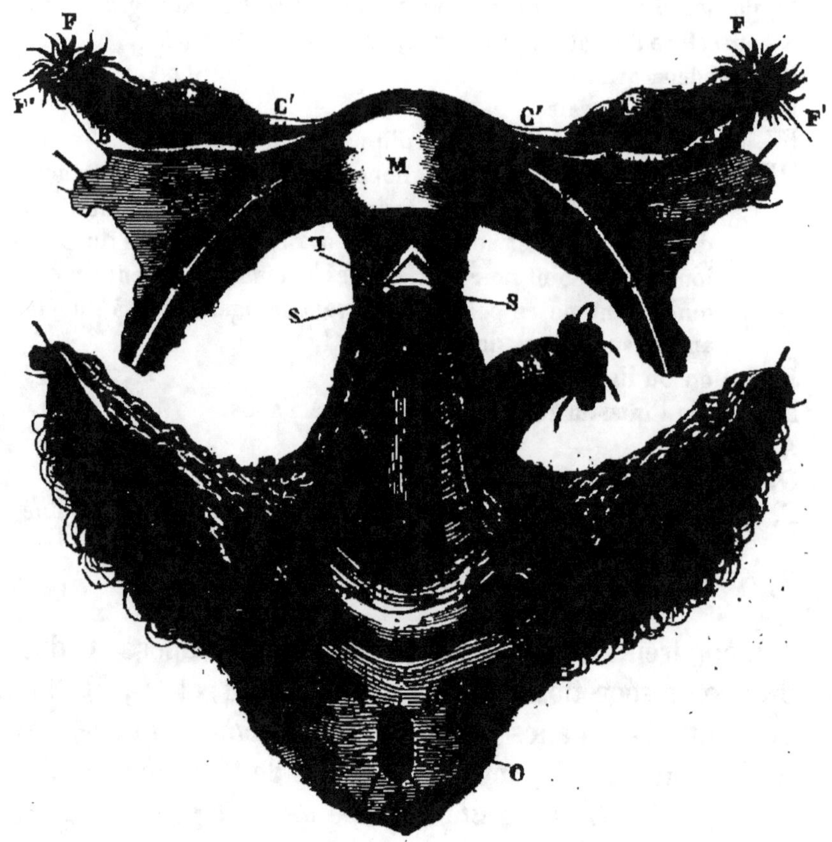

FIGURE 14.

Représentant l'appareil génital de la femme.

M, le corps de la matrice, ou utérus.

SS, son col.

I, entrée de la matrice.

CC, les ovaires.

C'C', le ligament qui attache les ovaires à la matrice.

BB,BB, la trompe de Fallope, qui va de F' dans la cavité de la matrice.

FF, le pavillon de la trompe de Fallope, dont on voit une languette
adhérer à l'ovaire.

F'F', orifice de la trompe.

AA,AA, section du ligament rond.

LL, ligament large, formant trois replis, autour, 1° du ligament rond ; 2° de la trompe de Fallope, et 3° de l'ovaire. (Voir aussi figure 15.)

VVV,PP,PP, le vagin, dont on a fendu la paroi antérieure.

NN, l'entrée de la vulve, sur laquelle on peut voir des découpures triangulaires, vestiges de la membrane hymen.

R, le rectum.

O, anus, aboutissant de l'intestin rectum.

§ Ier.

DES OVAIRES.

Les *ovaires* (CC, fig. 14; EE, fig. 13, et LL, fig. 15), que les anciens, à cause de l'analogie que nous venons de signaler, appelaient *testes muliebres*, sont deux corps ovoïdes légèrement aplatis d'avant en arrière, d'un volume un peu moins considérable que celui des testicules, et qui sont logés dans un repli du ligament large (Voir l'article *Matrice*, p. 39), en arrière des *trompes de Fallope* (F, fig. 13, et BBF, fig. 14.) Leur couleur est d'un blanc rosé. Leur surface, lisse ou à peine bosselée chez les filles impubères, est rugueuse, fendillée et couverte de cicatricules noirâtres chez les femmes avancées en âge. Nous reviendrons, à l'article *Fécondation* (*Physiologie*), sur cette disposition très-importante. Ils sont maintenus dans leur position par une des languettes du pavillon de la trompe (H, fig. 13; fig. 14 et 15) à leur extrémité externe, et par un cordon ligamenteux, nommé *ligament de l'ovaire* (I, fig. 13, et C'C', fig. 14), à leur extrémité interne.

Les ovaires sont formés par une membrane fibreuse très-dense, expansion du ligament de l'ovaire, adhérente très-intimement au péritoine par sa surface extérieure, et, par sa face interne, envoyant des prolongements très-déliés, de manière à former un tissu spongieux et vasculaire au-

quel on a donné le nom de *stróma*, et au milieu duquel
sont déposées de petites vésicules ou œufs de Graaf (LL,
fig. 15).

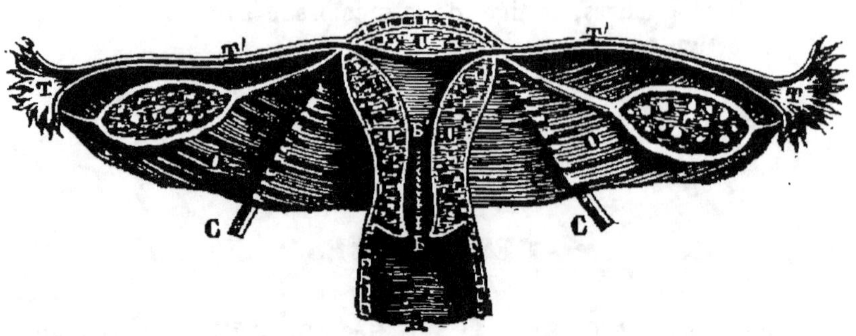

FIGURE 15.

*Représentant la cavité de la matrice, de son col, des trompes de
Fallope, des ovaires et du vagin.*

UUU, épaisseur des parois de la matrice, interceptant un espace
    triangulaire, qui est la cavité de la matrice. Cette cavité pré-
    sente une ouverture à chacun de ses angles, les deux angles
    supérieurs aboutissant à la cavité de la trompe T'T'; l'angle
    inférieur au col de la matrice BB'.

T'T', la trompe de Fallope.

TT, pavillon de la trompe, ou *morceau frangé*, dont une des dé-
    coupures adhère à l'ovaire L.

LL, ovaires, dans lesquels on voit des vésicules à divers degrés de
    développement.

CC, section du ligament rond.

OO, ligament large, ou repli du péritoine, qui forme trois enve-
    loppes, aux ovaires, à la trompe et au ligament rond.

BB', le col de la matrice, sur lequel on voit des replis de la mem-
    brane muqueuse, disposés comme les barbes d'une plume, et
    auxquels on a donné le nom d'*arbre de vie*.

A, portion du vagin.

4

Le nombre de ces vésicules, bien apparentes chez une femme adulte, est de quinze à vingt; mais à l'aide du microscope on en aperçoit un bien plus grand nombre, qui, très-petites encore, sont destinées à se développer peu à peu, pendant que les autres remplissent leurs fonctions et disparaissent, en laissant, à la surface de l'ovaire, les cicatricules noirâtres mentionnées plus haut.

Chaque vésicule se compose de deux parties : 1° la coquille ou enveloppe; 2° le noyau ou œuf proprement dit. L'ovule ou œuf humain n'a pas plus d'un vingtième de millimètre d'épaisseur; aussi n'est-il que très-difficilement perceptible à la vue simple. Vu à la loupe, il apparaît sous la forme d'un corps arrondi, opaque, nageant au milieu d'un liquide, plein de granulations : ce liquide a été, avec raison, comparé au jaune des œufs d'oiseaux, c'est-à-dire qu'il sert au premier développement de l'œuf fécondé. Chaque mois environ (Voir *Physiologie*, article *Fécondation* et *Menstruation*), un ovule ou œuf arrivé à maturité se détache de l'ovaire (LL, fig. 15), sur l'enveloppe duquel il laisse une cicatrice, est saisi par le pavillon (T) de la trompe (T', fig. 15), et porté dans la cavité de la matrice (UUU, fig. 15), d'où il est expulsé au dehors en passant par le col de la matrice (BB') et le vagin (A, fig. 15), s'il n'a pas été fécondé dans son trajet.

§ II.

DES TROMPES UTÉRINES OU DE FALLOPE.

Les *trompes utérines* (BBF, BBF, fig. 14; T'T, T'T, fig. 15; FF, fig. 13) sont deux conduits qui s'étendent des angles supérieurs de l'utérus, avec lequel ils communiquent, jusque sur les côtés de l'excavation du petit bassin.

Elles ont de 12 à 14 centimètres de longueur (4 à 5 pouces).
Renfermées dans le bord supérieur du ligament large,
les *trompes de Fallope* sont droites dans leur partie interne, flexueuses dans leur partie externe, et se terminent
par une extrémité libre (H, fig. 13; F, fig. 14, et T,
fig. 15), évasée, flottante, découpée en languettes, qu'on
appelle *pavillon de la trompe* ou *morceau frangé*. A l'intérieur, les trompes sont creusées d'un canal (T', fig. 15)
assez étroit à sa naissance, mais qui s'élargit beaucoup vers
son extrémité externe (T, fig. 15).

Les trompes sont recouvertes par une tunique périto-
néale qui ne leur adhère que faiblement; une membrane
muqueuse, continue avec celle de l'utérus, revêt leur surface interne; entre ces deux tuniques est une membrane
propre, de nature musculaire, qui paraît être un prolongement du tissu de la matrice.

L'usage des trompes de Fallope est de conduire l'œuf
fécondé de l'ovaire dans la matrice. (Voir, pour plus de
détails, la *Physiologie*, p. 97, et l'explication de la fig. 15,
p. 37.)

<h2 style="text-align:center">§ III.</h2>

<h3 style="text-align:center">DE LA MATRICE.</h3>

La *matrice* (C, fig. 13; M, fig. 14; VVV, fig. 15 et fig.
16), qu'on désigne aussi sous le nom d'*utérus*, est destinée à loger le fœtus pendant tout le temps de la gestation.

C'est un organe creux (fig. 15), symétrique, placé au
milieu du bassin, entre la vessie (M, fig. 13) et le rectum (L, *ibid.*), au-dessus du vagin (BB, *ibid.*), au-dessous de
l'intestin grêle. Aplatie d'avant en arrière, et plus étendue

de haut en bas que transversalement, la matrice a la forme

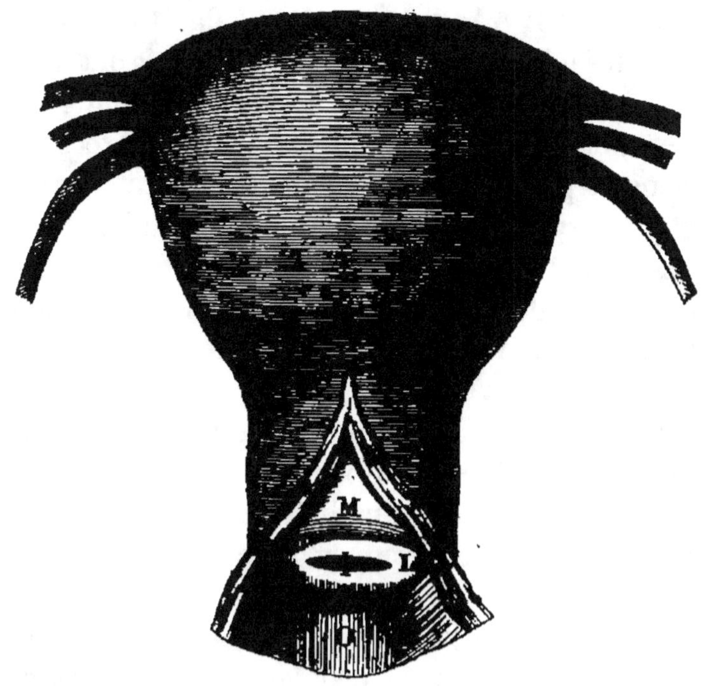

FIGURE 16.

*Représentant la matrice ou utérus et son col, demi-grandeur
naturelle.*

O, l'extrémité utérine du vagin, qui a été divisé par la paroi anté-
   rieure, pour laisser voir la portion du col de la matrice qui
   fait saillie dans le vagin.
LL, le col de la matrice.
I, l'ouverture du col de la matrice.
M, la lèvre supérieure du col de la matrice.
MLL, museau de tanche.

d'une petite gourde ou poire aplatie dont le fond serait
tourné en haut, et la portion étroite et allongée dirigée en
bas. Cette dernière portion s'appelle le *col* (D, fig. 13 ; SS,
fig. 14 ; B, fig. 15, et M, fig. 16), pour la distinguer du reste

de l'organe, que l'on nomme le *corps* (C, fig. 13; M, fig. 14).

Elle est maintenue dans sa position par les ligaments ronds (J, fig. 13; AA, fig. 14, et CC, fig. 15) et les ligaments larges (LL, fig. 14, et OO, fig. 15), qui sont deux replis du péritoine, dont la laxité lui permet de flotter, pour ainsi dire, dans l'excavation du bassin, et d'y exécuter des mouvements plus ou moins étendus. Cette grande mobilité de l'utérus explique la facilité de son ampliation, pendant la grossesse, et ses nombreux déplacements.

La direction de *l'axe* de la matrice est oblique de haut en bas et d'arrière en avant, et se confond avec celui du détroit supérieur du bassin.

Le *corps* de la matrice, aplati, de forme triangulaire, offre deux faces : l'une antérieure, l'autre postérieure ; et trois bords, deux latéraux, un bord supérieur. La face antérieure, convexe, est en rapport avec la paroi postérieure et le bas-fond de la vessie (M, fig. 13), ce qui explique la fréquence des maladies de vessie comme complication des déplacements ou du cancer de la matrice. La face postérieure, plus convexe que l'antérieure, est en rapport avec la paroi antérieure du rectum (L, fig. 13), d'où la possibilité d'explorer cette région par le toucher anal. Les bords latéraux sont arrondis, et le supérieur paraît arqué. Ces trois bords forment, par leur réunion, trois angles, dont les deux supérieurs, peu saillants (fig. 15), aboutissent aux trompes de Fallope (T'T'), et l'inférieur forme le col de la matrice (B'B, fig. 15; SS, fig. 14; LL, fig. 16, et K, fig. 13).

Le *col* de l'utérus (Voir fig. 16) se continue presque insensiblement avec le corps. Légèrement renflé à sa partie moyenne, il est comprimé d'avant en arrière et cylindroïde ; il est embrassé par le vagin, qui remonte plus loin en arrière qu'en avant. La portion du col qui fait saillie dans le vagin (LL, fig. 16) présente à son sommet une fente transversale (I), bornée par deux lèvres, dont l'une, antérieure (M), est plus épaisse, et l'autre, postérieure, est plus mince. Cette partie du col de l'utérus, qui est l'orifice de la matrice, a été nommée *museau de tanche* (MLL). Chez les vierges, les lèvres du museau de tanche sont minces, lisses, arrondies, et si rapprochées, qu'on sent à peine la fente qui les sépare. D'autres fois, au lieu d'une fente, il existe un orifice circulaire (K, fig. 13). Chez les femmes qui ont eu des enfants au contraire, la fente du museau de tanche est beaucoup plus large, plus inégale ; les lèvres sont épaisses, plus saillantes, et souvent déchirées, surtout à gauche. L'épaisseur des parois du corps et du col, la longueur totale de la matrice, ainsi que son poids, offrent aussi des différences très-notables chez les vierges et chez les femmes qui ont eu des enfants. La raison de ce changement tient à ce qu'après l'accouchement la matrice ne revient jamais aux dimensions qu'elle présentait avant la conception.

La cavité de la matrice (fig. 15) est extrêmement petite, proportionnellement au volume de l'organe. Cette cavité, dont les parois sont contiguës, lisses et enduites d'une légère couche de mucus, est de forme triangulaire, et parcourue ordinairement en avant et en arrière par une sorte de raphé, auquel aboutissent un assez grand nombre de lignes transversales ou obliques qu'on remarque sur les deux parois.

Les angles supérieurs offrent les orifices des trompes de Fallope (fig. 15), avec lesquelles ils se continuent. L'angle inférieur communique, par une ouverture étroite (B', fig. 15), avec la cavité du col, qui est de forme ovalaire, longue de 25 à 30 millimètres (12 à 15 lignes), large de 12 à 15 millimètres dans sa partie dilatée. Sur les parois de la cavité du col, on remarque en avant et en arrière la même disposition que sur la cavité du corps, mais plus prononcée, c'est-à-dire que, sur une crête médiane très-marquée, viennent se rendre des lignes transversales ou obliques (B'B, fig. 15) rangées comme les barbes d'une plume sur leur tige commune. Ces rugosités portent le nom d'*arbre de vie*. La cavité du col utérin communique avec le vagin (VV, fig. 14) par le moyen de l'orifice du museau de tanche (I, *ibid.*).

La matrice est formée par un tissu propre, entouré à l'extérieur par le péritoine, et revêtu à l'intérieur d'une membrane muqueuse.

Le péritoine enveloppe complétement l'utérus, et forme en avant, en passant de la vessie sur la matrice, en arrière, en abandonnant l'utérus pour tapisser le rectum, quatre replis, qu'on a décorés du nom de *ligaments antérieurs* et *postérieurs*. Parvenu aux bords latéraux de la matrice, le péritoine s'adosse à lui-même, pour donner naissance à deux larges replis transversaux, dont nous avons déjà parlé, les *ligaments larges* (OO, fig. 15, et LL, fig. 14). Le péritoine est uni au tissu propre de la matrice par un tissu cellulaire assez lâche, qui lui permet, sans inconvénient, des changements de volume très-considérables.

La membrane muqueuse, dont la démonstration est difficile dans l'état de vacuité, est rendue très-apparente peu après l'accouchement. Elle est continue d'une part avec la muqueuse du vagin, de l'autre avec la membrane interne des trompes utérines. Elle sécrète un mucus épais, transparent, qui lubrifie continuellement sa surface.

Le tissu propre de l'utérus, intermédiaire aux deux membranes dont nous venons de parler, présente, *à l'état de vacuité*, une épaisseur assez considérable. Il est d'une texture dense et serrée, traversé par de nombreux rameaux vasculaires; il est élastique, de couleur grisâtre, et crie sous le scalpel. *Pendant la grossesse,* ce tissu devient manifestement musculaire. Les fibres, entrelacées en tous sens, n'affectent, à proprement parler, aucune direction déterminée.

Les artères de l'utérus viennent des utérines, branches des hypogastriques et des ovariques. Elles rampent principalement dans l'épaisseur du tissu propre, et s'anastomosent d'un côté à l'autre. Les veines suivent le même trajet et portent le même nom que les artères. Elles sont très-fluxueuses dans l'état de vacuité de l'organe, et forment, pendant la gestation, de grandes cavités qu'on appelle *sinus utérins.*

Les nerfs viennent des plexus sacré, rénaux et hypogastriques. Les vaisseaux lymphatiques, très-abondants, vont se jeter dans les ganglions pelviens et sciatiques.

§ IV.

DU VAGIN.

Organe de copulation, le *vagin* (BB, fig. 13, VVV, fig. 14, et V, fig. 21) est un canal membraneux extensible, aplati d'avant en arrière, long de 14 à 16 centimètres (5 à 6 pouces) et large de 4 à 5 centimètres (15 à 20 lignes), situé entre la vessie (M, fig. 13) et le rectum (L, *ibid.*). Il présente une légère courbure à concavité antérieure, et descend un peu d'arrière en avant, de telle façon que sa direction correspond à l'axe du petit bassin, dans lequel il est placé. Son extrémité supérieure embrasse le col de l'utérus (D, *ibid.*), par un cul-de-sac circulaire, plus profond derrière le museau de tanche (K) qu'au-devant de lui; son extrémité inférieure, plus étroite, s'ouvre dans la vulve par une fente allongée d'avant en arrière.

Ses rapports, en arrière, avec le rectum (L, *ibid.*), en avant, avec la vessie (M) et le canal de l'urètre (N), sont fort importants à connaître, puisqu'ils expliquent comment une distension forcée de ce conduit, pendant l'accouchement, peut donner lieu à la gangrène de ces organes et à a formation consécutive des fistules vésico-utéro ou recto-vaginales.

La surface interne du vagin offre, sur les deux parois, deux crêtes saillantes longitudinales (VVV, fig. 14) plus prononcées sur la paroi antérieure que sur la postérieure, crêtes auxquelles viennent aboutir des rides transversales très-nombreuses (PP, PP), surtout près de la vulve.

Les parties latérales du vagin, près de son orifice, sont entourées par un muscle qui, partant de la symphyse pubienne, va confondre ses fibres avec celles du sphincter anal : c'est le *constricteur du vagin.*

Le vagin est formé par un tissu spongieux, érectile, enveloppé dans une membrane fibreuse, et tapissé à l'intérieur par la membrane muqueuse, dont nous venons de signaler les rugosités.

Dans la paroi supérieure du vagin est creusé, pour ainsi dire, le *canal de l'urètre* (N, fig. 13) de la femme, conduit qui diffère considérablement de l'urètre de l'homme, dont il représente la portion membraneuse.

Sa longueur est de 2 à 3 centimètres (1 pouce). Il est plus large naturellement et beaucoup plus dilatable que celui de l'homme. Il se dirige en bas et en avant, et présente, pour embrasser la symphyse du pubis (A, *ibid.*) une légère courbure à concavité tournée en avant. L'orifice vésical présente la même disposition que celui de l'homme, sauf la prostate, qui n'existe pas chez la femme. L'orifice externe ou méat urinaire (N), plus étroit que le reste du canal, est situé immédiatement au-dessus de la colonne antérieure du vagin.

Il est tapissé par une membrane muqueuse rougeâtre, qui forme des plis longitudinaux, et présente des lacunes muqueuses assez larges. La brièveté et la dilatabilité du canal de l'urètre de la femme rendent compte de la rareté des calculs et de la facilité d'extraire, sans opération, ceux qui s'y développent quelquefois, pourvu qu'ils ne soient pas trop volumineux.

§ V.

DE LA VULVE.

On comprend, sous le nom de *vulve*, l'ensemble des parties génitales externes de la femme, savoir : le *pénil* ou *mont de Vénus* (O, fig. 13, et P, fig. 21); les *grandes*, les *petites lèvres* (LL, fig. 21); le *clitoris* (P, fig. 13, et C, fig. 21); le *méat urinaire* (N) et l'*orifice du vagin* (NN, fig. 14, et V, fig. 21) avec l'*hymen* (fig. 17, 18, 19 et 20).

a. Le *mont de Vénus*, ou *pénil*, est une éminence plus ou moins saillante, située au-dessus de la symphyse pubienne; elle est formée par un tissu cellulaire adipeux très-dense, que revêt une couche de téguments couverts de poils, dès l'époque de la puberté.

b. Les *grandes lèvres* (LL, fig. 21) sont deux replis membraneux qui forment la partie latérale de la vulve, qu'elles circonscrivent. Elles se continuent, avec le mont de Vénus (P, fig. 21), en avant, et se terminent en arrière au périnée, par une commissure nommée la *fourchette* (F, *ibid.*). L'excavation qui existe entre la fourchette et l'orifice du vagin est ce que l'on nomme la *fosse naviculaire*.

La face externe des grandes lèvres, contiguë à la partie

supérieure et interne des cuisses, est une portion de peau assez fine, recouverte de quelques poils; la face interne est une membrane muqueuse mince, lisse et polie, d'un rouge vermeil chez les jeunes filles, plus pâle chez les femmes adultes. Ces deux feuillets contiennent des follicules mucipares très-nombreux; ils sont unis entre eux par du tissu cellulaire très-lâche, et contiennent de la graisse dans leur épaisseur.

c. Les *petites lèvres*, ou *nymphes*, sont deux replis muqueux étroits en arrière, où ils naissent sur la face interne des grandes lèvres. Ils s'élargissent en convergeant l'un vers l'autre en avant. Au niveau du clitoris (C, *ibid.*), les nymphes se bifurquent. La branche inférieure de la bifurcation va s'attacher au clitoris, avec lequel elle se continue. La branche supérieure, s'unissant à celle du côté opposé, forme, au-dessus de ce corps, un repli en forme de capuchon (C', *ibid.*), qu'on nomme *prépuce du clitoris*. Les petites lèvres sont formées par un adossement de la membrane muqueuse à elle-même, au moyen d'un tissu cellulaire filamenteux. Elles sont pourvues d'un appareil crypteux, qui est le siége d'une sécrétion sébacée abondante.

Le développement exagéré des petites lèvres forme ce que l'on désigne sous le nom de *tablier*, chez les Hottentotes.

d. Le *clitoris* (P, fig. 13, et C, fig. 21) est un organe érectile, analogue au corps caverneux de la verge chez l'homme. C'est un petit corps arrondi placé sous la symphyse du pubis, qui prend naissance par deux racines grêles, implantées à la lèvre interne des branches du pubis. Il se termine en avant par un petit renflement arrondi, imperforé, nommé *gland.* Dans certains cas d'hermaphrodisme, le clitoris est très-développé. J'ai eu occasion, dans ma pratique, d'en observer deux exemples très-remarquables. Le premier était une femme de trente-cinq ans, chez laquelle le clitoris avait le volume de la verge d'un enfant de deux ans. Cette femme, véritable nymphomane, s'adonnait avec fureur à la masturbation, et avait presque tous les attributs extérieurs de la virilité. L'autre, bien que conservant toutes les formes féminines, avait le clitoris grêle, mais quadruple de la longueur habituelle. Il gênait les rapports sexuels. J'en fis l'excision.

Le *vestibule* est l'espace triangulaire que limitent le clitoris en avant, les petites lèvres sur les côtés, et le méat urinaire en arrière.

e. Le *méat urinaire* (N, fig. 13, et U, fig. 21), ou l'orifice externe du canal de l'urètre, est situé immédiatement en avant du tubercule de la paroi antérieure du vagin.

f. L'*orifice du vagin,* placé à la partie postérieure de la vulve, est en général incomplétement fermé chez les vierges par la *membrane hymen*, et présente à sa circonférence les *caroncules myrtiformes* chez les femmes déflorées.

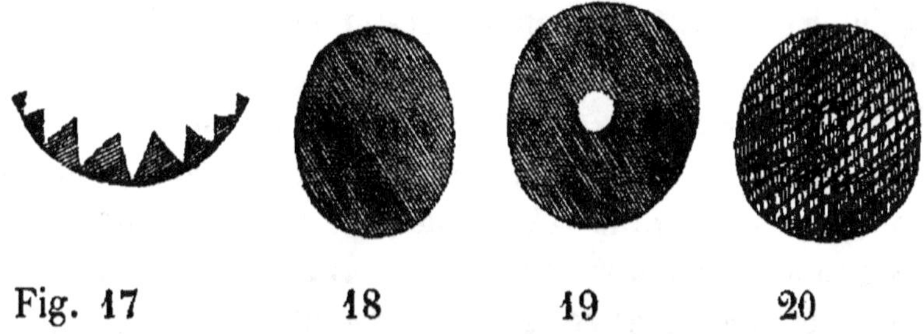

Fig. 17   18   19   20

L'hymen est une duplicature de la membrane muqueuse, qui n'oblitère presque jamais complétement l'orifice du vagin. Sa forme varie beaucoup : le plus souvent elle a l'aspect d'un croissant adhérent par son bord convexe à la partie postérieure de la vulve, libre par son bord concave, uni ou déchiqueté (fig. 17), qui est tourné en avant. Quelquefois, comme dans la figure 18, elle oblitère complètement l'entrée du vagin, et quand s'établit la menstruation, on est obligé d'en faire l'excision, pour permettre la sortie du sang des règles. Dans des cas semblables, la rétention du sang menstruel, outre les accidents graves qu'il détermine, accidents que fait immédiatement cesser l'excision de la membrane hymen, peut simuler la grossesse, ainsi qu'il y en a quelques exemples dans la science. D'autres fois, elle a la forme d'une membrane circulairement adhérente, percée à son centre d'une ouverture plus ou moins large (fig. 19). Enfin je l'ai vue semblable à un crible (fig. 20) percée d'un plus ou moins grand nombre de pertuis. Cette membrane habituellement mince, transparente, est déchirée dans les premières approches sexuelles. Mais quand elle est épaisse et charnue, elle peut résister malgré les tentatives de rapprochement. Dans le cas de disposition comme figure 18, on est obligé d'en faire l'excision. Si la membrane, au contraire, affecte la forme représentée figures 19 et 20, la fécondation peut, à la rigueur, avoir lieu, et au moment de l'accouchement il faut, pour faciliter la sortie de l'enfant, pratiquer le débridement de l'hymen.

L'hymen existe constamment chez les vierges; mais il peut, quoique rarement, dans certains concours de circonstances dépendant et de l'homme et de la femme, persister après la défloration. Les *caroncules myrtiformes* sont de petits tubercules rougeâtres, irréguliers, plus ou moins saillants, au nombre de quatre ou cinq, qui sont les débris de l'hymen déchiré dans le coït.

§ VI.

DES GLANDES VULVO-VAGINALES.

On désigne sous le nom de *glande vulvo-vaginale* (G, G,

fig. 21), une glande double située dans l'épaisseur des parois de la vulve, et dont la fonction est de sécréter un liquide filant, onctueux au toucher, transparent, destinée à

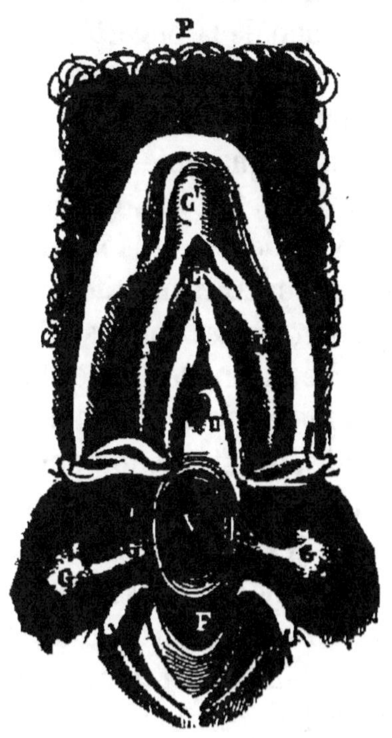

FIGURE 21.

Représentant la vulve et les glandes vulvo-vaginales.

P, pénil, ou mont de Vénus.

LL, les grandes lèvres, coupées à l'union des deux tiers supérieurs avec le tiers inférieur, pour laisser voir les *glandes vulvo-vaginales.*

GG, glandes vulvo-vaginales.

G'G', conduits excréteurs de la glande vulvo-vaginale, aboutissant à l'entrée du vagin.

C, clitoris.

C', prépuce du clitoris.

U, canal de l'urètre.

V, l'ouverture du vagin.

F, la fourchette, ou commissure inférieure des grandes lèvres.

humecter, lubrifier les [organes génitaux de la femme pendant le coït.

Cette glande (G , G) existe de chaque côté de la vulve, et a la forme d'une amande d'abricot, aplatie latéralement. Très-petites avant l'âge de la puberté, ces glandes, comme les autres organes de la génération, prennent, à cette époque de la vie des femmes, un grand développement, et s'atrophient vers l'âge de quarante-cinq à cinquante ans. Le conduit excréteur (G'G', fig. 21), qui est seul visible, vient s'ouvrir à la base et en dehors de la membrane hymen, chez les vierges, et des caroncules myrtiformes chez les femmes déflorées ou qui ont eu des enfants. Une coloration d'un rouge vif sert à faire distinguer cet orifice des parties environnantes. Le liquide incolore, onctueux et filant que fournit cette glande, n'est pas toujours sécrété en égale quantité. Les rapprochements sexuels, la masturbation, les pensées, les désirs, les rêves lascifs en accélèrent beaucoup la sécrétion ; pendant l'absence de toute excitation génitale, la sécrétion en est fort peu abondante.

Ce liquide a pour effet de rendre moins douloureuses les approches sexuelles et de conserver aux parties leur exquise sensibilité.

Dans ces circonstances, il peut même arriver, chez certaines femmes, dont la glande est très-développée, que ce liquide soit éjaculé par jets saccadés.

DEUXIÈME SECTION.

PHYSIOLOGIE.

FONCTION DE L'APPAREIL URINAIRE.

Ainsi que je l'ai dit dans l'Introduction, mon intention n'est nullement de faire, des personnes qui me liront, des médecins ou des physiologistes. Le but que je me suis proposé dans cet ouvrage est de donner des notions sommaires, quoique précises, qui mettent le lecteur en mesure de comprendre le mécanisme anatomique et fonctionnel des appareils de la sécrétion urinaire et de la génération. Je n'entrerai donc pas plus, en exposant la physiologie, que je ne l'ai fait pour l'anatomie, dans le détail des questions controversées; je me contenterai d'indiquer les opinions ou les faits qui ont cours dans la science et qui sont admis par la généralité des médecins.

L'urine est sécrétée dans les reins (fig. 1 et 2). Transmise goutte à goutte dans la vessie (D, fig. 1) par les calices (DD, fig. 2), le bassinet et les uretères (CC, fig. 1), elle s'accumule dans ce réservoir jusqu'à ce qu'elle soit expulsée au dehors. Nous aurons donc à étudier séparément le phénomène de la *sécrétion* urinaire, le mécanisme de son *excrétion, exonération* ou *miction;* enfin nous examinerons l'urine dans ses *propriétés physiques, chimiques et microscopiques.*

Sécrétion et excrétion urinaires.

Sécrétion. Le sang, porté par les artères rénales (G, fig. 1) dans les reins (AA, *ibid.*), se rend, au moyen des divisions et subdivisions en arcades de ces artères, dans la couche corticale ou superficielle de ces organes; là, par un travail spécial propre à ce tissu, le sang artériel se trouve transformé : 1º en sang veineux qui se rend dans les veines rénales, puis dans la veine cave inférieure; 2º en urine, qui, passant de la couche corticale (AA, fig. 2) dans les petits conduits de la substance tubuleuse (BBB, *ibid.*), vient sourdre au sommet des mamelons par une foule de petits pertuis qu'on aperçoit très-distinctement en comprimant ces mamelons.

Du sommet des mamelons le fluide urinaire passe dans les calices (C, *ibid.*), puis dans le bassinet (DD, *ibid.*), et, par son propre poids et les mouvements du diaphragme dans la respiration, descend dans les uretères (CC, fig. 1, et E, fig. 2), et parvient ainsi dans la vessie (D, fig. 1), où il s'assemble jusqu'à ce que se fasse sentir le besoin de son exonération.

En raison de la grosseur des artères rénales, de leur brièveté et de leur naissance de l'aorte (M, fig. 1) à l'angle obtus, la totalité du sang se trouve ainsi filtrée et purifiée, en très-peu de temps, de tous les matériaux dont le séjour dans le sang serait nuisible à l'économie.

Il est donc facile de comprendre que le plus léger trouble de cette fonction, soit dans la sécrétion, soit dans l'excrétion, produise un retentissement souvent des plus fâcheux sur tout l'organisme. Dans les observations que je publie dans le cours de cet ouvrage, le lecteur aura de nombreuses occasions de vérifier cette proposition.

5.

J'ai dit, dans la partie anatomique, la manière dont les
uretères s'ouvrent dans la vessie ; cette disposition est utile
à rappeler pour comprendre comment, dans les circonstances ordinaires, l'urine ne reflue pas de la vessie dans les
uretères. Arrivé sur les côtés du bas-fond de la vessie, l'u-
retère pénètre dans les parois de ce viscère et suit un trajet oblique de 13 à 14 millimètres (6 lignes) entre les tuniques vésicales (H, fig. 4), avant de s'ouvrir dans la cavité
de ce réservoir. Cette disposition de l'uretère lui permet
de fonctionner comme une valvule s'ouvrant de dehors en
dedans, de sorte que l'urine venant des reins pénètre bien
dans la vessie, mais ne peut refluer de ce réservoir dans les
uretères.

S'il existe un obstacle au cours de l'urine, comme dans le
cas de pierre arrêtée dans l'un des uretères, ou de rétention
d'urine dans la vessie, l'urine s'accumule au-dessus de la
résistance, dilate les deux uretères quand il y a rétention
d'urine dans la vessie, ou un seul de ces conduits dans la
première hypothèse, et cette dilatation, qui peut remonter
jusqu'aux reins, est quelquefois assez considérable, ainsi
que j'en ai vu plusieurs exemples, pour faire acquérir à
l'uretère le volume de l'intestin.

L'urine pénètre goutte à goutte dans la vessie, s'y accumule par degrés en distendant peu à peu les parois de cet
organe. Elle les écarte en les amincissant, et tous les diamètres de la vessie s'accroissent ; de conique qu'elle est
ordinairement, elle tend à devenir sphérique : son sommet
soulève le péritoine et les circonvolutions de l'intestin. Sa
face antérieure s'élève au-dessus du pubis et se porte derrière la partie supérieure des muscles de l'abdomen,
qu'elle touche sans l'interposition du péritoine ; ce qui fait
qu'on peut pratiquer la ponction de la vessie au-dessus du
pubis et ouvrir sa partie antérieure sans intéresser cette

membrane séreuse. Son bas-fond comprime le rectum contre l'os sacrum et irrite les vésicules séminales, au point de provoquer souvent chez les personnes nerveuses la sortie du sperme. (Voir *Pollutions nocturnes*.)

Chez la femme, le bas-fond de la vessie distendue par l'urine proémine au sommet du vagin.

L'urine est maintenue dans son réservoir par la résistance que lui oppose le *col de la vessie*, qui remplit, par rapport à ce liquide, les fonctions de sphincter analogues à celles du sphincter anal pour le résidu de la digestion.

La limite de cette distension naturelle de la vessie par l'urine existe dans la sensation du besoin d'uriner. La nature a rendu le fluide urinaire la cause matérielle de son expulsion, en excitant le réservoir à s'en débarrasser lorsqu'il a été distendu à un certain point, et qu'il éprouve une certaine anxiété par suite de l'accumulation et de la pesanteur de l'urine.

Excrétion. Le *mécanisme de l'excrétion de l'urine* hors de la vessie est soumis aux mêmes lois que les autres actions musculaires. La sensibilité et l'irritabilité du col de cet organe sont la base de cette fonction. Comme tous les viscères creux qui ont des fibres musculaires, la vessie jouit d'une force contractile, au moyen de laquelle ses parois reviennent sur elles-mêmes, au point d'effacer quelquefois sa cavité.

Cette contractilité est mise en action par suite de l'irritabilité des nerfs qui se distribuent à toute la surface de la membrane muqueuse et en particulier autour du col de la vessie ; car, lorsqu'ils sont lésés, comme dans les maladies de la moelle épinière, la vessie est paralysée, et ne se contracte plus. Quoique cette action s'exerce sans l'ordre de la volonté, cependant elle n'en est pas indépendante, puisqu'on peut la suspendre, l'arrêter et la mettre de nouveau en activité après qu'elle a été interrompue.

Des diverses causes qui produisent cette action, l'urine est la plus naturelle et la plus fréquente. Lorsqu'elle est accumulée en certaine quantité, elle détermine sur les parois de la vessie une irritation analogue à celle que le sang produit sur le cœur, ou les aliments sur l'estomac et les intestins. Cette excitation est plus ou moins prompte, suivant la quantité et la qualité de l'urine. Plus ce liquide est abondant et stimulant, moins il faut de temps pour que la vessie soit irritée, ou plus le besoin d'uriner se renouvelle fréquemment.

Cette irritation est plus ou moins prompte suivant la sensibilité de la vessie et l'habitude qu'on a de retenir longtemps l'urine ou de la rendre aussitôt qu'on en éprouve le besoin. Chez les jeunes gens, la vessie est plus sensible que chez les adultes et les vieillards ; aussi se contracte-t-elle plus promptement et avec plus d'énergie. Elle devient moins sensible chez les femmes qui, par pudeur ou par habitude, retiennent longtemps l'urine ; chez les hommes de cabinet ; chez les personnes qui, ayant l'esprit occupé, ne font point attention à l'aiguillon qui invite à rendre l'urine. Aussi ce liquide séjourne-t-il plus longtemps dans leur vessie et en affaiblit-il l'action.

Lorsque la vessie contient un corps étranger, comme une pierre, un caillot de sang, un fragment de sonde, ou dans les maladies de la prostate qui irritent son col, sa sensibilité est plus vive, elle se contracte plus souvent. Il en est de même quand elle est enflammée ou irritée par quelque substance stimulante, comme lorsqu'on fait usage de cantharides à l'intérieur, ou après l'application sur la peau d'un large vésicatoire. Dans ce cas, *cystite cantharidienne*, on est à chaque instant tourmenté du besoin d'uriner, bien qu'il n'y ait que peu ou point de liquide dans la vessie. Un principe de goutte ou de rhumatisme fixé sur cet organe produit à peu près le même résultat. Les affections du rectum, le ténesme, les hémorrhoïdes douloureuses et internes, un cancer, un polype ou un fongus de la matrice, en un mot, toutes les maladies des parties voisines de la vessie peuvent se communiquer à cet organe, augmenter sa sensibilité, solliciter plus promptement ses parois à la contraction et contribuer à rendre plus fréquente l'envie d'uriner.

Mais, dans l'état naturel, la seule irritation déterminée sur la vessie par le contact de l'urine en provoque immédiatement la contraction, parce que c'est une propriété essentielle aux cavités doublées de fibres musculaires, de se contracter sous l'influence d'une cause stimulante. L'effet de cette excitation mécanique se fait surtout sentir au col de la vessie. On y éprouve une espèce de ténesme, de chatouillement, qui s'étend le long de l'urètre. C'est de cette envie, transmise au cerveau, que naît la volonté d'uriner.

Alors la vessie, qui est la puissance essentielle pour l'éjection de l'urine, entre en contraction, et son action suffit dans l'état de santé, quand il n'existe point d'obstacle à la sortie de l'urine et qu'elle s'échappe sous l'influence de la plus légère impulsion. Mais si l'on veut accélérer l'issue de l'urine, vider entièrement la vessie; si le col de cet organe, la prostate tuméfiée ou l'urètre rétréci offrent de la résistance, il faut que les puissances auxiliaires, telles que le diaphragme et les muscles abdominaux, viennent en aide aux fibres musculaires du réservoir urinaire. Quelle est, en effet, la position que prend *un homme* qui a grand besoin d'uriner et qui veut accélérer la sortie de l'urine? Il se tient debout, fléchit légèrement le corps, écarte un peu les cuisses, fixe le bassin par la contraction des muscles des cuisses, contracte le diaphragme et les muscles abdominaux sur les viscères contenus dans le ventre, puis fait une large inspiration.

Mais tous ces moyens ne sont qu'auxiliaires et ne suffiraient pas, à eux seuls, pour déterminer l'excrétion de l'urine, car, autrement, l'homme rendrait l'urine dans tous les efforts qu'il ferait, ou bien la paralysie de la poche urinaire n'empêcherait en aucune façon l'évacuation de ce liquide, tandis que la contraction la plus vigoureuse des muscles abdominaux seule ne peut rien pour cette expulsion.

Quand la vessie entre en contraction, elle se resserre dans tous les points de son étendue; les fibres longitudinales se raccourcissent, les fibres circulaires rapprochent ses parois de l'axe; le liquide urinaire se trouve poussé de toutes parts, et comme il est incompressible, il s'écoule du côté qui offre le moins de résistance, c'est-à-dire par le col, dont le sphincter cède aux efforts de contraction du corps et dont l'orifice se dilate par la pression de l'urine.

Ce liquide s'écoule alors hors de l'urètre sous la forme d'un jet plus ou moins rapide, plus ou moins gros, en décrivant une courbe.

La *vitesse de l'écoulement* varie beaucoup selon les différences individuelles, et surtout suivant l'âge. Chez les vieillards, la vessie, participant à l'affaiblissement général, projette l'urine avec moins de force que chez les adultes. S'il existe des obstacles, soit au niveau de la prostate ou dans la longueur de l'urètre, le jet n'existe plus, et l'urine s'échappe avec les diverses modifications décrites et représentées à l'article *Rétrécissement de l'urètre*.

La force avec laquelle l'urine est projetée, chez les individus vigoureux, est telle que le jet peut avoir deux mètres de longueur. Habituellement la parabole que décrit le jet va tomber à la distance d'un mètre.

La *grosseur du jet* varie suivant le diamètre et la liberté du canal. Il est aussi plus gros dans l'âge adulte que dans la vieillesse. Si la verge est en érection, l'urine sort difficilement et par un jet assez fin, parce que la tension de l'urètre et le gonflement de la membrane muqueuse s'opposent à l'écartement de ses parois et que sa direction est changée. Si le canal est dilaté dans un point de son étendue et forme une poche, l'urine s'y épanche d'abord et ne commence à sortir que lorsque cette poche est remplie. On est même obligé de la presser pour la vider entièrement. Quand l'ouverture du prépuce est étroite, l'urine s'amasse entre cette membrane et le gland, avant de s'écouler au dehors. Enfin, lorsqu'il existe une ou plusieurs fistules, le liquide sort en partie par son ouverture naturelle, en partie par les ouvertures anormales.

A mesure que l'urine s'écoule et que la vessie se vide, le jet se ralentit et finit par s'arrêter; puis il reprend son cours, cesse et reprend de nouveau. Ces contractions ultimes de la vessie forment ce que l'on désigne sous le nom de *coup de piston*. Ce phénomène est déterminé partie par la vessie, partie par les muscles du périnée, ainsi qu'on peut s'en assurer en portant la main à cette région. Enfin le jet s'arrête tout à fait, l'homme respire plus facilement, il est plus léger et n'a plus ce poids incommode qu'il ressentait auparavant dans le bassin.

Chez la femme, l'exonération de l'urine offre quelques différences. La brièveté de son urètre fait que l'urine, en sortant de la vessie, ne forme point un jet aussi long que chez l'homme. Les petites lèvres la dirigent un peu en bas, et la font même tomber en nappe. Aussi les femmes sont-elles obligées d'écarter les cuisses pour que leurs parties internes ne soient point mouillées. Le calibre du canal étant plus large que chez l'homme, il en résulte que le jet de l'urine est plus gros et que le temps de l'émission, pour une même quantité d'urine, est, en général, moins considérable.

De l'urine et de ses propriétés physiques, chimiques et microscopiques.

L'urine est un liquide excrémentitiel sécrété par les reins. C'est par cette voie surtout que l'organisme se débarrasse, par l'intermédiaire du sang, des matériaux devenus inutiles et dont le séjour serait nuisible. L'étude approfondie de ce liquide est donc de la plus grande importance pour apprécier les modifications qui s'opèrent à chaque instant dans notre individu, puisque cette connaissance, comme un miroir fidèle, nous fait assister au travail incessant de l'organisation. Aussi, depuis la plus haute antiquité, les personnes qui s'occupent de l'art de guérir se sont-elles appliquées à trouver, par l'examen des changements survenus dans cette sécrétion, soit la nature des maladies, leur degré de gravité, soit les indications à remplir pour amener la guérison.

Hippocrate a résumé, dans des aphorismes impérissables, les idées que, de son temps, on attachait à certains aspects extérieurs de l'urine. Ses préceptes concernent surtout le pronostic et les crises. Galien rectifia quelques-unes des erreurs du père de la médecine et consigna, dans ses écrits, tous les progrès que l'observation avait fait faire dans l'*urologie*, depuis Hippocrate jusqu'à lui. Dans le moyen âge, l'urologie, loin de faire des progrès, rétrograda plutôt, parce qu'elle devint une des branches de cette science occulte dont l'astrologie judiciaire et la chiromancie étaient des dépendances. Tombée dans le domaine du plus grossier et du plus ignorant charlatanisme, l'urologie porta la peine de sa profanation, perdit toute créance près des gens sérieux et des savants, et resta plusieurs siècles sans faire le moindre progrès. Mais depuis que la chimie et la physique sont devenues des sciences positives; depuis, surtout, que la chimie organique, cette science toute moderne, a fait l'analyse de tous les tissus et de tous les liquides de notre organisation, l'urologie a fait un pas immense et est devenue une science dont la connaissance est de première nécessité pour le médecin consciencieux. Pour une classe entière de maladies, en effet, l'examen de l'urine est tout à fait indispensable, et il est impossible de pouvoir reconnaître la cause du mal, si on ne s'est pas livré à une analyse exacte de ce liquide. Dans le cours de la plupart des maladies, l'urine éprouve des modifications dont la connaissance est souvent d'un très-grand secours pour le traitement.

Je donnerai une idée complète de l'importance du liquide urinaire, en indiquant successivement :

1° Sa composition;

2° Ses propriétés et ses variations suivant l'âge, le sexe et les différentes conditions de la vie;

3° Les variations (augmentation ou diminution) des éléments qui le composent, au point de constituer un état morbide;

4° La présence dans l'urine de certains éléments qui existent normalement dans l'économie, mais dont l'existence dans ce liquide constitue une maladie, *mucus, albumine, animalcules spermatiques, sang, bile, sucre de raisin;*

5° La présence de produits de formation morbide, qui ne font point naturellement partie de notre organisation, *muco-pus* et *pus, kyestéine;*

6° Enfin, la présence de poisons qui peuvent être administrés comme médicaments, ou dans une intention criminelle, et dont on retrouve toujours des vestiges dans l'urine, tels que le *fer*, le *cuivre*, l'*iode*, le *mercure*, l'*arsenic*, l'*antimoine*, la *quinine*, l'*opium*.

1° Composition de l'urine.

Il est assez difficile de donner, d'une manière précise, la composition d'un liquide aussi sujet à varier. Ainsi, chacun sait que, dans la même journée, l'urine varie selon diverses causes, et les anciens avaient établi à cet égard une distinction qui, de nos jours, est encore admise.

Il y a :

a. L'urine des boissons : c'est celle que l'on rend après avoir bu une certaine quantité de liquide, soit pendant les repas, soit dans leur intervalle ; elle est claire, limpide et d'une faible densité ;

b. L'urine de la digestion ou du chyle : c'est l'urine rendue deux ou trois heures après les repas. Elle est plus foncée, plus épaisse que la précédente, et sa composition est influencée par la nature des aliments ingérés ;

c. Enfin l'urine du sang, de coction ou du matin : elle est en rapport parfait avec la composition du sang, et le moins possible influencée par les boissons ou les aliments. Elle est plus dense, plus foncée et plus acide que les deux premières.

Pour avoir une juste idée de la composition du liquide urinaire, il faut donc recueillir la totalité de l'urine émise en vingt-quatre heures, renouveler plusieurs jours de suite l'expérience pour éviter toute chance d'erreurs, et la moyenne de ces diverses analyses donne le résultat suivant :

Pour 1,000 grammes :

	Hommes.	Femmes
Densité	1018,900	1015,120
Eau	968,815	975,052
Matières autres que l'eau et données par l'évaporation directe	31,185	24,948

Ce dépôt est constitué par les substances suivantes :

	Hommes.	Femmes
Urée	13,838	10,366
Acide urique	0,391	0,406

Sels fixes et indécomposables à la température rouge :

Chlorures   de chaux,
           de soude,
Phosphates   de potasse, ...   7,695   6,143
Sulfates   de magnésie,

Matières organiques qu'on ne peut isoler et doser séparément :

Acide lactique,
Lactate d'ammoniaque,
Matière colorante,   ...   9,261   8,033
Matières extractives,
Hydrochlorate d'ammoniaque,

On voit, par les deux tableaux ci-dessus, que l'urine de la femme contient, pour une même proportion de liquide, plus d'eau et moins de substances salines ; c'est dire qu'elle est moins forte.

Chez l'*homme*, l'urine est sécrétée en plus grande abondance que chez la *femme*, qui est, du reste, moins fréquemment atteinte de maladies des voies urinaires.

La *quantité* d'urine rendue en vingt-quatre heures est en moyenne de 11 à 1,200 grammes : l'usage, l'abstinence des boissons, peuvent porter ce chiffre à 2,000 ou le réduire à 500 grammes. Les boissons, surtout celles qui sont aqueuses et contiennent beaucoup d'acide carbonique, accroissent la sécrétion urinaire; les vins forts et les spiritueux la rendent, au contraire, moins abondante. Certaines substances, les aliments végétaux, les pommes de terre, la bière en particulier, et certains médicaments, tels que le genièvre, l'oseille, le colchique, la digitale pourprée, la térébenthine, le nitrate de potasse, le bicarbonate de soude, favorisent la sécrétion urinaire par suite de l'action spéciale qu'ils exercent sur les reins. Lorsque la *température* diminue, la proportion d'urine est augmentée, et *vice versa*. Ainsi, l'été, les urines sont plus rares, parce que la sécrétion de la peau est augmentée. Chacun, du reste, peut constater par soi-même que plus la transpiration est abondante, moins est grande la quantité d'urine rendue dans le même temps. C'est une sorte de suppléance ou d'équilibre qui s'établit entre les reins et la peau, équilibre dont je fais remarquer les conséquences à l'article *Rétrécissement du canal de l'urètre*.

Chez les *enfants*, l'urine est très-abondante, claire, limpide comme de l'eau et sans odeur particulière.

Chez les *vieillards*, l'urine est plus rare, plus épaisse, plus chargée d'urate et de phosphate de chaux.

Dans les maladies, la sécrétion augmente, diminue ou même se supprime entièrement.

Les *fièvres*, les *maladies du foie, du cœur,* et en général les *hydropisies*, diminuent la sécrétion urinaire.

Le *choléra* la supprime complétement. Elle est augmentée dans le *diabète sucré*, la *polydipsie*, la *phthisie pulmonaire*.

2° Propriétés physiques.

a. La *couleur* de l'urine en santé varie du jaune clair à l'orange foncé. L'urine du matin est plus colorée, plus sapide, plus odorante, plus acide que l'urine de la boisson. Cette couleur est due à une matière colorante, qu'il est très-difficile d'isoler. L'urine est, en général, plus foncée chez l'homme que chez la femme.

Dans certaines maladies, comme le *rhumatisme*, les *affections du foie*, l'urine prend une couleur très-foncée, quelquefois d'un brun rougeâtre, en même temps que son acidité augmente. Dans les *affections nerveuses*, comme la *névralgie*, l'*hystérie*, la *migraine*, l'urine est ordinairement décolorée et peu acide.

L'urine peut prendre différentes colorations, dues soit à des maladies, soit à des aliments particuliers. Dans l'*hématurie* ou *pissement de sang*, l'urine a une teinte rouge plus ou moins foncée, selon la quantité du sang.

Dans l'*ictère* ou *jaunisse*, la sécrétion urinaire devient jaune, jaune brunâtre ou vert foncé, par suite de la présence de la *biliverdine*.

L'usage des betteraves en grande quantité, les fruits du *cactus opuntia*, du bois de campêche, de la garance, communiquent à la sécrétion urinaire une *teinte rouge* plus ou moins foncée.

L'emploi de la rhubarbe donne à l'urine une couleur *jaune*, qui vire au rouge sous l'action d'une solution de potasse.

L'emploi de l'indigo et du bleu de Prusse donne à l'urine une teinte verdâtre et bleue.

La présence du pus, du lait, ou de matières grasses, donne à l'urine un aspect *blanchâtre* ou *laiteux*.

b. La *transparence* naturelle de l'urine peut être altérée. Le défaut de transparence, qui varie depuis un léger nuage jusqu'à une complète opacité, peut exister au moment de l'émission, ou n'apparaître que plus tard par le refroidissement ou la putréfaction.

Une grande quantité de mucus, de matière grasse, de sang, de sperme, de pus; de l'acide urique ou de l'urate d'ammoniaque en excès; un excès de phosphates alcalins, la rendent trouble, et elle paraît telle au moment de l'émission.

Abandonnées à elles-mêmes et à l'air libre, toutes les urines transparentes finissent par se troubler, par suite de la réaction que j'expliquerai en parlant de l'urée. (Voir p. 69.)

c. Au moment de son émission, l'urine exhale une *odeur* particulière *aromatique,* qui a quelque analogie avec celle de la *violette.* A mesure que ce liquide se refroidit, cette odeur disparaît et fait place à une autre *sui generis,* qu'on désigne sous le nom d'*urineuse.*

Plus tard, suivant sa tendance plus ou moins grande à la décomposition, elle devient *aigre* et ensuite fortement *ammoniacale* ou fétide.

Dans l'*hystérie,* les *crises nerveuses,* l'urine n'a pas d'odeur; dans le *rhumatisme ,* elle est fortement prononcée. Dans l'*hydropisie causée par l'albuminurie,* l'urine a l'odeur du bouillon de bœuf ou du petit-lait. Dans le *diabète sucré,* l'urine, fade au moment de l'émission, prend par la fermentation une odeur alcoolique très-marquée. Dans le *catarrhe de vessie* et la *rétention d'urine,* l'urine a souvent une odeur d'une fétidité insupportable au sortir de son réservoir.

Certains *aliments* ou *médicaments* font varier l'odeur de ce liquide ; les *asperges,* les *choux,* les *choux-fleurs* lui communiquent une odeur désagréable.

La *térébenthine,* la *résine,* les *baumes,* lui donnent une odeur analogue à celle de la violette. C'est une remarque qu'ont pu faire les peintres et les personnes qui habitent un appartement nouvellement décoré. L'usage du genièvre, de la valériane, de l'ail, du castoréum, donne à l'urine une odeur qui rappelle celle de ces substances.

d. La *densité* de l'urine est en moyenne pour l'homme de 1018 et pour la femme de 1015, l'eau distillée étant prise pour terme de comparaison à 1,000.

Dans les crises de névralgie, la densité (de l'urine diminue considérablement et se rapproche beaucoup de celle de l'eau. Dans les fièvres, les maladies du cœur, du foie, la densité est très-notablement augmentée. Mais c'est dans le diabète sucré que l'urine acquiert le plus haut degré de pesanteur spécifique (1040 à 1050).

3° Changements qui peuvent survenir dans les différents éléments qui composent l'urine, au point de constituer un état morbide.

J'ai déjà eu occasion de dire que, pour chacun des éléments qui entrent dans la composition de l'urine, il y avait au delà et en deçà du chiffre normal des variations qui, à un certain degré, restaient dans la limite physiologique , parce qu'elles avaient une raison d'être par un accident ou par une habitude de la vie. Ainsi, qu'une personne, à la suite d'un violent exercice, ait beaucoup transpiré, son urine contiendra beaucoup plus de principes salins. Le lendemain, si cette même personne boit une bouteille d'eau de Vichy ou de Contrexéville, l'urine émise contiendra bien plus d'eau qu'à l'état normal.

A. *Eau*.

Dans l'étude des *variations morbides* des éléments de l'urine, il convient de commencer par celle de l'*eau*.

La moyenne de la quantité d'eau rendue en vingt-quatre heures par les voies urinaires peut être représentée par :

1,227 gr. 779 chez les hommes,
1,337 gr. 489 chez les femmes.

Trois causes pathologiques peuvent faire augmenter cette quantité d'eau.

a. La *polydipsie* (πολύ, beaucoup, δίψα, soif). Dans cette affection, les malades boivent beaucoup, et la quantité d'urine rendue dans l'espace de vingt-quatre heures peut s'élever, en moyenne, à 4 ou 5 litres, comme j'en ai vu des exemples.

b. Le *diabète* ou *glucosurie* est une maladie caractérisée par la présence du *sucre de raisin* ou *glucose* dans l'urine. Les malades atteints de cette maladie si rebelle mangent considérablement, surtout une nourriture végétale et féculente, ont une soif inextinguible et dépérissent de jour en jour. La quantité d'urine rendue en vingt-quatre heures est toujours extrêmement grande, et peut s'élever jusqu'à six, huit et dix litres. Cette urine, outre une énorme proportion d'eau, contient du sucre de raisin, qu'on reconnait aux caractères indiqués à l'article *Glucose* (Voir page 78).

c. Un *accès d'hystérie* ou des *crises nerveuses*. La quantité d'urine peut s'élever à trois litres. Mais, dans ce cas, l'effet est passager comme la cause; tandis que, dans les deux précédents, l'augmentation est permanente, tant que la maladie persiste.

Les maladies qui amènent la *diminution* de l'eau dans l'urine sont :

a. La *fièvre*, les *diverses inflammations*, et toutes les affections dans lesquelles il existe des transpirations abondantes, comme dans les accès de *fièvre intermittente* et le troisième degré de la *phthisie pulmonaire;*

b. Les *excès vénériens* et les libations trop copieuses des *vins du Midi* ou de *liqueurs spiritueuses;*

c. L'*approche de la mort*, l'*agonie*, supprime quelquefois complétement les urines. J'ai déjà eu occasion de mentionner la *suppression totale* d'urine *dans le choléra;*

d. Les *affections cancéreuses*, et en général les maladies chroniques à leur *dernière période.*

En général, les urines *contenant beaucoup d'eau* sont pâles, peu colorées, peu denses, peu acides et assez abondantes ; tandis que celles qui en *contiennent peu* sont foncées en couleur, très-denses, très-acides, souvent spontanément sédimenteuses et toujours diminuées de quantité.

B. *Urée.*

L'*urée* est un des principes constituants de l'urine dont la proportion est le plus considérable; elle est un des éléments indispensables à la constitution de ce liquide, et par les transformations diverses qu'elle peut éprouver, on se rend facilement compte des changements qui se produisent dans l'urine, quand elle se décompose, soit dans l'intérieur des voies urinaires, soit au dehors.

Cette substance existe dans l'urine dans la proportion de 30 millièmes. On se sert, pour l'extraire de ce liquide, de la propriété qu'elle possède de se combiner avec l'acide nitrique et de former de beaux cristaux blancs aiguillés de nitrate d'urée. Soluble dans l'alcool, sa proportion est sujette à varier. Très-rarement elle dépasse ce chiffre de trente millièmes, tandis que son abaissement au-dessous de cette dose est un fait très-commun dans la plupart des maladies, autant par l'influence de la *diète* ou d'un *régime débilitant* que par celle de la *maladie* elle-même. C'est surtout dans les *affections nerveuses* et dans les *maladies du foie* que se fait remarquer cette *diminution* dans la proportion de l'urée.

Dans les affections catarrhales des voies urinaires, l'urée diminue ou même disparaît complétement; mais son absence dans ce cas ne doit pas faire penser que ce principe n'est point sécrété, parce qu'il se trouve décomposé, ainsi que je vais le dire.

L'urée, dans sa composition élémentaire, peut être représentée comme l'équivalent du cyanate d'ammoniaque. Ce sel lui-même ne diffère du carbonate d'ammoniaque que par deux atomes d'eau. Or, en présence des matières animales, mucus et pus, et avec le concours d'une douce chaleur, l'urée absorbe facilement les éléments de deux atomes d'eau et se trouve transformée en carbonate ammoniacal. Ce phénomène, qui se passe toujours dans l'urine, un temps plus ou moins long après qu'elle a été abandonnée à elle-même au contact de l'air, peut s'effectuer dans l'intérieur des voies urinaires, quand celles-ci sécrètent du pus ou du mucus en grande quantité.

Une fois ce carbonate d'ammoniaque produit aux dépens de l'urée, l'urine perd son acidité et devient neutre, puis alcaline. Du carbonate de chaux se produit et se précipite. Le phosphate de chaux, n'étant plus retenu en dissolution par l'acidité de l'urine, se dépose également. L'ammoniaque, abandonnée par l'acide carbonique qui s'est porté sur la chaux, se combine au phosphate acide de magnésie et le transforme en phosphate double ammoniaco-magnésien neutre ou bibasique, qui cristallise. La matière colorante pâlit et se trouve en partie détruite. Tels sont les phénomènes qui se produisent, quand l'urine se décompose spontanément.

C. *Acide urique et urates acides d'ammoniaque de potasse, de soude, de chaux de magnésie.*

L'acide urique, bien que sa proportion dans l'urine ne soit pas très-considérable (un millième), est cependant un de ses éléments les plus essentiels et qui varie le plus dans les maladies. L'acide urique n'est pas à l'état de liberté dans l'urine, il est presque toujours combiné à une base (l'ammoniaque surtout), ce qui augmente sa solubilité; mais cette proportion d'alcali n'est pas assez forte pour l'empêcher de donner à l'urine sa réaction acide.

L'acide urique et les urates forment la base de presque tous les dépôts qui se font spontanément dans les *urines acides.* (Voir, à l'article *Gravelle,* les figures représentant des cristaux d'*acide urique* et d'*urates.*) Comme, dans l'immense majorité des cas, la matière colorante est en proportion de l'acide urique et de ses sels, il en résulte qu'on peut juger approximativement la quantité de cet élément par la coloration plus ou moins foncée de l'urine.

Quand l'acide urique ne se dépose pas spontanément sur les parois ou au fond du vase qui sert de récipient à l'urine, l'addition de quelques gouttes d'acide nitrique ou chlorhydrique suffit pour amener sa précipitation en petits cristaux légèrement jaunâtres, affectant la forme de prismes rhomboïdaux ou de petites tablettes quadrilatères.

Le dépôt spontané de l'acide urique a presque toujours lieu sous la forme d'une poussière d'un gris jaunâtre ou rougeâtre plus ou moins foncé. Dans ce cas, il est combiné à une petite proportion d'ammoniaque.

La proportion de cet élément *diminue* dans la *chlorose,* l'*anémie* et les *maladies nerveuses,* telles que l'*hystérie,* les *névralgies.*

Elle est, au contraire, *augmentée* dans les *fièvres,* les *in-*

flammations, le *rhumatisme*, les *affections goutteuses* et surtout la *gravelle*. Dans la goutte, même pendant l'intervalle des accès, le dépôt de l'urine est souvent composé d'acide urique cristallisé, circonstance qui explique la fréquence de la gravelle urique chez les goutteux.

Une circonstance très-importante à noter, c'est que certains médicaments ont la puissance de faire évacuer par l'urine les proportions considérables d'acide urique qui *envahissent les goutteux* et forment, combinés avec la soude et la chaux, les *concrétions tophacées* qui encroûtent les articulations et font si douloureusement souffrir les malades. Au nombre de ces médicaments, les semences de colchique d'automne occupent le premier rang.

Ce que j'ai dit, dans ce chapitre, sur l'acide urique concerne aussi les urates.

Lorsque les urines sont alcalines, soit spontanément sous l'influence de maladies de l'appareil urinaire, comme le catarrhe de vessie, l'inflammation et la suppuration des reins, des calices, bassinets et uretères, soit artificiellement par l'emploi de certains médicaments, comme la magnésie calcinée ou l'eau de Vichy, les *dépôts* qui peuvent exister ne sont formés que par des *phosphates triples de chaux de magnésie ou d'ammoniaque et des sous-carbonates de ces mêmes bases*. Dans ce cas, au lieu de faire virer au *rouge* le papier de tournesol *bleu*, elles ramènent au *bleu* ce même papier *rougi* par une urine acide.

4° Présence, dans l'urine, de certains éléments qui existent normalement dans l'économie, mais dont la présence dans ce liquide constitue une maladie : épithélium, mucus, albumine, sang, bile, sucre de raisin, animalcules spermatiques, lait.

A. *Épithélium. Mucus.*

Toutes les membranes muqueuses sont recouvertes

d'une pellicule mince, l'analogue de l'épiderme pour la peau, et qui porte le nom d'*épithélium*. De même que l'épiderme, cette pellicule se renouvelle incessamment et se détache sous forme de lamelles, qui sont entraînées par l'urine. Ces lamelles sont bien visibles au microscope. Elles sont très-ténues, tout à fait transparentes et de grandeur variable. Dans les *inflammations de la membrane muqueuse* qui tapisse les voies urinaires, cette desquamation est très-active, et la proportion qu'on observe dans l'urine est en rapport avec la phlogose. On juge de l'amélioration et du retour à la santé par la diminution de ce produit.

La membrane muqueuse des voies urinaires sécrète, dans l'état sain, une certaine quantité d'un liquide épais, transparent, désigné sous le nom de *mucus,* qui se trouve mêlé à l'urine, même lorsque celle-ci paraît être parfaitement transparente au moment de son émission. C'est à ce mucus que l'urine doit la propriété de mousser ; mais cette mousse n'est pas persistante, comme dans le cas où l'urine contient de l'albumine.

A l'état sain, ce mucus n'est presque pas perceptible ; mais dans une foule de maladies, et surtout dans les inflammations aiguës et chroniques peu intenses des voies urinaires, cette sécrétion est augmentée au point de troubler la transparence de l'urine. Le mucus se rassemble à la partie supérieure et moyenne du vase sous forme de flocons légers, lanugineux, demi-transparents, qui, au bout d'un certain temps, viennent se déposer dans le fond, entraînant avec eux une certaine quantité d'acide urique et d'urate d'ammoniaque, quand l'urine est acide ; de phosphate ammoniaco-magnésien ou de phosphate de chaux, quand elle est alcaline. Quand l'inflammation est très-intense, la sécrétion se transforme et passe à l'état de *pus,* par l'intermédiaire d'une substance qu'on désigne sous le nom de *muco-pus*. A l'article *Pus* (p. 82), j'indique les caractères distinctifs de ces deux produits.

B. *Albumine.*

Quand une urine contient de l'albumine, on en constate l'existence par les agents suivants :

a, acide nitrique,

b, chaleur,

c, microscope.

En prenant pour type d'*urine albumineuse* celle des malades affectés de la maladie de Bright, ou hydropisie par néphrite albumineuse, on a un liquide *peu coloré*, d'une *odeur de bouillon de bœuf légèrement aigri*, *moussant fortement par l'agitation*, et dont la *mousse est persistante;* formant un *magma caillebotté quand on la fait bouillir;* donnant par l'acide nitrique un *dépôt blanc, épais, insoluble dans un excès d'acide, soluble dans un excès d'urine*, ne se troublant pas par l'acide acétique, et présentant à l'*examen microscopique* des lamelles d'apparence membraneuse, festonnées à leur circonférence, et dont la surface est grenue, réticulée, aréolaire, ponctuée.

Il y a cependant, dans l'emploi de la chaleur et de l'acide nitrique, pour constater la présence de l'albumine dans l'urine, des écueils à éviter. Souvent il arrive à des personnes inexpérimentées de croire qu'une urine contient de l'albumine quand elle n'en renferme pas, ou de ne pas reconnaître ce produit, bien qu'il existe réellement.

Ainsi, quand une urine est alcaline, elle peut, sous l'influence de la chaleur, ne pas se coaguler, bien que renfermant de l'albumine, et, par contre, se troubler, quoique ne contenant pas cette substance. En effet, dans le premier cas, l'alcali empêche l'albumine de se coaguler, et si on vient à le saturer par un acide, la précipitation de l'albumine a lieu instantanément. Dans le second cas, le trouble et le dépôt sont dus à la précipitation des phosphates et sous-carbonates, et l'addition de l'acide nitrique, au lieu de l'augmenter, fait disparaître ce dépôt.

Si l'emploi de la chaleur comme moyen de diagnostic est parfois infidèle, l'usage de l'acide nitrique a besoin à son tour d'être contrôlé. Ainsi, certaines urines, d'un rouge très-foncé, rendues par des malades atteints d'hydropisie, donnent, par l'acide nitrique, un précipité considérable. Mais ce dépôt est constitué par l'acide urique et l'urate d'ammoniaque, et si on ajoute un excès d'acide nitrique ou qu'on la soumette à l'action de la chaleur, la liqueur reprend sa transparence et se colore en rouge ou rouge pourpre.

On voit, par conséquent, que ces deux agents se servent mutuellement de contrôle, et qu'on ne peut affirmer la présence ou l'absence de l'albumine, dans une urine, qu'autant qu'elle a été soumise à l'action de ces deux réactifs.

Quand l'albumine existe dans l'urine, elle est le *signe* d'une *lésion de l'appareil urinaire ou de ses fonctions,* ou d'une *altération profonde du sang.* Ainsi, il a été constaté que *tous* les malades qui étaient sur le point d'être attaqués du *choléra* avaient l'urine albumineuse.

C. *Sang.*

Le *sang* rendu dans l'urine peut venir des reins, des urètères, de la vessie, de l'urètre, et il est le *signe* d'une plaie, d'une déchirure ou d'une violente inflammation de ces parties.

Le sang rendu avec l'urine est dans divers états : tantôt il est délayé dans ce fluide qui prend une teinte rouge plus ou moins foncée; quand l'hémorrhagie est abondante, il se forme de véritables caillots de la forme d'un ver ou d'une sangsue, quand ils se sont produits dans les uretères ou l'urètre, et dont la forme est indéterminée, quand le sang s'est coagulé dans la vessie.

Abandonnées à elles-mêmes, qu'elles soient acides ou alcalines, ces urines donnent un sédiment rougeâtre, composé de globules sanguins et de fibrine. Pour les analyser, on les filtre; la partie claire, qui contient de l'albumine provenant du *sérum* qui accompagne toujours le sang, précipite par l'acide nitrique et la chaleur; le dépôt du filtre, examiné au microscope, permet de constater la présence des globules sanguins, avec tous leurs caractères. Cependant il arrive souvent que leur circonférence est déchiquetée, crénelée, et plus ou moins déformée. Leur dimension est parfois diminuée, et leur tache centrale ou noyau peut disparaître.

D. *Bile* ou *biliverdine*.

Dans plusieurs maladies du foie, et dans toutes celles où il existe un obstacle mécanique au cours de la bile, la matière colorante de la bile ou *biliverdine* passe dans l'urine; alors il y a *ictère* ou *jaunisse*.

Dans ce cas, l'urine tache en jaune le linge sur lequel on la fait sécher. Si l'on y mêle un volume, égal au sien, d'acide nitrique, le mélange devient verdâtre, puis d'un vert foncé, ensuite d'un rouge sale, et au bout de quelque temps brun. Ces colorations successives sont caractéristiques de la présence de la biliverdine.

E. *Sperme* ou *animalcules spermatiques*.

Le *sperme* est quelquefois versé dans le canal de l'urètre pendant les efforts que nécessite la sortie des matières fécales, dans les *constipations opiniâtres*. Le liquide fécondant s'écoule aussi quelquefois involontairement à la suite des paralysies, des excès vénériens, dans les maladies des vésicules séminales, des conduits éjaculateurs, par suite de pollutions involontaires. Il peut même refluer dans la vessie et s'y mélanger avec l'urine, lorsqu'il existe un rétrécissement du canal; enfin, lorsque l'urine est rendue peu de temps après le coït, elle entraîne, ainsi que dans les différentes circonstances que je viens d'indiquer, une certaine quantité de sperme.

On reconnaît qu'une urine contient du sperme, en remplissant de cette urine des éprouvettes longues, étroites, et en l'abandonnant à elle-même pendant vingt-quatre heures. La pesanteur spécifique des zoospermes ou animalcules spermatiques étant plus considérable que celle de l'urine, ils se déposent au fond du vase; et si on soumet au microscope le dépôt de l'urine, on ne tarde pas à apercevoir une quantité plus ou moins considérable d'animalcules spermatiques dont la forme est tellement caractéristique, qu'il suffit de les avoir bien observés une seule fois pour ne jamais les confondre avec d'autres corps (Voir *Pertes séminales*). Le procédé que j'indique ici m'a rendu les plus grands services, en me permettant de trouver la cause de souffrances très-prolongées qui avaient épuisé les malades et les avaient réduits au marasme. Tous les traitements suivis n'avaient procuré aucun soulagement : tandis que, attaquant le mal dans son origine, en redonnant du ton aux conduits éjaculateurs relâchés, j'ai pu rendre à

une santé parfaite des personnes qui, depuis dix ans, cher-
chaient en vain partout la guérison.

F. *Sucre de raisin* ou *glucose*.

La présence du *sucre de raisin* ou *glucose* dans l'urine
est le *signe pathognomonique* d'une maladie très-grave, le
diabète sucré ou *glucosurie*.

Le sucre existe naturellement dans le sang à l'état de
sucre de raisin, ainsi que cela résulte des expériences ré-
centes d'un physiologiste distingué, le docteur Bernard.
Seulement, de même que l'albumine dans la maladie de
Bright, il n'est jamais filtré à travers les reins et mêlé à
l'urine que par suite d'une perturbation dans la composition du liquide nourricier ou d'un trouble profond de la
sécrétion rénale.

Quoi qu'il en soit, l'*urine des diabétiques* est remarquable par plusieurs caractères. Elle est d'une *pesanteur spécifique considérable*, qui va parfois jusqu'à 1,040 ou 1,050.
Elle a une saveur *sucrée*, plus ou moins prononcée.

Abandonnée à elle-même pendant plusieurs jours, au
lieu de se putréfier et d'acquérir une odeur ammoniacale,
elle fermente, prend une *odeur vineuse* ou *alcoolique*
très-prononcée, et laisse déposer une matière blanche formée par les *globules du ferment*.

Outre les caractères que je viens d'indiquer, il y a trois
moyens infaillibles de constater la présence du glucose
dans l'urine des diabétiques :

a. La fermentation,

b. La réduction de l'oxyde de cuivre,

c. L'appareil de M. Biot.

a. Fermentation. On délaye de la levûre de bière dans
l'urine, on expose le mélange à une douce température, et

on voit bientôt le mouvement intestin de la fermentation s'établir; des vésicules de gaz se développent; si on le recueille, on peut constater que c'est du gaz acide carbonique. Il se produit en même temps du ferment, sous forme d'eau blanchâtre, en bien plus grande quantité que celui qu'on y a mis, et si l'on distille ce mélange à une certaine époque de la fermentation, on recueille de l'alcool ou esprit-de-vin. '

b. La réduction de l'oxyde de cuivre. Ce procédé, d'une rigoureuse exactitude, est d'une exécution facile. On verse, dans l'urine soupçonnée de contenir du sucre, une solution aqueuse de potasse à l'alcool, et on y ajoute un soluté de bisulfate de cuivre. En élevant la température à 100 degrés, on voit se former instantanément un précipité jaune de protoxyde de cuivre hydraté, qui ne tarde pas à se convertir en une poudre rouge de protoxyde de cuivre anhydre. On obtient le même résultat en faisant bouillir l'urine avec une solution de *tartrate de potasse et de cuivre.*

c. Appareil de Biot. L'importante découverte de M. Biot consiste en ce fait, que le glucose, ou sucre de raisin ou de fécule, jouit de la propriété de faire dévier à droite la lumière polarisée. La déviation est d'autant plus prononcée que la quantité de sucre est plus considérable. D'après ces données, M. Biot a fait construire un appareil au moyen duquel on peut connaître instantanément et avec précision la quantité de sucre contenue dans l'urine, et constater les progrès journaliers du traitement auquel on soumet le malade.

G. *Lait.*

Existe-t-il quelquefois du lait dans l'urine, ou bien les exemples qui sont cités dans les auteurs comme urines laiteuses n'en ont-ils que l'apparence, de telle sorte qu'on peut les classer dans une des quatre catégories suivantes :

a. Urines d'apparence laiteuse, coagulables par la chaleur et les acides, mais dans lesquelles les auteurs n'ont pas signalé l'existence des *globules graisseux*, ni celle du *caséum*, substances caractéristiques de la composition du lait.

b. Urines chyleuses.

c. Urines purulentes. (Voir p. 83.)

d. Urines chargées d'une grande quantité de mucus et tenant en suspension de l'acide urique, des urates ou des phosphates, et qui restent par conséquent toujours louches?

C'est là une question controversée et qui a longtemps divisé les urologistes, faute de faits précis et rigoureusement analysés. Les cas d'urines réellement laiteuses sont très-rares, mais il en existe ; et on ne saurait trop se mettre en garde, dans la constatation de semblables faits, contre la supercherie de quelques malades, amateurs du merveilleux, tenant à se faire passer pour des phénomènes, et qui, dans ce but, ne craignent pas d'ajouter frauduleusement du lait dans le produit de la sécrétion urinaire.

L'exemple suivant recueilli dans un de nos hôpitaux, en même temps qu'il donne la marche à suivre pour reconnaître les éléments du lait, est une preuve de la possibilité de l'existence de ce liquide dans l'urine. Il s'agit d'un enfant âgé de 22 mois, allaité par sa mère; les urines ont été recueillies *directement* dans un verre à pied très-propre; on faisait uriner l'enfant deux ou trois fois par jour, à des heures où l'on n'était pas attendu dans la salle. Au moment de l'émission, l'urine est d'un blanc laiteux légèrement jaunâtre : abandonnée à elle-même, il se rassemble à sa surface une couche d'une matière blanche crémeuse, due à la réunion de la matière grasse ; au fond du vase, on trouve un dépôt blanc formé par un peu de mucus, du caséum et quelques globules butyreux.

L'éther rend ces urines transparentes, et la chaleur les coagule. Voici comment on y a constaté la présence des *globules de beurre*, de l'*albumine*, du *caséum* et du *sucre de lait*.

a. Globules butyreux. Une goutte d'urine étant soumise au foyer du microscope, on aperçoit une multitude de globules graisseux, parfaitement arrondis, d'un diamètre variable; traités par l'éther, ces globules dissous ont disparu.

b. Albumine. L'urine filtrée est transparente; coagulée par la chaleur, elle fournit un abondant dépôt.

c. Caséum. Après avoir été ainsi chauffée, l'urine a été filtrée de nouveau et soumise à l'ébullition pendant une minute avec quelques gouttes d'acide acétique. Le trouble a été peu considérable, et par le refroidissement il s'est déposé une matière blanche, qui est du *caséum*.

d. Sucre. La présence du sucre a été constatée par le deuxième moyen indiqué à l'article *Glucose* (p. 79), c'est-à-dire la réduction du peroxyde de cuivre à l'état de protoxyde ou oxyde cuivreux, par le mélange de tartrate de potasse et de cuivre avec l'urine à la température de 100 degrés.

Maintenant, comment expliquer la présence du lait dans les urines? Le lait a-t-il été sécrété par les reins, qui, dans ce cas, auraient rempli la fonction de la glande mammaire? Ou bien, ce qui me paraît plus plausible, par une déviation de fonctions, les reins auraient-ils, par absorption, laissé passer les éléments du lait que leur présentait le sang à l'extrémité des vaisseaux capillaires?

5° Présence, dans l'urine, de produits de formation morbide, qui ne font point naturellement partie de notre organisation. Muco-pus. Kyestéine.

A. *Muco-pus et pus.*

Comme ces deux substances ne diffèrent pas beaucoup entre elles par les caractères intrinsèques, et qu'elles ont la même signification pathologique, sauf les variations du plus au moins, je les étudierai simultanément.

La présence du *pus* dans l'urine est un signe très-grave, qui annonce la *suppuration des reins*, une *violente inflammation de la membrane muqueuse des voies urinaires*, ou un *abcès* formé *dans les vésicules séminales, dans la prostate ou le voisinage des conduits excréteurs de l'urine et de la vessie.*

Au moment de l'émission, une urine purulente est trouble, blanchâtre ou lactescente. Recueillie dans un vase transparent et abandonnée à elle-même, elle se sépare bientôt en deux couches : l'une, supérieure, transparente ou légèrement trouble, ayant la teinte du petit-lait ou de l'urine peu foncée en couleur ; l'autre, inférieure, formée par un dépôt opaque, ordinairement d'une couleur blanche mate, laiteuse ou légèrement jaunâtre, qui est le pus. Cette urine *peut être acide*, et n'est pas nécessairement alcaline par son mélange avec le pus. Mais la réaction change bientôt, si au moment de l'émission elle était acide. Le plus souvent les conditions morbides dans lesquelles le pus prend naissance altèrent la composition de l'urine, et celle-ci est fréquemment *alcaline*, au moment de son émission.

La *partie supérieure* de l'urine contient une petite quantité d'albumine, ce qui est dû à la présence du pus.

Le *dépôt* blanc mat, d'aspect laiteux, traité par l'éther, donne une grande quantité de matière grasse.

Mis en contact avec l'ammoniaque, il se transforme en une *masse filante, glaireuse*, semblable aux produits de la sécrétion urinaire dans les cas de *catarrhe aigu ou chronique de la vessie*. Dans cette maladie, en effet, non-seulement il se produit du pus ; mais l'urée de l'urine, se transformant, *dans la vessie*, sous l'influence de la chaleur naturelle, des matières animales et quelquefois de la rétention d'urine, en carbonate d'ammoniaque et ammoniaque libre, cet alcali agit sur le pus comme dans une éprouvette, et le transforme en cette matière visqueuse, filante, et d'une fétidité insupportable, que rendent les personnes atteintes de cette maladie.

Après avoir recueilli ce dépôt sur un filtre et l'avoir desséché, si on l'expose à la chaleur d'une lampe à alcool, il brûlera avec une flamme assez vive.

Sous le champ du microscope il laissera apercevoir des *globules grenus, blanchâtres, irréguliers*, plus gros que les globules du sang, ayant environ un centième de millimètre de diamètre.

On distingue l'*urine purulente* de l'*urine laiteuse* par le moyen suivant : comme l'urine laiteuse, l'urine purulente contient une matière grasse ; elle se coagule par la chaleur et l'acide nitrique ; mais elle ne présente pas, comme celle-là, de grumeaux coagulés par l'acide acétique, ce qui suffit pour les distinguer l'une de l'autre.

B. *Kyestéine.*

On a découvert, dans ces dernières années, dans l'urine des femmes enceintes, une nouvelle substance qui ne s'y rencontre jamais dans d'autres circonstances : c'est la *kyestéine* (de κύεσις, grossesse, produit de la grossesse). Cette substance se rencontre constamment dans l'urine des femmes enceintes, en bonne santé, depuis le second mois de la conception jusqu'à l'accouchement. Aussitôt après l'accouchement, l'urine n'en contient plus. On n'en trouve *jamais* de traces dans l'urine d'une femme, également en bonne santé, hors l'état de grossesse.

Il peut arriver que l'on commette des erreurs, quand on n'a pas une habitude spéciale de rechercher cette substance dans les urines : ainsi quelques médecins ont cru reconnaître de la kyestéine dans des urines contenant du mucus, du pus, de l'albumine, ou des matières grasses, quand en réalité cette substance n'existait pas. D'autres fois, certaines maladies, les fièvres, les chagrins, empêchent ou rendent très-difficile la manifestation de l'existence de la kyestéine, en introduisant dans l'urine des matières hétérogènes, et en augmentant la proportion de certaines substances que ce liquide contient naturellement. Il faut aussi, pour éviter toute chance d'erreur, faire les recherches sur de l'urine recueillie le matin, comme étant l'époque la plus éloignée des repas, et représentant mieux, ainsi que j'ai eu déjà l'occasion de le dire, la dépuration du sang. Il peut, en effet, arriver que l'urine du matin accuse d'une manière positive la présence de la kyestéine, tandis que l'urine rendue peu de temps après les repas, ou urine de la boisson, n'en contient pas de traces.

Cette substance paraît provenir de l'absorption du liquide de l'amnios, dans lequel on rencontre en effet tous les éléments de la kyestéine. Cette origine donnerait l'explication de ce fait, que cette substance, qui se rencontre *constamment* chez les femmes enceintes, ne se voit *jamais* chez celles qui ne le sont pas, ne s'observe qu'à partir du deuxième mois de la grossesse, puisque la membrane de l'amnios ne fonctionne guère complétement qu'à partir de cette époque, et, enfin, qu'on cesse de l'observer aussitôt après l'accouchement.

Voici les caractères de l'*urine kyestéique :*

1° A la sortie, elle est un peu louche, laiteuse, d'une odeur fade;

2° Abandonnée à elle-même, au contact de l'air, il s'y développe, pendant les premières heures, des flocons blancs qui se précipitent et forment un dépôt blanc, épais, *caséiforme;*

3° Du premier au troisième jour, l'aspect laiteux qui lui est propre devient plus prononcé. Une pellicule pseudo-membraneuse, blanche, mate, unie, se montre à sa surface, se détruit spontanément au bout de 24, 36, 48 heures, et ses débris gagnent le fond du vase, où ils forment un nouveau sédiment également caséiforme. Cette première pellicule est remplacée, à proportion qu'elle disparaît, par une seconde moins blanche, granulée, parsemée de points brillants.

Ces dépôts sont de la kyestéine.

Cette substance est de nature organique; elle offre beaucoup d'analogies, dans ses propriétés physiques et chimiques, avec la matière caséiforme que l'eau de l'amnios contient en si grande quantité.

Elle n'a aucune des propriétés du mucus, du pus, du caséum, de l'albumine et de la graisse.

Examinée au microscope, elle paraît uniquement formée de petits globules sphéroïdes, transparents, d'un éclat cristallin, qui, immobiles et réunis en couche, acquièrent, par l'effet de la décomposition, un mouvement manifeste.

On peut faciliter et hâter sa séparation par l'addition de l'eau, de l'alcool, de l'éther, par l'ébullition.

Je donne ici quelques observations dans lesquelles on peut reconnaître toute l'utilité pratique de la découverte de la kyestéine :

1re *Observation.*

Madame d'H....., vingt-huit ans, deux enfants, le dernier âgé de deux ans. Suppression subite de règles par suite d'émotions vives, il y a quatre mois. Elles n'ont pas reparu depuis. Nuls des symptômes éprouvés dans les autres grossesses : est-ce une aménorrhée par spasme ou une grossesse? L'examen de l'urine a montré la présence de la kyestéine, et le diagnostic de la grossesse fut confirmé plus tard.

2e *Observation.*

Madame L..... Règles supprimées depuis trois mois; des raisons assez concluantes éloignaient l'idée de grossesse. L'urine examinée confirma l'existence de la grossesse. L'accouchement eut lieu à terme.

3e *Observation.*

Madame de N....., quarante ans, éprouvait divers symptômes qui lui faisaient croire qu'elle était enceinte; les résultats négatifs que j'obtins sur son urine lui ôtèrent cet espoir, à son grand regret; peu de temps après, tout rentra dans l'ordre, et cette dame n'est pas devenue enceinte depuis.

4e *Observation.*

Madame V..... Constitution faible, règles irrégulières, gastrite chronique, teinte jaune de la face; suite d'une jaunisse, aménorrhée depuis deux mois : l'urine est un peu louche, acide; le troisième jour, il se fait une légère pellicule à la surface de l'urine. J'annonçai une grossesse de deux mois à deux mois et demi : le diagnostic s'est confirmé.

5e Observation.

Madame C....., vingt ans, primipare, était réglée tous les quinze ou vingt jours; à la suite de chagrins, ses règles cessèrent de venir pendant un mois et demi, ce qui équivalait pour elle à deux époques. Des circonstances particulières, comme il s'en rencontre souvent dans la pratique, lui faisaient désirer ardemment la connaissance de sa position. L'urine recueillie donna de légères traces de kyestéine. J'annonçai une grossesse, et les mouvements de l'enfant se firent sentir deux mois après.

6e Observation.

Madame F..... était accouchée, depuis trois mois, d'un enfant mort. Les règles étaient venues une fois; mais elle avait éprouvé, peu de jours après leur cessation, des vomissements, envies bizarres, maux de reins et autres symptômes qu'elle prit pour des signes de grossesse. L'absence des règles, à l'époque où elles auraient dû paraître, la confirma dans cette opinion. Mais cet espoir fut démenti par l'examen de son urine; l'écoulement des règles se fit en effet naturellement quelques jours plus tard.

D'après un travail récent sur la kyestéine, l'existence de ce corps dans l'urine des femmes enceintes devrait être rapportée à l'action oxygénante de l'air sur une matière azotée existant normalement dans l'urine, mais dont la proportion est accrue par le fait de la grossesse. Cette couche blanchâtre qui forme la kyestéine, vue au microscope, ne consisterait que dans une quantité innombrable de *vibrions* associés à des cristaux de phosphate ammoniaco-magnésien. Quelle que soit la valeur de cette interprétation, le fait d'une modification appréciable dans l'urine des femmes enceintes n'en est pas moins précieux, dans les cas incertains, pour le diagnostic de la grossesse.

6° Substances qui, administrées intérieurement, se retrouvent dans l'urine.

Toutes les fois qu'un corps étranger a été introduit dans l'économie par voie d'absorption, soit que cette absorption ait eu lieu à la surface cutanée ou sur la membrane muqueuse digestive, il arrive que, si les éléments qui composent ce corps ne sont pas propres à l'assimilation, il sera expulsé, après un certain temps de séjour, du milieu de nos organes. C'est ce que nous voyons chaque jour se reproduire dans l'application thérapeutique des médicaments, dont il ne reste souvent aucune trace, un certain temps après leur administration.

Les voies par lesquelles se fait cette élimination sont variées, nombreuses, mais n'ont pas toutes le même degré d'importance; ce sont :

1° La surface cutanée;

2° Les voies respiratoires;

3° Les voies digestives;

4° Les sécrétions, parmi lesquelles l'urine tient le premier rang.

Dans le nombre des principes vénéneux ou médicamenteux qui peuvent être introduits dans le corps humain, il en est :

a. Une certaine quantité qu'on ne peut retrouver dans les urines;

b. D'autres qui n'y passent qu'après avoir subi un certain degré d'altération;

c. D'autres, enfin, que la chimie permet de retrouver.

a. Les substances qui ne passent pas dans les urines sont : les *acides minéraux*, qui n'en augmentent pas l'acidité : tels sont les acides sulfurique, nitrique, hydrochlorique ; les préparations de *bismuth*, de *plomb*, l'*alcool*, l'*éther*, le *camphre*, le *musc*, le *tournesol*, le *carmin*, l'*orcanette*.

b. Les *acétates* de potasse, de soude, de magnésie, et les *citrates* et *tartrates* de ces mêmes bases n'arrivent dans les urines qu'à l'état de sous-carbonate. L'acide *oxalique* et les *oxalates* sont retrouvés dans ce liquide à l'état d'*oxalate de chaux* cristallisé. Quand on mange de l'*oseille* (*oxalis acetosella*) ou de la *tomate*, fruit du *solanum lycopersicum*, on retrouve, peu de temps après, dans l'urine, des cristaux d'oxalate de chaux; et à l'article *Gravelle*, on verra combien la connaissance de ce fait est importante, puisqu'il permet aux personnes qui ont une prédisposition aux *calculs rénaux* d'éviter ou au moins de retarder beaucoup le développement de cette affection.

c. Parmi les substances qui passent dans les urines, et que la chimie permet de retrouver, nous citerons les suivantes comme les plus importantes, par les applications journalières qu'on en peut faire dans la pratique :

Iodure de potassium. On fait un mélange de chlorate de potasse et d'amidon, qu'on délaye dans l'urine supposée contenir ce sel : l'addition d'une goutte d'acide sulfurique fait prendre une teinte bleue d'iodure d'amidon à la préparation.

Sulfate de quinine. Le réactif qui sert à démasquer sa présence dans les urines est l'iodure ioduré de potassium. La combinaison de ces deux sels forme un précipité jaune

8.

rougeâtre, dont l'abondance est en rapport avec la quantité de sel quinique.

. Les *carbonates alcalins* passent dans l'urine avec la plus grande facilité, et donnent même, en très-peu de temps, à l'urine, une réaction alcaline. C'est sur cette propriété des carbonates alcalins qu'est basé le traitement de certaines *gravelles* et *diathèses calculeuses*, *goutteuses* par les *eaux de Vichy* et le *bicarbonate de soude*.

Le *nitrate de potasse* se retrouve très-vite dans l'urine.

Il en est de même du *cyanure jaune de potassium et de fer*.

Le *mercure*, l'*arsenic*, le *fer* et l'*antimoine* se retrouvent aussi dans l'urine des personnes qui ont fait usage de ces substances minérales.

Le lecteur peut juger, par les amples détails dans lesquels je viens d'entrer, de quelle haute importance il est pour le praticien de connaître les nombreux changements que les maladies apportent dans la sécrétion urinaire, puisque, sans cette connaissance, il lui est, dans beaucoup de cas, *impossible de reconnaître la cause de la maladie*, et que, dans d'autres, l'analyse de la composition de ce liquide peut lui *fournir les plus précieuses indications* pour le traitement et la cure de diverses affections, surtout de celles qui dépendent de l'appareil urinaire et des organes de la génération, soit chez l'homme, soit chez la femme. Aussi ne saurai-je trop recommander aux médecins, aux jeunes surtout, qui doivent être avides de progrès, de se familiariser avec l'analyse des urines. Qu'ils ne soient pas arrêtés par ce que cette étude peut, au premier abord, présenter de répugnant : la science qu'ils acquerront leur rendra bientôt ce travail attrayant, et la satisfaction qu'ils retireront du soulagement de leurs malades les récompensera largement de la peine qu'ils auront prise.

FONCTION DE L'APPAREIL DE LA GÉNÉRATION.

En faisant la description des divers organes qui, chez l'homme et chez la femme, constituent l'appareil de la génération et concourent au grand acte de la reproduction, dans l'espèce humaine, j'ai indiqué d'une manière sommaire l'usage de chaque partie. Je n'aurai donc pas besoin d'entrer ici dans de grands détails sur l'acte de la reproduction considéré en lui-même; mais j'étudierai spécialement les éléments fournis par l'homme et par la femme, et à ce propos je traiterai de l'*éruption des règles* ou *menstruation;* ensuite je décrirai comment s'opère la *fécondation*. Enfin, je parlerai sommairement de l'*œuf fécondé*, de son séjour, de son développement dans la matrice et de son expulsion au dehors, c'est-à-dire de la *gestation* ou *grossesse* et de l'*accouchement*.

Sans me laisser entraîner, à propos de ces importantes questions, dans les généralités banales auxquelles se sont livrés les philosophes et quelques naturalistes, je traiterai surtout chaque sujet au point de vue pratique, et j'indiquerai, en passant, des causes de *stérilité* et d'*impuissance* qui seront développées plus tard dans des chapitres spéciaux. (Voir *Stérilité, Impuissance*.)

La *génération* est la fonction par laquelle les corps organisés et vivants se reproduisent, donnent naissance à des individus nouveaux, semblables à eux, et par lesquels ils perpétuent à jamais leur espèce.

Dans l'espèce humaine, la génération se fait à l'aide de deux sexes constitués par des organes différents. Ces deux sexes sont séparés et portés par un individu distinct, l'*homme* et la *femme*. Il est évident dès lors que, pour qu'il y ait *génération*, il doit y avoir d'abord rapprochement des sexes ; cet acte se nomme *coït* ou *copulation*.

Le rôle de ces deux sexes n'est pas également important dans la génération.

L'*homme* n'a qu'à fournir le fluide destiné à effectuer la fécondation, et à porter ce fluide dans les organes intérieurs de la femme ; il ne concourt qu'à la *copulation* et à la *fécondation* ; aussi son appareil génital ne se compose que de deux sortes d'organes :

1° Ceux qui sécrètent, conservent le fluide fécondant ;

2° Ceux qui servent au rapprochement ou à la copulation.

Les premiers sont :

a. Les *testicules*, qui sécrètent le *sperme* (Voir *Anatomie*, p. 16) ;

b. Les conduits excréteurs de cette glande, appelés *canaux déférents ;*

c. Les *vésicules séminales*, qui sont les réservoirs où le sperme est mis en dépôt ;

d. Les *conduits éjaculateurs*, destinés à porter le sperme des vésicules séminales dans le canal de l'urètre, d'où il sera ensuite projeté au dehors.

Les seconds sont constitués par :

La *verge* ou *pénis*, organe formé par un tissu érectile susceptible de se gonfler par l'afflux du sang et d'acquérir une très-grande roideur. Sa fonction est de darder, par éjaculation, le sperme dans la cavité du col de la matrice.

La *femme* fournit le *germe* ou *ovule*, et c'est dans son sein que doivent s'en opérer la fécondation et le développement. A ce double titre elle prend part aussi à la *copulation* et à la *conception ;* mais, *de plus*, elle fournit asile au fœtus, le nourrit de la plus pure substance de son sang, et le porte neuf mois dans la matrice, subit l'*accouchement* ou expulsion de l'enfant au dehors, et l'*allaite* après sa naissance.

Pour remplir ces diverses fonctions, l'appareil génital de la femme est formé par :

a. Les *ovaires* (Voir *Anatomie*, p. 37), qui sont l'analogue des testicules dans le sexe mâle, et qui fournissent les *ovules* ou *germes;*

b. Les *trompes de Fallope*, conduits membraneux qui établissent la communication entre l'ovaire et la cavité de la matrice : c'est par ces conduits que l'ovule est porté de l'ovaire dans la matrice;

c. La *matrice* ou *utérus*, dans laquelle s'opèrent la fécondation de l'ovule, le développement de l'embryon, et qui est la cause la plus efficace de l'expulsion du fœtus au moment de l'accouchement;

d. Le *vagin*, conduit membraneux qui, pendant la copulation, reçoit l'organe excitateur mâle, ou la verge, et, pendant l'accouchement, donne passage à l'enfant;

e. Enfin, les *mamelles*, qui sécrètent le lait, nourriture essentielle du nouveau-né.

Le rapprochement des sexes, ou la copulation, est le seul acte génital qui soit laissé à la volonté. Tous les actes qui suivent s'effectuent involontairement, irrésistiblement, et sans qu'on en ait conscience.

Conception ou fécondation.

L'histoire de la fécondation est celle de la génération tout entière ; et pour l'approfondir, il faut rechercher successivement :

1° Quelles sont les matières fournies par l'un et l'autre sexe;

2° Comment ces matières sont mises en contact;

Et 3° comment, de leur contact, résulte l'individu nouveau.

1° *Substances fournies par l'un et l'autre sexe.*

Les matières essentielles de la fécondation sont :
a. Pour l'homme, le *sperme ;*
b. Pour la femme, les *ovules* ou *œufs.*

a. Sperme.

Le sperme est un liquide complexe, formé des sécrétions réunies du testicule, du canal déférent, des vésicules séminales, de la glande prostate, des glandes de Cowper, et même des lacunes et follicules muqueux de l'urètre.

Au sortir du canal de l'urètre, la semence prolifique se présente sous la forme d'un liquide formé de deux parties bien distinctes : l'une, plus fluide, lactescente ; l'autre, grumeleuse, transparente, plus visqueuse, et fort analogue à du blanc d'œuf. Ces deux éléments du sperme sont fort distincts au moment de l'éjaculation ; mais quand ce liquide est abandonné à lui-même au contact de l'air, ils deviennent tous deux plus fluides et se mélangent intimement.

Le sperme répand une *odeur* pénétrante, fade, *sui generis,* analogue à celle de l'*eau de javelle,* de la *limaille d'os,* ou de la *fleur de marronnier.*

Ce liquide est *alcalin ;* son *analyse chimique* nous le montre composé d'eau, de mucus, de matière albumineuse, de soude, de phosphate de chaux, d'un peu de phosphore et d'une matière animale propre, la *spermatine.*

L'*examen microscopique* fait découvrir dans le sperme des particules animées, auxquelles on a donné le nom d'*animalcules, vers, filaments spermatiques ; zoospermes ; spermatozoaires ; spermatozoïdes* et *corpuscules mouvants.* Ces animalcules existent dans la liqueur fécondante de tous les animaux, et ils présentent des caractères tellement tranchés, qu'ils ne peuvent laisser aucun doute sur la nature du liquide dans lequel on les rencontre. La *forme* des *animalcules spermatiques* de l'homme a été comparée à celle du têtard de la grenouille; ils se composent, en effet,

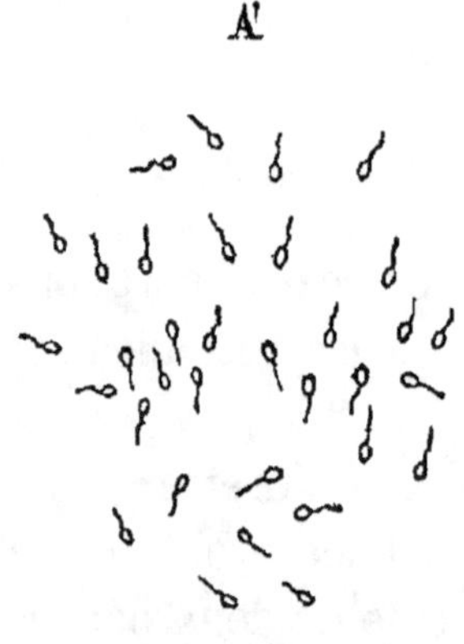

FIGURE 22.

Représentant les animalcules spermatiques de l'homme, vus à un microscope grossissant 500 fois en diamètre.

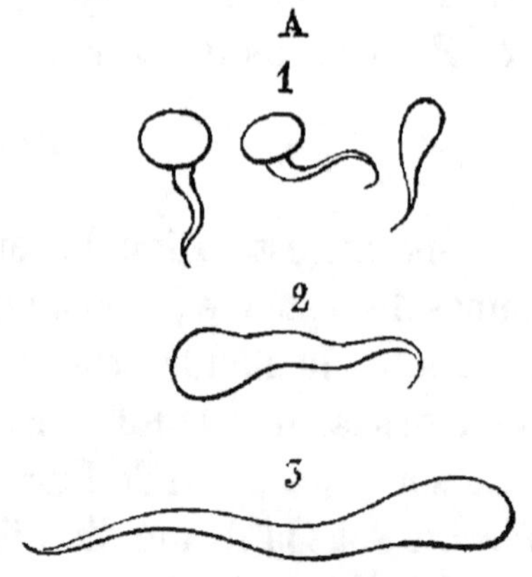

FIGURE 23.

Grosseur comparée d'animalcules spermatiques.
1° Spermatozoaires de l'homme ;
2°   Id.   du cheval;
3°   Id.   du taureau.

d'une partie renflée ovoïde, un peu aplatie, c'est la *tête*, et d'un prolongement filiforme, qui va en s'amincissant, et qu'on appelle la *queue*. Leur petitesse est telle, que 50,000 réunis ne peuvent égaler la grosseur d'un grain de sable. En effet, leur longueur totale est de $\frac{1}{20}$ de millimètre, et le grand diamètre de la tête n'excède pas $\frac{1}{300}$ à $\frac{1}{200}$ de millimètre. Ils sont plus grands dans d'autres espèces animales, et leur forme, bien qu'analogue, offre de notables différences. (Voir fig. 23.)

Si l'on examine au foyer du microscope, avec un grossissement de 4 ou 500 fois, une goutte de sperme au moment de son émission, on voit les animalcules se mouvoir avec une rapidité extrême ; ils s'agitent en tous sens, nagent dans le liquide à la manière des anguilles, en faisant onduler leur queue, surmontant les obstacles que leur présente le courant du liquide ; on distingue un point blanc très-brillant à l'union de la tête avec la queue. Peu à peu leurs mouvements se ralentissent et la vie les abandonne. La durée de la vie des zoospermes, après qu'ils sont sortis des vésicules séminales, dépend de la vigueur de l'individu d'où ils sortent et des organes dans lesquels ils sont déposés. S'ils sont exposés à l'air libre, leurs mouvements se prolongent peu de temps, quatre, six, huit et même douze heures. Mais s'ils ont pénétré dans la matrice, dans les trompes de Fallope et sur les ovaires, leur vie, c'est-à-dire leurs mouvements peuvent persister pendant huit et dix jours. Leur nombre est aussi en rapport avec le pouvoir fécondant du sperme, et enfin, comme j'aurai occasion de l'indiquer tout à l'heure, la nature du liquide avec lequel ils sont en contact hors des vésicules peut prolonger ou abréger leur existence. Quand le sperme ne contient pas d'animalcules spermatiques, ou que ceux-ci sont morts ou malades, il perd sa propriété fécondante. (Voir *Stérilité.*)

b. *Ovules* ou *œufs.*

Les ovaires (LL, fig. 15) sont, dans le sexe femelle, les analogues des testicules dans le sexe mâle, d'où le nom de *testes muliebres* que leur donnaient les anciens. Leur ablation, ou leur destruction par la maladie, rend les femmes stériles ; de même, pour les hommes, l'ablation des testicules.

Si petits avant la puberté, que leur poids égale à peine 50 centigrammes, ils prennent tout à coup, à cette époque, un tel accroissement, qu'ils pèsent 8 et 10 grammes. A leur surface apparaissent de petites vésicules, qu'on n'y voyait pas auparavant ; ils se flétrissent à l'âge critique et disparaissent presque. Quand arrive la puberté ou l'époque des règles, voici les transformations qui s'effectuent dans l'ovaire. Ainsi que je l'ai dit dans l'article *Anatomie* (fig. 15), l'ovaire est formé par une agglomération de vésicules. Or, *chaque époque menstruelle n'est que le résultat de la fluxion sanguine qui s'opère autour d'un ovule arrivé à maturité.* Chaque vésicule est une petite coque fibreuse, qui, à l'approche des règles, *se gonfle, rougit, se ramollit, s'amincit, se rompt, et donne passage* à l'ovule ou œuf, qui est saisi par le pavillon de la trompe d'Eustache (T, *ibid.*), et porté par ce conduit (T', *ibid.*) dans la matrice (UUU, *ibid.*), d'où il est expulsé au dehors avec le sang des règles. Après la sortie de l'ovule, la plaie de la vésicule se cicatrise, et présente une tache jaunâtre, connue sous le nom de *corps jaune.* Autrefois, qu'on ne connaissait pas aussi bien la physiologie des organes génitaux, on prétendait que ce corps jaune indiquait une fécondation antérieure. Mais on a constaté la présence de ce corps jaune, ou cicatrice, sur des vierges.

Chaque mois donc, *indépendamment de tout rapprochement sexuel*, une des vésicules arrive à maturité et suit le trajet que je viens d'indiquer. *De sorte que chaque époque menstruelle est un véritable accouchement ou ponte spontanée d'un œuf ou ovule qui n'a pas été fécondé.* Les phénomènes matériels qu'on a pu constater sur les ovaires de la femme et sur ceux des femelles d'animaux, prouvent l'identité parfaite de l'*évolution ovarienne* et de la *menstruation* avec les phénomènes du *rut* chez les animaux. Seulement, chez ceux-ci, la périodicité du retour du rut n'est pa[illegible] req[illegible]te.

Avant de pénétrer lus intimement dans l'étude de la

fécondation, je dois décrire avec détail le phénomène le plus apparent de la maturation de l'ovule, c'est-à-dire, l'*éruption des règles.*

Menstruation, ou éruption des règles.

On désigne sous le nom de *menstrues, règles, mois, ordinaires, flueurs, purgations, lunes, affaires, époques,* l'évacuation de sang qui a lieu tous les mois par la matrice.

Cette excrétion mensuelle existe chez toutes les femmes, à quelque race qu'elles appartiennent. Son apparition indique la nubilité des jeunes filles, et, sauf le cas où les femmes sont enceintes ou nourrices, cette fonction s'exécute périodiquement, tant que persiste l'aptitude à la fécondation.

Époque de la première apparition des règles. Cette époque n'est pas la même dans les différents climats, ni pour toutes les femmes dans le même pays. Les différences de température, l'alimentation, les occupations de la vie, sont, en général, les causes des nombreuses variétés qu'on remarque à cet égard. Les femmes des pays chauds, tels que l'Éthiopie, l'Égypte, l'Inde et les pays les plus méridionaux de l'Europe, sont réglées dès l'âge de dix ans et même plus tôt, comme le prouvent plusieurs exemples remarquables. Ainsi Mahomet épousa Cadisja à cinq ans, et l'admit dans son lit à huit. Dans les climats du Nord, tels que la Suède, le Danemark, la Norwége, une grande partie de la Russie, la menstruation n'a lieu qu'à un âge beaucoup plus reculé. En France, c'est le plus communément vers la quatorzième année que les jeunes filles sont réglées pour la première fois. En général, la menstruation est moins précoce dans les campagnes que dans les villes; chez les jeunes filles fortes, vigoureuses, assujetties à des travaux fatigants, que chez celles d'un tempérament sanguin et lymphatique, vivant dans l'indolence et la paresse. La lecture des romans, la vue répétée des spectacles, la danse, l'habitude des plaisirs, l'abondance de la nourriture, la succulence des mets, l'habitude de l'onanisme hâtent aussi la première apparition des règles.

Certains *symptômes généraux* précèdent et annoncent l'éruption de la première époque menstruelle. Avant l'établissement de cette fonction, qui doit amener une si grande perturbation dans toute l'économie de la jeune fille, sa conformation générale paraît à peine ébauchée. Les membres sont grêles et allongés, la poitrine n'a point de développement, la taille manque de souplesse, le bassin est étroit, les hanches peu développées. Quand les règles sont pour apparaître, le corps prend à l'instant même un accroissement considérable ; les formes extérieures sont plus arrondies, plus gracieuses ; la peau se colore d'une teinte plus animée ; la poitrine s'élargit, et les seins se développent ; le bassin augmente de dimension dans tous les sens ; les hanches sont mieux accusées. La voix prend un timbre plus doux. Il s'opère aussi de notables changements dans le moral de la jeune fille : ses regards sont plus timides, elle devient plus réservée ; habituellement pensive, elle rougit et soupire facilement.

Les *symptômes locaux* précurseurs consistent dans un sentiment de pesanteur, de gonflement, de chaleur au bas-ventre, aux reins ; une légère démangeaison aux parties sexuelles, des lassitudes générales. Il survient un écoulement muqueux, blanchâtre, plus ou moins promptement suivi de l'écoulement du sang, dont l'apparition fait cesser tous les malaises. Cette première évacuation sanguine, ordinairement peu abondante, dure deux, trois ou quatre jours, puis cesse, pour reparaître après un temps plus ou moins long, et après quelques intervalles inégaux, elle prend la périodicité régulière qu'elle doit conserver jusqu'à l'époque où elle cessera naturellement d'avoir lieu. Il est des femmes chez lesquelles chaque retour des règles est, pendant toute la durée de la menstruation, marqué par des malaises généraux, la migraine, des douleurs de reins, de bas-ventre, et une extrême irritabilité nerveuse.

Assez souvent la menstruation s'effectue sans avoir été précédée d'aucune souffrance. C'est pendant le jeu, la danse ou le sommeil qu'apparaît la première éruption sanguine. Certaines jeunes filles, qui n'ont pas été prévenues du futur développement de cette fonction en elles, sont parfois très-effrayées de l'écoulement du sang par les parties sexuelles ; aussi recommandé-je toujours formellement aux mères de les avertir et de les rassurer d'avance.

La *durée de l'écoulement sanguin* à chaque période menstruelle est, en général, invariable chez une femme bien portante ; mais elle diffère d'individu à individu. Elle est le plus ordinairement de quatre à cinq jours ; elle peut varier de trois à huit.

La *quantité* de sang est toujours à peu près égale chez la même femme, mais varie beaucoup selon les différents individus. Certaines femmes voient à peine quelques taches pendant quelques heures ou une journée ; elles *marquent* à peine, comme on dit ; d'autres ont de véritables pertes, pendant huit à dix jours. On a essayé d'évaluer approximativement la quantité de sang que perdent les femmes à chaque évacuation menstruelle. Hippocrate l'estimait être de deux cotyles, ce qui, d'après Galien, équivaudrait à 550 grammes (18 onces). Cette estimation pouvait être vraie pour le climat de la Grèce, mais elle est beaucoup trop élevée pour le nôtre. Il est admis que la généralité des femmes perdent, en moyenne, 100 à 150 grammes de sang à chaque époque. Très-peu perdent 200 à 250 grammes de sang : au delà de ce chiffre, il est à peu près certain qu'il y a maladie de matrice.

En général, les femmes du Midi ont des règles moins abondantes que celles du Nord. Les femmes déjà un peu avancées en âge, et qui ont eu plusieurs grossesses, perdent moins de sang que celles qui sont plus jeunes et qui n'ont pas encore eu d'enfants.

Le mariage cependant et la grossesse amènent souvent une crise favorable, et telle jeune fille, d'ailleurs bien portante, chez qui la menstruation avait été jusqu'alors irrégulière et très-douloureuse, acquiert en se mariant, ou après une première grossesse, la faculté d'être parfaitement réglée par la suite.

Les femmes qui ont beaucoup d'embonpoint sont en général peu réglées : celles, au contraire, qui sont douées d'un tempérament sec et nerveux le sont davantage. Les femmes des campagnes sont moins abondamment menstruées que celles des villes. Celles qui mènent une vie active, qui se nourrissent d'aliments grossiers, dont l'imagination est peu vive et les sens grossiers, ont, en général, des règles moins abondantes que les femmes qui usent d'aliments succulents, qui mènent la vie tourmentée des salons, et dont les sens sont dans un état continuel d'excitation.

Du reste, une foule de circonstances influent pendant la durée de cet écoulement sur sa quantité. La moindre émotion morale, chez certaines femmes, l'arrête et le supprime : parfois, après le repas, le sang s'arrête pendant quelques heures.

L'action du froid, à l'extérieur ou en boissons, exerce une influence analogue. Combien de jeunes filles ou de femmes ont mis leur vie en danger en arrêtant les règles

9.

par un bain de pieds froid, pour pouvoir figurer à un bal, à une soirée? Je connais cependant quelques dames dont les règles ne coulent abondamment qu'autant qu'elles ont les pieds humides. Habituellement l'exercice à pied active l'excrétion menstruelle. Le repos au lit, qui arrête l'écoulement sanguin chez quelques personnes, l'excite beaucoup chez d'autres.

Certaines femmes rendent, à l'époque des règles, une espèce de sac membraneux dont la forme semble moulée sur la cavité de la matrice : c'est une portion de la membrane muqueuse utérine qui s'est détachée. Mais cette exfoliation partielle n'a lieu que chez les femmes dont les règles sont difficiles, très-abondantes, accompagnées de coliques violentes, ou encore chez celles qui ont éprouvé un retard. Ce phénomène ne se montre habituellement que chez les femmes qui abusent du coït ou se livrent à l'onanisme.

Quelle que soit la quantité de sang que les femmes perdent à chaque période menstruelle, cette quantité n'est pas également répartie entre les jours pendant lesquels l'écoulement a lieu. Le plus ordinairement, le flux est peu abondant le premier jour; il l'est davantage pendant les deux jours suivants; il va ensuite en diminuant. Chez quelques femmes, après un ou deux jours de durée, il est interrompu pendant le même espace de temps pour reparaître ensuite. Le flux sanguin est souvent précédé et suivi d'un léger écoulement de mucosités blanchâtres, plus ou moins glaireuses.

On a eu, à diverses époques, des idées différentes *sur la nature et les qualités* du sang menstruel. Hippocrate et Aristote disent que le sang menstruel est semblable à celui d'un animal récemment tué. Malgré de si graves autorités, on vit s'établir le préjugé populaire que ce sang est fétide, vénéneux, et que ses exhalaisons même produisent les effets les plus délétères. On a trouvé au sang des règles plus de viscosité qu'au même liquide sortant de ses vaisseaux. Ce fait s'explique très-bien par la présence du mucus, qui s'y trouve mêlé en plus ou moins grande quantité.

La couleur foncée de ce sang, et le peu d'affaiblissement qui résulte d'un écoulement même considérable des règles, font généralement penser que c'est du sang veineux, et non du sang artériel.

Le nom de *mois* donné aux règles indique assez qu'elles reviennent tous les mois; mais les uns prétendent que la durée de la période menstruelle est celle du mois lunaire, les autres que c'est le mois solaire qu'elle suit (on sait que le mois lunaire est de deux à trois jours plus court que l'autre). Beaucoup de dames pointent avec une épingle sur l'almanach chaque apparition de leurs règles, et ces retours coïncident avec les mêmes quantièmes des mois solaires. Chez bon nombre de personnes, ces époques anticipent de deux ou trois jours sur le terme du mois solaire, ce qui revient à peu près à la période lunaire. D'autres femmes ont leurs règles tous les vingt-quatre, vingt, quinze jours même, et dans ce dernier cas, peuvent être abondamment menstruées pendant huit jours chaque fois. Quand il en est ainsi, les femmes sont habituellement maigres et douées d'un système nerveux très-irritable.

Une fois la menstruation établie, elle continue de se produire régulièrement, sans autre interruption que celle qui a lieu pendant la grossesse, l'allaitement et les maladies, jusqu'à l'âge de quarante-cinq à cinquante ans. De même que pour la quantité de sang perdue, la durée des règles et leur périodicité, l'époque de la *cessation des menstrues* varie suivant les différentes femmes. Ainsi, sauf les cas extraordinaires de femmes qui *perdent* à vingt-trois, à trente ans, il n'est pas rare de rencontrer des personnes dont les règles cessent à trente-huit, et surtout quarante ans. Par contre, la menstruation peut se prolonger jusqu'à cinquante-cinq, soixante ans et plus. La faculté d'engendrer se conserve en même temps. En général, les femmes qui sont réglées de bonne heure sont aussi celles qui cessent plus tôt de l'être. Cependant on rencontre des personnes douées d'une grande puissance de reproduction, chez lesquelles les menstrues apparaissent vers neuf à dix ans, et se prolongent jusqu'à cinquante et cinquante-cinq ans. J'ai eu quelquefois occasion de constater ce fait, ainsi que les diverses particularités que j'ai mentionnées dans ce chapitre.

La *cessation des règles* ou *ménopause* a lieu quelquefois brusquement, ou bien il arrive qu'après une suppression accidentelle, les menstrues ne reparaissent plus, et les femmes n'en sont pas autrement incommodées. Malheureusement il est loin d'en être toujours ainsi, et le grand nombre d'accidents qui peuvent se manifester à cette occasion a depuis longtemps fait donner à cette période de la vie des femmes le nom de *temps, d'âge critique.* La disparition des règles est ordinairement annoncée, plusieurs années à l'avance, par des dérangements plus ou moins remarquables. Souvent, il y a une diminution progressive dans la quantité de sang évacuée à chaque menstruation et le temps pendant lequel il coule; d'autres fois, au contraire, cette quantité devient de plus en plus abondante, et les époques se prolongent tellement, qu'elles semblent se confondre et ne sont plus marquées que par l'augmentation du flux sanguin. Parfois le retour des règles s'éloigne de plus en plus, et elles ne paraissent plus qu'à des intervalles très-irréguliers et fort longs. Souvent un écoulement de flueurs blanches, continu ou périodique, s'établit avant la cessation complète de la menstruation et persiste quelque temps après.

Un malaise général, des engourdissements dans tous les membres, des douleurs dans les reins, des bouffées de chaleur montant de la poitrine au visage, des douleurs de tête, des migraines, un agacement général du système nerveux, sont le cortége habituel de symptômes qui surviennent aux femmes à cette époque. Souvent des maladies, jusque-là restées latentes, se manifestent subitement; d'autres affections, particulièrement celles de matrice et des seins, jusque-là stationnaires, prennent tout à coup une marche rapide. Aussi j'insiste toujours, près des dames atteintes de ce genre de maladies, pour qu'elles se fassent traiter et guérir avant ce moment périlleux de leur existence.

Les femmes sont presque toujours dans une grande appréhension pour cette période de leur vie; elles s'alarment parfois de phénomènes tout naturels. Par opposition, quelques autres vivent dans une sécurité trompeuse et rattachent volontiers à la cessation des menstrues des symptômes fort inquiétants. Je ne saurais assez prémunir les femmes contre ces frayeurs et cette confiance exagérées. L'une et l'autre de ces situations est du reste le plus fréquemment entretenue par l'entourage des femmes, trop souvent incompétent dans ces questions. Dans cette circonstance, le mieux est de réclamer les soins éclairés du médecin.

Certaines femmes qui, pendant tout le temps de la menstruation, avaient été sujettes à des souffrances continues, voient, leurs règles passées, une ère nouvelle s'ouvrir pour leur santé. Elles acquièrent alors un fond inépuisable de vie; le temps des périls est passé. Un embonpoint remarquable et un vif coloris du visage succèdent à la maigreur et à l'altération continuelle des traits. Le changement du système nerveux, qui en est la conséquence, est aussi facilement remarqué par les personnes qui avaient eu à souffrir de l'inégalité d'humeur de la malade.

Le *siége* et surtout la *cause* des règles avaient été à peu près méconnus jusqu'à ces dernières années. La solution de ces deux questions est maintenant, grâce aux belles recherches de M. Coste, hors de toute contestation. Le sang des règles provient de la cavité de la matrice; il suinte manifestement à travers les gerçures microscopiques que présente la membrane muqueuse utérine. Ce fait a été mis hors de doute par les nombreuses autopsies de femmes mortes accidentellement pendant leurs règles.

Quant à la cause de la menstruation, elle doit être rapportée au développement, à la maturation, à l'évolution d'un œuf dans l'ovaire. En effet, il est bien constaté que l'absence d'ovaire entraîne nécessairement l'absence de menstruation, et qu'il existe une analogie complète entre les phénomènes du rut chez les femelles d'animaux et les symptômes qui accompagnent la menstruation chez les femmes. Chez les femmes mortes pendant ou après l'époque des règles, l'autopsie a toujours permis de constater dans l'ovaire les modifications suivantes.

A l'époque de la puberté, l'ovaire, qui jusque-là était resté très-petit, prend un accroissement notable; une vie nouvelle s'y développe. Une des nombreuses vésicules dont cet organe est composé (Voir *Ovaire*, p. 37) prend tout à coup un volume tellement considérable, qu'elle soulève l'enveloppe de l'ovaire, qui bientôt, par trop distendue, se déchire et laisse échapper l'ovule, qui est saisi par le pavillon de la trompe (*ibid.*) et porté dans la cavité de la matrice, d'où il est expulsé au dehors avec le sang menstruel. C'est là ce qui constitue la *ponte spontanée*. La congestion sanguine dont l'ovaire est le siége à cette époque s'étend à la matrice, et c'est là ce qui cause l'hémorrhagie mensuelle ou les règles. A chaque fois qu'un ovule arrive à maturité, les mêmes phénomènes se reproduisent, et voilà pourquoi certaines femmes sont réglées plus tôt, plus fréquemment ou plus tard que d'autres. Quand la série des ovules qui devaient se développer est épuisée, l'ovaire s'atrophie, les règles se suppriment, et la femme n'est plus apte à la fécondation.

Il reste à savoir pourquoi, dans l'espèce humaine, l'évolution d'un ovule a lieu chaque mois. C'est là un des mystères impénétrables de la nature, que nous ignorerons probablement toujours, de même que nous ne savons pas pourquoi tel animal est apte à la fécondation tous les deux ou trois mois, tandis que tel autre n'entre en rut qu'une fois par an. Savons-nous par quelle raison certaines plantes produisent chaque mois des fleurs nouvelles, tandis que d'autres végétaux ne fleurissent que chaque année?

2° *Où et comment le sperme et l'ovule sont-ils mis en contact?*

Avant de dire *où et comment* le sperme est mis en contact avec l'ovule, qu'on me permette de citer les exemples de fécondations artificielles auxquelles se sont livrés Spallanzani et MM. Prevost et Dumas sur les grenouilles.

Spallanzani examine comparativement, dans de l'eau très-limpide, et hors de l'eau, des grenouilles pendant qu'elles sont accouplées. Il voit qu'au moment où la femelle pond ses œufs, le mâle lance sur eux une liqueur transparente, qui les arrose et les féconde. Pour avoir la certitude que c'est bien la liqueur projetée par le mâle sur les œufs qui en a effectué la fécondation, il habille le mâle avec une culotte de taffetas ciré, et il observe, 1° que les œufs ne sont plus fécondés; 2° que la culotte est remplie d'assez de sperme pour qu'il en puisse recueillir. Il imprègne un pinceau de ce sperme, et tous les œufs qu'il touche avec ce pinceau sont fécondés.

MM. Prevost et Dumas ont répété et modifié la même expérience, toujours avec le même succès : quand il y a des animalcules spermatiques dans le sperme et que ces animalcules sont vivants, la fécondation a lieu, *pourvu qu'il y ait contact*, ce qui détruit l'hypothèse de l'*aura seminalis*.

En effet, ces illustres physiologistes ont prouvé, de la manière suivante, que le *contact matériel* était nécessaire : 1° on a pris deux verres de montre susceptibles de s'adapter l'un à l'autre ; dans l'inférieur on a mis cinquante centigrammes de semence, dans l'autre une vingtaine d'œufs. Après quelques heures, la semence s'était évaporée ; la vapeur avait imprégné les œufs, et cependant ils n'étaient pas fécondés ; ils le furent, au contraire, dès qu'on les eut touchés avec le résidu de la semence ; 2° on a distillé, à la chaleur des rayons solaires, de la semence dont on a fait passer la vapeur sur les œufs : la fécondation n'a pas eu lieu, quoique les œufs aient été bien imbibés de la vapeur ; et ces mêmes œufs se sont développés, dès qu'on les eut plongés dans la liqueur restée dans la cornue ; 3° enfin, ils ont filtré du sperme de grenouille et lavé à plusieurs reprises, avec de l'eau pure, les animalcules restés sur le filtre ; puis avec un pinceau imprégné du liquide qui avait passé à travers le papier et se trouvait, par conséquent, dépourvu de zoospermes, ils ont touché des œufs qui n'ont pas été fécondés, tandis que ceux qui ont été mis en rapport avec les spermatozoïdes restés sur le filtre se sont parfaitement développés.

De plus, il est constaté, dans toute l'échelle animale, que les métis, dont le sperme ne contient pas d'animalcules, sont inaptes à la fécondation.

Si, par une cause quelconque, les zoospermes *sont morts*, la fécondation n'a pas lieu. Elle ne s'effectue pas non plus *s'ils sont malades.* C'est une observation importante dont il faut tenir un grand compte dans l'étude des causes si diverses de la stérilité *dépendant de l'homme.*

Où et comment le sperme est-il mis en contact avec l'ovule? D'après ce que je viens de dire, il est facile de conclure que, comme il faut un contact direct, ce contact ne peut avoir lieu que dans la matrice, les trompes, ou sur les ovaires.

Les anciens expliquaient ainsi la fécondation : le sperme est dardé à l'entrée de la matrice, et l'*aura seminalis*, pénétrant dans la cavité de cet organe, remonte le long de la trompe jusqu'à l'ovaire, où il va féconder un ovule. Cet ovule fécondé descend par la trompe dans la matrice, où se fait son développement. Cette explication était fort ingénieuse ; il ne lui manquait que d'être vraie. Or, il n'y a point d'*aura seminalis*, et il faut un contact direct. Il faut donc chercher une autre explication concordant avec les faits.

Chez certaines femelles d'animaux, les chiennes, les lapines, par exemple, le contact et la fécondation consécutive n'ont lieu que dans l'ovaire. Certains physiologistes pensent qu'il en est de même chez la femme ; mais le plus grand nombre admettent que l'ovule, même détaché de l'ovaire, peut être fécondé dans les différentes parties de son trajet et jusqu'au col de la matrice, c'est-à-dire à sa sortie de l'ovaire, dans la cavité des trompes de Fallope et dans celle de la matrice.

Donc, la fécondation s'opère à la suite des rapports sexuels, quand il se rencontre avec le sperme dans la cavité de la matrice, des trompes, ou sur l'ovaire, un ovule arrivé à maturité : or, comme j'ai dit que la sortie naturelle de cet ovule avait toujours lieu en même temps que la menstruation, il en résulte, ce que les observateurs avaient constaté, de tout temps, que c'est à l'approche des règles qu'ont lieu le plus souvent les rapports fécondants. En effet, quand les trompes sont oblitérées, il y a stérilité ; quand le col utérin est bouché par une membrane ou par un mucus tellement alcalin qu'il tue les zoospermes, ou tellement compact qu'il les empèche de pénétrer ; quand ce même col est dévié et qu'il y a antéversion, comme dans tous ces cas, le sperme ne pourra pas arriver dans la matrice, il n'y aura pas contact, et, par conséquent, pas de fécondation possible, tant qu'on n'aura pas levé ces obstacles.

Ainsi, il est bien établi que, du rapprochement immédiat du sperme et de l'ovule dans la cavité utérine, dans celle des trompes ou sur l'ovaire, résulte un nouvel individu.

3° *Comment, du contact du sperme et de l'ovule, résulte l'individu nouveau.*

Maintenant, quelle est la part d'action afférente à chacune de ces deux substances dans l'acte de la fécondation?

On a imaginé, à cet égard, une foule d'hypothèses dont voici les principales :

Relativement au sperme, on l'a dit tour à tour : un fluide composé des éléments de chacune des parties du corps humain, et destiné conséquemment à former chacune de ces parties; le véhicule d'animalcules devenant, à la suite de plusieurs métamorphoses, l'individu nouveau, ou en constituant l'élément principal, le système nerveux ; enfin, un fluide d'avivement destiné à imprimer au germe le mouvement de vie et de développement.

Relativement à la matière fournie par l'ovaire, mêmes dissidences : c'est une vésicule pleine d'un sperme formé, comme celui du mâle, des éléments de chacune des parties du corps; c'est une vésicule destinée à servir de nid à l'animalcule spermatique, ou à lui fournir de la matière nutritive; c'est une substance amorphe, mais ayant cette nature gélatineuse qui la rend apte à recevoir la cause de la vie, le mouvement vital; c'est un germe, un œuf préexistant dans la femelle et ayant l'aptitude à former, sous l'influence fécondante du sperme, un individu semblable à celui qui l'a fourni.

Telles sont les opinions qui se sont successivement produites sur le rôle du liquide spermatique et de l'ovule. Deux systèmes, sur l'action mutuelle et relative de ces deux éléments, ont, pendant longtemps, joui d'une immense faveur, grâce à l'autorité de leurs auteurs. Je ne les consigne ici qu'à titre de souvenir historique.

Hippocrate *supposa* que les deux sexes possèdent chacun deux semences, l'une forte, l'autre faible, dont ils tirent la source de toutes les parties de leur corps, et surtout des centres nerveux; que le mélange de ces liqueurs dans la matrice, à la suite du coït, sous l'influence de la chaleur propre à cet organe, donne naissance à l'embryon; enfin, que, de ces deux semences, la plus forte engendre les mâles, et la plus faible les femelles.

Aristote se faisait de la génération une idée toute différente : d'après *son hypothèse*, le fluide séminal, dont il ne reconnaît l'existence que chez le mâle, renferme quelque chose d'éthéré et d'immatériel, l'*aura seminalis*, qui contient surtout l'élément des autres parties, et fournit la forme de l'embryon, avec le principe de son mouvement; chez la femme, il n'y a pas de semence, mais le sang des règles en tient lieu; ce sang est épaissi par le principe éthéré de la semence de l'homme, et enfin l'embryon naît de cette coagulation. En un mot, d'après les expressions d'Aristote lui-même, *le sang menstruel est le marbre, le sperme le sculpteur, le fœtus la statue.*

De même que, quand les rapports sexuels sont complets, l'homme ou la femme ne peuvent pas faire, selon leur caprice, qu'il y ait ou qu'il n'y ait pas fécondation, de même la volonté ne peut rien sur les produits, *sur le sexe de l'enfant,* par exemple, ni sur ses qualités physiques et morales futures. A la vérité, quelques philosophes et médecins anciens, Anaxagore, Aristote et Hippocrate, avaient cru que *le testicule et l'ovaire droits* fournissaient les rudiments des *garçons,* et que ces parties du *côté gauche* fournissaient ceux des *filles.* Mais, d'abord, en supposant vrai le fait sur lequel repose ce système, il faudrait pouvoir influencer ou faire agir de préférence tel ovaire ou tel testicule, et on ne voit pas comment, sérieusement, on pourrait y parvenir. Ensuite il est faux que de l'ovaire ou testicule droit proviennent les garçons, et de l'ovaire et du testicule gauche les filles; des hommes privés de l'un des testicules ont engendré à la fois filles et garçons; il en a été de même des femmes qui avaient un des ovaires détruit par maladie. Dans des expériences, on a extirpé l'un des ovaires à des lapines, et ces femelles, couvertes ensuite, ont mis bas des animaux de l'un et de l'autre sexe. Enfin, ayant ouvert une lapine pleine, j'ai trouvé dans la même corne de la matrice des fœtus mâles et des fœtus femelles, bien que tous provinssent de l'ovaire correspondant.

Il en est de même du *nombre des produits de la conception.* Bien que l'espèce humaine soit le plus souvent unipare, on observe quelquefois des grossesses doubles, triples ou même quadruples. Personne n'admet plus maintenant la *superfétation.* Quand la matrice est remplie par le produit de la conception, la femme ne peut plus être fécondée, à moins que la cavité utérine ne soit divisée par le milieu, au moyen d'une cloison charnue, en deux parties distinctes ; mais une semblable disposition est excessivement rare. Une grossesse double, triple, quadruple, ne peut avoir lieu que lorsque deux, trois ou quatre œufs sont fécondés dans le même coït, ou dans deux, trois ou quatre rapprochements qui auraient lieu dans la même journée. Au delà de ce temps, la matrice s'organise pour le développement de l'embryon, et les ouvertures s'oblitèrent.

Enfin, on ne peut rien non plus sur les *qualités morales et physiques* futures de l'enfant. C'est irrésistiblement qu'il a tel tempérament, telle constitution, qu'il est bien fait ou difforme, etc., etc. Cependant ici nous avons plus de pouvoir que sur le *sexe* et le *nombre*. Si nous ne pouvons exercer une influence instantanée, au moins nous pouvons déterminer à la longue quelques modifications. D'abord, il est possible que l'*état moral* des deux individus au moment du rapprochement, que le degré d'activité avec lequel ils accomplissent cette fonction, aient une influence sur son résultat et par conséquent sur les qualités de l'individu nouveau. Sans admettre, avec Aristote, que la plus grande fréquence des difformités de l'espèce humaine tient à l'*insouciance* avec laquelle cette espèce accomplit la génération, il n'est pas déraisonnable de croire que l'individu nouveau sera plus ou moins vivace, selon que la création originelle aura été effectuée avec plus ou moins d'*énergie* ou de *faiblesse*. En second lieu, en abandonnan comme non suffisamment démontrée cette première influence, il en est une autre incontestable, dépendante des *qualités des père et mère*. Ces père et mère, en effet, transmettent souvent, à leurs enfants, et *leur constitution*, et *leurs qualités morales*, et *leurs maladies*, et jusqu'à leurs *formes extérieures*, puisqu'on voit souvent entre eux les plus *fortes ressemblances.* Or, n'est-il pas possible d'influer par là sur les qualités des enfants, en réglant les *conditions du rapprochement,* en présidant au *choix des individus* qui s'associent.

Aussi, bien que nous ayons relégué parmi les chimères l'*art de procréer des sexes à volonté,* nous jugerons moins sévèrement celui de la *mégalanthropogénésie,* c'est-à-dire d'avoir des enfants beaux et des enfants d'esprit. Étant admise la possibilité d'une influence exercée par l'état moral des époux au moment du coït, et surtout celle d'une *transmission héréditaire* des parents aux enfants, on conçoit qu'on peut régir un peu tout ce qui a trait à ces deux choses. Peut-on douter que l'*abus des plaisirs de l'amour* n'imprime aux fœtus engendrés une *faiblesse originelle,* et qu'au contraire un *exercice modéré* de la génération ne fasse procréer des *enfants robustes?* Pour perpétuer nos animaux domestiques et en améliorer constamment les espèces, nous faisons un choix des mâles et des femelles que nous accouplons; nous les prenons dans l'âge de la force, et nous en croisons diversement les races, selon le genre de qualités que nous voulons imprimer aux produits. Qui oserait dire que tout ceci, théoriquement du moins, ne soit applicable à l'homme? Loin de moi, sans doute, la pensée de méconnaître ce que la haute dignité de notre espèce réclame de liberté pour les individus mis en état social. Mais la législation n'enfreint-elle pas les lois les plus élémentaires de la physiologie, et par conséquent de la nature, quand elle permet, par exemple, des mariages entre des personnes d'un âge extrêmement disproportionné, ou entre des personnes saines et d'autres affectées de maladies héréditaires? Pour n'en citer qu'un exemple, personne n'ignore qu'il est admis maintenant par tous les médecins que les *scrofules,* qui font de si cruels ravages sur les enfants et sont cause de tant de difformités incurables, sont le résultat de la *syphilis dégénérée et héréditaire*. Avouons que, loin de chercher à *améliorer*, on ne travaille pas même à *prévenir* les détériorations et la dégénérescence croissante de l'espèce humaine !!

Comme complément indispensable de ce chapitre, voir celui qui traite de la *Stérilité ou impuissance*.

DÉVELOPPEMENT, DANS LA MATRICE, DU PRODUIT DE LA CONCEPTION OU DE LA GROSSESSE.

On ne doit pas s'attendre à trouver dans ce chapitre, ni dans le suivant, où il est question de la parturition, un cours complet d'accouchements, mais seulement des notions sommaires et exactes sur les phénomènes principaux de la reproduction de l'espèce humaine. J'ai pensé qu'il était utile de vulgariser ces connaissances pour rassurer les jeunes femmes, qui s'alarment souvent à tort de leur position ; les détourner de suivre certaines pratiques vicieuses qui pourraient nuire à leur santé et à celle de leur enfant ; et enfin leur indiquer les écueils à éviter pour ne pas devenir la proie et trop souvent la victime de *maladies des seins, de matrice* ou *d'affections nerveuses*, que les malades elles-mêmes rattachent si justement à une grossesse antérieure.

La *grossesse* ou *gestation* est l'état de la femme qui a conçu et qui porte dans son sein le produit de la conception.

Cet état commence dès le moment de la fécondation et se termine à l'accouchement. Il dure deux cent soixante-dix jours ou neuf mois solaires. (Voir *Accouchement*.)

Aussitôt que la fécondation, ou imprégnation de l'œuf

humain par le sperme, est effectuée, il se passe du côté
de la mère, dans l'ovule, des modifications qui doivent être
séparément étudiées.

A. Changements qui surviennent du côté de la mère.

Sans suivre, jour par jour, les changements qui surviennent dans la matrice, les organes environnants, et les troubles de la digestion, de la circulation, des sécrétions et du
système nerveux, j'indiquerai les altérations particulières
qu'entraîne la grossesse confirmée dans chaque système
organique, et, autant que faire se pourra, je donnerai la
raison de chaque signe.

Signes de la grossesse.

a. Mettant de côté cette sensation particulière par laquelle
certaines femmes, déjà mères, savent distinguer le coït
fécondant des autres, je dirai que le principal symptôme
qui fait soupçonner la grossesse est la *suppression des règles.* Ce fait est tellement général, que quand il survient
à une femme en bonne santé, habituellement bien réglée,
sans cause connue et sans être suivi d'aucun symptôme
morbide, il est avec raison regardé comme un signe certain de grossesse.

Cependant il y a des exceptions : ainsi 1° certaines
femmes peuvent voir leurs règles supprimées sans être
enceintes; 2° d'autres femmes enceintes sont menstruées
pendant les premiers temps de la grossesse; et enfin, exception très-rare, il existe dans l'histoire de la médecine
le fait très-curieux de femmes qui, n'étant jamais réglées,
n'ont vu leurs menstrues que pendant le temps de la gestation, et cela à chaque grossesse.

1° Il n'est pas rare, surtout chez les jeunes femmes nouvellement mariées, de voir les règles se supprimer tout à coup et sans autre motif que le trouble produit par les premières relations sexuelles. Dans ce cas, on peut voir aussi le ventre se gonfler, et quelques malaises généraux venir confirmer les désirs ou les espérances du jeune ménage. Cependant il n'y a pas gestation, et, deux, trois ou quatre mois ensuite, les règles reprennent leur cours régulier. Mais lorsque ensuite, chez ces mêmes personnes, les menstrues cessent, il est à peu près certain qu'il y a grossesse.

2° Par opposition, quelques femmes ont leurs règles pendant les premiers mois de la grossesse; mais, le plus souvent, si l'on veut bien faire attention, on verra que les règles n'ont pas la périodicité habituelle, qu'elles avancent ou retardent, et que la quantité de sang évacuée est moins grande ou beaucoup plus considérable qu'à l'ordinaire. La qualité du sang est aussi modifiée : au lieu d'avoir sa couleur rouge vif, c'est une eau rougeâtre, qui tâche à peine le linge. Cette apparition extra-normale du sang pendant la grossesse ne dure que les deux ou trois premiers mois au plus, et jusqu'à la fin de la gestation le sang ne reparaît plus.

Cela est dû probablement à ce que, dans les premiers temps, l'enfant n'absorbe pas tout le sang qui lui est destiné, tandis que plus tard cette même quantité n'est plus surabondante.

b. Gonflement du ventre. Ce signe, qui est capital chez un grand nombre de femmes, peut souvent induire en erreur au début de la grossesse.

Ainsi, certaines personnes sont enceintes depuis trois mois et ne voient pas le volume du ventre augmenter d'une manière appréciable : cela tient à ce que la matrice n'est encore développée que dans le petit bassin; mais, à mesure que son augmentation de volume la force à s'élever dans le ventre, on voit celui-ci se gonfler et devenir dur dans la partie inférieure et sur le milieu. Progressivement cette tuméfaction s'élève, gagne le nombril ou ombilic, le dépasse. Cet accroissement en hauteur a lieu jusque vers le milieu du huitième mois; à cette époque, le ventre *tombe*, comme on dit, et les femmes paraissent beaucoup moins grosses au moment d'accoucher qu'elles ne l'étaient vers le huitième mois.

D'autres femmes, dès les premiers temps de la grossesse, ont un très-gros ventre; un mois et même deux mois plus tard, cet organe est moins volumineux, ce qui souvent leur fait abandonner l'idée qu'elles sont enceintes. Quelques-unes tous les soirs ont le ventre très-développé, tandis que le matin il est plat. Ces variations sont causées par un gonflement nerveux des intestins, et ces irrégularités mêmes sont un signe de grossesse.

c. Le *nombril* ou *ombilic,* qui est plus enfoncé dans les premiers mois de la grossesse, paraît, au quatrième mois, moins creux qu'avant la conception, et, à partir de cette époque, il fait même saillie au-dessus du ventre, comme on le voit en T', fig. 25.

d. Chez les femmes qui n'ont pas encore eu d'enfants, la première grossesse fait apparaître sur le milieu du ventre, *depuis le nombril jusqu'au pubis, une ligne brune plus ou moins foncée.* Chez les femmes qui sont déjà mères, ou dont la peau est très-brune, ce signe a moins d'importance.

e. A mesure que la peau du ventre se distend, elle s'éraille, et il se fait des *vergetures* ou déchirures d'une couleur brune ou bleuâtre, qui forment des lignes courbes parallèles, dont la convexité regarde les aines et le bas-ventre. Ces vergetures, très-nombreuses chez certaines femmes, existent à peine chez d'autres, et j'ai vu des femmes qui avaient eu jusqu'à douze enfants et qui n'en avaient pas de trace. Après l'accouchement, ces éraillures pâlissent, mais ne disparaissent pas.

f. Envies fréquentes d'uriner. Ce symptôme est un des plus importants. Il est vrai qu'il peut être déterminé par d'autres causes; mais dès qu'une femme devient enceinte, c'est un des premiers signes. Il persiste pendant trois à quatre mois. Comme ces besoins sont causés par la pression qu'exerce la matrice sur la vessie (H, fig. 25), ils sont moins fréquents à mesure que la matrice s'élève dans le ventre; mais ils deviennent de nouveau très-incommodes pendant le neuvième mois, quand la tumeur formée par la matrice s'abaisse, comme je l'ai dit plus haut.

g. Présence, dans l'urine, de la kyestéine. L'apparition de ce nouveau corps dans l'urine des femmes enceintes est d'une très-grande importance à constater dans les cas douteux. Voir, à cet égard (page 84), ce que j'ai dit de la valeur de ce signe et des moyens de le reconnaître par l'analyse de l'urine.

h. Les *seins,* qui sont une dépendance des organes générateurs, subissent pendant la grossesse des modifications qui les préparent à la fonction de l'allaitement et qu'il est très-nécessaire de connaître à fond.

Dès le début de la grossesse, les seins se tendent, se gonflent. C'est un signe tellement constant pour quelques femmes, que, dès qu'il existe, elles n'hésitent pas à se croire enceintes. A mesure que la glande mammaire se tuméfie, il se passe dans le mamelon (fig. 24) des changements qui sont surtout caractéristiques chez les femmes qui n'ont pas encore été mères.

Ainsi vers la fin du second mois, le mamelon se gonfle,

devient plus saillant et sa couleur est beaucoup plus foncée. L'aréole qui l'entoure, habituellement rosée, prend une teinte d'abord jaunâtre, puis brune, plus foncée par plaques, qui s'étend quelquefois à une surface plus ou moins considérable du sein et forme ce que l'on désigne sous le nom de *masque*.

Sur l'aréole, on voit apparaître, au nombre de dix à quinze, de petites glandules qui font une saillie de deux à

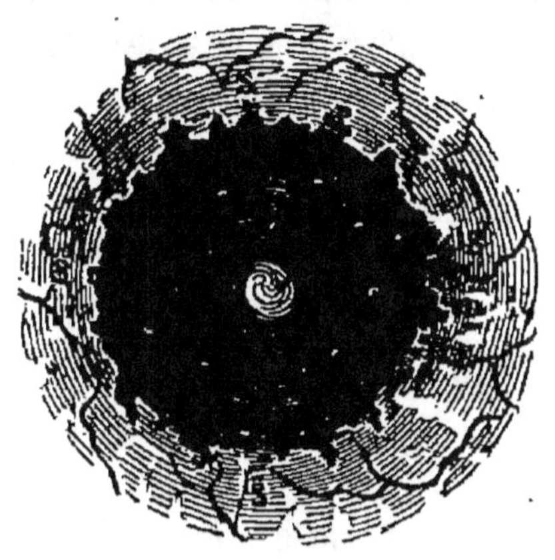

FIGURE 24.

Représentant le bout du sein d'une femme primipare.

SSSS, la peau du sein, sur laquelle se voient des traînées bleuâtres, qui sont les sillons des vaisseaux sanguins hypertrophiés.
OO, l'aréole du sein, beaucoup plus foncée qu'avant la grossesse, et sur laquelle se voient des *granulations* caractéristiques, en nombre variable.
A, le bout du sein ou mamelon, beaucoup plus saillant.

trois millimètres, comme si l'on avait glissé plusieurs grains d'orge sous la peau.

La glande mammaire elle-même se tuméfie, les vaisseaux sanguins y sont bien plus apparents, et on les voit ramper (SSSS, fig. 24), en convergeant vers l'aréole. Les

conduits galactophores, gorgés de lait, sont souvent douloureusement distendus, et il n'est pas rare quelque temps
avant l'accouchement de voir la sécrétion lactée s'accomplir.

Une observation très-importante à noter, c'est que les
femmes chez lesquelles les seins, après s'être légèrement
gonflés au début de la grossesse, s'affaissent pour rester
flasques et mous jusqu'après l'accouchement, seront de
très-mauvaises nourrices, tant à cause de la mauvaise qualité
du lait que de son peu d'abondance.

i. Les femmes, pendant tout le temps de la grossesse, sont habituellement constipées. Outre la tendance
ordinaire à la *constipation*, ce symptôme est augmenté
mécaniquement par l'obstacle que la matrice, distendue par le produit de la conception, apporte à la circulation des aliments dans l'intestin, surtout dans sa partie
inférieure.

j. Flueurs blanches. Le système circulatoire de la matrice et du vagin se développe considérablement par le
fait de la grossesse, autant pour l'alimentation de l'enfant
que pour fournir à l'ampliation de la matrice. Il en résulte
que les parties voisines, et le vagin en particulier, sont très-
congestionnées ; aussi, à partir du troisième mois, voit-on
apparaître quelques flueurs blanches, qui chez certaines
femmes sont très-abondantes et contribuent, avec d'autres
causes que j'indiquerai plus loin, à les épuiser. Une croyance
généralement répandue, et contre laquelle je ne saurais
trop prémunir les femmes, est que ces *flueurs blanches sont
du lait.* C'est une grave erreur, qui a pour conséquence
de laisser les femmes s'affaiblir par un écoulement qu'on
peut au moins modérer, sinon tarir complétement. Ces
flueurs blanches ont, du reste, l'avantage de lubrifier les
parties extérieures, de les ramollir, et de les préparer ainsi

peu à peu à l'énorme distension qu'elles doivent subir au moment de la parturition.

l. Une autre conséquence du développement prodigieux du système circulatoire chez la femme grosse, consiste dans les *varices aux jambes*, les *hémorrhoïdes à l'anus*, le *gonflement veineux des grandes lèvres (thrombus)*, et l'*enflure des jambes*. Chez certaines femmes, ces symptômes sont peu développés; mais chez d'autres ils sont portés au plus haut degré, au point de les empêcher de marcher et de les forcer de rester au lit ou sur une chaise longue, pendant six semaines, deux et même trois mois avant le terme.

Après l'accouchement, ces symptômes disparaissent le plus souvent; mais quelquefois aussi, à partir de ce moment, les hémorrhoïdes à l'anus et les varices font souffrir la femme de temps à autre.

m. *Vomissement. Troubles de la digestion.* Quelques femmes habituellement souffrantes ont l'heureux privilége de n'être bien portantes que pendant le temps de la grossesse; mais pour le plus grand nombre il est loin d'en être ainsi, et c'est surtout sur les voies digestives que se manifeste sympathiquement l'influence de la grossesse. Outre la constipation dont j'ai parlé plus haut, il survient des vomissements, des dérangements dans l'appétit, des dégoûts, des désirs bizarres qui sont pour les femmes un indice à peu près certain de grossesse. Ces troubles de la digestion commencent assez souvent dès les premiers jours, durent quinze jours à un mois environ. Certaines personnes ont des vomissements opiniâtres qui ne permettent la digestion d'aucun aliment ou boisson, persistent tout le temps de la grossesse et mettent leur vie en danger. D'autres souffrent d'aigreurs, de rapports acides, de crampes d'estomac.

Il y a, du reste, de grandes variations dans la manière dont ces vomissements se présentent. Ainsi quelques femmes vomissent seulement le matin, en s'éveillant ou en sortant du lit. Le reste de la journée, elles sont tranquilles de ce côté. D'autres vomissent après avoir mangé, tantôt après un des repas, quelquefois à chaque aliment qu'elles prennent. Quelques femmes, étant à table, sont prises d'envies de vomir, satisfont ce besoin, et reviennent prendre de nouveaux aliments, qu'elles gardent cette fois. Les unes vomissent avec la plus grande facilité; ce n'est qu'avec les plus grands efforts que d'autres rendent à peine quelques sinuosités glaireuses, teintes de bile ou de filets de sang.

Le *traitement* le plus convenable à opposer à cet accident est très-variable; quelquefois, en effet, il est calmé par une infusion légère de thé, tilleul, feuilles d'oranger, de camomille, de menthe poivrée; de l'eau de Seltz, de Vichy, ou d'autres boissons gazeuses; d'autres fois il est très-rebelle et résiste aux médications les plus énergiques. Le plus souvent, cependant, l'éther, la glace, ou l'eau glacée, les boissons froides prises par petites gorgées, quelques cuillerées de kirschwasser, d'eau-de-vie, de vin d'Espagne, d'eau de mélisse des carmes, étendues d'eau sucrée après chaque repas, le sous-nitrate de bismuth mêlé au potage à la dose d'un demi-gramme, triomphent de ces vomissements. J'ai été souvent dans la nécessité d'opposer à ces vomissements de grands bains prolongés, des cataplasmes laudanisés ou des quarts de lavement contenant cinq à six gouttes de laudanum de Sydenham, de poser sur le creux de l'estomac des vésicatoires volants, sur lesquels on appliquait ensuite de la poudre de morphine. Le sulfate de quinine, associé à l'opium en pilules, m'a parfaitement réussi dans un cas très-grave qui avait mis en danger, par son intensité, les jours de la mère.

n. Éblouissements. Syncopes. Défaillances. Les femmes nerveuses, délicates, sont exposées à tomber en syncope pour la plus légère cause, lorsqu'elles sont enceintes; une affection morale vive, la joie, la colère, les mouvements de l'enfant, peuvent produire ces évanouissements. Les calmants les plus convenables à employer pour faire reprendre ses sens à la femme sont : l'eau froide, l'éther, le vinaigre, sur le front, les tempes, les narines.

La signification de ces symptômes varie selon le moment de la grossesse où ils se produisent.

Si c'est au début, c'est une action sympathique du fait de la conception sur le système nerveux central. Vers le cinquième ou sixième mois, c'est le plus souvent un indice de congestion sanguine vers le cerveau ou d'appauvrissement du sang; il existe en même temps de la pesanteur dans les membres, une grande difficulté dans la marche. La saignée enlève souvent ces symptômes comme par enchantement, et bon nombre de femmes sont dans l'habitude de la réclamer à une époque qui varie du quatrième au septième mois. Mais, dans plusieurs circonstances, c'est précisément l'opposé qu'il faut conseiller aux femmes; car la saignée les affaiblit beaucoup, aggrave leur position et les dispose très-mal pour l'accouchement. Un régime tonique, au contraire, des viandes rôties de bœuf et mouton, des pilules ou des boissons ferrugineuses, du vin de Bordeaux font disparaître ces accidents, et les femmes ont des suites de couches très-heureuses.

Tels sont les principaux indices auxquels une femme reconnaît qu'elle est enceinte, et les changements qu'apporte la grossesse dans toute son organisation. Dans les cas ordinaires, une jeune femme, aidée des conseils de sa mère ou de parentes expérimentées, peut très-bien parer aux accidents les plus simples; mais je ne saurais trop recommander, dans les cas opiniâtres, de ne se confier qu'aux soins expérimentés du praticien qui devra l'assister dans son accouchement; car, en admettant même que des remèdes vulgaires ne fassent pas de mal, ils font au moins perdre un temps précieux. La femme, ainsi que je viens de le dire, reconnaît ou soupçonne une grossesse aux symptômes ci-dessus mentionnés; mais ces indices sont loin d'avoir une signification univoque, et les praticiens, bien qu'attachant à ces renseignements une notable importance, surtout quand ils sont tous réunis sur la même femme, ne les admettent cependant qu'à titre de *signes rationnels*. Il n'est pas, en effet, un seul de ces indices qui, isolément ou même au nombre de deux ou de trois, ne se retrouve dans des cas où la grossesse n'existe pas.

Le praticien expérimenté n'est certain de la réalité de la grossesse que quand il a constaté les *signes* dits *sensibles*, et qui sont les suivants :

1° *La palpation et la percussion abdominale;*
2° *Le toucher par le vagin;*
3° *L'auscultation du cœur du fœtus.*

1° Pour que la *palpation* puisse être pratiquée, il faut que la femme soit couchée sur le dos, la tête légèrement soulevée par un oreiller et les genoux relevés. Dans cette position, suivant l'époque de la grossesse à laquelle la femme est parvenue, les mains, appliquées sur les parois du ventre, rencontrent une tumeur dure, située sur le milieu de l'abdomen et qui va remontant depuis le pubis jusqu'au-dessus de l'ombilic. Cette tumeur peut commencer à être perçue au deuxième mois de la grossesse. A la percussion, elle rend un son mat. Il est bien entendu qu'on ne la confondra pas avec la vessie distendue par l'urine, qui est une tumeur fluctuante que le cathétérisme fait disparaître, ni avec une tumeur étrangère à la matrice. Du reste, le *toucher*, pratiqué simultanément avec la palpation ou isolément, lève les doutes.

2° Le *toucher* se pratique à l'aide du doigt indicateur de la main droite ou gauche introduit dans le vagin. La femme, pendant cette exploration, doit, selon l'occurrence, se tenir debout ou être couchée. Le praticien constate, par ce moyen, l'état du corps et surtout du col de la matrice, et, suivant la mollesse, la longueur ou l'évasement de ce dernier, peut indiquer la période de la grossesse et la position de l'enfant dans la matrice. On peut aussi par ce moyen sentir les *mouvements de l'enfant* ou ceux qu'on lui communique.

3° A partir du quatrième et surtout du cinquième mois de la grossesse, l'*oreille appliquée sur le ventre* perçoit deux bruits parfaitement distincts : l'un de ces bruits, analogue pour l'intensité au tic-tac d'une montre, est produit par les *battements du cœur de l'enfant*, et se renouvelle de 130, 140 à 150 fois par minute ; le second, dit *bruit de soufflet*, est dû à la compression, par la matrice, des gros vaisseaux situés dans cette région.

Ce n'est que la constatation de ces signes sensibles, joints à l'existence des signes rationnels, qui peut, dans des cas obscurs, comme il s'en rencontre parfois dans la pratique, permettre au médecin d'affirmer l'existence de la grossesse.

B. Du fœtus, ou enfant dans la matrice.

Le produit de la conception porte le nom d'*embryon* tant qu'il n'est pas parvenu à un certain degré de développement, c'est-à-dire environ jusqu'au troisième mois de la grossesse : à partir de cette époque jusqu'à la naissance, on l'appelle *fœtus*. Il est aussi désigné sous le nom *d'œuf humain.* Depuis le moment de la fécondation, en effet, jusqu'à l'accouchement, il a la plus grande analogie dans sa structure et son développement avec les œufs des animaux, et en particulier du poulet.

Dans les premiers jours qui suivent la fécondation, on voit se développer dans l'œuf deux vésicules, *allantoïde* et *ombilicale*, qui servent aux premiers développements de l'embryon. Plus tard il est enveloppé en entier par une membrane sans ouverture, *l'amnios*, qui forme ce que l'on désigne sous le nom de *poche des eaux*, au moment de l'accouchement. Alors l'enfant communique avec la mère par le *cordon ombilical* et le *placenta, délivre* ou *arrière-faix.*

Vers la *troisième semaine*, l'embryon commence à être bien distinct et a la forme d'un petit ver blanc grisâtre, demi-opaque, sans consistance, gélatineux, long de cinq à six millimètres et du poids de dix à quinze centigrammes.

A *cinq semaines*, on distingue la *tête*, qui est proportionnellement beaucoup plus grosse que le reste du corps: les *yeux* sont indiqués par deux points noirs situés de chaque côté de la tête : les *bras* et les *jambes* n'existent pas ; on ne distingue leur place future que par quatre petits mamelons, situés deux au-dessous de la tête, et les deux autres à l'extrémité du tronc. La longueur totale de l'embryon est alors de quinze millimètres; son poids d'un gramme.

A *deux mois*, on peut distinguer les bras et les jambes, les pieds et les mains; les organes intérieurs, le cœur, les poumons, les intestins, la colonne vertébrale, deviennent très-apparents : la tête est toujours bien plus grosse que le reste du corps. Le sexe n'est pas encore bien accusé. La longueur de l'embryon est de trois à quatre centimètres; son poids, de quinze à vingt grammes.

Au commencement du *quatrième mois*, le poids du fœtus est de cent à cent vingt-cinq grammes ; sa longueur, de quinze centimètres environ. Les yeux, le front, le nez, les lèvres, le cou sont bien distincts. Les ongles se montrent aux pieds et aux mains. Le sexe est distinct. La peau commence à se recouvrir de duvet qui plus tard, à six mois, forme les cheveux. Il a de seize à vingt centimètres de longueur, et pèse deux cent trente à deux cent soixante grammes.

A *six mois*, la longueur est de trente à trente-trois centimètres, son poids est d'environ cinq cents grammes ou une livre. Toutes les parties extérieures et intérieures sont assez développées pour que le fœtus puisse vivre hors du sein de la mère ; mais il est rare que la vie persiste au delà de quelques heures ou d'un jour ou deux. Ce n'est que dans des cas très-heureux, avec des soins extrêmes et de toutes les secondes, que la vie a pu persister.

Une particularité fort remarquable, c'est que, dans ces circonstances, l'enfant ne prend aucun accroissement et que le volume de son corps reste stationnaire jusqu'à ce qu'il ait atteint le terme de neuf mois. Il subit, au contraire, à partir de cette époque, un développement très-remarquable. Cette observation est aussi applicable aux enfants qui viennent au monde à sept et huit mois.

Enfin, *à terme*, l'enfant a cinquante à soixante centimètres de longueur environ, et pèse, en moyenne, de trois kilogrammes à trois mille cinq cents grammes (six à sept livres).

L'enfant, ainsi que je l'ai dit plus haut, tire, dans les premiers jours de sa formation, sa *nourriture* principale des deux vésicules allantoïde et ombilicale. Les rapports avec la mère au moyen du *cordon ombilical* et du *placenta*, en lui fournissant une alimentation plus abondante et substantielle, permettent plus tard un développement beaucoup plus rapide.

Le *cordon ombilical* ou *cordon* (II', fig. 25) est une tige formée de trois vaisseaux, contournés les uns sur les autres, comme les brins d'osier qui forment l'anse d'un panier. Ces vaisseaux, enveloppés par la membrane amnios, sont unis entre eux par une substance gélatineuse dite *gélatine de Warthon*, dont la quantité plus ou moins considérable fait les *cordons gras* ou *maigres*. De ces trois vaisseaux, l'un, *veine ombilicale*, apporte le sang de la mère au fœtus; par les deux autres, *artères ombilicales*, le cœur de l'enfant renvoie à la mère le sang dont il s'est servi, et qui est dès lors impropre à sa nutrition.

La *longueur du cordon* est très-variable, ordinairement de cinquante à soixante centimètres (juste la longueur de l'enfant). On a vu des cordons n'avoir que seize centimètres, s'allonger jusqu'à un mètre cinquante centimètres : dans ces cas, il s'enroule souvent autour du cou, et peut contribuer, dans les accouchements difficiles, à asphyxier l'enfant en l'étranglant.

Des deux extrémités du cordon, l'une s'insère à l'ombilic de l'enfant; l'autre est fixée au placenta, avec les ramifications vasculaires duquel il se continue.

Le *placenta*, *délivre*, *arrière-faix* (D, fig. 25), est une masse molle, spongieuse, qui établit les rapports les plus essentiels entre la mère et l'enfant. C'est un corps aplati, circulaire, ayant de seize à vingt centimètres de diamètre, et d'une épaisseur de quinze à vingt millimètres. Il présente deux faces : l'une, interne ou fœtale, correspond à l'enfant; elle est lisse, recouverte par l'amnios, et présente à considérer, dans sa partie moyenne, l'insertion du cordon ombilical; l'autre face, externe ou utérine, est adhérente à une portion de la cavité de la matrice (E, fig. 25).

Quand elle est séparée du corps, on la voit partagée en un

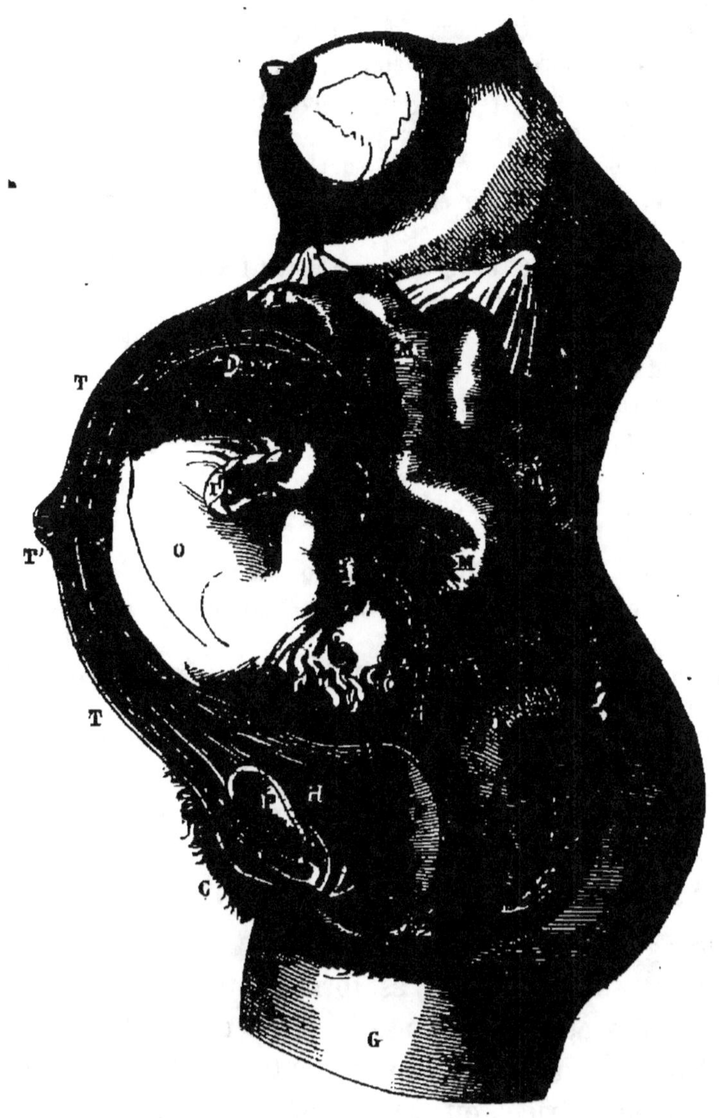

FIGURE 25.

Repré sentant la position la plus habituelle de l'enfant à terme dans la matrice.

O, le fœtus.

EEEE, les parois de la matrice, considérablement amplifiées ; on remarquera sur ces parois les déchirures de la membrane amnios, qui forme une enveloppe totale à l'enfant, et qu'on a
été obligé d'enlever en partie, pour laisser voir le fœtus.

D, le placenta, délivre, ou arrière-faix.

II', le cordon ombilical, contourné sur lui-même, venant en I de la
face interne du placenta, et allant s'insérer à l'ombilic ou
nombril du fœtus.

B, le col de la matrice, ouverture que devra franchir le fœtus pendant l'accouchement.

AA, le vagin, conduit par lequel l'enfant sera expulsé au dehors.

F, la grande lèvre du côté droit.

G, face interne de la cuisse droite.

H, la vessie comprimée et aplatie par la tête de l'enfant.

P, l'os pubis.

C, le pénil, ou mont de Vénus.

TT, les parois du ventre.

T', le nombril, faisant saillie sur les parois du ventre.

MMMM, la masse des intestins, refoulée en arrière et en haut, par
la matrice développée.

K, le rectum, ouvert à sa partie inférieure ; c'est la terminaison de
l'intestin.

SSS, l'os sacrum, qui, avec l'os pubis P, forme l'enceinte ou cavité
osseuse que devra franchir l'enfant pour arriver au dehors.

nombre variable de *lobes* ou *cotylédons*, irrégulièrement
arrondis, et réunis entre eux par un tissu très-mou, facile à
déchirer.

Cette masse spongieuse n'est formée que par un immense
lacis de vaisseaux entre-croisés, appartenant à la mère et
à l'enfant, et venant les uns et les autres s'aboucher dans
le tissu de la matrice, où, se fait, par le moyen d'un double courant en sens opposé, l'échange du sang qui, ayant
servi à la nutrition de l'enfant, retourne à la mère, tandis
que de nouveau liquide vivifiant va de la mère au fœtus.

S'il y a deux, trois ou un plus grand nombre d'enfants

dans la matrice, chacun a son cordon et son placenta distincts : les placentas sont seulement accolés, mais n'ont ensemble aucune communication. Quand le fœtus est arrivé au terme de son développement complet, il affecte dans le sein de la mère la position qui est représentée figure 25.

Je vais maintenant indiquer sommairement de quelle manière l'enfant où fœtus à terme se sépare de sa mère, pour vivre d'une vie personnelle et plus indépendante.

De l'accouchement ou parturition.

On désigne sous le nom d'*accouchement*, d'*enfantement*, de *parturition*, l'expulsion spontanée ou artificielle d'un *fœtus viable* (O, fig. 25) *et de ses dépendances* (D, *ibid.*) à travers les parties naturelles de la génération (EEEE, B, AA et F, *ib.*).

L'accouchement *naturel* a lieu habituellement au *deux cent soixante-dixième jour* à partir de la conception. Cette date correspond à la fin du neuvième mois solaire. Dans ce cas, l'accouchement est dit *à terme, légitime* ou *tempestif.* S'il s'opère huit jours avant ou huit jours après la fin du neuvième mois, l'accouchement reste encore dans les limites normales. Mais il peut s'accomplir à partir du septième mois; il est dit alors *prématuré* ou *précoce.* S'il arrive plus tard, à neuf mois et demi, dix mois, ou au trois centième jour, comme il en existe quelques exemples dans la science, il porte le nom d'*accouchement tardif* ou *retardé.* Je dois dire que l'accouchement *avant le terme naturel* est beaucoup plus commun que les *naissances tardives.*

Cette question des naissances tardives ou précoces a soulevé, dans le siècle dernier, de bien vives discussions, tant en Angleterre qu'en France; et pour trancher les contestations que certains cas peuvent produire, la loi française ne regarde comme *légitimes* que les enfants nés après le cent quatre-vingtième jour (sixième mois), ou avant le trois centième jour (dixième mois) du mariage. Le texte légal ajoute que la légitimité de l'enfant né *trois cents jours* (dix mois) après la dissolution du mariage *pourra être contestée.*

La parturition est dite *naturelle, spontanée,* quand elle s'opère sous l'influence des seuls efforts de la nature; et *artificielle* ou *laborieuse,* quand l'art est obligé d'intervenir.

Des causes de l'accouchement à terme. Pendant très-longtemps on a fait jouer à l'enfant un rôle actif dans la cause de l'accouchement. On le supposait doué d'une sorte de besoin instinctif de vivre au dehors de sa vie propre, et, semblable au poulet qui brise sa coquille à coups de bec, l'enfant déchirait l'enveloppe membraneuse qui l'environne, et par ses efforts répétés dilatait peu à peu les ouvertures et le canal qui doit lui donner passage.

Il est généralement admis maintenant que la cause prochaine de l'accouchement réside dans les conditions particulières que présente la matrice vers la fin du neuvième mois. C'est, en effet, seulement à cette époque que s'opère la dilatation de l'orifice interne du col de la matrice (B, fig. 25). Par suite de cet évasement, la tête de l'enfant est mise en contact presque immédiat avec les fibres les plus sensibles du col, et remplit alors, par rapport à la matrice, un rôle analogue à celui de l'urine sur le col de la vessie ou des matières fécales accumulées à la partie inférieure de l'intestin rectum.

L'expulsion de l'enfant hors de la matrice est due aux contractions de cet organe, aidées de l'action des muscles abdominaux et du diaphragme. Les fibres musculaires, qui sont peu apparentes dans la matrice à l'état de vacuité, le deviennent très-manifestement pendant la grossesse, et la matrice, au moment de la parturition, peut être assimilée à un muscle concentrique d'une très-grande énergie. Comme toute contraction musculaire, celle de la matrice s'épuiserait bientôt par un *exercice continu;* aussi se prolonge-t-elle rarement au delà de trente secondes à une minute : il survient un intervalle de repos, puis une contraction nouvelle suivie d'un nouveau repos ; et on remarque qu'à mesure qu'on se rapproche de la terminaison de l'accouchement, les contractions sont plus longues et plus énergiques, et les intervalles de repos plus courts.

Chaque *contraction* de la matrice est accompagnée d'une *douleur* dont l'intensité est en rapport avec la force de la contraction. Aussi, dans la pratique des accouchements, emploie-t-on indifféremment le mot *douleur* ou *contraction.* Au début de l'accouchement, les contractions utérines sont légères et ne se reproduisent qu'après un assez long repos. Les douleurs alors portent le nom de *mouches* ou de *douleurs préparantes.* Quand les contractions deviennent plus violentes et plus rapprochées, elles sont annoncées par un frémissement général et portent le nom de *douleurs expulsives* ou *expultrices;* enfin, à la terminaison de l'accouchement, lorsque la tête du fœtus franchit l'orifice de la vulve, les douleurs, portées à leur plus haut degré de violence, portent le nom de *douleurs conquassantes.*

La réunion des phénomènes qui se passent pendant la parturition porte le nom de *travail,* et pour les étudier convenablement on a divisé le *travail de l'accouchement* en trois périodes :

1° *Période de préparation ou de dilatation;*

2° *Période d'expulsion ;*

3° *Période de délivrance.*

1° *Période de préparation ou de dilatation.* L'œuvre considérable qui va s'accomplir dans le sein de la mère ne s'établit pas brusquement; elle est annoncée plusieurs jours, chez quelques femmes, plusieurs semaines auparavant, par des malaises généraux, une plus grande difficulté dans la station et dans la marche; la sécrétion plus abondante de flueurs blanches, qui lubrifient, ramollissent et préparent à l'énorme distension qu'ils doivent subir, le col de la matrice, le vagin et les parties externes de la génération. Enfin le travail commence, et les *mouches* ou *douleurs préparantes* dilatent et effacent le col de la matrice (B, fig. 25), de sorte que la matrice (EEEE, *ibid.*) et le vagin (AA, *ibid.*) ne forment plus qu'une seule cavité, sans aucune trace de séparation.

Pendant ce temps, le visage de la femme se colore, la chaleur augmente, la langue se dessèche; souvent il y a des nausées, des vomissements. Dans l'intervalle des douleurs, elle est calme, mais la reprise des contractions la désespère. Elle devient très-irritable.

2° *Période d'expulsion.* Quand la dilatation du col est complète, le résultat des contractions utérines ou des *douleurs* est l'expulsion du fœtus et du placenta.

L'enfant, ainsi que j'ai eu occasion de le dire à l'article *Grossesse* (page 127), peut être comparé, dans la matrice, à l'œuf des oiseaux; il est, en effet, complétement enveloppé par une membrane sans ouverture qu'on nomme *l'amnios* et nage au milieu d'un liquide que contient cette sorte de vessie. Pendant les contractions utérines, cette membrane et ce liquide forment hernie à travers l'ouverture du col de la matrice; c'est ce que l'on désigne sous le nom de *poche des eaux.* Mais les efforts continus et progressivement plus intenses de la matrice distendent outre mesure cette membrane et finissent par amener sa déchirure. Aussitôt un flot de liquide inonde les parties de la femme et s'écoule au dehors ; c'est le phénomène connu sous le nom de *rupture de la poche des eaux*. En général, à partir de ce moment l'accouchement marche vite à la terminaison.

En supposant l'enfant dans la position qu'il occupe fig. 25 (position la plus favorable et heureusement la plus habituelle), le sommet de la tête s'engage alors dans l'orifice dilaté (B, *ibid.*), puis dans la partie supérieure du vagin (AA, *ibid.*), dont les rides transversales s'effacent tout à fait à ce moment. Il continue, sous l'influence des contractions de la matrice, des muscles des parois du ventre et du diaphragme, à descendre le long de l'excavation du sacrum (SSS, *ibid*), en comprimant l'intestin rectum (K, *ibid.*), qui dans cet instant est complétement vidé, ainsi que la vessie (H, *ibid.*), et bientôt le sommet de la tête apparaît à travers l'ouverture de la vulve. Les *douleurs conquassantes*, atroces à ce moment, lui font franchir cet orifice, la nuque dirigée en avant et la face en arrière ; suivent aussitôt les épaules et le reste du corps, et l'enfant ne tient plus à la mère que par le cordon ombilical (II', *ibid.*), qu'on coupe, avec des ciseaux, à six ou huit centimètres de son insertion au nombril de l'enfant. Il faut avoir soin, jusqu'à ce qu'il soit lié, à peu près vers la moitié de sa hauteur, de pincer avec les doigts le bout qu'on vient de couper. Quelques personnes lient aussi le bout qui tient à la mère, jusqu'à ce que la *délivrance* soit effectuée ; mais c'est une précaution inutile.

Le fœtus, au moment de son expulsion, est quelquefois enveloppé par une portion de la membrane amnios : on dit alors qu'il est *né coiffé*.

3° *Période de la délivrance*. L'expulsion du placenta, délivre ou arrière-faix (D, *ibid.*), suit de près la sortie de l'enfant. Au bout de dix minutes, un quart d'heure, une demi-heure au plus, cet organe détaché vient à l'orifice de la matrice, qui, se contractant légèrement, le pousse dans le vagin, d'où on le tire par l'intermédiaire du cordon. En même temps que le délivre, il sort habituellement une assez grande quantité de sang, mais qui s'arrête de suite, sans quoi l'hémorrhagie est à redouter. Dès que l'accouchement est terminé, on doit s'occuper immédiatement des *soins à donner à la mère et à l'enfant.*

Soins à donner à la mère. Après avoir examiné si le délivre est entier, on laisse quelques instants encore la femme sur le *lit de misère,* et pendant ce temps on s'occupe de l'enfant. (Voir plus loin.) La femme pendant ce temps de repos doit rester couchée, les cuisses rapprochées et allongées, peu couverte, dans le silence et le repos le plus absolu du corps et de l'esprit. Elle est prise alors d'un tremblement général, avec claquement de dents, qui est de très-bon augure ; car, en indiquant le retrait de la matrice sur elle-même, il éloigne les craintes d'hémorrhagie. Après un quart d'heure, demi-heure au plus de repos, on lave doucement les organes extérieurs et la partie interne des cuisses, avec de l'eau tiède légèrement teinte de vin, pour raffermir les chairs. On essuie avec des linges secs et chauffés. On débarrasse l'accouchée de tous ses vêtements et on les remplace par d'autres bien secs et chauds, qui seront lâchement attachés. La poitrine et les bras doivent être particulièrement bien recouverts. On entoure le ventre d'une serviette médiocrement serrée ; on garnit de linges également secs et chauds les parties génitales, et on porte l'accouchée avec beaucoup de précaution sur le lit où elle doit rester pendant ses couches : ce lit doit être au préalable convenablement garni vers le siége, pour n'avoir pas à le changer en entier avant trois jours révolus.

12.

Quelques femmes, aussitôt l'accouchement terminé, prennent un bouillon léger, d'autres une infusion de tilleul et de feuilles d'oranger. En tous cas, il est imprudent de se charger l'estomac par une alimentation trop substantielle.

Soins à donner à l'enfant. La première indication à remplir est de couper le cordon ombilical et d'y appliquer une ligature. (Voir plus haut.) On examine ensuite si l'enfant ne présente aucune difformité et si les ouvertures naturelles ne sont pas oblitérées; on le place alors sur les genoux de la garde, qui doit le veiller; on détache de son corps, au moyen de linges enduits de beurre ou d'huile, les matières grasses quelquefois très-abondantes qui le recouvrent. On l'essuie avec des linges secs, et on l'habille, en commençant par vêtir les bras et la poitrine. La portion libre du cordon lié est entourée d'un linge fin, sec et propre, et placée sur le côté gauche du ventre. On entoure ensuite le ventre d'une bande médiocrement serrée et cousue de fil. Il faut autant que possible éviter l'emploi des épingles autour des enfants nouveau-nés.

Pendant un jour ou deux, jusqu'à ce qu'il tette, la nourriture de l'enfant ne doit être constituée que par quelques gouttes d'eau sucrée. On doit veiller avec soin à ce que l'expulsion des urines et du méconium se fasse régulièrement. Si les évacuations naturelles n'avaient pas lieu, on les sollicite par l'administration de sirop de fleurs de pêcher, de violettes ou de chicorée composé, associés par parties égales à l'huile d'amandes douces.

Si au sortir de la matrice l'enfant ne respirait pas, ou qu'il présentât quelques phénomènes d'asphyxie, comme la teinte bleuâtre de tout le buste ou de la tête, il faut faire des frictions douces sur le corps, les membres, avec de l'eau froide, légèrement aiguisée de vinaigre ou d'eau-de-vie. Quand des mucosités remplissent la bouche, il ne faut pas craindre d'introduire le petit doigt jusqu'au fond de la gorge et de les détacher; à mesure qu'elles apparaissent entre les lèvres, on les essuie et on les attire avec un linge sec.

Je ne donne ici que les indications les plus habituelles : le cadre de cet ouvrage et le but que je me suis proposé ne comportent nullement les instructions pour les cas difficiles. Dans ces circonstances, la seule chose à faire consiste à ne pas perdre de temps et à réclamer au plus tôt les soins d'un praticien expérimenté.

DEUXIÈME PARTIE.

MALADIES DES VOIES URINAIRES

ET DES ORGANES DE LA GÉNÉRATION.

Dans les maladies des voies urinaires et des organes générateurs, bon nombre d'affections sont communes à l'homme et à la femme : tels sont les *rétrécissements du canal de l'urètre*, les *maladies vénériennes*, les *affections de vessie (catarrhe, paralysie)*, la *rétention d'urine*, la *gravelle*, la *pierre*, etc., etc. Je les étudierai simultanément, me bornant à indiquer les particularités relatives à chaque sexe.

Quelques maladies, bien que distinctes, veulent être traitées à la fois dans les deux sexes, parce que de leur rapprochement jaillissent certaines comparaisons importantes à connaître : tels sont l'*onanisme*, la *stérilité*, l'*impuissance*.

Enfin, je tracerai séparément l'historique des affections propres à l'homme, *engorgement de la glande prostate, pertes séminales, maladies des testicules*, etc., et de celles qui sont particulières à la femme, *maladies de matrice, flueurs blanches, ulcérations, cancer, déplacements*, etc.

RÉTRÉCISSEMENTS

DU CANAL DE L'URÈTRE.

Je commence l'étude des *maladies des voies urinaires et des organes de la génération* par celle des *rétrécissements de l'urètre*, non parce que cette marche est la plus logique, mais parce que cette affection par elle-même, et surtout par les conséquences inévitables qu'elle entraîne, est une des plus importantes à connaître d'abord. Il eût semblé plus rationnel de commencer par l'histoire de la *blennorrhagie* et des *écoulements chroniques ;* le lecteur verra que l'examen préalable des altérations consécutives à ces maladies est d'une grande utilité pour leur traitement.

Depuis plus de soixante ans, les esprits les plus distingués qui se sont occupés d'*urologie* ont surtout fixé leur attention sur les altérations organiques de l'urètre et les moyens de rétablir le cours de l'urine.

On conçoit, en effet, qu'une maladie *très-fréquente* qui amène à sa suite, après un temps quelquefois très-court, *la rétention d'urine, les abcès, les fistules urinaires, l'engorgement de la prostate et des testicules, l'impuissance, la stérilité, le catarrhe de vessie, l'incontinence d'urine, la pierre, l'inflammation des reins*, mérite toute la sagacité des plus habiles observateurs. Aussi les travaux de *Hunter*, de *Chopart*, de *Ducamp*, de *Dupuytren* et des différents praticiens qui ont marché sur leurs traces, ont-ils avancé considérablement le traitement de cette affection, qui est maintenant une de celles dont le *praticien spécial* triomphe toujours.

Pour que le lecteur puisse se reconnaître facilement dans une question aussi complexe, je vais indiquer l'ordre que je me propose de suivre. Je serai méthodique et très-concis. De cette manière il sera facile à chaque personne de porter son attention sur telle phase de la maladie qu'il lui plaira.

1° Définition des rétrécissements.

2° Causes.

3° Division en { spasmodiques, inflammatoires, organiques.

4° Nombre.

5° Siége.

6° Symptômes.

7° Complications.

8° Diagnostic.

9° Marche.

10° Pronostic.

11° Traitement.

12° Observations.

Le lecteur fera bien, pour se remémorer les détails anatomiques, de se reporter à la page 21 et aux figures 4, 8, 9, 10 et 11.

CHAPITRE I.

DÉFINITION.

Je désigne sous le nom de *Rétrécissements, Angusties, Coarctations, Strictures* du canal de l'urètre une diminution du calibre de ce conduit, résultant d'un état morbide des tissus qui constituent ses parois.

D'après cette définition, on voit que, 1º les maladies de la glande prostate, 2º des graviers engagés dans l'urètre, 3º un abcès, 4º une tumeur des corps caverneux comprimant le canal, peuvent bien être des obstacles à l'excrétion de l'urine, mais ne rentrent pas dans la maladie dont je m'occupe actuellement.

CHAPITRE II.

CAUSES DES RÉTRÉCISSEMENTS.

Les causes des rétrécissements de l'urètre sont multiples et se partagent bien inégalement le nombre des coarctations. Ainsi, sans crainte d'être contredit, on peut affirmer que les trois quarts des angusties urétrales reconnaissent la blennorrhagie pour principe, et il est certain que toutes les autres causes réunies fournissent à peine le quart des rétrécissements qui se présentent à l'observation du praticien.

Comme presque toutes les personnes qui viennent me consulter pour un rétrécissement me demandent l'origine de leur mal, et que je sais, par expérience, à combien d'interprétations fausses peuvent donner lieu les explications du médecin, il est important, pour éviter toute confusion, d'étudier une à une les différentes causes assignées aux coarctations et d'en examiner la valeur.

Je viens de dire que la blennorrhagie était la cause la plus commune ; je m'explique :

A. La *blennorrhagie aiguë non virulente* est une véritable inflammation catarrhale de la muqueuse urétrale. Cette inflammation, comme je le ferai voir à l'article *Blennorrhagie*, peut arriver à différents degrés d'intensité, et quand elle est traitée méthodiquement, il n'en reste pas la moindre trace dans l'espace de quinze jours, trois semaines, un mois au plus. Étant prise tout à fait au début, elle peut même disparaître en quelques jours. Dans ce cas, la membrane muqueuse reprend, dans toute son étendue, sa souplesse et son élasticité naturelle, et l'écoulement, comme cause d'angustie, est comme non avenu.

Mais malheureusement il est loin d'en être toujours ainsi; les malades, au début, veulent eux-mêmes se traiter; ils 'osent pas confier cette maladie à leur médecin habituel; ensuite ils se livrent à des charlatans qui exploitent leur rédulité et leur font subir des traitements incendiaires, ont le résultat est, 1° de ne pas guérir l'écoulement, et ° de causer l'inflammation des intestins, de la vessie, des eins, etc. Ce n'est qu'après ces vicissitudes qu'ils vont onsulter le praticien spécial, dont la fonction est de éparer tout ce désordre.

Quand un semblable écoulement a duré deux, trois, six ois, un an et plus, il est rare que le canal ne porte pas le erme d'un rétrécissement et qu'une inflammation sourde, atente, ne se soit pas fixée dans un point du conduit. ette phlegmasie chronique faisant affluer, dans la partie alade, plus de sang que dans les parties voisines, celle-ci rend plus de nourriture, s'hypertrophie et forme un gonement qui, en diminuant la lumière du canal, gêne la ibre sortie de l'urine.

B. Dans la *blennorrhagie virulente*, outre la phlogose e la membrane muqueuse, il existe des *ulcérations spéifiques* ou *chancres* dans l'intérieur du canal. Ces ulcérations, dans le cas le plus favorable, guérissent et laissent à leur place une cicatrice qui jouit de toutes les propriétés du *tissu inodulaire ou cicatriciel.* La principale propriété de ce tissu est une *tendance continuelle et fatale à la rétraction.* C'est encore, on le voit, un principe de rétrécissement, mais par un mécanisme différent du précédent. On a des exemples palpables de ce qui arrive au canal de l'urètre dans le cas qui nous occupe, en considérant la position vicieuse que prend la tête des personnes qui ont éprouvé une brûlure au cou. Le tissu de cicatrice par une rétraction lente, mais incessante, incline la tête de son côté. Les brûlures ou les plaies de la paume des mains et des doigts offrent, à chaque instant, des exemples analogues.

C. On accuse très-souvent les *injections* de causer des rétrécissements. C'est surtout dans une question aussi controversée qu'il est nécessaire de porter le flambeau de l'analyse. Il faut considérer :

1° La nature de l'écoulement auquel on a affaire ;

2° Sa date récente ou ancienne ;

3° La composition du liquide injecté ;

4° La manière dont sont faites les injections.

1° Quand il s'agit d'une *blennorrhagie virulente,* il est bien clair que, la maladie comportant toujours avec elle le germe de rétrécissements, les injections, si défectueuses d'opportunité et de composition qu'elles soient, ne pourront pas être accusées d'avoir causé la coarctation. Elles seront seulement passibles de l'avoir aggravée.

Dans le cas de *blennorrhagie non virulente,* il faut avoir égard aux considérations subséquentes.

2° Quand un écoulement est *récent,* commence à poindre pour ainsi dire, il m'est arrivé très-souvent, avec une injection convenable, d'arrêter le mal à son début, de le juguler, de le faire avorter. La membrane muqueuse, dans cette circonstance, ne conserve aucune trace de cette commotion.

Si l'inflammation catarrhale est *développée*, une injection astringente légère est d'effet nul; une injection au nitrate d'argent, *concentrée, caustique*, comme on l'a dénommée, peut, en raison de l'état de friabilité de la muqueuse enflammée, déterminer, outre les autres accidents, des déchirures, des érosions dont la cicatrice sera fatalement plus tard le germe de coarctations.

Lorsque l'écoulement est passé à l'*état chronique*, s'il y a relâchement, atonie de la muqueuse, des injections comme celles dont je donne la formule à l'article *Blennorrhagie* ne peuvent que fortifier les tissus, leur donner du ton, et sont incapables d'amener plus tard des rétrécissements. Les injections caustiques, au contraire, agissent sur certains points plus ramollis que d'autres, déterminent souvent leur ulcération, par conséquent, des cicatrices et leurs suites.

3° D'après les différentes catégories que je viens d'établir, on voit que je ne suis pas partisan des injections dans la composition desquelles entrent à forte dose des substances énergiques, et que je n'admets l'emploi de ce modificateur que dans des circonstances assez restreintes. Cette pratique tient à ce que, dans le traitement d'une blennorrhagie, j'ai toujours en vue, non-seulement la guérison immédiate, mais aussi la crainte de rétrécissements ultérieurs.

4° Quand le médecin peut faire lui-même les injections, il n'y a d'autre inconvénient que celui qui résulte de la composition du liquide; mais le plus souvent on confie au malade le soin de les pratiquer, et son inexpérience ou son excès de zèle amène fréquemment des déchirures du canal, dont le lecteur comprend maintenant toute la gravité.

(Voir, pour la manière dont on doit faire les injections uré-trales, *Traitement de la blennorrhagie.*)

D. Je trouve dans mes notes deux observations de ré-trécissements urétraux causés par des manœuvres qui dé-terminent parfois des hémorrhagies très-graves. L'un des malades, âgé de trente ans, avait eu, six ans auparavant, une chaude-pisse cordée. (Voir *Blennorrhagie.*) Pour soulager les douleurs atroces qu'il éprouvait, un de ses amis, ancien militaire, l'engage à *rompre la corde*. A cet effet, le ma-lade place sa verge sur une table et presse avec effort sur l'arc qu'elle forme. Il se fait une sorte de déchirement, la verge se redresse, le sang coule en abondance. Le malade se trouve momentanément soulagé ; mais la déchirure du canal ne s'était refermée que par une cicatrice qui , insen-siblement, avait rétréci l'urètre, à ce point que, la première fois que je vis ce malade, j'introduisis avec peine une bou-gie d'un millimètre de diamètre.

L'autre malade, âgé de trente-cinq ans, avait agi de même ; mais les conséquences furent plus promptes. Deux ans après l'accident dont je parle, à la suite d'excès de toute sorte, il fut pris d'une rétention d'urine complète, pour laquelle je fus appelé à lui donner des soins.

E. Les *chutes sur le périnée*, quand les cuisses sont écar-tées, les *contusions violentes* sur cette même région, peu-vent léser le conduit des urines, ce dont on s'aperçoit au pissement de sang immédiat ; les cicatrices qui en sont la conséquence déterminent un rétrécissement plus ou moins fort, selon que la plaie intéresse une partie ou toute la cir-conférence du canal.

F. La *dilatation variqueuse* des vaisseaux sanguins qui entrent dans la structure de l'urètre est aussi une cause de rétrécissement. On conçoit facilement que ces vaisseaux dilatés et gorgés de sang, faisant saillie sur un ou plusieurs points du conduit, et surtout au col de la vessie, gênent la sortie de l'urine, et opposent parfois une barrière insurmontable à son écoulement. Je donne des soins à une personne qui, tous les six mois environ, est atteinte d'une rétention d'urine due à cette cause. Le cathétérisme avec une sonde de gomme élastique, en procurant le dégorgement de ces vaisseaux variqueux, amène toujours la fin de la rétention, et procure un soulagement instantané.

G. L'*infiltration de tubercules* dans la membrane muqueuse et le tissu cellulaire sous-jacent est aussi une cause de rétrécissement, heureusement fort rare, car le mal est au-dessus des ressources de la médecine. Mais ce n'est, dans ce cas, qu'un épisode de l'affection tuberculeuse, et les testicules, la prostate, les poumons, les glandes du cou, farcis de tubercules à divers degrés de ramollissement, ne tardent pas à faire périr le malade.

H. Les *excès vénériens*, la *masturbation* sont aussi des causes de rétrécissement de l'urètre. L'éréthisme continuel des organes génitaux entretient l'afflux du sang, qui, se localisant sur un point de la muqueuse urétrale, amène son hypertrophie, et, par suite, l'angustie du canal.

I. Presque tous les praticiens sont d'accord pour admettre que certaines coarctations ont pour origine un *principe rhumatismal* ou la *répercussion d'un vice dartreux, herpétique*.

J. Dans beaucoup de cas, il est impossible de remonter à la cause, même éloignée, des rétrécissements. On est forcé d'admettre une *prédisposition native* ou *héréditaire*. Ainsi, très-souvent, il arrive que des malades, n'ayant aucun intérêt à dissimuler leurs antécédents, affirment n'avoir jamais eu d'écoulement ni aucun symptôme d'affection vénérienne, ne s'être jamais adonnés à la masturbation ni aux excès des plaisirs de l'amour. D'un autre côté,

13.

j'ai eu à traiter de coarctations des enfants de huit, onze et treize ans, assurément purs de tout rapport sexuel. Enfin, je donne actuellement des soins, pour un rétrécissement de l'urètre, à une personne de quarante ans, dont j'ai déjà guéri les deux frères, et dont le père est mort, à soixante-huit ans, des suites d'une rétention d'urine.

CHAPITRE III.

DIVISION DES RÉTRÉCISSEMENTS.

Les différentes causes de coarctations que je viens d'énumérer peuvent déjà permettre d'entrevoir les principales divisions établies dans les rétrécissements. J'admets l'existence de :

A. Rétrécissements *non permanents* ou *spasmodiques* ;

B. Rétrécissements *permanents* ou *organiques ;*

C. Rétrécissements *mixtes*.

A. En traitant de l'anatomie de l'urètre, j'ai pris soin de faire remarquer que, bien que ce canal ne fût pas pourvu de muscles propres, on observait souvent des phénomènes dus à la contraction musculaire. Ainsi, sans parler d'une sorte de corrugation que tous les praticiens sont à même de sentir en introduisant des bougies de cire chez certains malades irritables, corrugation due à l'afflux et au retrait du sang dans le tissu spongieux qui double la première partie de l'urètre, il est constant que la portion membraneuse de ce conduit refuse d'admettre dans sa cavité des instruments qu'elle laissait passer la veille, et qui, le lendemain, entreront sans difficulté. Il m'arrive souvent, quand j'ai affaire à des urètres ainsi disposés, de laisser buter la bougie ou la sonde contre l'obstacle pendant quelques minutes, parce que l'expérience m'a montré qu'après de courts instants le spasme cesse et que les instruments pénètrent sans résistance.

A quoi tient ce phénomène ? Les faisceaux musculaires du releveur de l'anus qui entourent la portion membraneuse de l'urètre à sa partie inférieure, et que l'on désigne sous le nom de *muscle de Wilson*, relèvent, en se contractant, la partie du canal avec laquelle ils sont en rapport et oblitèrent ainsi la lumière de l'urètre : comme toutes les actions musculaires offrent des alternatives de contraction et de relâchement, le bec de l'instrument, appuyé contre l'obstacle, épie le moment de détente pour franchir la coarctation.

Ce genre de rétrécissement s'observe chez les sujets nerveux, irritables, adonnés à la masturbation ou aux excès vénériens. J'ai eu occasion de les constater chez des personnes affectées d'hémorrhoïdes ou d'inflammation chronique de la glande prostate.

B. Les rétrécissements *permanents* ou *organiques* sont, à proprement parler, les *vraies coarctations*. On les divise en :

1° *Inflammatoires*,
2° *Membraneux*,
3° *Fongueux* ou *carnosiformes*,
4° *Fibreux* ou *cartilagineux*,
5° *Variqueux*.

1° Les *coarctations inflammatoires* forment l'espèce de rétrécissement dont on est affecté quand on a une blennorrhagie ; la membrane muqueuse, boursouflée dans presque toute son étendue, fait saillie dans l'intérieur du canal, diminue son calibre, et gêne ainsi la sortie de l'urine, qui ne s'effectue plus que par un filét mince. J'ai eu occasion, en énumérant les causes des strictures urétrales, d'indiquer que le traitement méthodique de la blennorrhagie faisait à lui seul disparaître ce rétrécissement.

2° Les *rétrécissements membraneux* sont constitués par un adossement de la membrane muqueuse à elle-même. Cette duplicature de la muqueuse, selon la forme qu'elle affecte, donne lieu à des *brides*, à des *valvules*. Ces brides ou ces valvules ne siégent jamais que sur un point fort circonscrit de l'urètre, les brides occupant une portion plus ou moins grande de la circonférence et les valvules affectant la totalité.

Quand on retire du canal des bougies de cire molle qui ont été en contact avec ce genre de coarctations, on aperçoit sur un point une rainure circulaire qu'on croirait produite par la constriction d'un fil.

3° Les *strictures fongueuses* ou *carnosiformes* résultent du boursouflement d'une surface plus ou moins étendue de la membrane muqueuse. L'inflammation chronique fixée sur ce point a augmenté la vascularité des tissus, qui deviennent mous, saignant au moindre contact. Il s'est épanché de la lymphe plastique dans la membrane muqueuse et dans le tissu cellulaire sous-jacent. J'ai observé de ces angusties qui avaient jusqu'à deux et trois centimètres de longueur.

4° Les *rétrécissements fibreux* ou *cartilagineux* sont formés par du tissu de cicatrice. Ce tissu provient de la guérison de plaies, d'ulcères, ou du traitement antérieur de rétrécissements membraneux ou carnosiformes par la cautérisation ou l'incision, ainsi que je le démontrerai en parlant des divers procédés curatifs des coarctations urétrales.

5° Les *rétrécissements variqueux* proviennent de la dilatation des vaisseaux veineux qui entrent dans la structure de l'urètre, et principalement dans celle du col de la vessie.

C. *Rétrécissements mixtes*. Ces coarctations sont celles dans lesquelles l'*élément spasmodique* vient compliquer momentanément une *lésion organique*. Ainsi, il est très-fréquent de voir l'irritation produite par le passage d'une bougie à travers un rétrécissement amener une occlusion totale du conduit. Certaines cautérisations, des injections caustiques, l'équitation, la marche forcée, des excès de table ou de coït amènent le même résultat.

Le lecteur verra, à l'article *Traitement*, l'importance grande de ces divisions ; car c'est en se basant sur elles que je fonde les diverses méthodes de traitement.

Quelques auteurs, négligeant ces particularités, n'admettent que deux catégories : les strictures *dilatables* et les strictures non *dilatables;* ou, ce qui revient au même, *celles qui peuvent guérir et celles qui sont incurables.* Dans la première section rentreraient tous les rétrécissements dont je viens de parler, excepté les rétrécissements cartilagineux, qui, à eux seuls, formeraient la seconde division.

CHAPITRE IV.

NOMBRE DES RÉTRÉCISSEMENTS.

Le plus souvent il n'existe qu'*un* rétrécissement (fig. 26); assez souvent on en rencontre *deux* et *trois* sur le même urètre (fig. 27, 28, 29 et 30).

L'intervalle qui sépare les strictures est habituellement de six à huit millimètres (trois à quatre lignes). Les auteurs citent l'exemple de personnes sur lesquelles on a trouvé cinq, six, huit et jusqu'à onze rétrécissements. Il y a trois ans, j'ai eu occasion de traiter un malade affecté de sept

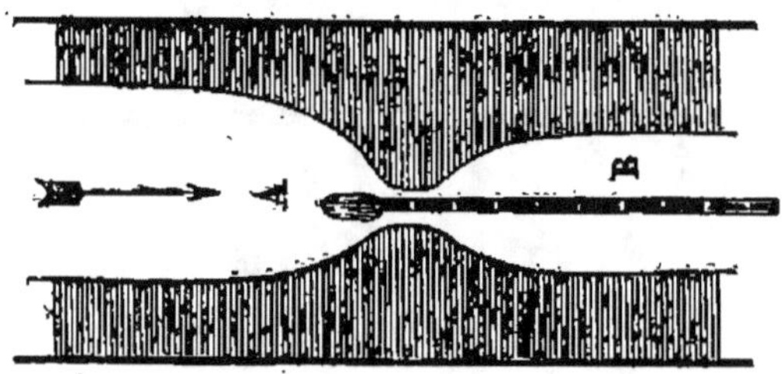

FIGURE 26.

Représentant un rétrécissement simple.

Le cours de l'urine, de A en B, est indiqué, comme dans les figures suivantes, par la direction de la flèche. On remarquera que la portion A du canal de l'urètre, placé entre la vessie et le rétrécissement, est plus évasée que la portion B, située entre le rétrécissement et le méat urinaire. (Voir plus loin la raison de cette particularité.)

rétrécissements. Dans ces cas, deux ou trois rétrécissements en plus ou en moins ne sont pas ce qui cause la gra

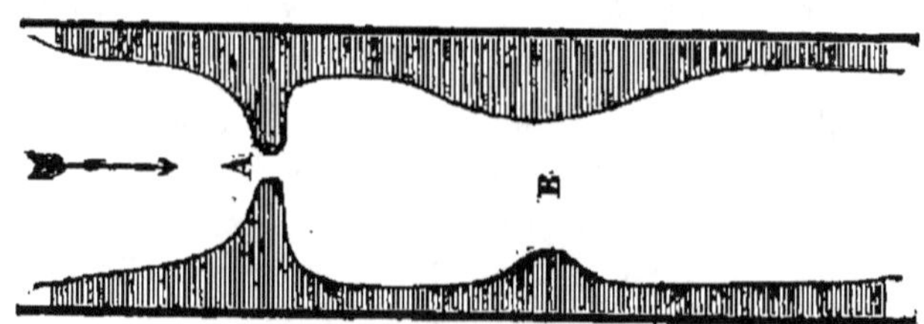

FIGURE 27.

Représentant deux rétrécissements, le premier, B (c'est-à-dire le plus rapproché du méat urinaire), plus large, et le second, A, plus étroit.

vité de la maladie. L'altération profonde de la membrane muqueuse est surtout ce qui doit attirer l'attention du praticien.

Quand il y a deux ou un plus grand nombre de rétrécissements, les moins étroits sont, en général, placés en avant.

CHAPITRE V.

SIÉGE DES RÉTRÉCISSEMENTS.

La situation des strictures urétrales doit être envisagée,

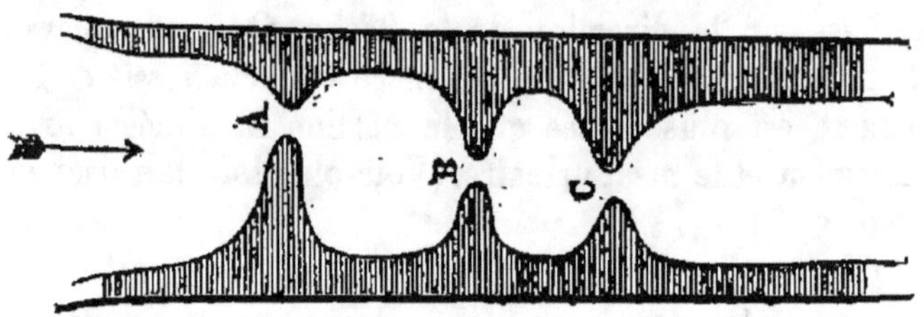

FIGURE 28.

Représentant trois rétrécissements ; affectant d'une manière différente toute la circonférence de l'urètre.

(La direction de la flèche indique le cours de l'urine.) Le deuxième rétrécissement, B, occupant toute la circonférence, offre une ouverture centrale. La première stricture, C, plus développée sur une paroi, a son ouverture placée latéralement; tandis que la troisième, A, présente son canalicule sur le côté opposé.

A. Par rapport aux parois du canal ;
B. Par rapport aux régions.

A. Certains rétrécissements occupent toute la circonférence du canal, et forment ainsi une bride circulaire, une valvule, un diaphragme traversé par l'ouverture urétrale.

Chaque partie de la circonférence urétrale peut être isolément affectée de rétrécissement (fig. 29); mais c'est

surtout la paroi inférieure qui est le plus souvent atteinte.
(Fig. 30.)

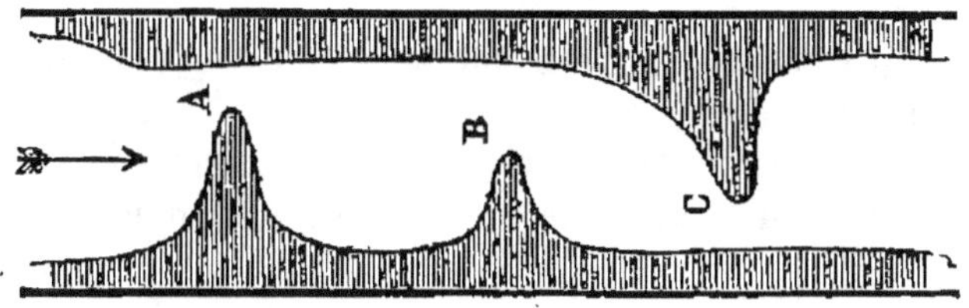

FIGURE 29.

*Représentant trois rétrécissements, situés chacun sur une partie
différente des parois du canal.*

Les parois qui regardent le bord libre des rétrécissements C, B, A,
sont à l'état normal.

B. Les *rétrécissements spasmodiques purs* ont nécessairement leur siége à la région membraneuse, de D en A
(fig. 8) et BC (fig. 30), que doublent le muscle de Wilson
et quelques autres faisceaux musculaires provenant du
muscle releveur de l'anus.

Les rétrécissements organiques sont situés, dans les dix-
neuf vingtièmes des cas, à l'union de la portion spongieuse
et de la portion membraneuse du canal de l'urètre, au niveau de la courbure sous-pubienne, à seize ou dix-huit
centimètres de profondeur (cinq à six pouces).

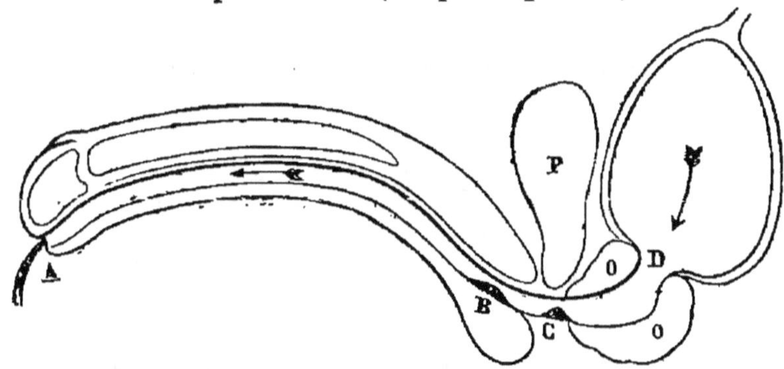

FIGURE 30.

*Représentant deux rétrécissements, B et C, dans les régions où ils
existent le plus habituellement.*

AB, région spongieuse de l'urètre.

BC, portion membraneuse, où siégent les rétrécissements spasmodiques.

CD, portion prostatique, sur laquelle il ne se forme point de rétrécissements.

OO, la glande prostate, qui enveloppe le col de la vessie D.

D, le col de la vessie, surmonté d'une flèche, qui indique le cours
de l'urine.

P, l'os pubis.

En B et en C, sont situés, *sur la paroi inférieure*, deux rétrécissements, dont le premier, B, repose sur une base plus large
que le second, C.

Après cette région que j'appelle le *lieu d'élection* des
strictures, les parties du canal qui sont le siége d'angusties, sont le *méat urinaire* (A, fig. 30), la *terminaison de la
fosse naviculaire* (E, fig. 8), la partie de la *portion spongieuse* située à neuf ou dix centimètres du méat urinaire.

*La portion prostatique n'est jamais le siége de rétrécis-
sements.* La glande prostate peut être tuméfiée, engorgée
dans un ou plusieurs de ses lobes ; mais on ne rencontre
pas, sur la membrane muqueuse qui tapisse cette région,
les altérations qui, dans les autres parties du canal de l'u-
rètre, constituent les coarctations.

CHAPITRE VI.

SYMPTOMES DES RÉTRÉCISSEMENTS.

Pour ne pas fatiguer l'attention du lecteur, j'examinerai
les symptômes un à un, et j'en discuterai la valeur à
mesure.

A. *Suintement urétral.*

B. *Changement dans le jet d'urine.*

C. *Fréquence des besoins d'uriner.*

D. *Efforts pour uriner.*

E. *Douleur en urinant.*

F. *Douleur pendant le coït.*

G. *Incontinence d'urine.*

H. *Rétention d'urine.*

I. *Modifications du liquide urinaire.*

A. *Suintement urétral.*

A la suite d'écoulements, il n'est pas rare de voir persister un suintement qui n'est pas appréciable pendant le jour, mais qui se collectionnant la nuit, apparaît le matin à l'entrée du méat urinaire, sous la forme d'une *goutte-lette opaque, d'un blanc jaunâtre, de consistance variable, tachant le linge en jaune sale,* et qui est connue vulgairement sous le nom de *goutte militaire.* Ce suintement, *qui n'est pas de nature à se transmettre par le coït,* annonce un commencement de rétrécissement. Pendant des années entières il en est, parfois, le seul indice. L'observation d'un régime sévère le fait quelquefois disparaître : des écarts de régime, la marche, le coït, le font reparaître ou l'augmentent à tel point, que je suis souvent consulté par des malades de cette catégorie, qui croient avoir contracté une nouvelle gonorrhée. Puis, soit à la suite d'injections astringentes, soit spontanément, cet écoulement cesse. Mais le malade n'est pas guéri ; s'il veut observer avec soin la manière dont se fait la première émission de l'urine à son réveil, voici ce qu'il remarque : *les premières gouttes de liquide chassent devant elles une sorte de petit ver blanc de 1/2 ou 2 centimètres de longueur, de grosseur variable.*

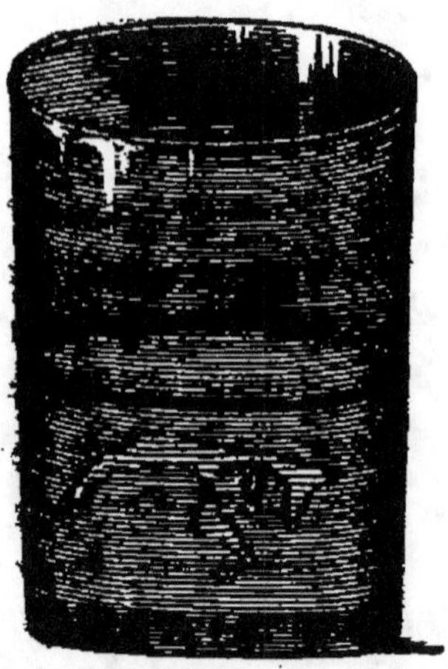

FIGURE 31.

Représentant, en O, le filament blanc grisâtre sécrété par la membrane muqueuse malade, et balayé du canal par le premier jet d'urine.

Ce petit ver blanc, *bouchon de mucus concret*, de même que la *goutte militaire*, est le produit de la sécrétion du rétrécissement et de la partie du canal de l'urètre qui est immédiatement en arrière. Souvent j'ai pu constater que ce bouchon de mucus, sorte d'empreinte de la stricture, représentait exactement et sa longueur et son diamètre.

B. *Changement dans le jet d'urine.*

Les modifications dans la *miction* sont relatives :
1° A la grosseur du jet ;
2° A sa rapidité ;
3° A sa forme.

1° *Grosseur du jet.*

La première chose dont s'aperçoit un malade affecté de rétrécissement, c'est la *diminution de grosseur du jet urinaire.* Au lieu d'avoir le *volume d'une plume d'oie,* qui représente assez bien le volume normal de la veine fluide, le jet diminue *insensiblement* et *progressivement,* jusqu'à n'avoir plus que le *volume d'une plume de corbeau;* parvenu à ce degré, si le malade est sobre, mène une vie régulière, le jet peut rester stationnaire pendant des années; on finit par s'y accoutumer. Malheureusement, ces exemples favorables sont exceptionnels ; le plus ordinairement, le volume du jet va sans cesse et fatalement en diminuant de grosseur, et, passant par toutes les nuances intermédiaires, il arrive assez promptement quelquefois (deux à trois ans) à n'avoir plus que la *grosseur d'un fil* et à *s'écouler goutte à goutte.*

2° *Rapidité du jet.*

La rapidité du jet diminue en même temps que son volume, et la *lenteur de la miction* suit les phases de la grosseur du jet. Aussi, tandis qu'un homme bien portant lance facilement l'urine à la *distance d'un mètre,* que *le jet de l'urine est recourbé en arcade,* et que *la durée de l'émission est d'un quart de minute au plus,* le malade atteint de coarctation voit se rapprocher de lui de plus en plus le point de la surface du sol où tombe son urine; *la courbe de la colonne urinaire s'efface peu à peu,* la chute de l'urine devient *perpendiculaire.* Il est facile de comprendre, d'après la direction du jet, que le liquide, à moins de grandes précautions, salira la partie inférieure des vêtements, à ce point que le malade, selon l'expression vulgaire et consacrée, *pisse sur ses souliers ;* enfin, la durée

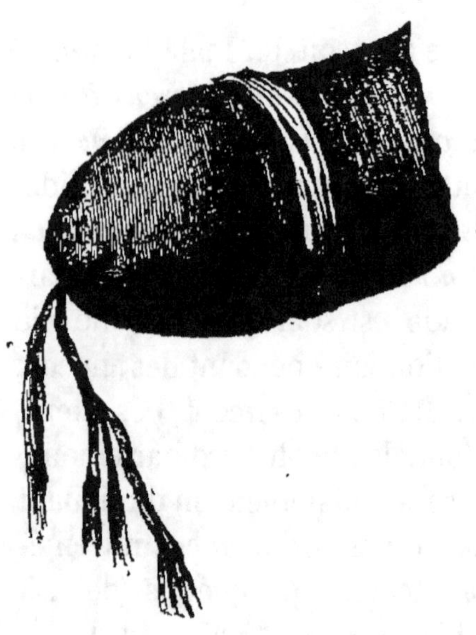

FIGURE 32.

Représentant la sortie de l'urine d'un urètre affecté de stricture.

de la miction est de *une à cinq minutes.* Le temps semble si long à quelques personnes, que plusieurs m'ont affirmé rester un quart d'heure et plus pour expulser l'urine.

Quand la maladie est parvenue à ce degré, les patients deviennent sombres, moroses, taciturnes, vont seuls à la promenade et dans les lieux écartés, pour éviter les railleries des personnes qui seraient témoins de leur infirmité.

Dans l'état normal, vers la fin de l'émission, les muscles du périnée, par une contraction brusque, deux ou trois fois répétée, terminent l'exonération de la vessie ; c'est ce que l'on désigne sous le nom de *coups de piston.* Quand l'urètre est rétréci, il faut cinq à six ou même un plus grand nombre de ces contractions pour expulser les dernières gouttes d'urine.

14.

3° *Forme du jet.*

Le jet d'urine se déforme : il commence par devenir aplati, puis se divise en deux ou plusieurs jets qui s'enrou-

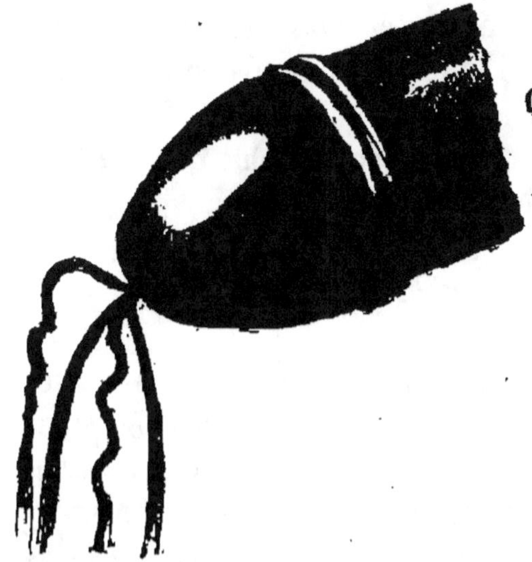

FIGURE 33.

On peut distinguer, dans cette figure, que le jet de l'urine est divisé en deux (en prenant de haut en bas, la *deuxième* et la *quatrième* branche); de chacune de ces deux sections s'échappe une colonne rebelle et onduleuse qui remonte (*première* et *troisième* branche).

lent les uns autour des autres.

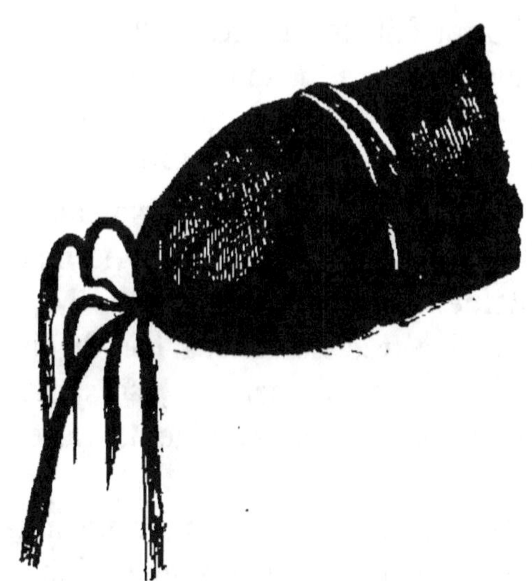

FIGURE 34.

Quelquefois la branche en jet d'eau, en crosse, s'élève beaucoup plus haut que celle qui est représentée par cette figure.

Tandis qu'une des divisions suit la direction ordinaire,

l'autre s'échappe directement en bas ou sur un des côtés, ou même en haut.

D'autres fois, au sortir du canal, les deux jets vont chacun par un côté opposé et semblent se fuir. Fréquemment le jet est *tortillé, en vrille, en jet d'eau*, et *forme la crosse*. Parfois, au sortir du méat, il *s'éparpille en arrosoir*. Les malades comparent aussi la miction à la manière dont sort l'eau d'un *sabot de rémouleur*.

Enfin il arrive que l'urine ne s'écoule plus que *goutte à goutte*, et encore très-lentement.

C. *Fréquence des besoins d'uriner.*

Dans les premiers temps d'une coarctation, le malade ne s'aperçoit pas qu'il urine plus fréquemment. Ainsi, au lieu de vider sa vessie quatre à cinq fois par jour, il urine sept à huit fois sans y prêter d'attention. Mais il n'en est pas de même quand les envies d'uriner le forcent à se réveiller la nuit pour satisfaire ce besoin. Il n'est pas rare, en effet, quand l'affection a fait des progrès, de voir le sommeil interrompu plusieurs fois pendant la nuit. En consultant *mes observations*, le lecteur verra certains malades ne pas pouvoir reposer plus d'une demi-heure sans éprouver un *besoin impérieux, irrésistible*, d'évacuer la vessie. Il semble que les distractions des affaires permettent d'éluder plus facilement, pendant la journée, cette pressante nécessité. Quand le rétrécissement est très-étroit, le malade urine dix, quinze, vingt, quarante, soixante, quatre-vingts fois en vingt-quatre heures. Voici la raison de cette fréquence :

La vessie est un organe creux, dont la membrane muqueuse est doublée extérieurement de plans musculaires entre-croisés. C'est le seul agent d'expulsion de l'urine dans

les cas ordinaires : la contraction de ces faisceaux musculaires peut aller jusqu'à effacer complétement sa cavité ;
mais il ne faut pas qu'il y ait d'obstacles. Quand, par suite
de rétrécissements, le jet de l'urine éprouve de la résistance, la contraction musculaire s'épuise avant la complète
évacuation du réservoir urinaire, et le malade croit avoir
fini d'uriner, bien qu'il y ait encore du liquide dans la
vessie. Il en résulte que le temps qui s'écoule entre une
miction et la suivante est beaucoup plus rapproché. Aussi
conçoit-on aisément que, quand l'urine ne coule plus que
goutte à goutte, la vessie étant toujours distendue, les besoins d'uriner soient presque incessants.

D. Efforts pour uriner.

Dans l'état ordinaire, l'effort qu'on est obligé de faire
pour évacuer la vessie est tellement léger qu'on n'en a,
pour ainsi dire, pas conscience. Il est loin d'en être ainsi,
dès qu'il existe un rétrécissement. Le malade est obligé de
se livrer à des efforts d'autant plus grands que le rétrécissement est plus étroit. Dans les premiers temps, il s'aide
d'abord plus énergiquement de la contraction des muscles
du ventre et du périnée ; ensuite, pour donner plus de
fixité au tronc, il appuie fortement les mains sur ses genoux
ou sur les objets environnants, table, chaise ou lit, et pendant les efforts qu'il fait, le visage et le cou sont conges-
tionnés par le sang, les larmes coulent des yeux, et des
gaz s'échappent par l'anus ; enfin, à un degré plus avancé,
le malade *ne peut uriner que dans la position qu'on prend
pour aller à la garde-robe.* Quand cet état dure quelque
temps, il est rare que les malades ne soient pas affectés de
hernies et de *chute du rectum.* Aussi, quand ils prennent
la position que je viens d'indiquer, quelques malades ont-

ils la précaution de se tamponner l'anus pour prévenir la sortie des matières fécales.

Le résultat de la pression de la veine fluide pour franchir un rétrécissement entraîne, comme conséquence iné-

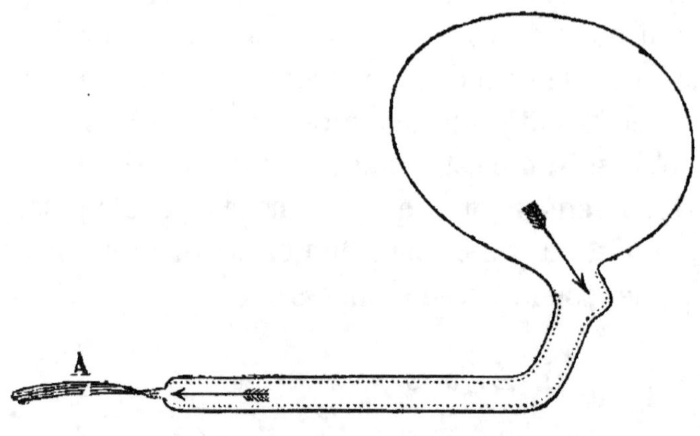

FIGURE 35.

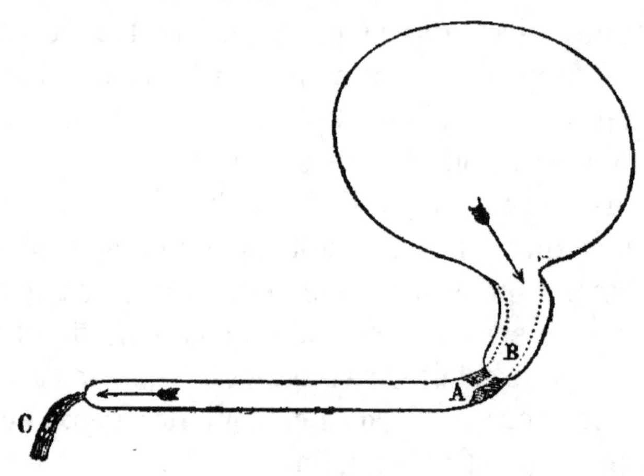

FIGURE 36.

Représentant, la figure 35, *la sortie du jet d'urine* **A**, *à l'état normal ;* la figure 36, *le jet du liquide* **C**, *à travers le rétrécissement* **AB**; la ligne ponctuée, entre le col de la vessie et la stricture, indique l'état du canal avant l'existence de l'obstacle **AB**.

vitable, *une particularité constante*, et qu'il est bon de consigner ici: c'est *la dilatation du canal de l'urètre en arrière du rétrécissement* (fig. 26). Quand il y a plusieurs rétrécissements, cette distension des parois n'existe qu'en arrière de l'obstacle le plus profondément situé (A, fig. 57, page 201).

E. *Douleur en urinant. Dysurie.*

La douleur est un signe qui manque rarement dans les strictures de l'urètre. Elle présente de très-grandes variations selon l'impressionnabilité des malades et l'état de l'angustie. Tantôt c'est un *picotement*, une *cuisson*, un *chatouillement*, une *démangeaison*; d'autres fois une *douleur vive*, une *chaleur*, une sensation de *brûlure* par un fer rouge, à tel point que les malades redoutent de satisfaire ce besoin, et même s'interrompent dans la miction.

Si l'on veut se reporter par la pensée à la principale cause que j'ai assignée aux rétrécissements, l'*inflammation chronique d'un point du canal*, on s'expliquera facilement que le passage d'un liquide âcre comme l'urine détermine les sensations que nous venons d'énumérer. De plus, dans la partie dilatée en arrière de l'obstacle (A, fig. 26, et B, fig. 36), le séjour continu de l'urine et la pression résultant des efforts sont la cause d'*inflammations*, d'*ulcérations*, d'*érosions*, de *fissures*, de *crevasses*, qui rendent aussi parfaitement compte de l'intensité de la douleur.

Cette *dysurie* n'a lieu d'abord qu'au moment de l'émission de l'urine; ensuite, elle persiste quelque temps après la miction; enfin, elle devient continue avec exacerbation quand le malade urine.

Les malades accusent le siége de la douleur assez habituellement dans le point rétréci, c'est-à-dire au niveau des bourses et du périnée : il n'est pas rare cependant de rencontrer des malades dont toute la douleur est concentrée dans le gland, bien que cette partie soit tout à fait exempte de stricture.

Dans ce cas, c'est une *douleur sympathique* ou de *retentissement nerveux*. Sans pouvoir s'expliquer cette singularité du déplacement de la sensation, c'est un fait si fréquent, dans les diverses affections des voies urinaires, qu'il est bon de rassurer les malades, dont la tendance est de vouloir localiser quelquefois obstinément le siége du mal dans le point douloureux.

F. *Douleur pendant le coït. Dyspermasie* ou *dyspermatisme.*

Il existe des personnes affectées de rétrécissements qui n'éprouvent aucune douleur en accomplissant l'acte vénérien ; chez quelques-unes, cette douleur est supportable ; d'autres ressentent, par suite de l'éjaculation du sperme, une souffrance tellement intolérable qu'elles redoutent le coït et s'en abstiennent le plus possible.

Cette douleur, au dire des malades, diffère de la *dysurie* en ce sens qu'elle est beaucoup *plus aiguë, plus déchirante :* ce qui se comprend du reste à merveille, puisqu'on est maître de retenir, de modérer l'émission de l'urine, et qu'on ne laisse échapper, pour ainsi dire, du col de la vessie que la quantité de liquide qui peut, sans le forcer, passer à travers le rétrécissement ; tandis que, dans l'éjaculation, un flot de sperme et de liquide prostatique se trouve brusquement lancé contre le rétrécissement, par la contraction spasmodique et convulsive des muscles du périnée. De là, distension instantanée de l'urètre en arrière du rétrécissement (A, fig. 26, et B, fig. 36), et douleur sur-aiguë.

Je dois ajouter cependant une remarque qui est commune à la *dysurie* et à la *dyspermatose*. C'est que l'*état enflammé ou non* du rétrécissement et de la partie de l'urètre qui est immédiatement en arrière n'est pas indifférent dans la sensation que l'urine ou le sperme font éprouver aux malades. Ainsi, quand l'élément inflammatoire qui accompagne et complique si souvent les rétrécissements est éliminé (Voir *Traitement médical des rétrécissements*), il n'est pas rare de voir des malades, pour lesquels le passage de l'urine et du sperme était très-douloureux, supporter très-facilement la miction et l'éjaculation.

Dans l'état normal, le sperme est dardé avec une certaine force et par jets saccadés hors du canal de l'urètre. Quand il y a stricture, l'éjaculation se fait dans l'espèce de dilatation située en arrière du rétrécissement, et le sperme s'écoule plus ou moins lentement et d'une manière continue au dehors de l'urètre. Quand la dilatation dont je parle s'étend jusqu'au col de la vessie (fig. 36), il n'est pas rare de voir le sperme refluer dans le réservoir urinaire et sortir avec ce liquide pendant la miction. (Voir *Modifications du liquide urinaire*, page 172.)

G. *Incontinence d'urine.*

Cette incontinence est *fausse* ou *vraie*.

1° L'*incontinence fausse* consiste en ce que toutes les fois que le malade a fini d'uriner, il s'écoule involontairement, par gouttes, une petite portion d'urine qui mouille, salit les vêtements, et, malgré les plus grands soins de propreté, finit par leur communiquer une odeur forte, très-désagréable.

Cette incontinence provient de ce que, la miction terminée, il reste, dans la portion dilatée de l'urètre en arrière du rétrécissement, une petite quantité d'urine qui, soustraite à l'action contractile de la vessie, s'écoule, par son propre poids, à travers le rétrécissement, hors de l'urètre.

2° L'*incontinence vraie* est beaucoup plus grave, et tient à ce que la dilatation dont je viens de parler a élargi jusqu'au col de la vessie (fig. 36), qui se trouve ainsi dans l'impossibilité de contenir l'urine dans son réservoir. La seule barrière à la libre sortie de l'urine se trouve être le rétrécissement lui-même (AB, *ibid.*). Aussi l'urine coule-t-elle involontairement et continuellement, tandis que les plus grands efforts du malade pour uriner se bornent à faire que les gouttes de liquide sortent un peu plus rapprochées les unes des autres.

Les malades atteints de cette infirmité sont obligés de porter continuellement un urinal : cette situation, si grave qu'elle soit, n'est pas au-dessus des ressources de l'art, comme on pourra s'en convaincre en lisant la dixième Observation de guérison des rétrécissements.

H. *Rétention d'urine.*

Ce symptôme est le plus redoutable de tous ceux que nous avons examinés jusqu'ici, non-seulement à cause de l'angoisse qui l'accompagne, mais encore parce qu'il met immédiatement en péril les jours du malade.

Dans un chapitre spécial (*Rétention d'urine*) je dirai comment, par suite de la barrière que la stricture peut opposer au libre écoulement de l'urine, toutes les fractions de l'appareil, à partir du rétrécissement jusqu'aux reins, se trouvent successivement distendues par ce liquide. Je veux seulement indiquer brièvement les *causes, le méca-nisme* et les *conséquences* de cet accident.

1° Il semble qu'à partir du moment où il existe une coarctation, tout concourt à l'occlusion totale de l'urètre. Une *bronchite*, un *rhumatisme*, une *gastrite, peuvent,* par les *seuls* efforts de la nature, *guérir* sans l'intervention de l'art. Un rétrécissement, loin de pouvoir jamais guérir seul, *a une tendance incessante et fatale à l'oblitération de ce conduit.* La vie la plus sobre et la plus régulière ne peut que retarder cette marche, et non faire rétrograder le rétrécissement. Le moindre écart de régime, au contraire, accélère les progrès du mal. Aussi, en présence d'un si formidable accident, je ne saurais comprendre la sécurité des malades qui, prévenus de sa possibilité, ne se hâtent pas de se confier aux mains expérimentées du spécialiste qui peut les guérir.

2° Il arrive donc, sous l'influence croissante des progrès du mal, que la moindre cause détermine la rétention ; tantôt c'est un gravier, du sable ou des mucosités glaireuses, sortis de la vessie, qui viennent s'appliquer sur l'ouverture du rétrécissement et faire l'office d'obturateur ; d'autres fois c'est l'inflammation du rétrécissement compliquée de spasme (*Rétrécissement mixte*), qui, par suite d'écarts de régime, d'excès vénériens, de marche forcée, de rétention volontaire trop longtemps prolongée , bouche l'orifice du *canalicule du rétrécissement* et complète l'occlusion totale de l'urètre.

3° Alors, quand le malade veut uriner, il fait de vains efforts... Après cinq, dix minutes de tentatives inutiles, le besoin cesse, mais pour reprendre bientôt plus pressant, plus impérieux ; le malade essaye encore, appelle à son aide toutes les forces de son organisation, prend toutes les positions qu'il croit favorables : tantôt courbé en deux , prenant appui de ses mains à tout ce qui l'environne ; tantôt couché sur l'un ou l'autre côté ; d'autres fois à genoux, ou bien dans la position d'aller à la garde-robe : quelquefois, à cette période, les efforts de la nature ou les soins intelligents de l'art arrachent le malade à ces cruelles souffrances ; sinon, en proie à une exaltation morale des plus effrayantes, la figure en feu, les yeux brillants, dans une agitation continuelle, le malade pousse des cris inarticulés, appelle à son secours, essaye lui-même, avec tout ce qui lui tombe sous la main, de franchir l'obstacle. Dans ce délire de la douleur, on a vu des patients attenter à leurs jours, d'autres réussir à se soulager momentanément par des moyens ingénieux ou extravagants.

Si la nature ou le praticien ne viennent pas en aide au malade pour exonérer le réservoir urinaire, il se fait à la vessie ou à l'urètre une crevasse par laquelle le liquide s'échappe dans le ventre ou les bourses (Voir *Complications des rétrécissements, fistules urinaires.*), ou bien une portion de l'urine, pompée par les vaisseaux absorbants, est portée dans le torrent de la circulation et détermine les accidents de la fièvre urineuse (p. 180).

J'entrerai, à l'article *Rétention d'urine*, dans les plus grands détails sur les indications qui se présentent à remplir aux différentes périodes de cette douloureuse position.

I. *Modifications du liquide urinaire.*

1° *Quantité.* La quantité d'urine évacuée en vingt-quatre heures par un malade affecté de rétrécissement est sensiblement la même qu'à l'état normal. La petite quantité d'urine rendue à chaque émission est compensée par la fréquence des besoins d'uriner. Cependant il arrive parfois

que cette quantité est diminuée ou accrue, par la raison
que voici :

a. Certains malades, redoutant la douleur qu'ils éprouvent en urinant, cherchent à diminuer le nombre des émissions, et, dans ce désir, ils s'abstiennent autant qu'ils peuvent de boissons ou d'aliments liquides. Mais le but du
malade est manqué, car le résultat de cette abstinence est
bien de diminuer la quantité d'urine, *mais non les besoins
d'uriner, au contraire.* En effet, cette urine rare, très-
chargée de principes salins, *très-échauffée*, est irritante
pour toutes les parties qu'elle baigne, et en particulier pour
le rétrécissement. Les besoins d'uriner sont plus rapprochés, plus douloureux, et le malade ne rend que quelques
gouttes d'urine à la fois : c'est la *strangurie.*

b. D'autres malades (et c'est le plus grand nombre),
mieux éclairés par l'expérience ou des conseils intelligents,
prennent beaucoup de boissons émollientes et recherchent
les aliments liquides. Cette pratique a une double conséquence : c'est que la quantité d'urine est plus abondante
qu'à l'état normal, et que, le liquide étant moins âcre, les
besoins d'uriner sont moins fréquents et la quantité d'urine
rendue à chaque émission plus considérable.

2° *Qualité.* Tant qu'il n'existe pas de complications du
côté de la vessie, de la prostate, ou des vésicules séminales,
les, les changements dans l'urine se bornent à peu près à
ceux que j'ai signalés. La première urine rendue le matin
contient la gouttelette de *muco-pus* sécrétée par la surface du rétrécissement, ou le bouchon de mucus concret
signalé dans le même paragraphe (fig. 31). Si le malade a
pris la précaution d'uriner *directement* dans un vase de
verre blanc, et qu'il laisse déposer cette urine pendant six
heures au moins, voici ce qu'il observe : l'urine est séparée en deux couches : 1° la supérieure à peu près claire ;

2° l'inférieure formant un dépôt nuageux, d'un blanc grisâtre, dans lequel on distingue quelques parties plus compactes, qui sont les débris du bouchon de mucus, ou ce bouchon de mucus entier, allongé ou pelotonné sur lui-même. Quand je traiterai du catarrhe de vessie, de l'engorgement de la prostate, des maladies des conduits séminifères, j'indiquerai avec détail l'état de l'urine dans ces maladies, qui compliquent si fréquemment les rétrécissements anciens.

Les différents symptômes que je viens d'indiquer ne se rencontrent pas tous et au même degré de gravité sur chaque malade affecté de rétrécissement. Il est certaines personnes privilégiées qui, grâce à une vie sobre, voient leurs rétrécissements rester stationnaires; d'autres, par suite d'écarts de régime ou malgré les habitudes les plus régulières, sont successivement la proie de tous les symptômes que je viens d'énumérer et de ceux dont je vais m'occuper dans le chapitre suivant.

CHAPITRE VIII.

COMPLICATIONS DES RÉTRÉCISSEMENTS.

Une ou plusieurs coarctations ne peuvent pas exister à un certain degré dans le canal de l'urètre sans entraîner, après un temps plus ou moins long, un trouble parfois très-grave dans les différents appareils de l'économie, et en particulier dans le système génito-urinaire.

Je vais passer en revue ces complications, indiquer seulement celles qui seront plus loin l'objet d'un examen spécial, et discuter en détail les accidents sur lesquels je n'aurai plus occasion de revenir.

1° *Système urinaire.*

Les complications qui peuvent survenir du côté des voies urinaires, par suite de rétrécissements, sont :

  a. Un écoulement ou *suintement urétral* (Voir p. 158) ;
  b. Le catarrhe aigu ou *chronique de la vessie ;*
  c. L'incontinence d'urine ;
  d. La rétention d'urine ;
  e. L'hypertrophie de la vessie ;
  f. L'inflammation et la suppuration des reins (Voir *Rétention d'urine*) ;
  g. Le pissement de sang ou *hématurie ;*
  h. Les dépôts urineux ;
  i. Les abcès   id.   (Voir Rétention d'urine) ;
  j. Les fistules urinaires ;

k. Les fausses routes;
l. La gravelle;
m. La pierre.

e. Hypertrophie de la vessie.

Il faut une ignorance bien grande de ce qui est, ou un oubli complet des lois de la physiologie, pour prétendre, comme le font certains auteurs, que les strictures urétrales entraînent à la longue la *faiblesse de la vessie;* car c'est précisément le contraire qui est la vérité. Tous les médecins qui ont pratiqué l'autopsie de personnes ayant succombé par suite de coarctation urétrale compliquée, savent que les parois de la vessie, quoique distendues, sont encore plus épaisses qu'à l'état ordinaire, et que les fibres musculaires, au lieu d'être pâles comme d'habitude, offrent au contraire une couleur rougeâtre qui les fait ressembler aux muscles de la vie de relation. Cet état est surtout très-manifeste au niveau du col de la vessie.

L'analogie aurait dû empêcher de commettre une erreur aussi palpable. Ne sait-on pas que, dans les différents conduits de l'économie affectés de rétrécissements, les portions de ces canaux qui luttent contre l'obstacle sont constamment hypertrophiées? Ne voit-on pas, *dans les rétrécissements de l'œsophage et les cancers de l'estomac,* se développer de chaque côté de l'œsophage, à sa partie supérieure, deux bandes musculaires rougeâtres qui n'existent pas ou ne sont point apparentes à l'état normal? *Dans les rétrécissements du rectum,* la partie de cet intestin située au-dessus de la stricture n'est-elle pas épaissie, bien que dilatée, et les fibres musculaires ne sont-elles pas plus visibles qu'à l'état normal?

La physiologie ne nous enseigne-t-elle donc pas que,

plus un organe est exercé, plus il se développe? et la vessie, obligée de se contracter vingt et trente fois par jour
au lieu de quatre ou cinq, n'est-elle pas dans les conditions
les plus favorables à l'hypertrophie? Singulière manière
d'interpréter les faits que de dire : *L'urine tombe perpendiculairement au sortir de la verge, donc la vessie est
affaiblie !* Comment se fait-il alors que ce même malade,
dont l'urine sort goutte à goutte, va, dans la même séance,
lancer ce liquide par jet et en arcade, aussitôt que j'aurai
dilaté le canalicule du rétrécissement?

2° *Organes génitaux.*

Les organes génitaux, dont les connexions avec ceux de
la sécrétion urinaire sont si intimes, subissent gravement
l'influence des coarctations urétrales. On voit survenir :   .
    a. L'engorgement de la glande prostate ;
    b. L'engorgement des testicules ;
    c. Les *pertes séminales* ;
    d. L'*impuissance* ;
    e. L'*hydrocèle* ;
    f. Le *varicocèle.*

b. *Engorgement des testicules.*

Tout récemment, je viens d'avoir une occasion bien remarquable de mettre en pratique l'observation que souvent j'ai faite de l'influence des strictures sur le développement et la guérison de certaines affections des organes
génitaux.

Une personne, âgée de quarante-cinq ans, porteur d'une
énorme tumeur du testicule gauche, vint réclamer mon
avis sur l'opportunité d'une opération que lui avaient con-

seillée plusieurs chirurgiens d'un très-grand mérite. Cette grosseur, qui depuis quatre ans s'était successivement accrue, commençait à devenir le siége d'une pesanteur insupportable et d'élancements très-douloureux. L'opinion de plusieurs médecins et chirurgiens de province, isolés ou réunis en consultation, était, vu l'insuccès des divers traitements jusque-là suivis, que l'opération fût pratiquée le plus tôt possible.

Le malade, dont la santé générale était, du reste, fort bonne, ne voulut pas se décider à l'amputation, avant d'avoir pris l'avis des princes de la science. Deux ou trois consultations faites à Paris concordaient parfaitement. C'était un sarcocèle peut-être cancéreux, peut-être vénérien : dans le premier cas, le malade devait subir la castration ; dans le second, un traitement antisyphilitique serait la pierre de touche de la nature du mal. Bien que le malade niât énergiquement tout antécédent vénérien, il fut d'abord soumis au mercure et à l'iodure de potassium, qui n'apportèrent aucun changement favorable ; l'opération fut alors décidée.

Avant de se la laisser pratiquer, le malade, qui avait parcouru mon ouvrage, me vint trouver et me demanda mon opinion, sans me faire part des diverses circonstances ci-dessus indiquées, circonstances que je ne connus que plus tard. Je trouvai le testicule gauche transformé en une tumeur pesante, dure, irrégulièrement arrondie, non transparente ; et comme la grosseur était parfois le siége de douleurs lancinantes, je me laissais aller à l'idée d'un *cancer* ou *sarcocèle ;* cependant, avant de me prononcer définitivement, je voulus explorer le canal de l'urètre.

Le résultat de cet examen fut la constatation d'un rétrécissement assez développé, situé à quatorze centimètres de profondeur. Le malade et les médecins avaient attribué les envies fréquentes d'uriner, la lenteur de la miction et le peu de projection du jet, au tiraillement continuel exercé par la tumeur sur le canal de l'urètre et la vessie. La constatation du rétrécissement me permit de donner au malade l'espérance d'échapper à l'opération.

En effet, par suite de l'effacement de l'obstacle et d'un traitement fondant approprié, la tumeur se ramollit et diminua de volume d'une manière assez notable dans l'espace de quinze jours. Le malade, que ses affaires appelaient impérieusement à son usine, partit ; il revint, un mois après, me montrer le progrès continu du traitement. La tumeur, réduite au quart de son état primitif, était molle et sans aucun élancement. Les urines avaient repris leur cours régulier ; trois mois plus tard, M....., radicalement guéri, alla rendre visite aux chirurgiens qui voulaient pratiquer sur lui la castration.

3° *Appareil de la digestion.*

Les effets des strictures sur l'appareil digestif sont :

Mécaniques :
{ *a. Hernies ;*
{ *b. Chute du rectum ;*

Ou *sympathiques : c. Troubles de la digestion.*

a. Hernies. Les efforts violents et presque continus auxquels se livrent les malades atteints de strictures pour expulser l'urine, chassent aussi les intestins hors des anneaux inguinaux ou cruraux d'un ou des deux côtés à la fois. L'amaigrissement et l'affaiblissement général qu'entraîne une souffrance incessante prédisposent à cette complication, en dilatant et relâchant ces ouvertures naturelles. Quelques malades, qui ne sont pas encore affectés de hernies, portent instinctivement leurs mains vers le pli de l'aine, pendant les efforts de miction, pour s'opposer à la sortie des intestins.

b. Chute du rectum. Cet accident est, pour les malades, une des plus pénibles complications; il ne survient que quand l'angustie dure déjà depuis longtemps. Les efforts d'expulsion, qui aboutissent à grand'peine à la sortie de l'urine, agissent aussi sur le rectum. Il arrive un moment où le malade ne peut plus uriner sans rendre des gaz et des matières fécales; la membrane muqueuse se relâche peu à peu et fait saillie hors de l'anus pendant les efforts d'excrétion. Pour obvier à cet accident, les malades prennent la précaution de se tamponner l'anus.

c. Troubles de la digestion. Les malades affectés de rétrécissement du canal de l'urètre éprouvent souvent, dans l'abdomen, des douleurs sourdes, dont le siége le plus habituel est le bas-ventre, mais qui peuvent être fixées au creux de l'estomac, et simuler une gastrite. Ainsi, il y a quatre ans, un jeune homme de vingt-deux ans vint à ma consultation réclamer mes soins pour une prétendue gastrite, dont trois médecins différents l'avaient déjà traité, sans pouvoir apporter de soulagement à ses souffrances. Le seul symptôme, du reste, de cette maladie, était une douleur très-vive au creux de l'estomac et dans les reins. En interrogeant toutes les fonctions, j'acquis la certitude qu'il existait dans l'urètre un rétrécissement valvulaire, dont il fut complétement guéri dans l'espace de trois semaines. Depuis ce temps, j'ai eu occasion de le voir plusieurs fois et de constater qu'il ne s'était plus ressenti de ses maux d'estomac.

Outre ces *douleurs nerveuses sympathiques,* il arrive très-fréquemment un dérangement notable des fonctions de l'estomac. L'appétit diminue, se perd; les digestions sont lentes, laborieuses; les aliments ne profitent plus au malade, qui maigrit de jour en jour ; la nourriture stimulante, qui réveillerait son appétit, le patient l'évite, de peur d'échauffer les urines et d'augmenter la douleur de l'excrétion. Il en est de même pour les boissons : l'eau rougie, quelquefois l'eau pure, est le seul liquide qu'il se permet. On comprend facilement qu'un semblable régime, longtemps continué, doit appauvrir le sang ; aussi le teint des chairs devient-il jaune, les membres grêles, les chairs molles, et les malades ne tardent pas à tomber dans le dernier degré du marasme, si l'art ne vient à leur secours.

4° *Fièvre urineuse.*

Très-souvent les malades affectés de strictures sont pris d'une *fièvre vague*, *irrégulière*, ou seulement de *frissons erratiques*. Cet état fébrile apparaît à des périodes qui n'ont rien de fixe, tous les huit ou quinze jours, tantôt le matin, d'autres fois le soir. On voit assez fréquemment se développer une *véritable fièvre intermittente*, avec *frisson, chaleur* et *sueur*, à *type quotidien tierce* ou *quarte*; ordinairement la sueur terminale, qui est toujours très-abondante, a l'odeur infecte de l'urine en putréfaction, sans que pour cela il y ait rétention d'urine. Le sulfate de quinine, qui jouit, comme antipériodique, de propriétés si remarquables, est impuissant contre cette *fièvre urineuse*, tandis que la dilatation du rétrécissement, en rendant un libre cours à l'urine, fait cesser, comme par enchantement, cette fièvre rebelle à tout autre traitement.

Quelle est la cause de cette fièvre ? Je pense que cette cause est complexe. Les frissons, la fièvre éphémère doivent être attribués à la réaction, sur le système nerveux, de la gêne apportée par le rétrécissement à l'excrétion urinaire. Il est, en effet, peu d'appareils qui réagissent sur les centres nerveux à l'égal du système génito-urinaire. Quel est le médecin qui n'a pas eu occasion de voir tomber en syncope un malade auquel il venait de cautériser un chancre ou d'exciser des végétations sur le gland? Il est rare que ces mêmes malades n'éprouvent pas un accès de fièvre la nuit suivante. Le même fait se présente chez certaines personnes impressionnables, auxquelles on a passé une bougie de cire molle, bien qu'on n'ait pas éprouvé de résistance, ni causé la moindre douleur. Eh bien ! je ne crains pas d'affirmer que les mêmes opérations, sur toute autre région du corps, n'auraient pas déterminé de semblables sympathies sur le système nerveux. On est donc forcé, pour l'explication de ces fièvres irrégulières, d'admettre l'influence sympathique dont je parle.

Quant aux accès de *fièvre urineuse* à type intermittent, ils reconnaissent évidemment d'autres causes. On ne les voit survenir que dans les rétrécissements anciens, *compliqués de catarrhe de vessie ou de suppuration de la glande prostate*. Cette inflammation subaiguë ou chronique de la vessie, et l'exhalation mucoso-purulente qui en est la suite, la suppuration de la glande prostate, rendent parfaitement compte de cet état fébrile, et sont pour moi l'analogue de ces suppurations internes qui entraînent avec elles la *fièvre hectique*. Un autre motif de cette fièvre est l'*absorption* et le *passage dans le sang d'une certaine quantité d'urine*, qui est éliminée à la surface de la peau, au moyen de cette sueur abondante dont l'odeur est si caractéristique.

5° *Influence des rétrécissements sur le moral des malades.*

Il n'y a pas de maladies qui exercent sur le moral des

malades une influence aussi fâcheuse que les affections des voies génito-urinaires et les strictures urétrales en particulier. Il est malheureusement peu d'hommes qui n'aient pu constater sur eux-mêmes la prostration morale qu'amène la *découverte d'un écoulement.* Les malades affectés de *varicocèle* sont presque tous enclins au suicide ; il en est de même des personnes qui portent un *engorgement des testicules.* Les vieillards qui souffrent d'un *catarrhe à la vessie* ou d'un *engorgement de la glande prostate,* sont d'humeur chagrine, acariâtre, et fuient la société ; les malades atteints de coarctations, très-souvent compliquées des maladies dont je viens de parler, sont loin de faire exception à la règle que je viens d'établir. Si le lecteur veut bien passer en revue les principaux symptômes de cette maladie et leurs *conséquences forcées,* il conviendra de la vérité de ma proposition.

La nécessité d'uriner très-fréquemment interdit au malade la distraction des réunions de société, des concerts, des spectacles, des voyages. Son sommeil, fréquemment interrompu, ne répare ses forces que d'une manière insuffisante. S'il va se promener, il évite d'être accompagné, et recherche la solitude pour se soustraire aux réflexions désobligeantes qu'attirerait la lenteur de la miction. Il refuse toute invitation à dîner, parce qu'il ne boit que de l'eau rougie à peine, qu'il est obligé de choisir ses aliments, et de quitter deux ou trois fois la table pendant le repas pour satisfaire le besoin d'uriner.

La douleur pendant le coït, et l'impuissance presque absolue qu'entraîne à la longue un rétrécissement, lui enlèvent jusqu'au sentiment de la *virilité.* L'odeur repoussante qu'exhalent certains malades, dont le rétrécissement est compliqué d'incontinence, les force à vivre isolés, même dans leur intérieur.

Le délabrement de la constitution, l'affaiblissement du corps, l'imminence incessante de la rétention d'urine, finissent par affaiblir les facultés morales et exaltent à un singulier degré l'impressionnabilité nerveuse. Tout est pour le patient sujet de gronderie ; rien ne le satisfait. Inquiet, soupçonneux, ennuyeux à lui-même, insupportable aux autres, son caractère morose ne sait plus trouver de distraction dans les plaisirs ou les jeux qui, autrefois, faisaient son amusement. Vieillard avant l'âge, il tombe insensiblement dans le dernier degré du marasme, et l'on arrive à comprendre comment quelques-uns de ces malheureux, doutant de la puissance de l'art, cherchent, dans le suicide, un terme à *leur Golgotha.*

CHAPITRE VIII.

DIAGNOSTIC DES RÉTRÉCISSEMENTS.

Le *diagnostic* a pour but de faire connaître :
a. L'existence des rétrécissements ,
b. Leur nombre,
c. Leur siége,
d. Leur longueur et leur forme,
e. Leur nature.
On arrive au diagnostic :
1° *Par les signes anamnestiques ou commémoratifs ;*
2° *Par l'induction tirée des symptômes ;*
3° *Par l'exploration de l'urètre ou cathétérisme.*

1° Quand un malade a eu un ou plusieurs écoulements ui ont duré plus ou moins longtemps ;

Que ces mêmes écoulements ont été traités par les injections caustiques ou la cautérisation avec le nitrate d'argent (*pierre infernale*) ;

Si, pendant une blennorrhagie cordée, le malade a rompu la corde ;

Si le canal de l'urètre a été le siége de chancres ou ulcères syphilitiques ;

Si, à la suite d'une chute à califourchon sur un corps dur, ou d'une violente contusion sur le périnée, il y a eu hémorrhagie par le canal ;

Si le malade a abusé des plaisirs de l'amour, ou que, dans sa famille, une ou plusieurs personnes aient été atteintes de rétrécissements ;

2° Avec ces antécédents, s'il se plaint :

D'un suintement habituel, ou que ses urines présentent le matin une sorte de long ver blanc (bouchon de mucus urétral) (fig. 31) ;

D'une diminution dans la grosseur du jet ;

De la fréquence du besoin d'uriner ;

De la lenteur des émissions ;

De la chute perpendiculaire de l'urine au sortir de la verge (fig. 32) ;

De la disposition tortillée d'un ou de plusieurs jets en vrille, en arrosoir, en sabot de rémouleur (fig. 33 et 34) ;

D'être obligé de faire de grands efforts pour chasser l'urine de la vessie ;

D'une douleur fixe dans un point du canal, pendant et après l'émission de l'urine, et au moment de l'éjaculation du sperme pendant le coït ;

De la sortie de l'urine qui mouille ses vêtements, après qu'il a fini d'uriner ;

D'avoir éprouvé déjà une ou plusieurs rétentions d'urine ;

De n'avoir que des demi-érections et presque pas de désirs vénériens ;

De rendre de l'urine trouble, blanchâtre, semblable à du petit-lait, dans laquelle nagent quelques grumeaux ou des glaires visqueuses, filantes, très-adhérentes au vase ; urine qui se putréfie avec la plus grande facilité :

Tous ces antécédents et ces symptômes réunis donnent au médecin la plus forte présomption qu'il existe un rétrécissement ; mais, comme tous ces signes sont rarement réunis sur un même malade ; que la plupart, loin d'être *univoques*, peuvent aussi se présenter dans d'autres maladies de l'appareil génito-urinaire, il faut, de toute nécessité, pour se faire une conviction absolue, avoir recours à l'exploration de l'urètre, qui, outre l'existence des coarctations, fournit aussi des renseignements indispensables à la guérison, et qui ne pourraient être obtenus par aucun autre moyen.

3° *Exploration de l'urètre* ou *Cathétérisme*. Pour apprécier convenablement les données fournies par l'examen direct du canal de l'urètre dans le cas de rétrécissement, il est nécessaire de commencer par poser les règles du cathétérisme de ce conduit à l'état normal.

A. *Règles du cathétérisme du canal de l'urètre, supposé libre de tout obstacle contre nature.*

Le cathétérisme s'opère avec des instruments,
1° *Inflexibles* ou *métalliques*,
2° *Flexibles* ou *mous.*

1° Les instruments métalliques sont *droits* ou *courbes*, *creux* ou *pleins* ; ils sont en *argent*, en *vermeil*, en *plomb*, en *étain*, en *maillechort* ou en *acier* ;

2° Les instruments flexibles portent le nom de *sondes* ou

16.

de *bougies*, selon qu'ils sont *creux* ou *pleins*. Leur composition varie à l'infini ; ceux dont on se sert le plus habituellement sont les *sondes* dites en *gomme élastique* ou *caoutchouc*, formées par une trame en soie recouverte d'un plus ou moins grand nombre de couches d'huile de lin lithargirée. Les *bougies* se font avec un tissu de soie ou de lin roulé sur lui-même et enduit, soit d'une dissolution de gomme élastique, de gutta-percha, d'huile de lin épaissie par la litharge, de cire jaune ou blanche, de préparations médicamenteuses ou emplastiques dont la préparation peut varier à l'infini, selon l'indication qu'on se propose de remplir. On fait aussi des bougies de corde à boyau, de parchemin roulé, de baleine, et d'ivoire ramolli par l'acide chlorhydrique dilué.

1° *Cathétérisme avec la sonde d'argent courbe.*

Pour bien comprendre les préceptes que je vais établir, le lecteur doit avoir présentes à l'esprit les principales dispositions anatomiques du canal de l'urètre. Formé de trois parties, *spongieuse*, *membraneuse* et *prostatique*, l'urètre est, sous le rapport pratique, divisé en deux portions : la première antérieure, mobile, longue de 14 à 16 centimètres (5 pouces environ), logée à la région inférieure de la verge et s'étendant jusqu'aux branches ascendantes du pubis ; la seconde, résultant de l'union des portions membraneuse et prostatique, est fixe, longue de 4 à 5 centimètres (un pouce et demi à deux pouces), s'étendant jusqu'au col de la vessie, formant avec la première portion un angle ouvert en devant. C'est à l'union de ces deux parties, c'est-à-dire, au *bulbe* (B, fig. 30 et 38), et à 14 à 15 centimètres (5 pouces environ) de profondeur, que sont concentrées toutes les difficultés du cathétérisme : changement de direction, diamètre normalement plus étroit au commencement de la portion membraneuse, et dilatation du bulbe.

Il faut aussi se rappeler que, tandis que la paroi supérieure du canal est libre de toute entrave, tous les obstacles sont disposés sur la paroi inférieure; ainsi, c'est sur cette paroi que se trouvent d'avant en arrière la fosse naviculaire, le rétrécissement naturel qui la termine, l'excavation du bulbe, le commencement de la portion membraneuse, la saillie du vérumontanum, l'excavation prostatique et la saillie du col de la vessie.

Le malade est, selon les circonstances, *couché, assis* ou *debout*.

Si le malade repose sur un lit ou sur un divan, l'opérateur le fera coucher sur le dos, sur le bord gauche du lit, et viendra se placer à sa gauche; les cuisses seront écartées, et les jambes légèrement fléchies sur les cuisses.

S'il est assis, un siége dur, non rembourré, vaudra mieux qu'un siége élastique; le chirurgien lui recommandera de s'asseoir sur le bord, de manière à ce que les tubérosités des ischions reposent sur la traverse du siége : les genoux seront écartés, et le médecin se placera, assis ou un genou en terre, entre les cuisses du malade.

Enfin, *si le malade est debout*, il convient de lui faire appuyer le dos contre un mur, les cuisses légèrement écartées; le chirurgien se place encore devant le malade, soit assis, soit le genou droit en terre, de manière à faire prendre pour point d'appui au coude gauche le genou du même côté. Ces dispositions prises, la sonde, préalablement chauffée entre les mains pour élever sa température au niveau de celle du canal, sera enduite d'un *corps gras, huile d'olives* ou *d'amandes douces, cérat* ou *beurre frais,* de *mucilage épais de graine de lin,* de *coings,* de *racine de guimauve,* ou de *semences de psyllium.*

De la main gauche, l'opérateur saisit la verge, le pouce
et l'index à l'extrémité du gland, tandis que le médius et
l'annulaire soutiennent le corps de l'organe ; la *main droite*,
armée de la sonde, tenue comme une plume à écrire, fait

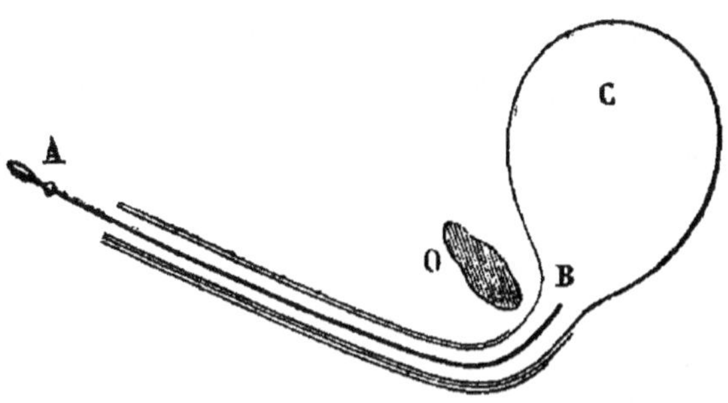

FIGURE 37.

Représentant une sonde courbe régulièrement introduite dans la
vessie.

AB, la sonde ou cathéter.
A, le pavillon de la sonde.
B, son bec ou sa pointe.
C, la vessie.
O, l'os pubis, qu'embrasse le canal de l'urètre, par une courbure
    fixe à concavité dirigée en haut ; c'est dans cette portion du
    conduit urinaire que gisent toutes les difficultés du cathété-
    risme.

pénétrer l'instrument dans le canal sans la moindre résistance, jusqu'à quinze centimètres (cinq pouces environ); si
le chirurgien a pris la précaution de diriger l'excavation de
la sonde dans le sens de la courbure du canal, il lui suffira,
quand, arrivé à cette profondeur, il éprouvera de la résistance, d'allonger la verge avec la main gauche, de manière
à effacer tous les plis du canal, et d'abaisser avec la main
droite le pavillon de la sonde (A, fig. 37) en pressant légèrement dessus. On continue ce mouvement combiné d'a-
baissement et de pression en avant jusqu'à ce que l'on ne

sente plus de résistance, et au même moment on voit l'urine sortir de la sonde.

Remarque. C'est dans ce dernier mouvement que gît toute la difficulté du cathétérisme : c'est là que résident l'habileté, la légèreté de main du chirurgien : s'il commence trop tôt ce mouvement d'abaissement, il aura beau presser, le bec de la sonde (B, fig. 38) viendra buter sous l'arcade du pubis (*ibid.*) et restera là, sans avancer, mal-

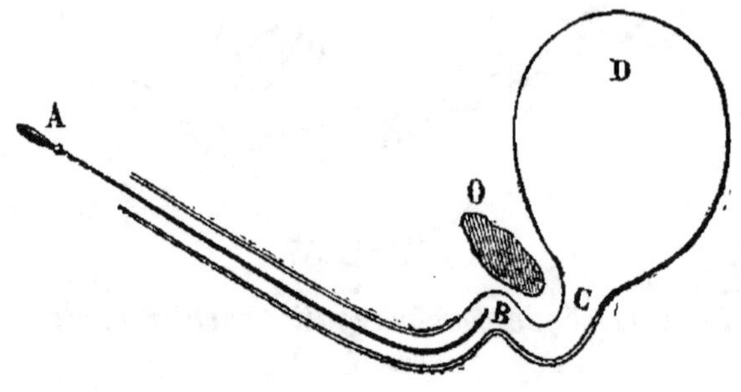

FIGURE 38.

Représentant un des plus fréquents écueils du cathétérisme ; mouvement d'abaissement du pavillon de la sonde, trop tôt effectué.

AB, la sonde ou cathéter.
A, le pavillon de la sonde.
B, son bec ou sa pointe, butant contre l'arcade pubienne.
C, le col de la vessie.
D, la vessie.
O, l'os pubis.

gré tous ses efforts. Une fois la sonde engagée dans la portion membraneuse, pour exécuter le mouvement dont je parle, il suffit du doigt index, placé sur l'extrémité du pavillon (A, *ibid.*). C'est en effet dans la pulpe de ce doigt que réside ce que j'appellerai le *sens du cathétérisme*. Par l'intermédiaire de l'index, l'œil suit tous les mouvements de la sonde dans la profondeur du canal, aussi facilement que si l'on agissait à la surface du corps. Malheureusement, beaucoup de chirurgiens sont privés de ce sens et ne marchent qu'à tâtons, ou bien, quand ils éprouvent de la résistance, ne voient pas d'autre moyen d'en triompher que de presser avec force et de lutter, pour ainsi dire, avec l'obstacle. Mais c'est là une très-mauvaise méthode, qui ne produit que des accidents et ne surmonte jamais une difficulté. Aussi ne saurais-je trop répéter ce précepte, qui me sert de règle constante dans ma pratique :

Il ne faut jamais employer la force pour pénétrer dans la vessie; dans le cas où l'on rencontre un obstacle, il faut tâcher de s'en rendre compte et tourner la difficulté au lieu de lutter aveuglément; car le résultat de cette défectueuse manière d'agir est, outre les accidents de fausse route, d'hémorrhagie, de faire éprouver au malade une douleur plus ou moins vive qui lui cause la plus grande appréhension pour les opérations suivantes.

Quand donc on sent une résistance, on retire le bec de la sonde (B, fig. 38) de quelques centimètres, et on la fait cheminer de nouveau en lui donnant une direction différente, et si, malgré cette précaution, l'obstacle persiste, au lieu d'insister, il faut changer d'instrument et tenter de nouveau le cathétérisme avec une sonde d'une courbure différente. Chez les vieillards, en particulier, où la glande prostate est très-développée, il est besoin d'opérer avec des sondes d'une courbure assez brusque (fig. 39, page 194).

2° *Cathétérisme avec une sonde d'argent droite.*

Pour faire pénétrer une sonde droite dans la vessie, il faut tendre fortement la verge et la diriger en bas, de manière à effacer autant que possible l'angle dont j'ai parlé précédemment, angle qui est toute la difficulté dans le cas qui m'occupe. Cela fait, on pousse légèrement la sonde , qui pénètre avec facilité jusqu'au bulbe ; arrivé là, il faut déprimer le pavillon de la sonde, pour engager le bec de l'instrument dans la portion membraneuse. Afin de suivre facilement la marche du cathéter, la main gauche abandonne la verge, et le doigt indicateur est introduit dans le rectum pour guider l'instrument et faciliter sa progression, en repoussant avec douceur son bec contre la paroi supérieure, tandis que la main droite exécute le mouvement combiné d'abaissement et de pression, jusqu'à ce que la sonde ait franchi le col de la vessie, ce dont on est averti, 1° par le défaut de résistance, 2° par la sortie de l'urine.

Remarque. Il existe entre le cathétérisme par une sonde courbe ou droite la grande différence que voici : Dans l'opération avec une sonde courbe, le bec de l'instrument est toujours en 'rapport avec la paroi supérieure de l'urètre , dont il suit les sinuosités ; avec la sonde droite, au contraire, en raison de la concavité antérieure, le bec de l'instrument tend à effacer cette courbure par la pression sur la paroi inférieure, et le doigt introduit dans le rectum n'a d'autre ut que de repousser ce bec contre la paroi supérieure. Il n résulte qu'il existe une double difficulté dans le cathétéisme rectiligne , 1° parce qu'il faut effacer la courbure d'un conduit qui est solidement fixé dans sa position par le igament suspenseur de la verge; 2° parce que le bec de l'instrument bute toujours contre la paroi inférieure , sur laquelle sont tous les obstacles naturels.

3° *Cathétérisme avec des sondes en gomme élastique ou des bougies molles.*

Quand on opère avec une sonde en gomme élastique à

laquelle on a donné de la rigidité, par l'introduction dans son conduit d'une tige recourbée de fer ou de laiton, qu'on désigne sous le nom de *mandrin*, les règles à suivre sont presque les mêmes que lorsqu'on agit avec un instrument métallique.

Le cathétérisme avec la sonde en gomme élastique sans mandrin, ou les bougies molles de caoutchouc ou de cire, est des plus faciles ; il suffit de tirer la verge en avant et un peu en bas, et de pousser l'instrument dans le canal. Quand on éprouve un obstacle, si léger qu'il soit, on retire la bougie de quelques millimètres ; on tend de nouveau la verge, et on fait pénétrer l'instrument jusqu'à ce que, arrivé à la profondeur de 18 à 20 centimètres (7 à 8 pouces), on n'éprouve plus de résistance.

La principale raison de la difficulté qu'éprouvent certains malades, en pratiquant sur eux-mêmes le cathétérisme, existe dans la fausse direction qu'ils donnent à la verge et à la bougie pendant cette opération. Ainsi la première position qu'ils prennent, quand ils sont encore inexpérimentés, les fait tenir recourbés sur eux-mêmes, la tête baissée, et la verge relevée. S'ils veulent bien, par la pensée, se représenter la direction du canal de l'urètre, ils comprendront qu'une position tout opposée doit beaucoup faciliter l'intromission de l'instrument. Je ne saurais trop le répéter, la position que doit prendre un malade qui se sonde, et la direction à donner à la verge et à l'instrument, sont les suivantes :

Si le malade est sur un lit, il se placera sur le dos, la tête légèrement relevée par un oreiller, les genoux en haut, les talons près du siége ; s'il est assis sur un fauteuil ou sur une chaise, il aura le corps renversé et les fesses posant à peine sur la traverse du siége. Après avoir enduit l'instrument comme j'ai dit plus haut, il l'introduira de

*quelques centimètres dans le canal, puis de la main gau-
che tirera fortement la verge en bas et en avant, tandis
que de la main droite il poussera, d'une manière continue
et non par saccades, la bougie en haut et en arrière.*

*C'est dans ce double mouvement opposé et simultané des
deux mains, que repose toute l'habileté du malade qui se
sonde lui-même.*

B. *Exploration du canal de l'urètre affecté d'un ou de
plusieurs rétrécissements.*

On reconnaît les rétrécissements :

1° *Par la sonde d'argent;*

2° *Par la sonde exploratrice de Ducamp;*

3° *Par les bougies* { en caoutchouc / en gutta-percha } { cylindriques, coniques, coniques à boule, à boule, à ventre, en crochet, tortillées. } en cire { blanche, jaune. }

1° La sonde d'argent est un mauvais moyen d'exploration du canal, dans le cas de rétrécissement. Elle sert bien,
en effet, à constater l'*existence* et le *siége* d'un rétrécissement; mais elle ne peut pas, d'une manière suffisante, donner de renseignements sur le *nombre* de coarctations, sur
leur longueur, ni surtout sur *leur nature, ce qui est d'une
si grande importance pour la thérapeutique.*

2° Voici comment Ducamp fait la description de sa bougie exploratrice et de son usage :

« J'ai des sondes ouvertes des deux bouts, sur lesquelles
« la division du pied est tracée; l'ouverture antérieure doit

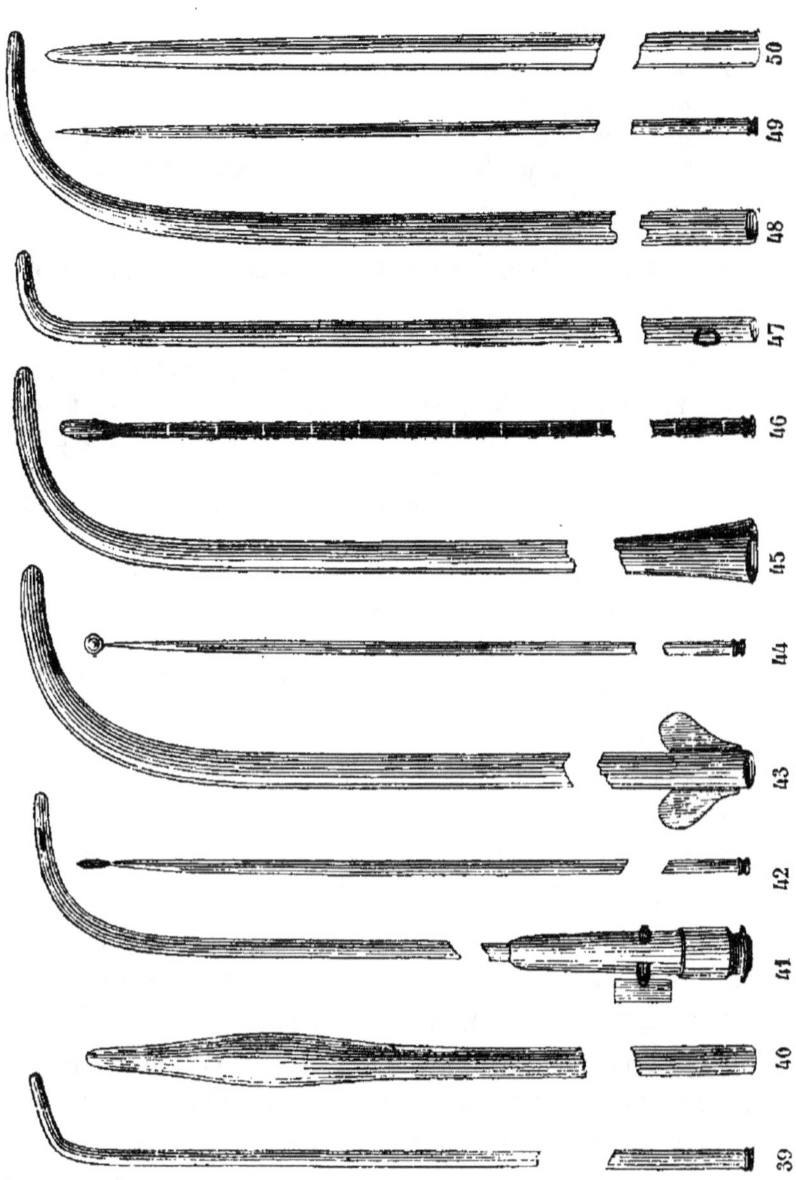

12 FIGURES.

Représentant diverses espèces de sondes et bougies.

39, Bougie en crochet, à courbure brusque et plus ou moins à angle droit.

40, Bougie à ventre.

41, Sonde à robinet, pour explorer la vessie et y faire des injections
    au besoin.

42, Bougie conique à boule ; le rénflement olivaire qui la termine
    s'oppose à ce qu'elle pénètre dans les lacunes du canal. (Voir
    page 25.)

43, Sonde ou cathéter en étain.

44, Bougie à boule, pour reconnaître les rétrécissements. (Voir plus
    loin.)

45, Sonde à double courant ; la cavité de cet instrument, qui est
    destiné à faire des injections intravésicales, est divisée, par
    une cloison, en deux conduits distincts, ayant chacun un ori-
    fice au bec de l'instrument, comme ils en ont un à son pa-
    villon. De cette manière un liquide, poussé par un conduit,
    ne peut ressortir par l'autre qu'après avoir baigné la vessie.

46, Bougie exploratrice de Ducamp, avec sa graduation.

47, Sonde à crochet, c'est-à-dire, à courbure brusque et courte ; le
    pavillon est muni de deux anneaux, pour fixer la sonde à de-
    meure.

48, Sonde conique en gomme élastique, à courbure ordinaire.

49, Bougie conique.

50, Bougie de cire.

(Pour les bougies tortillées, voir fig. 65, page 207.)

« être de moitié moins grande que l'autre. Je prends un
« morceau de soie plate à tapisserie, j'y fais plusieurs
« nœuds que je trempe dans de la cire fondue, et j'arrondis
« cette cire. Je passe, au moyen d'un cordonnet, cette soie
« dans la sonde, en la faisant entrer par l'ouverture la plus
« large ; arrivé à l'autre ouverture, le bourrelet formé par
« les nœuds chargés de cire est retenu, tandis que la soie
« passe et forme à l'extrémité de la sonde un pinceau de
« duvet très-fin et très-fort. Ou encore, je passe le morceau
« de soie plate à travers quatre petits trous placés près de
« l'extrémité de la sonde, je les réunis en les nouant en-
« semble, et je les éparpille ensuite en forme de pinceau.
« Je trempe ce pinceau dans une matière emplastique faite

« avec parties égales de cire jaune, de diachylon, de poix
« de cordonnier et de résine ; j'en mets une quantité suf-
« fisante, pour que, étant arrondie, elle égale le volume de
« la sonde ; je laisse refroidir cette *cire à mouler*, je la ma-
« laxe entre les doigts, puis je la roule sur un corps poli.
« Je coupe cette espèce de bougie, ajoutée à la canule de
« gomme élastique, à deux lignes de l'extrémité de cette
« dernière, et j'arrondis la cire comme le bout d'une sonde.
« D'après ces dispositions, la cire à mouler, mêlée aux fila-
« ments de soie, fait corps avec eux et ne peut s'en déta-
« cher. Je porte dans l'urètre une de ces sondes ; arrivé sur

FIGURE 51.

Représentant la bougie exploratrice graduée.

« le rétrécissement, je laisse l'instrument en place pendant
« quelques instants, afin que la cire ait le temps de se ré-
« chauffer et de se ramollir ; après quoi je pousse la sonde.
« La cire, se trouvant alors *pressée* entre la sonde et le ré-
« trécissement, remplit toutes les anfractuosités de ce der-

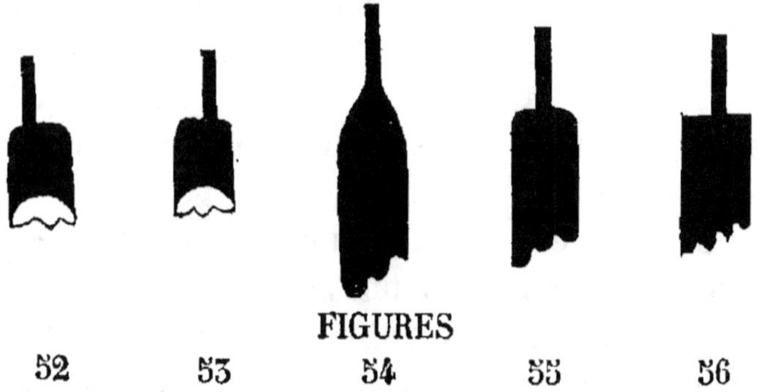

FIGURES

52   53   54   55   56

Représentant diverses empreintes de la bougie exploratrice.

« nier, pénètre dans son ouverture, et se moule, en un
« mot, sur les formes qu'il présente. Je retire la sonde
« avec précaution, et je trouve à son extrémité la forme

« du rétrécissement. Si la tige de cire qui est entrée dans
« le rétrécissement est au centre du bloc de la même ma-
« tière qui termine la sonde (fig. 54, 55, 56), je sais que
« les parties saillantes qui forment l'obstacle sont égale-
« ment réparties autour de l'ouverture, et qu'il faut cauté-
« riser toute la circonférence de cette dernière. Si cette
« tige est à la partie supérieure (fig. 53), je sais que le bour-
« relet qu'il faut détruire est à la partie inférieure ; si la tige
« est, au contraire, à la partie inférieure (fig. 52), je sais
« qu'il faut diriger le caustique sur la partie supérieure ; et
« de même sur les côtés. Par ce moyen, je puis toujours
« me procurer la forme de l'obstacle, reconnaître tous les
« changements qu'il subit dans le cours du traitement ; en
« un mot, apprécier aussi clairement ce qui se passe sur
« le rétrécissement et dans la profondeur du canal, que si
« j'avais ce rétrécissement sous les yeux. »

Ce procédé est très-ingénieux et m'a fourni souvent de
très-utiles renseignements ; mais il est loin d'avoir, dans
tous les cas, la rigueur, en apparence mathématique, qu'on
serait tenté de lui supposer.

a. Ainsi, quand le rétrécissement est très-étroit, la cire
à mouler ne pénètre pas dans le rétrécissement, et quand
on retire la sonde exploratrice, au lieu de l'empreinte de
la coarctation, on ne trouve qu'une boule irrégulière que
l'on a comparée à une massue.

b. La petite tige qui porte l'empreinte du diamètre du
rétrécissement ne donne aucune indication sur sa longueur.

c. Enfin ce moyen d'exploration, qu'on a surtout vanté
comme faisant connaître d'une manière précise la situation
du rétrécissement par rapport aux parois du canal, donne
des renseignements faux quand on l'applique aux coarctations siégeant à l'union de la portion spongieuse et de la
portion membraneuse, à l'*angle urétral* (B, C, fig. 30), où

17.

se rencontrent les dix-neuf vingtièmes des rétrécissements.

En effet, j'ai parlé, dans les considérations anatomiques, de la dilatation du bulbe. Or cette dilatation a lieu surtout aux dépens de la [paroi inférieure, et, si le rétrécissement a son siége à l'entrée de la portion membraneuse, l'empreinte que rapportera la cire à mouler pourra faire supposer que l'orifice de la coarctation est situé près de la paroi supérieure du canal, tandis que c'est le contraire qui sera la vérité.

d. Si le rétrécissement a son siége, soit dans la portion spongieuse, soit dans la portion membraneuse, les indications fournies par la bougie exploratrice sont généralement exactes, quant au *diamètre* et au *siége* de la stricture *par rapport aux parois du canal.*

e. Les cas de *fausses routes* sont surtout les circonstances où cet instrument m'a rendu de très-grands services en me fournissant des données positives qui favorisent singulièrement la guérison de ces graves complications des rétrécissements.

3° *Au moyen des bougies, convenablement employées,* j'obtiens toujours, sur les strictures urétrales, tous les renseignements qui peuvent m'être nécessaires pour la thérapeutique. Ainsi les notions *d'existence, de nombre, de siége, de longueur, de forme, de nature,* sont très-facilement acquises, comme le lecteur va voir, par l'emploi des différentes espèces de bougies de gomme élastique, ou de cire (fig. 42, 44, 49, 50).

A. *Existence du rétrécissement.*

Quand le rétrécissement est très-étroit, il n'y a pas de possibilité qu'il reste inaperçu : il suffit d'introduire une bougie de gomme élastique ou de cire d'un certain volume, pour qu'elle vienne buter contre l'obstacle et ne puisse en franchir le *canalicule*. Toutefois, dans le cas de rétrécissement commençant, il se pourrait que l'instrument passât librement à travers la partie rétrécie (B, fig. 27), et le médecin serait induit en erreur. Pour éviter cette méprise, quand, malgré le passage facile d'une bougie ordinaire, le chirurgien se croit fondé, par l'examen des symptômes et des antécédents, à soupçonner la présence d'une stricture, il devra recourir à l'emploi de la *bougie à boule*.

Cette forme de bougie (fig. 44, p. 194) est constituée par une tige de gomme élastique assez mince, terminée par un renflement olivaire de grosseur variable. Sur la tige est établie, à partir de la boule, une division en centimètres, qui sert à indiquer la longueur à laquelle l'instrument a pénétré. Cette forme de bougie a de nombreux avantages : la souplesse de la tige lui permet de se prêter à toutes les inflexions du canal; la forme obtuse de la boule terminale fait qu'elle n'est pas arrêtée par les lacunes de Morgagni, ni par les plicatures de la membrane muqueuse, qu'elle efface en tendant toutes les parois du conduit. Enfin, en choisissant une bougie surmontée d'une boule suffisamment grosse, il est impossible qu'une coarctation passe inaperçue, quand même on aurait affaire à la singulière disposition mentionnée par la *Gazette médicale* (deuxième série, tome VII, page 202) :

« L'individu qui fait le sujet de cette observation est un
« marin âgé de seize ans, amené à l'hôpital dans un état
« complet d'insensibilité. Il mourut peu de jours après son
« admission. A l'ouverture du corps, les reins parurent
« considérablement dilatés; ils ne formaient plus qu'une
« grande poche capable de contenir une pinte de liquide.
« Les uretères offraient le diamètre d'un pouce d'homme

« adulte, et reprenaient leur calibre ordinaire dans le point
« où ils s'abouchent à la vessie. La disposition valvulaire
« était si bien conservée à cette embouchure, qu'il était im-
« possible de faire refluer l'urine de la vessie dans les ure-
« tères, par une pression exercée sur la première. Celle-ci
« était *considérablement dilatée*, et renfermait une grande
« quantité d'urine. Ses fibres musculaires, *extraordinaire-*
« *ment développées*, formaient une couche aussi épaisse que
« celle du ventricule gauche du cœur chez le même sujet.
« Il existait dans l'urètre, *fixé à sa partie supérieure, une*
« *sorte de repli membraneux ou de valvule*, analogue aux
« valvules des veines ou aux valvules semi-lunaires du
« cœur, immédiatement derrière le bulbe de l'urètre. Ce re-
« pli devait, pendant la vie, empêcher l'urine de sortir de la
« vessie, sans mettre obstacle à l'introduction d'un cathéter;
« au-devant de la valvule le canal était tout à fait sain. »

On comprend en effet qu'avec une disposition pareille,
le passage d'une sonde ordinaire appliquait la valvule contre les parois de l'urètre et ne faisait pas reconnaître la
cause de la rétention d'urine, tandis que si on avait eu recours à la bougie à boule, elle aurait bien, en entrant dans
le canal, agi comme la sonde ; mais, *en sortant,* la boule
terminale aurait produit le même effet que l'urine, c'est-
à-dire aurait abaissé la valvule et signalé une résistance caractéristique, qui eût mis sur la voie du traitement.

B. *Nombre des rétrécissements.*

Si, quand il existe plusieurs rétrécissements, ceux qui
sont le plus près du méat urinaire étaient toujours d'un
diamètre plus large que les strictures plus profondément
situées (fig. 27, p. 154), il serait toujours très-facile de connaître le nombre des coarctations existant dans un urètre.

C'est, du reste, ce qui se présente quelquefois; dans ce cas, on introduit une bougie à boule qui puisse pénétrer jusque dans la vessie, et, en la retirant avec beaucoup de précautions, le nombre de *secousses* ou de *temps d'arrêt* que ressentent les doigts dans la marche rétrograde de la bougie, indique le nombre des rétrécissements.

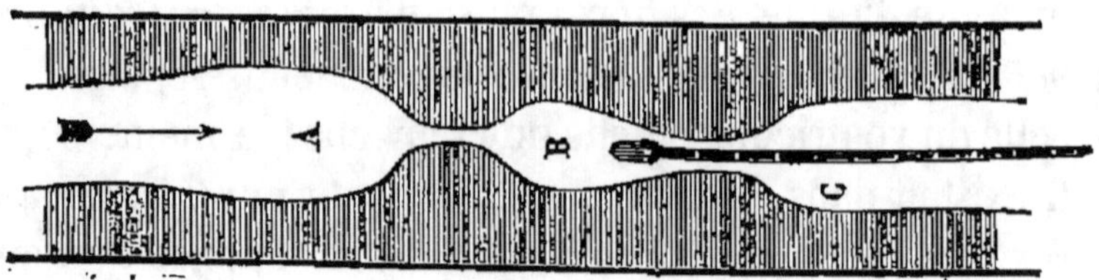

FIGURE 57.

Représentant l'exploration, par une bougie à boule, d'un urètre sur lequel existent deux rétrécissements.

La direction de la flèche indique le cours de l'urine.
CB, Bougie à boule, graduée, engagée à travers le premier obstacle, qui est moins étroit que le second.
A, Portion de l'urètre, dilatée en arrière du second obstacle.

La distance qui sépare chaque rétrécissement est marquée par la portion de tige de la bougie qui circule librement entre deux obstacles. La profondeur à laquelle sont situés le premier et le dernier rétrécissement est indiquée, pour chacun d'eux, par la longueur de la tige cachée dans le canal, moins la longueur de la boule qui est arrêtée par le rétrécissement.

Mais il peut arriver que le premier rétrécissement soit le plus étroit. Dans ce cas, il est impossible de rien préjuger sur le nombre des rétrécissements. Il faut d'abord opérer la dilatation de cette première stricture, ensuite on agira comme je viens de dire.

Quelques personnes ont prétendu qu'en voyant uriner un malade, on pouvait, à l'inspection seule du jet d'urine, dire le nombre des coarctations. L'examen du malade, pendant sa miction (fig. 32, 33, 34), peut fournir quelques données utiles au chirurgien, mais ne permet jamais de savoir le nombre des rétrécissements, ce qui du reste n'avancerait pas beaucoup, puisqu'il resterait à connaître leur siége, leur forme et leur nature.

C. *Siége des rétrécissements. Situation par rapport aux régions.*

Pour connaître la profondeur à laquelle siége un rétrécissement, et par conséquent la région du canal de l'urètre qu'il occupe, on a pour se guider approximativement la sensation de *douleur en urinant* éprouvée par le malade, douleur qui vient du rétrécissement lui-même ou de la partie du canal sise immédiatement en arrière (Voir aux *Symptômes*, pag. 166); mais, outre que cette douleur n'est pas constante, elle peut quelquefois induire en erreur. Un moyen beaucoup plus certain consiste à introduire dans l'urètre, jusqu'à ce qu'elle vienne buter contre le rétrécissement, une bougie à boule graduée (fig. 44, 51) : le nombre de centimètres dont la bougie est entrée, comparé à la longueur connue des différentes portions de l'urètre, permet de dire à quelle région appartient le rétrécissement; mais il est très-difficile de bien faire cette exploration si simple en apparence, à cause de la longueur si variable de la verge. Il faut donc qu'elle soit dans le relâchement complet, et de plus éviter d'exercer sur elle la plus légère traction. Autrement, prise à quelques minutes de distance, on serait exposé à voir cette appréciation varier de plusieurs centimètres. *C'est l'exploration antérograde.*

On évite à peu près certainement toute chance d'erreur en faisant l'examen de la manière suivante : On prend une bougie graduée dont la boule terminale soit assez petite pour dépasser le canalicule du rétrécissement; et, quand l'olive a franchi l'obstacle, on retire l'instrument avec douceur, jusqu'à ce que le renflement porte contre la stricture (Voir fig. 26, pag. 154). On examine alors la profondeur à laquelle pénètre l'instrument, et cette distance indique le siége précis du rétrécissement. *C'est l'exploration rétrograde.*

On peut avoir aussi des notions précises sur le siége du rétrécissement par l'inspection directe ou le toucher anal. Ainsi quand le rétrécissement existe au méat urinaire, il est très-facile d'en constater l'existence. S'il est placé dans la continuité de la verge, et que la coarctation, comme j'en ai rencontré d'assez nombreux exemples, soit causée par un épaississement du tissu cellulaire sous-muqueux, le passage de la pulpe du doigt indicateur à la face inférieure de la verge fait reconnaître la situation exacte de l'induration. Quand l'obstacle existe à la portion membraneuse, si l'on introduit une bougie à boule jusque contre le rétrécissement, le doigt indicateur placé dans l'intestin rectum constate encore avec précision le siége de la stricture.

Situation par rapport aux parois.

Pour avoir des notions exactes sur la position du rétrécissement par rapport aux parois du canal, il faut avoir recours à la sonde exploratrice de Ducamp, en tenant compte toutefois des réserves que j'ai faites. (Voir p. 197.) Si la stricture est trop étroite, il faudra commencer par la dilater avec de fines bougies de gomme élastique; et si elle est placée à l'union du bulbe et de la portion membraneuse, il faudra se tenir en garde contre l'empreinte de la *cire à mouler*. Sauf ces deux exceptions, l'instrument de Ducamp fournit des renseignements précieux pour la thérapeutique des rétrécissements.

La bougie de cire molle donne aussi des indications très-justes sur le siége du rétrécissement, par suite du même mode d'action que la sonde exploratrice.

D. *Longueur et forme des rétrécissements.*

Il y a des rétrécissements qui sont très-minces (fig. 28, 29) : ce sont les brides ou valvules formées par une lamelle muqueuse adossée à elle-même par un tissu cellulaire qui n'est point ou est à peine engorgé. Le passage d'une bougie de gomme élastique ou de cire à travers un semblable rétrécissement donne au chirurgien et au malade lui-même la sensation d'une secousse ou échappement brusque. Si on laisse une bougie de cire pendant quelques minutes dans le canal, on trouve, en la retirant, à l'endroit correspondant à la stricture, une rainure étroite comme celle qui aurait été produite par la constriction d'un fil. Il est facile de comprendre, par conséquent, que la bougie de cire donne aussi des renseignements certains sur l'existence du rétrécissement, sa profondeur, sa situation par rapport aux parois, et sa forme. Elle est, à cause de sa mollesse, très-bien supportée par les malades les plus timorés, qui se rendent parfaitement compte de son innocuité.

D'autres rétrécissements sont plus longs, et présentent jusqu'à un et deux centimètres d'étendue. On a même vu des coarctations de toute la longueur de la portion spongieuse, à partir de la fosse naviculaire jusqu'au bulbe. Ces strictures sont formées par des *végétations*, des *carnosités*, des *callosités*. Quand ces rétrécissements sont très-anciens, ou qu'ils ont été traités par la *cautérisation* ou l'*excision*,

ils passent à l'état *fibreux,* et sont très-souvent incurables.
(Voir *Traitement par la cautérisation et les incisions,* p. 260

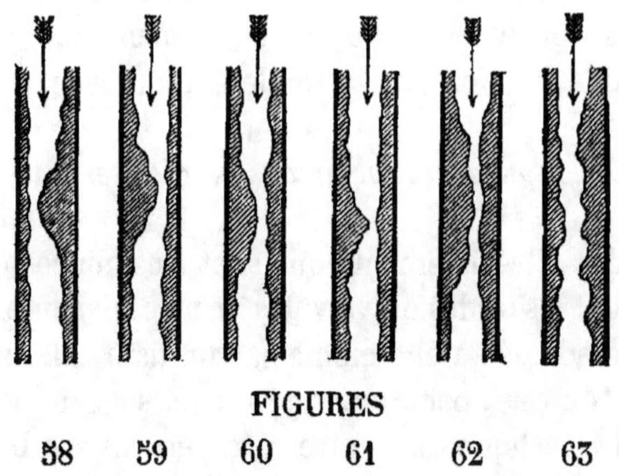

FIGURES

58   59   60   61   62   63

Représentant des rétrécissements de formes et de longueurs variées.

La flèche indique la direction du cours de l'urine.
58, Rétrécissement, prédominant sur la paroi supérieure.
59,   Id.   id.   id.   inférieure.
60,   Id.   assis sur une base plus large.
61,   Id.   valvulaire.
62,   Id.   très-long et anfractueux, inégalement réparti
                        sur les deux parois.
63,   Id.   encore plus long et plus anfractueux que le
                        précédent.

et 268). Ce genre de stricture est rarement borné à une
paroi ; toute la circonférence du canal est habituellement
envahie, et le canalicule que circonscrit l'engorgement est
plus ou moins étroit, et d'une forme presque toujours si-
nueuse (fig. 63). La bougie de cire peut presque seule,
dans ce cas, donner une idée de la longueur et de la forme
du rétrécissement ; et tandis que la bougie de gomme élastique, plus rigide, pénètre dans les *fongosités* ou bute contre
les saillies des rétrécissements, la bougie de cire se prête
plus facilement à toutes les inflexions du canalicule ; quand

18

elle y a séjourné quelques minutes, elle s'est moulée sur la stricture et en rapporte presque tous les détails.

Quand le canalicule peut admettre une bougie à boule très-fine, cet instrument permet de mesurer rigoureusement la *longueur* de la coarctation. En effet, la verge étant dans le relâchement complet, on note la longueur de la tige à laquelle est arrêtée la bougie par l'entrée du rétrécissement; puis on fait cheminer la bougie à travers l'obstacle. Quand cet obstacle est dépassé, on retire la bougie jusqu'à ce qu'on sente la résistance causée par la partie postérieure du rétrécissement. On note à cet instant la portion de la tige cachée par l'urètre, et la différence entre ces deux mesures, moins la hauteur de la boule, indique la longueur de la stricture.

Quand un rétrécissement affecte la forme que représente la figure 64, ou même encore de plus brusques anfractuosités, la bougie peut bien, à la rigueur, pénétrer de B en C; mais, à cause du coude qui existe en cet endroit, ne peut franchir C.

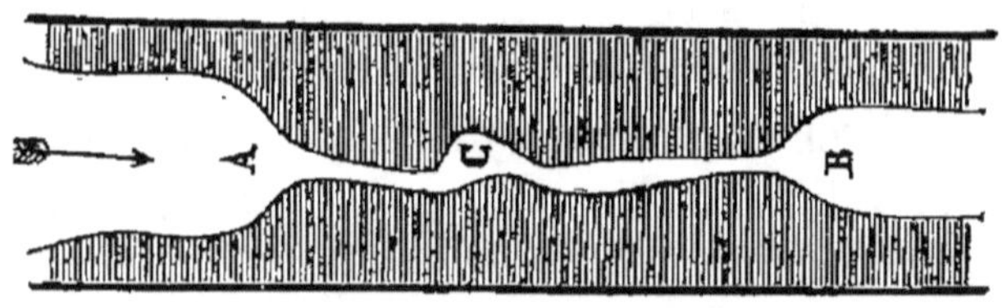

FIGURE 64.

Représentant un rétrécissement coudé.

AB, le rétrécissement.
C, changement brusque dans la direction du canalicule.

On est alors obligé d'avoir recours aux *bougies tortillées*, dont les courbures variées rendent de très-notables services.

Dans le nombre des malades auxquels je donne simultanément des soins pour la recalibration du canal, il en existe toujours deux ou trois chez lesquels, dans les premiers temps du traitement, je suis obligé d'avoir re-

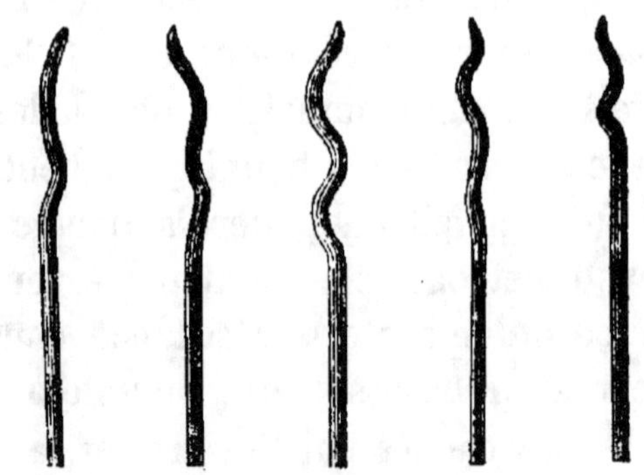

FIGURE 65.

Représentant diverses formes de bougies tortillées.

cours à de semblables bougies ; tandis qu'à l'état régulier et le plus fréquent, quand ces instruments présentent la plus légère irrégularité, il n'est pas convenable de s'en servir.

E. *Nature des rétrécissements.*

Par différentes considérations que j'ai eu occasion de mentionner, le médecin peut *à priori* établir la nature d'un rétrécissement.

Si la coarctation est venue à la suite d'une chute sur le périnée, les jambes étant écartées, ou après avoir rompu la corde pendant une blennorrhagie, on peut être assuré que la stricture est de *nature fibreuse*. La coarctation sera de même nature, si le malade a déjà subi un traitement par la *cautérisation* ou la *scarification*, ou les *dilatateurs métalliques*. (Voir ces différents traitements, pages 260 et 268.) Quand un rétrécissement est très-ancien, il y a tout lieu de supposer que, primitivement formé par des végétations, il a subi la transformation fibreuse. Le passage de la bougie de gomme élastique sur ce genre d'obstacle est rude et donne la sensation d'un frottement dur, en général très-peu sensible.

Si le rétrécissement est récent, il y a lieu d'espérer qu'il est *valvulaire*, ou formé par un engorgement simple du tissu cellulaire sous-muqueux. La bougie, en traversant ce genre de coarctation, fait éprouver à la main du chirurgien une secousse dont le malade a conscience. Parfois très-sensible.

Lorsqu'un rétrécissement est formé par des *végétations* ou *carnosités*, il sécrète habituellement une humeur opaque, d'un blanc jaunâtre, peu consistante. *C'est là la cause de ces écoulements éternels, contre lesquels les malades emploient inutilement les diverses drogues successivement en renom. Dès qu'on vient, au contraire, à s'adresser à la cause réelle, en effaçant l'obstacle, on fait cesser l'engorgement des parois urétrales, et l'écoulement s'arrête de lui-même, pour ne plus reparaître. Le malade est alors radicalement guéri.* Cette nature de rétrécissement, d'une sensibilité quelquefois obtuse, est le plus souvent douloureuse à l'exploration. Quand on introduit une bougie de gomme élastique qui ne suit pas le canalicule du rétrécissement, il semble, bien qu'on ne fasse que très-peu d'efforts de pression, que l'instrument pénètre dans de la terre glaise. Ce genre de stricture saigne plus ou moins abondamment dans les premières séances de dilatation, bien qu'on sonde avec la plus grande douceur, et qu'on ne fasse pas fausse route. Je ne puis mieux comparer l'état d'un rétrécissement fongueux qu'à la plaie d'un vésicatoire en suppuration, tant à cause de l'humeur qui en coule toujours, que pour le sang qui s'en échappe si facilement.

Quand des *varices dilatées* sont la cause de l'obstacle au

cours de l'urine, la bougie, peu douloureuse ordinairement, éprouve le genre de résistance dont je viens de parler ; de plus, il sort une quantité de sang assez considérable, quelquefois par jet. Dans ce cas, il n'y a pas de suppuration, ni par conséquent d'écoulement.

La *stricture spasmodique* se reconnaît à l'inégalité des résultats dans des explorations successives. Ainsi tel jour existe un obstacle infranchissable ; quelques minutes plus tard, ou le lendemain, les mêmes instruments passeront sans difficulté ; cette nature de coarctation est habituellement très-douloureuse, et se rencontre principalement chez les personnes d'une grande susceptibilité nerveuse.

CHAPITRE IX.

MARCHE DES RÉTRÉCISSEMENTS.

La marche des rétrécissements est très-irrégulière, et n'est subordonnée à aucune règle fixe. Une disposition naturelle, l'hygiène, diverses maladies peuvent accélérer ou retarder leur développement.

J'ai noté, dans les causes des strictures urétrales , *une prédisposition native* qui faisait que, sans motif apparent, tous les membres d'une même famille étaient affectés de coarctation. Eh bien, ces personnes, quelque sévères que soient leur régime et leurs habitudes, ne peuvent éviter leur destinée, et tôt ou tard sont atteintes de stricture. J'ai eu l'occasion de traiter deux personnes dont le père avait succombé aux complications d'un rétrécissement, et qui, redoutant cette maladie, avaient, dès leur adolescence, pratiqué la vie la plus régulière ; ce qui ne les empêcha pas d'être affectées, l'une à l'âge de trente ans, l'autre à l'âge de quarante-deux, de rétrécissements dont elles se firent soigner dès le début de la maladie, tant elles en redoutaient la souffrance et la funeste issue.

Certains malades, dès qu'ils se voient affectés de diminution dans le jet des urines, de fréquents besoins d'uriner, de douleur pendant la miction, s'observent beaucoup et ne se livrent que très-rarement à des *écarts de régime,* dont ils voient la fâcheuse influence sur le développement de leur rétrécissement. Quelques personnes réussissent ainsi, par une hygiène rigoureuse de tous les instants, à voir leur stricture rester stationnaire pendant des années. D'autres malades, par suite de leur profession, de leurs relations sociales, ou par incurie, continuent à suivre un régime excitant qui hâte souvent d'une manière effrayante la marche dès coarctations.

Les excès vénériens, en déterminant un afflux de sang presque continuel, et en exagérant le mouvement vital dans des organes déjà malades, contribuent fréquemment à déterminer l'occlusion complète du canal.

L'influence la plus remarquable sur le développement des rétrécissements vient des *blennorrhagies.* Avant le premier écoulement, les malades n'avaient rien d'anormal dans l'émission de l'urine. Cette maladie dure un, deux, trois, six mois ou plus, et à la suite on voit survenir tous les symptômes d'un rétrécissement commençant. A la deuxième blennorrhagie, la gêne de la miction augmente, et les malades, qui contractent ainsi cinq ou six écoulements urétraux, voient leur mal empirer à chaque récidive. *Quand il existe une coarctation dans l'urètre, cette maladie ne guérit jamais d'elle-même, et tend sans cesse à l'oblitération du canal et à la rétention d'urine.* C'est là une proposition éminemment vraie, et que tous les malades affectés de strictures devraient avoir incessamment présente à l'esprit. Car plus on retarde de se faire traiter, plus la maladie s'aggrave, plus le rétrécissement tend à passer à l'état fibreux, et plus les complications et les rechutes sont à redouter.

CHAPITRE X.

PRONOSTIC.

Le pronostic des rétrécissements varie selon la cause de la maladie, sa marche, le régime suivi par le malade, les traitements plus ou moins intempestifs auxquels il a été soumis, et les complications qui surviennent.

Quand une personne, atteinte autrefois d'une blennorrhagie qui a persisté plusieurs mois, vient à s'apercevoir d'un léger changement dans le cours de l'urine, si elle mène une vie calme et une hygiène très-régulière, la stricture pourra rester stationnaire pendant six, huit, dix ans et plus, et n'incommoder en aucune façon les fonctions générales de l'organisme.

Mais si ce même individu se livre à des excès de tout genre, de table et de coït surtout, si la coarctation provient de la cicatrisation d'un chancre du canal (Voir plus loin), ou qu'elle ait été déjà traitée par la cautérisation, la scarification ou la dilatation mécanique, ce pronostic peut devenir très-grave. Une maladie, en effet, qui entraîne forcément à sa suite, au bout d'un temps plus ou moins long, les différentes complications dont j'ai parlé (Voir *Complications des rétrécissements,* p. 116), est une des affections les plus redoutables qui puissent frapper un homme.

Il n'existe, dans ces circonstances, entre la phthisie pulmonaire, le cancer et la maladie dont je m'occupe, qu'une différence de gravité, mais qui est capitale. Ces trois affections sont également et fatalement mortelles; mais tandis que l'issue funeste est inévitable dans les deux premières maladies, la *guérison complète* peut toujours être obtenue par le malade atteint de rétrécissement, s'il n'attend pas trop longtemps pour réclamer les secours de l'art.

CHAPITRE XI.

TRAITEMENT DES RÉTRÉCISSEMENTS.

De tous les auteurs qui ont traité des rétrécissements du canal de l'urètre, il n'en est peut-être pas un qui se soit posé la question de savoir si on pouvait guérir cette maladie *par un traitement médical seul*, ou si, dans beaucoup de cas, le *traitement chirurgical* ne pouvait, ne devait pas être employé concurremment avec une médication interne appropriée. Et cependant, comme on va le voir, la solution de cette question fournit les données les plus satisfaisantes, puisque, dans certaines circonstances, le traitement médical employé seul suffit à guérir le malade, et que, dans les cas qui nécessitent l'emploi de procédés chirurgicaux, l'administration de médicaments convenables favorise singulièrement la guérison.

A quel motif doit-on rapporter un tel oubli des ressources de la thérapeutique médicale? Je crois pouvoir en donner plusieurs raisons. D'abord, la plupart des *chirurgiens uropathes* ignorent l'action spécifique de certains médicaments sur les voies urinaires, et, au lieu de voir dans la coarctation de l'urètre un engorgement de tissus qui peut, la nature aidant, entrer en résolution sous l'influence de fondants spéciaux, ils ne s'occupent que de l'obstacle mécanique, et pensent avoir guéri radicalement le malade, quand, par des procédés plus ou moins barbares, ils ont, par la violence, écarté momentanément les parois du canal ou divisé l'obstacle.

Quelques-uns ont inventé ou soi-disant perfectionné des instruments pour dilater, cautériser ou inciser les coarctations, et, quel que soit l'état du malade et du rétrécissement qu'il porte, ils font exclusivement usage de leur unique méthode, sorte de *panacée,* qui est l'alpha et l'oméga de leur savoir urologique.

Par une fâcheuse condescendance à la légitime impatience des malades, quelques chirurgiens se pressent beaucoup trop d'obtenir un *résultat factice;* et parce qu'ils ont distendu, lacéré ou brûlé la stricture, le malade, momentanément soulagé, se berce de l'illusion qu'il est pour toujours débarrassé, par une seule opération, d'un mal qui ne se développe que très-lentement, et souvent ne commence à causer une gêne appréciable qu'après plusieurs années d'existence.

Enfin, faut-il l'avouer? une *opération,* si minime et si futile qu'elle soit, exige des honoraires supérieurs à ceux de la *consultation la plus savante et la plus sensée,* et bien certainement je ne crains pas d'affirmer que certaines âmes cupides n'ont pas honte, dans leurs rapports avec les malades, de se laisser guider par des influences de cette nature.

Avant d'aborder l'histoire des différentes *méthodes chi-*

rurgicales employées contre les strictures de l'urètre, je parlerai donc des bienfaits que l'on peut obtenir par un traitement médical approprié.

A. Traitement médical.

a. Dans les cas de *rétrécissement spasmodique*, l'influence du *traitement médical* est toute-puissante, puisqu'à lui seul ce traitement peut faire justice complète de la maladie.

b. S'il s'agit d'une *coarctation mixte*, c'est-à-dire que l'élément inflammatoire spasmodique vienne, ce qui arrive si fréquemment, compliquer une altération organique, le traitement médical *dédouble*, pour ainsi dire, la maladie, fait disparaître le spasme, et l'altération organique persiste seule.

c. Quand la stricture est *compliquée* de l'inflammation de la partie de l'urètre située, soit en arrière, soit en avant de l'obstacle, et que le cathétérisme est tellement douloureux que les instruments les plus inoffensifs causent des souffrances intolérables, une médication appropriée enlève cette excessive sensibilité, et permet d'employer un traitement convenable.

Il est souvent arrivé, dans ma pratique, que, pour préparer au traitement chirurgical certains malades très-méticuleux, ou chez lesquels la douleur en urinant était très-vive, je les soumettais préalablement à l'usage d'un traitement médical très-léger. Quelques jours après, je les voyais revenir tout joyeux, se croyant guéris, n'ayant plus de douleur en urinant. Le jet de l'urine avait *presque* repris son volume habituel, et ils se sentaient tellement soulagés, qu'ils préféraient s'en tenir là, et revenir me consulter si plus tard ils éprouvaient de nouveau de la gêne dans l'émission de l'urine. Il était arrivé, dans cette circonstance, ce que j'ai dit plus haut, c'est-à-dire le *dédoublement* de la maladie. Le spasme, l'inflammation, la turgescence de la stricture avaient cédé; mais l'altération organique avait persisté, et, après un espace de temps plus ou moins long, ces malades se décidaient enfin à suivre le traitement qui devait les guérir pour toujours.

Les moyens que je recommande sont *généraux* ou *locaux*.

Parmi les *moyens généraux*, l'observation d'un *régime sévère* et l'administration de *médicaments adoucissants* permettent à certains malades de garder quelquefois des années entières des rétrécissements, même assez considérables, sans en être sensiblement incommodés.

Ainsi, le malade doit éviter les aliments trop substantiels ou trop épicés; il trouve dans une alimentation végétale surtout les éléments d'une nourriture appropriée à sa position. Les repas seront peu copieux et parfaitement réglés; il mouillera beaucoup son vin, et s'abstiendra de vins généreux, de café noir, de boissons spiritueuses; il faut toujours entretenir avec soin la liberté du ventre, et ne jamais rester plus de deux jours sans aller à la garde-robe. Il faut éviter les courses trop longues, soit à pied, soit à cheval. La voiture même est très-fatigante pour quelques personnes. Les rapports sexuels doivent être rares; car, bien que certains malades éprouvent après le coït un soulagement momentané dans la miction, la congestion sanguine que cet acte, s'il se renouvelle trop souvent, ou s'il est trop prolongé, détermine dans l'appareil génito-urinaire, ne peut que hâter le développement de la stricture.

Il faut éviter avec soin tout ce qui peut favoriser la transpiration, parce qu'après une sueur abondante, l'urine est plus âcre et la douleur de la miction bien plus intense.

Voici, en effet, ce qui se passe dans cette occurrence :

L'urine est un liquide excrémentitiel chargé de transmettre au dehors les principes salins et organiques dont le séjour dans le sang serait nuisible à l'économie tout entière. La perspiration naturelle ou transpiration de la peau, qui, exagérée, se transforme en sueur, a aussi pour résultat l'élimination de principes salins dissous dans un liquide. Dans l'état ordinaire, il y a une sorte d'antagonisme, d'équilibre entre ces deux émonctoires : quand on transpire abondamment, l'urine est rare ; et si, par un motif quelconque, la transpiration cutanée diminue, les reins se chargent de suppléer à cette excrétion. C'est une observation que chacun est à portée de faire sur soi-même, en hiver et en été. Mais dans le cas de coarctation urétrale, cette sorte de suppléance a un inconvénient très-grave ; car, pour une même quantité de liquide, il y a bien plus de principes salins dans l'urine que dans la sueur ; et, d'ailleurs, l'urine contient certaines substances organiques, l'urée entre autres, qui ne peuvent pas être éliminées par la peau. Il en résulte que, dans le cas de transpiration abondante, l'urine est plus concentrée, plus chargée de principes salins pour une même quantité de liquide, par conséquent plus âcre, plus irritante pour les parties déjà enflammées avec lesquelles elle se trouve en contact.

Cette remarque nous conduit directement à indiquer les substances qui peuvent adoucir les propriétés naturellement irritantes de l'urine.

L'*eau* est la substance délayante et adoucissante par excellence, aussi doit-elle être le véhicule de tous les principes médicamenteux qui sont administrés pour combattre l'âcreté originelle de l'urine. Mais l'eau pure est souvent lourde à digérer ; il faut l'associer à des substances émollientes, qui, tout en la rendant d'une digestion plus facile, enveloppent les particules de l'urine, diminuent l'impression irritante de ce liquide sur les parois urétrales, et spécialement sur la partie qui est située en arrière du rétrécissement. Dans ce but, on a recours *aux racines de guimauve, de réglisse, de chiendent, de fraisier, d'asperges, à la graine de lin, à la pariétaire, à l'orge mondé, au raisin d'ours, aux queues de cerise, aux bourgeons de sapin du Nord, au petit-lait clarifié, à l'émulsion d'amandes douces*, etc., etc. Une remarque essentielle, c'est que toutes ces tisanes doivent être *très-légères*, afin de ne pas fatiguer l'estomac. Pour certains malades, qui, par un motif quelconque, ne peuvent pas se faire de tisane, je recommande la poudre suivante, qui est une véritable *tisane émolliente sèche* :

Prenez : Poudre de racine de guimauve,	20 gram.
Poudre de racine de réglisse,	20 gram.
Poudre de sucre de lait,	20 gram.
Magnésie carbonatée,	5 gram.
Gomme arabique pulvérisée,	5 gram.
Nitrate de potasse pulvérisé,	1 gram.

Mêlez très-exactement pour faire une poudre homogène que l'on conserve dans une boîte, ou mieux dans un flacon de verre bien bouché. Cette poudre s'emploie de la manière suivante : on en délaye une cuillerée à café d'abord dans deux ou trois cuillerées d'eau ; ensuite on remplit le verre et on boit immédiatement. La dose est de trois à quatre cuillerées à café par jour.

Une tisane dont les malades se trouvent très-bien, c'est *l'eau de goudron*. Elle a beaucoup d'avantage sur les autres, en ce sens qu'elle se fait à froid, qu'elle est par conséquent toujours prête, puis qu'elle ne fatigue jamais l'estomac, et que certains malades qui en ont pris l'habitude s'en servent pendant des années entières sans éprouver la moindre répugnance.

Voici comment elle se prépare : on prend quarante grammes de goudron ordinaire, qui est mis dans un vase de terre vernie ou de faïence, de la capacité d'un litre ; ce vase est rempli d'*eau froide*, qu'on laisse séjourner sur le goudron pendant vingt-quatre heures ; après ce temps, on tire à clair ; puis de nouvelle eau froide est mise sur le goudron pour la tisane du lendemain. Quelques personnes, au lieu de séparer la tisane de toute la journée, trouvent plus commode de laisser toujours l'eau sur le goudron et de remplacer, à mesure des besoins, le verre de boisson qu'elles prennent par un verre d'eau froide. Le même goudron peut ainsi servir pendant dix à quinze jours, jusqu'à ce que le malade s'aperçoive que l'eau n'a presque plus d'odeur : alors une nouvelle dose de quarante grammes est ajoutée à la première.

Cette tisane se boit par verres, édulcorée avec du sucre ou du miel, et même, après quelque temps, les malades préfèrent la boire pure, sans y rien ajouter. Quelques personnes qui, d'avance, ont une répugnance extrême pour cette boisson, sont tout étonnées, après quatre à cinq jours d'usage, de la facilité avec laquelle elles s'y habituent. J'ai dans mes relations un grand nombre de clients qui, bien que guéris, ne peuvent pas s'en passer et continuent d'en boire un verre ou deux par jour.

Pour se faire à l'usage de cette tisane, quelques malades mêlent dans les premiers temps l'eau de goudron avec moitié ou trois quarts d'eau ordinaire ou de tisane de chiendent, de graine de lin, de racine de guimauve ; puis, peu à peu, ils arrivent à la boire pure.

La dose est de trois à quatre verres par jour : le matin, à jeun ; dans la journée, à une certaine distance des repas, et le soir en se couchant, quand la digestion est terminée.

Dans les rétrécissements qui rendent très-douloureuse

l'émission de l'urine, soit par la sensibilité naturelle du malade, soit par l'inflammation du rétrécissement lui-même, ou de la portion de l'urètre qui est immédiatement en arrière de l'obstacle, je me trouve très-bien, outre l'emploi des boissons dont je viens de parler, de l'administration des pilules suivantes, prises à la dose de six, huit ou dix par jour, en deux fois; trois, quatre ou cinq, matin et soir.

Prenez : Térébenthine cuite de Venise, 25 gram.

Divisez en cent pilules égales, qu'on roule dans la magnésie, ou qu'on enferme dans un flacon plein d'eau.

Les *moyens locaux* sont très-nombreux; ils consistent dans des bains partiels ou des demi-bains, des injections urétrales de diverse nature, des frictions sous la verge et le périnée avec différentes pommades, des lavements de composition variable, divers médicaments introduits par l'anus; enfin, on a quelquefois recours aux émissions sanguines locales.

Les douleurs que ressentent les malades pendant la miction sont souvent calmées par l'immersion de la verge et des bourses dans l'eau tiède, l'eau de son, l'eau de guimauve et de pavot. L'irrigation d'un filet d'eau fraîche sur la verge facilite la sortie de l'urine, chez beaucoup de personnes atteintes de strictures urétrales. Enfin, les grands bains ou les bains de siége d'eau de son, pris tous les jours, ou de deux jours l'un, suffisent souvent à eux seuls pour faire disparaître l'inflammation d'un rétrécissement, ou le spasme de l'urètre.

Les injections urétrales avec une petite seringue en verre, ou portées directement sur la stricture, au moyen d'une sonde ouverte à son extrémité, se font avec de l'eau de guimauve et de pavot, plus ou moins concentrée.

Je combats efficacement les rétrécissements spasmodiques avec une solution aqueuse d'extrait de belladone, faite de la manière suivante :

Prenez : Décoction assez épaisse de graine de lin, de racine de guimauve ou de semences de psyllium,   100 gram.
  Extrait de belladone,   0,25 centigr.

Faites dissoudre l'extrait dans une petite quantité d'eau, et ajoutez à la décoction.

On fait, par jour, deux ou trois injections avec ce mélange, et par la pression du pouce et de l'index sur l'extrémité de la verge, on maintient le liquide pendant cinq ou six minutes en contact avec les parois du canal. L'impression de l'huile d'olives ou d'amandes douces, *même camphrée*, est en général plutôt irritante qu'adoucissante pour le canal de l'urètre ; je conseille rarement cette sorte d'injection, et je ne m'en sers que pour faciliter le passage des instruments.

Quand il existe une douleur fixe dans l'urètre ou qu'on sent un gonflement, une sorte de bourrelet sur le trajet du canal, on peut tenter de dissoudre l'engorgement en faisant plusieurs fois par jour des frictions avec des pommades calmantes ou fondantes. Voici quelques formules de pommades que j'emploie habituellement :

Pommade calmante.

Prenez : Axonge purifiée,   20 gram.
  Extrait gommeux thébaïque,   0,50 centigr. à 1 gr.

Faites dissoudre l'extrait dans le moins d'eau possible, et ajoutez à l'axonge ; on ajoute quelques gouttes d'huile d'amandes douces, s'il est nécessaire, pour l'homogénéité.

Autre :

Prenez : Cérat de Galien,   20 gram.
    Extrait de belladone,   5 gram.
    Camphre purifié,   5 gram.

Divisez le camphre au moyen de quelques gouttes d'éther sulfurique, incorporez-le au cérat, puis ajoutez l'extrait de belladone, divisé préalablement dans très-peu d'eau.

On use gros comme une noisette de ces pommades à chaque friction.

Pommade fondante.

Prenez : Axonge purifiée,   30 gram.
    Iodure de potassium,   5 gram.

Dissolvez le sel dans très-peu d'eau, et quand il n'y a plus de cristaux, incorporez la solution à l'axonge.

Autre :

Prenez : Axonge purifiée,   30 gram.
    Iodure de plomb (préparé par précipitation),   5 gram.

Mêlez très-exactement.

Autre :

Prenez : Cérat de Galien,   15 gram.
    Onguent napolitain double,   15 gram.
    Extrait de belladone,   5 gram.

Mêlez et faites une pommade homogène.

Chacune de ces pommades s'emploie comme la première.

Pour faire cesser la fréquence des besoins d'uriner et calmer l'inflammation de l'urètre en arrière de l'obstacle, inflammation qui se propage quelquefois jusqu'au col de la vessie, j'emploie souvent avec succès, outre les demi-lavements d'eau de son, de graine de lin, de racine de guimauve, la préparation suivante :

Lavement anodin.

Prenez : Décoction légère de pariétaire,   250 gram.
    Gomme arabique pulvérisée,   6 gram.
    Camphre purifié,   0,20 centigr.
    Extrait gommeux thébaïque ou de belladone,   0,025 mill.

Mêlez selon l'art.

Cette dose est pour un lavement : le malade tâche de le garder le plus qu'il peut. Pour être sûr de le conserver plus longtemps, on fera bien de prendre d'abord un lavement ordinaire à l'eau de son.

Certains malades, pour arriver au même résultat, préfèrent se servir de *suppositoires.*

Voici une formule qui me réussit très-bien dans les cas de *ténesme vésical* (faux besoins d'uriner, incomplétement satisfaits par l'émission de quelques gouttes de liquide).

Suppositoire anodin.

Prenez : Beurre de cacao récent,   8 ou 10 gram.
    Camphre purifié,   0,10 centigr.
    Extrait gommeux thébaïque ou de belladone, 0,025 mill.

Mêlez selon l'art pour un suppositoire conique.

On introduit ce suppositoire dans le fondement, après l'avoir graissé d'huile d'olive, de beurre frais ou de cérat. Si, après deux ou trois heures, le ténesme n'est pas beaucoup diminué, on peut, sans inconvénient, en introduire un second. Quelques malades dont les besoins d'uriner la nuit sont très-fréquents, n'ont pas d'autre moyen de se procurer du repos, en attendant la guérison radicale, que de faire usage tous les soirs, en se couchant, d'un suppositoire comme celui dont je viens de donner la formule.

Enfin, dans les cas très-pressés, quand le spasme ou l'inflammation de la stricture est très-considérable, on est obligé d'avoir recours à une émission sanguine locale. L'application de six à douze sangsues à la région du périnée dégorge la partie malade et permet de recourir avec avantage aux différents moyens que je viens d'indiquer.

Je n'ai pas la ridicule prétention de guérir tous les rétrécissements avec le traitement médical dont je viens d'esquisser à grands traits les principaux éléments ; mais je soutiens que :

1° Dans les *rétrécissements spasmodiques*, une sage combinaison de ces moyens suffit à faire disparaître le mal ;

2° Dans les *rétrécissements mixtes*, c'est-à-dire, quand l'élément organique est compliqué d'inflammation ou de spasme, le traitement médical *dédouble* la maladie et ne laisse persister que l'engorgement chronique ou épaississement induré des parois ;

3° Enfin, dans beaucoup de cas de susceptibilité trop vive de l'urètre, d'ulcérations du canal, il est impossible, sans exposer le malade à de graves accidents, de pouvoir aborder le *traitement chirurgical* avant de s'être débarrassé des *complications*.

B. Traitement chirurgical.

Je vais maintenant exposer les principes du *traitement chirurgical* : je dirai d'abord le mode de traitement qui m'est propre et que j'emploie d'ordinaire, puis les diverses méthodes actuellement en usage, et je comparerai entre eux les divers procédés.

Je diviserai, pour l'exposition des diverses méthodes, les rétrécissements en :

1° Rétrécissements laissant passer l'urine et pouvant admettre les instruments;

Et 2° rétrécissements ne laissant point passer l'urine et refusant passage aux instruments.

Je n'admets point, comme quelques auteurs, une troisième catégorie de rétrécissements qui laisseraient passer l'urine et ne pourraient point être franchis par des instruments, parce que, dès l'instant que l'urine passe, qu'il n'y a pas rétention complète, on peut toujours, avec des instruments convenables, de la patience et une dextérité de main suffisante, faire pénétrer une bougie tortillée ou non (fig. 65, pag. 207) dans le canalicule du rétrécissement qui laisse filtrer l'urine (fig. 64, pag. 206).

La seconde catégorie comprend les coarctations qui ont *actuellement* déterminé une rétention d'urine complète; il en sera naturellement question à l'article *Rétention d'urine*. Je ne parlerai donc ici que des rétrécissements de la première catégorie. Les diverses méthodes employées jusqu'ici peuvent se réduire aux trois suivantes :

1° *Dilatation*,

2° *Cautérisation*,

3° *Scarification*.

1° DILATATION.

Cette méthode est la plus ancienne et, de nos jours encore, la plus généralement employée. Le lecteur verra même que les traitements par la *cautérisation* et la *scarification* commencent souvent et finissent toujours par la *dilatation*.

Mais il y a, dans ce mode de traitement, un assez grand nombre de *procédés* dérivant soit des divers agents de dilatation, soit de la manière d'en faire usage. Ainsi, il y a la dilatation avec les différentes espèces de bougies ou sondes molles ; et, selon qu'on les emploie d'une manière continue ou intermittente, on a la *dilatation permanente* ou la *dilatation temporaire*.

On a eu recours aussi à la dilatation avec des instruments pleins ou creux en métal, sondes ou bougies, en étain, en plomb, en acier, en argent : c'est la *dilatation métallique*.

Enfin, on s'est servi d'instruments en acier, qui, une fois introduits dans le rétrécissement, reçoivent un degré d'expansion qui écarte plus ou moins violemment les parois du rétrécissement : c'est ce que l'on a très-ingénieusement nommé la *dilatation mécanique*.

a. Dilatation permanente.

Exposé. On emploie le plus souvent des bougies ou des sondes de gomme élastique graissées de cérat, de beurre, de cold-cream, d'huile. Le malade étant convenablement placé, couché, assis ou debout (Voir *Cathétérisme*, p. 186 et 192), on introduit l'instrument à travers le rétrécissement jusque dans la vessie, et on le fixe, *à demeure*, dans cette position, jusqu'à ce qu'il glisse facilement dans la stricture. Après quoi on lui en substitue un plus gros, qui entre à frottement, et qu'on laisse jusqu'à ce qu'il joue librement dans l'obstacle. Si l'on a recours aux bougies, ce qui est assez rare, on est obligé de les retirer à chaque fois que le malade a besoin d'uriner, pour les réintroduire immédiatement après la miction. Quand on emploie des sondes, on ferme l'extrémité de l'instrument avec un petit bouchon en bois ou en liége, et chaque fois que le malade veut vider la vessie, il n'a qu'à ôter le bouchon, pour le replacer dès qu'il a satisfait ce besoin. Tous les deux ou trois jours, quelquefois davantage, on enlève la sonde pour la remplacer par une plus grosse. Il faut avoir la précaution de mettre le moins d'intervalle possible entre le retrait d'une sonde et l'introduction de la suivante, pour éviter les spasmes qui se développent si facilement dans l'urètre. On continue ainsi, quand il n'arrive pas d'accident, jusqu'à ce que le canal ait recouvré son calibre normal.

Appréciation. La dilatation permanente, applicable dans certains cas exceptionnels, doit être absolument rejetée comme méthode générale, à cause de ses inconvénients. Ainsi la présence continuelle de la sonde dans le canal force le malade *à garder le lit*, ou tout au moins la chambre, et l'empêche de vaquer à ses occupations, pendant tout le temps que dure le traitement, c'est-à-dire vingt-cinq, trente ou quarante jours environ. Malgré les plus grandes précautions, il est difficile que le bec de l'instrument ne pénètre pas, plus qu'il ne convient, dans l'intérieur de la vessie, d'où résultent l'*inflammation*, le *catarrhe de vessie*, quelquefois l'*ulcération*, la *perforation* des parois de cet organe. On a vu cette inflammation de la vessie se propager *par les uretères jusqu'aux reins*. Le contact permanent de la sonde sur les parois du canal de l'urètre détermine toujours l'*inflammation et la suppuration* de ce conduit, d'où résulte un écoulement de pus très-épais, jaune verdâtre, qui force à suspendre le traitement. On voit souvent apparaître dans le pli de l'aine des *engorgements de ganglions*, symptomatiques de la phlogose urétro-vésicale. Cette irritation peut se propager par les conduits éjaculateurs jusqu'aux testicules, et amener leur gonflement, ce qui est toujours une complication extrêmement douloureuse. Enfin, on a vu la pression continue de la sonde sur un des points du canal, principalement à la courbure sous-pubienne, amener la gangrène d'une portion plus ou moins étendue de ce conduit. Fréquemment une fièvre violente se déclare, soit comme complication d'un de ces accidents, ou par suite d'irritation sympathique.

Quand la sonde a séjourné quatre à cinq jours, il n'est pas rare, en la retirant, de la trouver recouverte d'incrustations salines, dites *calcaires*, et formées le plus souvent de phosphate ammoniaco-magnésien. Ces dépôts existent fréquemment sur le bec de la sonde, de sorte que, dans sa sortie, elle éraille et déchire plus ou moins profondément la membrane muqueuse urétrale. Tous ces graves inconvénients ne peuvent être contre-balancés par le résultat. D'ailleurs la durée du traitement est singulièrement accrue par l'interruption que nécessite le développement d'une ou de plusieurs de ces complications. Cette méthode est cependant celle qui est employée dans presque tous les hôpitaux de Paris !

b. **Dilatation temporaire.**

Exposé. Dans cette méthode on a surtout recours aux bougies, et les sondes ne sont employées qu'exceptionnellement. Ce serait ici l'occasion de parler de l'application de toutes les formes et de toutes les natures de bougies que j'ai mentionnées à l'article *Cathétérisme* (pag. 194 et 207). Je me bornerai à donner trois exemples, dans lesquels le lecteur pourra facilement classer toutes les variétés de bougies.

1° *Bougie conique en gomme élastique.*

Le malade étant convenablement placé (pag. 187), la bougie enduite d'un corps gras, on l'introduit doucement dans le canal, jusqu'à ce que l'on soit arrêté par le rétrécissement. Si l'on éprouve de la résistance avant que la bougie soit parvenue à la profondeur connue de l'obstacle,

il faut l'attribuer à ce que l'instrument bute contre un repli
de la membrane muqueuse, ou que sa pointe a pénétré
dans une de ces lacunes dont j'ai signalé la disposition à
l'article *Anatomie* (fig. 8, page 24). (*Orifice dirigé en avant
et situation sur la paroi inférieure de l'urètre.*) Dans ces
deux cas, il faut retirer la bougie de quelques centimètres
et tendre la verge en avant. Quand la bougie est arrêtée par
le rétrécissement, on cherche à l'engager dans le canalicule et à lui faire franchir l'obstacle. Si l'on ne peut y parvenir, on prend une bougie plus fine, et avec de la persévérance et une habileté de main suffisante, on est toujours
certain de triompher de la coarctation. Souvent il arrive
que la bougie, une fois engagée dans le rétrécissement, ne
peut le franchir : cela tient aux sinuosités de la stricture
(fig. 64, pag. 206). Pour parvenir à la dépasser, il est nécessaire de *tortiller* l'extrémité de la bougie (fig. 65,
pag. 207), et quand elle est introduite dans le canalicule,
on lui imprime divers *mouvements de rotation* qui la font
facilement glisser jusque dans la vessie.

Quand l'ouverture du rétrécissement est excentrique, ce
n'est qu'avec peine souvent qu'on peut arriver à faire pénétrer une bougie dans l'angustie : dans ce cas encore, il
faut avoir recours aux bougies tortillées, auxquelles on
donne la forme d'un crochet, d'une spirale plus ou moins
irrégulière, et cet instrument, ainsi déformé, franchit souvent un obstacle que les procédés les plus méthodiques d'introduction n'avaient pu faire dépasser (fig. 65).

La bougie, une fois arrivée sur le rétrécissement, bute
quelquefois contre l'obstacle, et à la voir disparaître dans
le canal, on serait tenté de penser qu'elle pénètre jusqu'à
la vessie. Mais si l'on abandonne la bougie à elle-même, la
courbe qu'elle avait formée dans le canal, sous l'influence
de la pression de la main, s'efface, et son élasticité natu-

relle la fait ressortir d'une certaine quantité hors de l'urètre. Il faut, dans ce cas, changer la direction de l'instrument, ou en introduire un autre plus petit.

Si le malade est très-irritable et que les premières tentatives de cathétérisme l'aient beaucoup fatigué, il est convenable de ne pas insister trop longtemps, et de recourir à un moyen emprunté à la pratique de Dupuytren. Ce procédé consiste à porter contre l'obstacle une bougie cylindrique assez grosse ; on la laisse dans cette position pendant une demi-heure environ, et il est rare qu'après ce temps le rétrécissement ne puisse être franchi par une bougie très-déliée.

Je pense que la double raison suivante donne de ce fait une explication satisfaisante : Quand il y a du spasme, le contact prolongé du bec de la bougie finit par le faire cesser ; en second lieu, l'extrémité assez grosse de cette bougie distend l'entrée du canalicule. Je ferai encore la même recommandation qu'au paragraphe précédent : il faut mettre le moins d'intervalle possible entre la sortie de l'une et l'introduction de l'autre, pour ne pas laisser au spasme le temps de resserrer les parties.

La bougie une fois introduite dans le canal, on la laisse dans cette position pendant une demi-heure environ, en ayant soin de recommander au malade de tenir l'extrémité de l'instrument entre le pouce et l'index, et de ne pas l'abandonner ; car , par suite de l'inobservance de cette précaution, la bougie,qui au commencement de la séance était serrée par la stricture, circule librement, au bout d'un quart d'heure, dans le canalicule, et tend ou à sortir du canal ou à pénétrer dans la vessie.

On s'est autrefois servi, pour diriger l'extrémité d'une bougie fine dans le canalicule du rétrécissement, d'un instrument nommé *conducteur*. Ce conducteur est une sonde en caoutchouc qui présente à son extrémité vésicale une ouverture étroite, disposée soit au centre, soit en haut, en bas, ou sur les côtés, pour correspondre à l'ouverture de l'obstacle. On sait, au moyen de la bougie à empreinte, quelle est la situation de l'orifice par rapport aux parois du canal : on introduit le conducteur de manière à ce que les deux ouvertures se correspondent, et on passe la bougie à travers le conducteur. Tout ingénieux que paraisse ce moyen au premier abord, il est tombé en désuétude, et généralement abandonné. Pour mon compte, je préfère mettre plus de lenteur dans mes explorations, me servir de bougies fines tortillées, ou recourir au procédé de Dupuytren (page 229).

Un moyen qui me réussit presque toujours quand l'obstacle est peu perméable, consiste à pousser dans le canal une injection d'huile d'amandes douces avec une petite seringue en verre. D'autres fois, je préfère introduire con_tre l'obstacle, au moyen d'une bougie à boule, ou mieux d'une sonde en gomme élastique, ouverte à ses deux extrémités, du cérat opiacé, ou une pommade contenant une assez forte proportion d'extrait de belladone.

Il arrive souvent, surtout quand la coarctation est un peu longue, que, malgré la finesse de la bougie et la précaution de tortiller sa pointe, on ne puisse pas la faire avancer de plus de quelques millimètres dans les rétrécissements. Il ne faut pas trop insister. On laisse la bougie dans cette position pendant le temps ordinaire, puis on cherche à en faire passer une plus grosse dans la même portion du rétrécissement. A la séance suivante, on fait progresser l'instrument à une plus grande profondeur dans l'angustie; et en deux ou trois reprises, on finit par avoir franchi la totalité de la coarctation. La stricture se trouve ainsi dilatée par portion, et d'arrière en avant : dans ce cas, le malade n'éprouve d'amélioration sensible que quand on a dépassé la limite la plus profonde de l'obstacle.

Cette petite opération peut se répéter tous les jours, ou même deux fois par jour, en ayant le soin de ne pas vouloir marcher trop vite. A chaque séance, il faut commencer par introduire le numéro de la bougie qui passait facilement la veille ; on la laisse en place cinq ou dix minutes, puis on lui en substitue une autre plus forte. Le but de cette manœuvre est d'éteindre l'irritabilité du canal, si facile à se développer quand on ne prend pas toutes ces précautions.

La durée de chaque séance de dilatation tient beaucoup à la manière dont le malade supporte le traitement. Quelques personnes ne ressentent aucune fatigue de la présence de la bougie et l'endurent facilement pendant une heure. D'autres, douloureusement impressionnées au début d'une séance, voient leur sensibilité diminuer et disparaître au bout d'un quart d'heure. Certains individus, très-irritables, ressentent de la présence de la bougie dans le canal un malaise qui va toujours croissant et finirait par les faire tomber en syncope, si le praticien n'avait l'attention de retirer la cause du désordre, dès qu'il en aperçoit les premiers indices. Après deux ou trois séances, chez les malades les plus impressionnables, la sensibilité est émoussée, et l'on peut marcher à grands pas à la *recalibration* du canal.

Il faut avoir soin de recommander au malade de faire, dans l'intervalle des séances, quelques injections urétrales d'eau de guimauve et de pavot, de solution aqueuse d'extrait de belladone, quelques frictions le long du trajet du canal avec une pommade belladonée ; de prendre des bains entiers ou des demi-bains d'eau de son et quelques lavements adoucissants. Avec ces quelques soins et des boissons appropriées, il ne m'arrive jamais d'accidents pendant la cure, comme cela est si fréquent par les autres méthodes.

Ainsi, les malades de Paris peuvent vaquer à leurs affaires habituelles, et les personnes de province, qui ont ordinairement tant de courses à faire, ne sont nullement incommodées, dans leurs occupations, par mon traitement.

Dans les premières séances de dilatation, la différence de diamètre d'une bougie à la précédente doit être très-minime, et cet accroissement ne doit pas dépasser un tiers de millimètre. C'est la division que j'ai adoptée pour la filière qui me sert habituellement (fig. 66). Quelques praticiens disent qu'ils se servent d'instruments qui ne diffèrent entre eux que par un sixième de millimètre. J'admets facilement qu'un mécanicien puisse, sur une plaque d'acier, dessiner des ouvertures qui ne différeront entre elles que d'un sixième de millimètre; mais je défie un fabricant d'instruments de fournir un système de bougies qui soit aussi régulier que les divisions dont je viens de parler. Cette assertion est donc plutôt le résultat d'une vue de l'imagination, que l'énonciation d'un fait pratique. Ainsi, dans les premières introductions, on ne variera que d'un tiers de millimètre; mais quand la stricture aura gagné trois à quatre millimètres de diamètre (n°s 10 à 12), on pourra faire succéder l'une à l'autre des bougies qui différeront par un demi ou même un millimètre. Du reste, on sera toujours guidé, dans ces manœuvres, par la plus ou moins grande dilatabilité du rétrécissement et la sensibilité du malade.

Il ne faut pas vouloir passer trop vite de grosses bougies à travers un rétrécissement, et un malade obtient beaucoup plus d'amélioration d'une bougie moyenne que d'une grosse. Je donnerai plus bas l'explication de ce fait (*Mécanisme de la guérison*, page 243).

Pour avoir voulu marcher trop rapidement, combien de chirurgiens n'ont-ils pas été obligés, par suite d'accidents ou de complications, de suspendre le traitement pendant

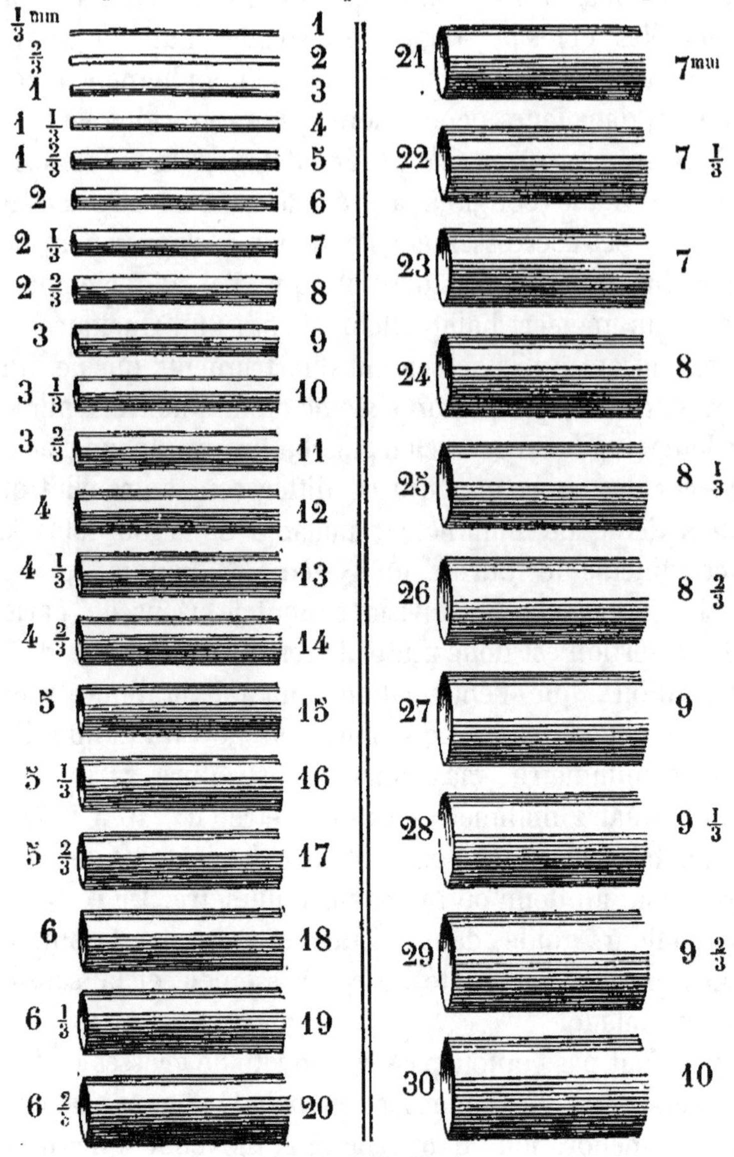

FIGURE 66.

*Représentant trente calibres de sondes ou bougies, différant entre
elles d'un tiers de millimètre.*

plusieurs jours, au bout desquels le rétrécissement était
20.

revenu à son diamètre primitif ; de sorte qu'au lieu d'avoir progressé, on avait reculé ! Le praticien doit bien se pénétrer du *travail physiologique* qui s'effectue pour l'effacement complet du rétrécissement, et n'agir que d'après les données fournies par cette étude. C'est par suite d'une ignorance complète de ces notions que des charlatans, abusant de la crédulité des malades, se vantent de guérir radicalement des rétrécissements en deux ou trois jours ; comme si une maladie qui a mis quelquefois dix ou quinze ans à son développement et qui a changé plus ou moins profondément la structure du canal, pouvait disparaître en quelques jours !

S'il y a deux ou plusieurs rétrécissements, que le plus éloigné soit le plus étroit, on peut les guérir tous par le même traitement.

Si la disposition inverse a lieu, on est obligé de les dilater successivement, ou au moins d'attendre, pour commencer la dilatation du rétrécissement profond, que le premier ait acquis un diamètre supérieur au canalicule du second.

Durée du traitement.

Après quinze à vingt jours de traitement régulier et méthodique, le malade est ordinairement guéri et l'obstacle totalement effacé ; mais il ne doit pas abandonner aussi promptement l'usage des bougies. Le praticien devra lui apprendre à les introduire lui-même (page 192), et lui recommander d'en passer de temps à autre, tous les huit jours dans les premiers temps, tous les quinze jours ensuite, et enfin au moins tous les deux mois.

Vers la fin du traitement, j'ai l'habitude d'introduire dans le rétrécissement des *bougies fusiformes* ou *à ventre,* d'un diamètre plus considérable que la dimension natu-

relle du canal, de manière à donner à la partie autrefois
malade un degré de dilatation plus considérable qu'au

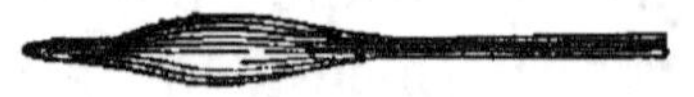

FIGURE 67.

Représentant une bougie fusiforme ou à ventre.

reste du canal. De telle sorte que, si le siége du rétrécissement subit un certain degré de rétraction, le calibre normal de l'urètre ne s'en trouve pas affecté.

Il est aussi quelques circonstances dans lesquelles on
est obligé d'avoir recours aux bougies fusiformes ou à
ventre pour la dilatation d'un rétrécissement. C'est quand
le méat urinaire est naturellement étroit et que sa distension, même momentanée, par des bougies, est très-douloureuse. On peut aussi avoir recours au procédé indiqué
page 236.

Après la guérison, je confie au malade quelques bougies très-souples d'un diamètre plus petit que le calibre normal de l'urètre, pour qu'il n'éprouve jamais de résistance
dans leur introduction. Comme j'ai eu l'occasion de constater un grand nombre de fois la négligence que les malades apportent à suivre les instructions données à la fin du
traitement, je leur recommande de passer des bougies au
moins une fois le mois, ou de venir me trouver s'ils aperçoivent la plus légère diminution dans le jet de l'urine.

Parmi les *récidives* qui surviennent dans les coarctations
urétrales, il y a une distinction importante à établir. Quand
les malades ont été traités d'abord par la cautérisation ou
la scarification, non-seulement le traitement est plus long,
mais la récidive est beaucoup plus à craindre ; j'en dirai
plus loin la raison ; tandis qu'il est extrêmement rare de
voir des rechutes quand les malades n'ont pas encore été

soumis à des médications qui portent fatalement en elles le germe de nouvelles strictures. Ainsi, j'ai fréquemment occasion de rencontrer des malades guéris depuis sept à huit ans par mon procédé, et dont la miction s'opère toujours d'une manière normale, bien qu'ils aient négligé de passer de temps à autre quelques bougies dans le canal.

Quelle est la limite à la dilatation? Quels diamètres de bougies doivent être introduits dans le canal pour l'effacement total de la stricture? Il n'y a pas à cet égard de réponse précise, par la raison que le calibre de l'urètre varie beaucoup selon les individus. Ainsi, j'ai passé facilement jusqu'au nº 27 de ma filière (9 millimètres de diamètre) (fig. 66, pag. 233) à une personne guérie d'un rétrécissement, qui admettait avec peine au début du traitement une bougie d'un millimètre (nº 3) (*ibid.*), tandis qu'il n'est pas rare de sonder des malades qui n'ont point de stricture et dont l'urètre ne peut recevoir, sans être serré dans toute sa longueur, une sonde de 6 millimètres de diamètre (nº 18) (*ibid.*). C'est donc le calibre naturel du canal qui servira de règle de conduite.

Très-souvent il arrive que l'obstacle à la dilatation complète vient du méat urinaire, dont l'étroitesse est assez commune. Comme la distension de cet orifice est extrêmement douloureuse, j'ai l'habitude, pour pouvoir pousser suffisamment loin la dilatation, de pratiquer, avec la pointe d'une lancette, une petite moucheture sur sa commissure inférieure.

2º *Bougies en cire* (fig. 50, page 194).

Tout ce que j'ai dit dans le paragraphe précédent est applicable aux bougies de cire : je veux seulement noter ici quelques particularités résultant de l'observation pratique. Ainsi, certaines personnes supportent plus difficilement les bougies de cire que les mêmes instruments en gomme élastique. D'autres ne peuvent tolérer dans leur canal que des bougies de cire. Souvent ces bougies franchissent d'emblée un obstacle que ne peuvent dépasser des instruments de gomme élastique d'un diamètre plus petit.

En été, il faut éviter de les tenir quelque temps entre les doigts, parce que leur tissu se ramollit avec la plus grande facilité et ne conserve plus assez de consistance pour cheminer à travers un obstacle. Pour s'en servir, il faut les enduire d'un corps gras, leur donner une légère courbure à concavité antérieure, puis les introduire dans le canal et *les faire progresser jusque dans la vessie sans le moindre temps d'arrêt*. Si l'on néglige cette précaution importante, et qu'on soit arrêté par l'obstacle, la chaleur du conduit ramollit la bougie, qui se pelotonne en avant de la stricture : aussi le parti le plus convenable est-il de la retirer de suite, pour en introduire une autre plus petite.

C'est pour avoir négligé cette manière d'opérer que des auteurs racontent que la bougie de cire butant contre l'obstacle se recourbe souvent sur elle-même, et qu'on est tout étonné, croyant qu'elle a déjà pénétré dans la vessie, de voir sa pointe apparaître au méat urinaire. Quand on la retire du canal, elle est *littéralement* pliée en deux. Cet inconvénient, du reste, n'est pas très-grave, et n'a d'autre désagrément que de faire mettre en question l'habileté du chirurgien. Le moyen de l'éviter consiste à agir comme je viens d'indiquer et à interroger le malade, qui éprouve toujours une *sensation toute spéciale* au moment où la bougie franchit l'obstacle.

Quand elle n'a pas dépassé la stricture et qu'en voulant la retirer on sent, par une légère résistance, qu'elle est engagée dans le canalicule, on la laisse quelques instants dans cette position, avant d'en introduire une autre.

Ces instruments n'ayant pas, comme ceux de gomme élastique, un bourrelet de cire à cacheter à leur extrémité libre, ils ont une grande tendance à s'enfoncer entièrement dans le canal et à pénétrer dans la vessie; il est donc indispensable de recommander au malade de tenir constamment l'extrémité de la bougie entre le pouce et l'index. Si le malade a un instant de négligence, que la bougie ne soit pas très-serrée et qu'il survienne une demi-érection, la verge se gonfle, s'allonge, recouvre la bougie, et dans le mouvement de retrait de l'organe, celle-ci est entraînée dans le canal et disparaît. Cet accident effraye beaucoup les malades. Il s'est présenté plusieurs fois à ma consultation, et toujours par le moyen suivant j'ai réussi à en prévenir les suites.

Il faut d'abord recommander au malade d'être calme, parce que tous les mouvements de frayeur auxquels il est si enclin à se livrer, ne peuvent que faire progresser la bougie. On saisit fortement, avec le pouce et l'index de la main droite, la portion de la verge correspondant à l'extrémité de la bougie, qui est habituellement arrêtée à la courbure sous-pubienne, et on exerce une traction de totalité de l'organe d'arrière en avant, dans la direction du conduit urinaire. On abandonne alors, et on refoule légèrement les tissus en sens inverse, avec la précaution de ne pas repousser la bougie. Si cette petite manœuvre a été habilement exécutée, l'instrument a dû se rapprocher un peu du méat urinaire. En la renouvelant un nombre suffisant de fois, on finit par attirer l'instrument au dehors. Il est rare qu'on ait ensuite besoin de recommander au malade de ne pas abandonner la bougie à elle-même.

Quelques praticiens recommandent d'introduire, dans une même séance, trois, quatre et même un plus grand nombre de bougies pour arriver plus vite à la guérison; c'est ce qu'ils désignent sous le nom de *dilatation coup sur coup*. Cette méthode a d'assez grands inconvénients. D'abord les séances sont trop longues, le passage d'un si grand nombre d'instruments ne manque pas de fatiguer beaucoup le malade; puis ce mode opératoire se rapproche de la dilatation mécanique dont je parlerai plus loin (p. 256), et en voulant brusquer le travail physiologique, si toutefois on y a pensé, on arrive à un résultat directement contraire à celui qu'on doit se proposer, qui est d'accélérer le traitement et de rendre la *guérison durabl*.

3° *Bougies à boule* (fig. 42, 44, page 194).

Le chirurgien introduit l'instrument dans le canal jusqu'à l'obstacle. *Je suppose un rétrécissement valvulaire, une bride.* Il tend la verge de la main gauche et presse doucement la bougie contre l'ouverture de la coarctation, de manière à lui faire dépasser la bride. Si la boule est trop grosse, il choisit une bougie à boule plus petite. Quand il a dépassé l'obstacle, il ramène à lui la boule, puis la repousse et imprime à l'instrument plusieurs alternatives de va-et-vient, de manière à rompre cette bride, dont le malade se trouve souvent débarrassé en une seule séance et pour toujours. Quand la boule franchit facilement l'obstacle, qui tout à l'heure lui opposait de la résistance, on retire la bougie, et on en introduit une autre à boule plus grosse, qui efface les vestiges restants. Si le malade se trouve fatigué, l'effacement complet de la bride est remis à une autre séance. Il faut avoir soin, après cette petite opération, qui laisse écouler quelques gouttes de sang, de passer de temps à autre, pendant trente à quarante minutes, dans le canal, jusqu'à complète cicatrisation de la plaie, d'assez grosses bougies en gomme élastique ou en cire. L'influence favorable de ce mode opératoire est surtout appréciable dans les cas de valvules semi-lunaires, mentionnés à la p. 199, puisque tout autre mode de traitement serait inefficace.

Effets de la dilatation.

Effets immédiats.

Le premier effet qui résulte de l'introduction d'un instrument, même très-souple, dans le canal de l'urètre, est une *sensation désagréable*, qui s'élève quelquefois jusqu'à la *douleur*, surtout quand la bougie se trouve en contact avec le rétrécissement. Cette sensation ou cette douleur se dissipe d'ordinaire promptement, mais elle persiste ou augmente parfois au point que le chirurgien est forcé de retirer la bougie après quelques instants de séjour. Cette sensation s'évanouit, du reste, assez vite, aussitôt le retrait de l'instrument, et au bout de quelques séances, le canal finit par s'habituer à son contact, de manière à ce qu'un séjour d'une demi-heure ne fatigue plus le conduit.

D'autres fois, surtout chez les malades très-impressionnables, la douleur est assez vive pour causer une sorte de *défaillance.* Cet *état syncopal* s'observe aussi chez des personnes qui n'ont pas ressenti la plus légère douleur, et doit être attribué à une réaction sympathique sur le système nerveux. Ce phénomène n'a guère lieu qu'au premier cathétérisme, il est extrêmement rare de le voir apparaître dans le cours ultérieur du traitement.

Le praticien, prévenu de la possibilité de cette défaillance, doit retirer la bougie aussitôt qu'il en aperçoit les premiers symptômes, et faire avaler au malade quelques gorgées d'eau fraîche. Si le malade manifeste de l'appréhension pour le cathétérisme, le chirurgien devra le faire placer dans la position horizontale ; c'est le meilleur moyen de prévenir une syncope.

Un effet beaucoup plus fréquent de la présence d'une bougie dans le canal, c'est la *sensation vive, impérieuse du besoin d'uriner*. Si l'instrument est d'un petit diamètre, l'urine coule entre les parois du canal et la bougie ; s'il est assez fort, ou qu'il soit très-serré par la stricture, il ne sort pas d'urine, et peu à peu ce besoin se dissipe sans avoir été satisfait. Cette sensation est due à l'irritation du col de la vessie par l'instrument. C'est au col vésical que siége le sentiment du besoin d'uriner, de sorte que toutes les fois que cette partie est irritée, soit par l'accumulation de l'urine, par une tumeur de la prostate, ou par un corps étranger, ce besoin se fait sentir, même quand la vessie serait vide. Cette irritabilité, comme toutes les sensations de l'économie, finit par s'émousser au contact du corps étranger, et après une ou deux minutes il est rare que le malade s'en plaigne.

La première fois que le malade urine après qu'on a retiré la bougie, il éprouve une *douleur* ou *cuisson*, quelquefois assez vive, mais le plus souvent passagère. Cette douleur va en diminuant, et disparaît à la deuxième ou troisième émission de l'urine. Pendant presque toute la durée du traitement, cette légère douleur se renouvelle à la première miction après le cathétérisme. J'attribue cette douleur à la cause suivante :

L'urine est un liquide âcre et irritant par lui-même ; de même que toutes les cavités de l'économie destinées au passage de liquides excrémentiels, les voies urinaires sont tapissées par une membrane muqueuse, incessamment lubrifiée par le *mucus*, sorte de *vernis protecteur*, qui s'oppose à l'impression douloureuse de l'urine sur la tunique vésico-urétrale. Or, le passage et le séjour d'une bougie dans le canal ramollissent et détachent le mucus et laissent à nu la membrane muqueuse : de sorte que les papilles nerveuses ne sont plus défendues contre l'âcreté naturelle de l'urine. La sécrétion du mucus étant continue, il s'en forme bientôt une couche nouvelle, qui recouvre la membrane et la protége dans les émissions suivantes.

Le passage d'une bougie même très-souple, et introduite avec la plus grande douceur, sur certains rétrécissements vasculaires et fongueux entraîne quelquefois la sortie de quelques gouttes de *sang;* souvent ce n'est pas au moment du retrait de l'instrument qu'on s'en aperçoit : mais seulement quand le malade veut uriner, il remarque quelques taches sanguinolentes sur sa chemise. A la seconde, et rarement à la troisième séance, le fait se renouvelle, puis disparaît ensuite à mesure que la dilatation s'opère. La présence de ce sang peut s'expliquer de deux manières : ou le rétrécissement est tellement mou et turgescent, que le contact le plus léger suffit pour érailler quelques vaisseaux superficiels; ou bien la fluxion normale, qu'amène la présence de la bougie, congestionne les vaisseaux de la coarctation, au point d'amener la rupture de quelques-uns d'entre eux.

Il est bien entendu que, dans l'énumération que je fais ici des légers accidents qui *peuvent* être les effets immédiats du cathétérisme, je ne raisonne que dans l'hypothèse d'une médication comme celle que j'emploie, c'est-à-dire, douce, rationnelle, exempte surtout de violences; car autrement, comme on pourra le voir plus loin, les accidents d'*hémorrhagie*, de *fièvre*, de *rétention d'urine*, d'*inflammation aiguë* et de *paralysie de vessie*, d'*engorgement de la glande prostate et des testicules*, sont souvent la conséquence de manœuvres qui ont pour but de dilater brusquement, de cautériser ou de scarifier les rétrécissements.

Je ne saurais donc trop recommander aux praticiens de bien se pénétrer du mécanisme par lequel l'engorgement des parois urétrales, qui forme la coarctation, peut disparaître, afin de favoriser les efforts de la nature et de ne pas contrarier le travail physiologique qui fait dissoudre la stricture. Il est vrai qu'en suivant ces préceptes ils ne pourront pas dire aux malades : « M. un tel ne vous gué-« rirait qu'en trois semaines; moi, je vous débarrasserai « dans trois séances. » Mais aussi les personnes qu'ils auront *guéries* ne seront pas forcées, six mois ou un an après leur traitement, d'aller de nouveau réclamer les soins de l'homme de l'art, portant alors le germe de rétrécissements incurables par suite des altérations organiques et de la transformation fibreuse qu'un traitement inintelligent aura déterminées.

Effets sur le rétrécissement. Mécanisme de la guérison.

a. Quand un rétrécissement n'a pas encore été traité, ou bien, si la stricture ne consiste que dans un engorgement, dans une induration chronique d'un point plus ou moins étendu de la membrane muqueuse urétrale et du tissu cellulaire sous-jacent, la partie malade peut reprendre sa structure normale, et le canal son calibre ordinaire : alors le rétrécissement est radicalement effacé; il n'y a pas de raison pour qu'il reparaisse.

Voici comment le traitement que je viens d'esquisser

agit pour déterminer ce résultat : la présence de la bougie dans le canal, et en particulier sur le rétrécissement, produit une irritation et par suite un afflux de sang qui accélère le mouvement vital dans la partie malade. Par suite de cette congestion, les sucs épaissis déposés entre les mailles des tissus sont ramollis et délayés, tandis que d'un autre côté la compression exercée par la bougie force le produit de cette dissolution à rentrer dans le torrent de la circulation. Ainsi, l'action de la bougie est double : action vitale, physiologique d'abord; puis action mécanique, physique. A chaque introduction de l'instrument, ce double effet s'opère; puis, dans l'intervalle des séances, le mouvement de fluxion et de dissolution se continue lentement. On le favorise par une combinaison bien entendue des moyens médicaux indiqués à l'article *Traitement médical* (p. 214).

Quand cette réaction menace de devenir trop intense, il faut la modérer, en éloignant les séances, et par des émollients locaux et généraux. Quand elle est trop lente, soit par défaut d'irritabilité, soit parce que l'engorgement est trop dur, on stimule les phénomènes de fluxion en portant sur la coarctation des *bougies médicamenteuses fondantes* appropriées à la nature du rétrécissement, telles que des bougies d'*emplâtre de savon,* de *Vigo,* de *Nuremberg,* etc. On ne laisse ces *bougies emplastiques* que peu de temps, quinze à vingt minutes, de manière à éveiller la susceptibilité du canal. On les remplace dans la même séance par des bougies ordinaires, et on finit par obtenir ainsi la résolution des engorgements les plus anciens.

b. Quand un rétrécissement a déjà été traité par la cautérisation, la scarification ou une dilatation mécanique violente, les moyens dont je viens de parler produisent encore une amélioration très-notable, mais plus lentement. La guérison n'est jamais radicale, et le malade a toujours besoin de calibrer le canal de temps en temps par l'introduction de bougies. Cela tient au changement de nature qu'a subi la stricture et à la transformation fibreuse que lui ont fait éprouver les opérations. Ainsi que je le montrerai plus loin, la cautérisation, la scarification et la dilatation mécanique substituent à l'engorgement chronique, *qui dans le principe constitue seul l'immense majorité des rétrécissements, un tissu inodulaire ou de cicatrice*, tissu fibreux très-compacte, et qui jouit de la fâcheuse propriété de revenir incessamment sur lui-même. Ce tissu, de plus, résiste avec opiniâtreté à la dilatation; de sorte que, pour ramollir cette espèce d'angustie, on est obligé d'avoir recours à des agents plus actifs et qu'on laisse un temps plus long en contact avec la stricture. C'est dans quelques-uns de ces cas invétérés qu'on est très-heureux d'employer la dilatation permanente, malgré ses inconvénients.

Effets sur les différents symptômes.

a. Sur le cours des urines.

Dès qu'une bougie capillaire a traversé un rétrécissement, et souvent même quand, sans l'avoir pu franchir, le bec de l'instrument a séjourné quinze à vingt minutes contre l'obstacle (procédé Dupuytren), la première fois que le malade urine, le liquide sort avec beaucoup plus de facilité, et le malade se sent bien plus soulagé après la miction. Ensuite, et à mesure que la dilatation s'opère, le jet de l'urine devient de plus en plus gros, et reprend le calibre qu'il avait avant le début du mal; il est lancé à la distance d'un à deux mètres; le temps de la miction, au lieu de trois à quatre minutes, dure à peine quelques secondes.

Enfin, les dernières gouttes de liquide, au lieu de mouiller les vêtements, sont expulsées par saccades (*coups de piston*).

b. *Sur le suintement urétral.*

J'ai dit plus haut que ce suintement était fourni par la partie malade ; or, si le lecteur veut bien se rappeler le mécanisme par lequel j'explique la guérison des rétrécissements, il comprendra de suite comment le premier effet du passage de bougies détermine quelquefois l'*augmentation momentanée* de ce suintement. En effet, l'afflux des liquides vers la partie malade amène une sécrétion plus active de mucosités, et, loin d'être un mal, cette sécrétion, quand on sait la contenir dans de justes limites, concourt au dégorgement de la coarctation. A mesure que la stricture s'efface, les derniers vestiges de ce suintement disparaissent. La cicatrisation des espèces d'ulcères superficiels situés en arrière de l'obstacle (résultat qu'on obtient par le seul fait de la dilatation du canal de l'urètre) contribue aussi pour une partie à la cessation de cet écoulement, qui est souvent le seul symptôme dont les malades affectés de strictures viennent demander la guérison.

c. *Sur la fréquence des besoins d'uriner.*

Dès les premières séances du traitement les malades remarquent sous ce rapport une très-grande différence : c'est la nuit d'abord qu'ils s'aperçoivent de cette modification et en apprécient tous les avantages. En effet, leur sommeil est beaucoup plus tranquille et plus réparateur. Au lieu d'être obligé de se lever six à huit fois pour uriner, il suffit d'une ou de deux évacuations pour exonérer la vessie, et après quinze jours de traitement il est rare que les malades se lèvent la nuit pour satisfaire ce besoin.

d. *Sur les efforts pour uriner.*

A partir du moment où le canal se dilate, il est facile de comprendre que, l'obstacle diminuant et disparaissant tout à fait, le malade n'ait plus, pour uriner, d'autre effort à faire que celui qui est nécessaire pour vaincre la résistance naturelle du sphincter ou col de la vessie. Aussi certaines personnes, habituées depuis longtemps à des efforts extrêmes de miction, sont-elles tout étonnées, après quelques séances de traitement, de pouvoir uriner *comme tout le monde.*

e. *Sur la douleur en urinant.*

En traitant des effets immédiats du cathétérisme (p. 244), j'ai parlé de la douleur pendant la miction, et j'en ai dit la cause. Cette douleur n'est plus la même que le malade éprouve par suite de son mal. Ainsi, la souffrance résultant du passage de l'urine sur le rétrécissement et sur les ulcères superficiels qui existent en arrière de l'obstacle, se dissipe graduellement avec la cicatrisation des ulcères et l'agrandissement du canal. Du reste, comme cette douleur tient souvent à l'inflammation du rétrécissement, je me trouve très-bien, dans la plupart des cas, de me débarrasser de cette complication par un traitement approprié, avant de commencer le traitement chirurgical (Voir page 222.)

f. *Sur la douleur pendant le coït.*

Bien qu'en général, pendant le cours du traitement, je recommande à mes malades l'abstinence de rapports

sexuels, il en est toujours quelques-uns qui, pour un motif quelconque, transgressent l'ordonnance. S'ils n'ont
pas été prévenus, ils sont tout surpris de ne plus ressentir,
au moment de l'éjaculation, cette sensation douloureuse
qui, avant de commencer le traitement, leur faisait redouter le coït.

g. *Sur l'incontinence d'urine.*

J'ai divisé cette incontinence en *fausse* ou *vraie*. L'*incontinence fausse* est celle qui fait qu'après chaque miction
quelques gouttes d'urine, échappant à l'action expultrice
de la vessie, viennent s'accumuler en arrière de l'obstacle,
s'écoulent ensuite goutte à goutte à travers le rétrécissement, sous la seule influence des lois de la pesanteur, et
mouillent les vêtements, auxquels elles communiquent une
odeur infecte. Après deux ou trois séances de dilatation ,
au plus, cette incontinence disparaît avec les autres symptômes.

L'*incontinence vraie* est beaucoup plus grave, et ne se
rencontre que dans les rétrécissements très-anciens et très-
étroits. Dans ce cas, la seule barrière à la sortie des urines
est la stricture elle-même (B, fig. 36, page 165); le col
de la vessie, distendu par l'accumulation de l'urine, ne
fonctionne plus, et le liquide s'écoule continuellement et
involontairement à travers les sinuosités de la coarctation
(AB, *ibid.*). Ces cas, quoique très-graves, sont loin d'être
incurables, comme le lecteur pourra s'en assurer en lisant
les observations du chapitre suivant. En effet, comme la
distension permanente produite par l'urine empêche seule
le col de la vessie de revenir sur lui-même, dès l'instant
que l'élargissement du canalicule permet au réservoir urinaire de se vider, le sphincter recouvre peu à peu sa force

contractile, et après un temps variable cette infirmité repoussante a cessé.

h. Sur la rétention d'urine.

Comme je dois, dans un chapitre distinct, traiter de ce redoutable accident, je me borne à dire ici que la dilatation, aidée de moyens médicaux convenables, fait cesser la rétention d'urine et en prévient à jamais le retour.

i. Sur le liquide urinaire.

Tant que la vessie, la glande prostate et les conduits séminifères ne sont pas altérés par suite de coarctations, les changements de l'urine se bornent à la présence de mucopus et d'un bouchon de mucus (O, fig. 31, page 159), dans l'urine du matin surtout. A mesure que la dilatation s'effectue, le malade peut s'apercevoir, de jour en jour, de la diminution et de la disparition des produits qui troublaient la transparence de l'urine. Mais le résultat de la modification apportée, par le traitement, sur la sécrétion urinaire est bien plus notable quand il y a complication de catarrhe de vessie, d'engorgement de la glande prostate ou d'inflammation chronique, de relâchement des conduits éjaculateurs, et par suite de pertes séminales. L'urine alors change complétement de caractère, et au lieu d'être trouble, d'odeur fétide et glaireuse, elle devient claire, sans odeur et sans dépôt. L'examen microscopique permet aussi de constater la disparition des animalcules spermatiques dans le dépôt de l'urine.

Effets sur les complications.

a. Quand un *catarrhe de vessie* complique une stricture, les traitements les plus rationnels et les mieux suivis sont impuissants à le faire disparaître, tant qu'on n'a pas préalablement dilaté le canal : si l'on débute, au contraire, par la cure du rétrécissement, le catarrhe de vessie guérit pour ainsi dire de lui-même.

b. Il en est de même de *l'inflammation* et de la *suppuration des reins*, dont la souffrance n'est le plus souvent entretenue que parce que ces organes sont incessamment baignés et macérés par de l'urine décomposée, qui ne s'écoule que difficilement au dehors.

c. Les *dépôts urineux*, les *abcès* et les *fistules urinaires* ne peuvent être efficacement traités que lorsqu'on s'est préalablement débarrassé de la cause qui leur a donné naissance. Dans ces circonstances mêmes, l'urine ayant repris son cours naturel par suite de la recalibration du canal, les trajets fistuleux s'oblitèrent, les dépôts et les abcès se détergent et se cicatrisent le plus souvent, sans le secours de l'art. (Voir plus loin, *Fistules urinaires.*)

d. Si la *pierre* ou la *gravelle* compliquent une coarctation, il ne vient à l'idée de personne d'entreprendre de faire sortir ces corps étrangers avant d'avoir élargi la route qui doit leur livrer passage.

e. Les *maladies des organes de la génération,* telles que les *engorgements de la glande prostate,* *l'inflammation des testicules,* *des vésicules séminales*, les *hydrocèles* même, sont très-heureusement modifiées par suite de la guérison des rétrécissements qui les compliquent, et les médications qu'on dirige ensuite contre ces affections en triomphent avec beaucoup plus de facilité.

f. Dès l'instant que le malade n'est plus obligé de se livrer à de violents efforts pour expulser l'urine, les *hernies* sont contenues beaucoup plus facilement par les bandages, et la *chute du rectum* ne se reproduit plus. Quelques légers astringents font promptement justice du relâchement de la membrane muqueuse de l'anus.

g. Quand le malade voit de jour en jour diminuer la gêne qu'il éprouvait dans l'excrétion de l'urine, à mesure que son appréhension se dissipe, l'*appétit* renaît, les *digestions* se font plus facilement, les aliments réparent mieux les forces, les chairs deviennent plus fermes, l'embonpoint reparaît, et le coloris de la santé remplace la lividité de son teint.

h. Le changement total apporté dans tout son être par la guérison d'un rétrécissement réagit aussi sur le *moral* du malade, et l'influence bienfaisante de cette cure est surtout appréciable chez les personnes que diverses complications avaient réduites à l'isolement complet. La possibilité d'aller en société, à la promenade, au spectacle, de voyager, raniment la confiance et rendent la gaieté au malheureux qui se croyait pour toujours forcé de vivre seul. Les plaisirs de la table, dont il avait été si longtemps privé, semblent un nouveau sens qui se développe en lui. Le bien-être qu'il ressent le rend doux, affable, poli, bienveillant, et les personnes qui ne l'ont pas vu depuis sa guérison ne savent à quel motif attribuer cette modification radicale dans tout son extérieur.

Appréciation.

D'après tout ce que je viens de dire du traitement des coarctations par la *dilatation temporaire au moyen de diverses sortes de bougies* appropriées à la nature du mal, le lecteur peut voir que ce mode de traitement, *convenablement employé*, guérit complétement les rétrécissements ordinaires, et procure une amélioration notable dans les cas de strictures déjà traitées par la cautérisation, la scarification, la dilatation mécanique, et qui ont récidivé. On ne peut jamais, pour les strictures de cette dernière catégorie, obtenir une guérison durable, parce que le tissu fibreux qui remplace le rétrécissement a une tendance incessante au resserrement; mais avec la précaution d'introduire, de temps à autre, dans le canal, un système de bougies convenables, le malade peut être assuré de n'avoir pas de rechutes.

A moins d'être mise en pratique par des mains bien malhabiles, cette médication est exempte de toute espèce d'accidents, et en particulier de ces fièvres violentes qui se développent si fréquemment dans le cours des autres traitements. L'innocuité de ce procédé permet aux malades, tout en se guérissant, de vaquer à leurs affaires habituelles sans être en rien dérangés. Presque toujours les malades sont désireux de connaître de la bouche du chirurgien les détails de son mode opératoire, et les explications de cette méthode n'ont rien d'effrayant pour l'imagination la plus timorée. Il est loin d'en être ainsi des autres procédés, et l'examen comparatif auquel je me livrerai après l'exposition des autres méthodes démontrera toute la justesse et la vérité de cette appréciation.

La *durée du traitement*, dans les cas simples, est de douze à quinze jours. Quand le rétrécissement est très-ancien ou compliqué, la cure peut durer jusqu'à un mois ou six semaines.

Mais une observation importante à noter, c'est que le plus souvent le malade obtient, dès les deux ou trois premières séances, toute l'amélioration qu'il peut désirer, au point que, si l'on s'en rapportait à son dire, on le déclarerait guéri. J'ai quelquefois beaucoup de mal à persuader à certaines personnes que, si elles s'en tenaient à ces quelques séances, le soulagement ne serait que momentané ; qu'après cinq ou six mois il faudrait recommencer ; que, pour obtenir une cure radicale, il est indispensable que l'obstacle soit complétement effacé, ce qui est physiologiquement impossible en deux ou trois jours, ainsi que je l'ai démontré en expliquant le mécanisme de la guérison (page 243).

c. Dilatation métallique.

Exposé.

On se sert, dans la dilatation des rétrécissements par ce procédé, d'instruments métalliques, pleins, droits ou courbes, de grosseur variable. Cependant, comme, s'ils étaient d'un très-petit diamètre, le chirurgien serait par trop exposé à faire des fausses routes, ou à voir son instrument se briser dans le canal, ainsi que cela est arrivé plus d'une fois, les plus petits numéros ont au moins un millimètre de diamètre (n° 3, fig. 66, page 233).

La composition de ces instruments varie beaucoup : les uns sont en étain, en plomb, en acier, en vermeil, en argent ; on en avait même, d'après certaines idées théoriques, fabriqué en alliage de plomb et de mercure ; mais comme cet amalgame est extrêmement fragile, on y a promptement renoncé, à cause des accidents qui n'ont pas tardé à se multiplier.

Il est bien entendu que je ne fais pas ici l'historique du *cathétérisme forcé*. Je ne pense pas qu'il vienne à l'idée d'aucun praticien de mettre en usage le procédé barbare du chirurgien de Lausanne, dans les cas de rétrécissement qui laissent passer l'urine et les bougies, seule catégorie de coarctations dont je m'occupe dans ce chapitre. Quand je parlerai du traitement de la rétention d'urine complète, l'occasion de mentionner le procédé de M. Mayor et d'en dire mon opinion se présentera naturellement.

. Si la stricture n'est pas assez grande pour admettre d'emblée le passage des plus petites bougies métalliques, *il faut commencer la dilatation par l'emploi des bougies molles de cire ou de gomme élastique.* Quand, par ce moyen, on a obtenu un degré d'ouverture suffisant, on se sert d'instruments courbes le plus souvent, parce que les bougies métalliques droites exposeraient à trop d'accidents. On les introduit dans le canal avec toutes les précautions indiquées en parlant des bougies de gomme élastique (page 227). On les laisse en place pendant deux à trois minutes ; on leur en substitue une autre d'un diamètre un peu plus fort, qu'on laisse à peu près pendant le même temps, et on la remplace ensuite par une autre. Les prôneurs de cette méthode disent qu'ils passent ainsi, dans une même séance, jusqu'à quatre, cinq, et même six numéros. On continue de même les jours suivants, jusqu'à ce qu'on soit arrivé aux plus gros numéros, environ neuf millimètres (quatre lignes) de diamètre, avec la seule précaution de commencer une séance par la bougie la plus grosse de la séance précédente.

Appréciation.

Cette méthode ne compte que de rares adeptes, parce qu'elle expose à de trop nombreux et trop graves accidents. Un premier inconvénient, c'est que, dès qu'il s'agit d'un rétrécissement très-étroit, on est obligé d'avoir recours à la dilatation par le procédé que je viens d'indiquer précédemment, avant de pouvoir aborder l'emploi des instruments métalliques. Ensuite, dans ce système, au lieu que ce soit l'instrument qui, souple et flexible, se prête aux sinuosités de la stricture, c'est l'angustie elle-même qui est obligée de prendre tout d'un coup la direction de l'instrument rigide. Mais comme la seule force de la volonté ne suffit pas pour qu'un rétrécissement sinueux (fig. 64, page 206) devienne rectiligne, il arrive, dans ce cas, ou que l'instrument bute contre l'obstacle (C, *ibid.*) sans le pouvoir franchir, ou que la violence lui trace une route à travers les tissus lacérés.

Mettant même de côté les accidents d'hémorrhagie, de fausse route, de perforation de l'urètre, d'infiltration d'urine, etc., et supposant le rare bonheur d'avoir franchi la coarctation sans accident, il faut bien admettre qu'un instrument métallique n'est pas aussi facilement supporté par le malade qu'une bougie molle de même dimension, et la complication de fièvre qui entrave si fréquemment le traitement, prouve le fâcheux retentissement de cette douleur sur tout l'organisme.

Je ne parle pas ici de ce paradoxal et stupide précepte qui veut que l'instrument dont on se sert soit d'autant plus gros que l'ouverture du canalicule est plus étroite. C'est pourtant une recommandation du grand maître de cette école. Mais il paraît que les revers éprouvés par M. Mayor lui ont conquis peu de prosélytes, car sa méthode est généralement abandonnée.

Quelques praticiens ont cependant pris à ce procédé les plus gros numéros des bougies d'étain (fig. 43). Ces instruments s'emploient pour déprimer la prostate dans les cas d'engorgement du lobe moyen de cette glande, ou servent à calibrer le canal quand le rétrécissement est à peu près effacé.

Employées de cette manière, ces sortes de bougies métalliques sont moins dangereuses; on n'a plus à craindre les fausses routes. Elles n'ont plus que l'inconvénient d'un corps dur, rigide et pesant, qui fatigue douloureusement le canal. Une bougie de gomme élastique ou de cire molle de calibre égal produirait le même effet, sans qu'on ait à redouter les accidents de fièvre et d'inflammation.

Il est facile de comprendre que ce procédé agit surtout mécaniquement, et qu'en en faisant usage, son inventeur n'a pensé qu'à désobstruer le canal momentanément, à tout prix, sans chercher à comprendre le mécanisme par lequel une coarctation pouvait disparaître radicalement, et sans se préoccuper de savoir si l'emploi de la force brutale n'était pas un obstacle à la guérison complète et une cause de récidive.

_d,_ Dilatation mécanique.

Exposé.

La perfection, l'*idéal* de la dilatation des strictures par des instruments métalliques, est réalisée par les *dilatateurs mécaniques*. L'idée de cette méthode date du jour où il a pris fantaisie à des mécaniciens de faire de la médecine ; aussi est-elle très-ancienne, et de nombreux instruments, où il est facile de reconnaître le génie de la mécanique, mais nullement celui de la médecine, ont été fabriqués dans le but d'obtenir cette dilatation. Sans donner ici l'énumération fastidieuse de toutes ces inventions, qui ont été oubliées aussitôt que mises au jour, et qui n'ont guère été employées que par leurs inventeurs, je me contenterai d'indiquer le principe sur lequel repose cette méthode.

L'idée mère consiste à introduire à travers le rétrécissement un tube métallique creux, dilatable, dans lequel on pousse un mandrin qui écarte d'autant plus les parois du tube, qu'on l'introduit plus profondément. Pendant long-temps on n'a fabriqué que des instruments droits; mais comme l'immense majorité des rétrécissements ont leur siége à la courbure de l'urètre (B, C, fig. 30, page 156), à l'union des portions spongieuse et membraneuse, on ne pouvait pas s'en servir. La perfection, qui envahit tout, même les choses les plus mauvaises, a permis de faire des dilatateurs courbes.

Parmi ceux-ci, il en est deux surtout dont je parlerai, parce qu'ils sont les plus récents, et qu'ils ne sont pas en-core tout à fait morts. Le plus ingénieux est formé de lames imbriquées, qui, introduites dans le rétrécissement, s'écartent comme les valves d'un spéculum. Le principal inconvénient de cet instrument est que, pour s'en servir, le chirurgien doit avoir *préalablement dilaté le canal,* afin que le dilatateur puisse franchir l'obstacle; puis, quand l'instrument a produit son *effet mécanique,* on est obligé d'introduire de grosses bougies de métal ou de gomme élas-tique pour compléter le traitement.

L'autre dilatateur, pour la propagation duquel son au-teur a fait un gros livre, est formé de deux lames d'acier creuses à l'intérieur, soudées ensemble à une de leurs ex-trémités. Entre ces deux lames est fixée une petite tige qui sert de conducteur à des mandrins de grosseur variable. Sauf la courbure, il existe d'anciens dilatateurs beaucoup mieux construits que celui-là.

Pour se servir de cet instrument, *après avoir au préa-lable dilaté le canal* par des bougies, pour permettre l'in-tromission du dilatateur, on fait une injection d'huile; et quand l'instrument a franchi l'obstacle, on introduit des mandrins de différentes grosseurs. Les branches du dilata-

teur s'écartent, et il faut bien que les parois de la coarctation en fassent autant. On maintient ensuite la dilatation
obtenue au moyen de grosses bougies d'étain.

On le voit, c'est toujours le même mode opératoire : dilatation par des bougies au début et à la fin du traitement,
et quand l'instrument peut passer, on s'en sert pour écarter plus ou moins brutalement les parois de l'obstacle.
C'est de la mécanique pure. On ne semble pas se douter
qu'on opère sur un organe animé, et parfois très-sensible.

Appréciation.

Analysons cependant le mode d'action de ce dilatateur,
et voyons si d'abord il peut agir aussi efficacement que le
suppose son auteur, et si, outre les inconvénients inhérents
à la présence de corps durs, rigides et pesants dans le canal, l'emploi de cet instrument ne présente pas quelques
dangers particuliers et très-graves.

Un inconvénient qui me semble devoir rendre ce dilatateur d'un usage impraticable, est le suivant. Comme les
deux lames sont soudées ou fixées à une de leurs extrémités, il en résulte que l'introduction d'un mandrin dans
leur intérieur a pour effet de transformer l'instrument en
un cône dont le sommet est à la soudure des deux lames,
et la base à la partie de l'instrument qui correspond au
méat urinaire, de sorte que la partie la plus étroite du
cône est seule en rapport avec la stricture, tandis que la
partie la plus large, ou la base, distend inutilement et douloureusement la partie antérieure du canal et le méat urinaire, dont on doit ménager avec tant de précaution la
grande susceptibilité.

Un autre inconvénient, dont l'auteur ne semble pas
même s'être douté, consiste en ce que le dilatateur, n'étant

formé que de deux branches, l'effort de la distension, au lieu de porter sur toute la circonférence du rétrécissement, ne porte que sur deux points opposés. Je ne pense pas que ce soit là une chose indifférente.

Ensuite, la distension violente que produit le dilatateur ne peut érailler que le rétrécissement, quand celui-ci existe sur toute la circonférence du canal ; mais quand l'obstacle, ce qui se présente fréquemment, n'a envahi qu'une portion de la circonférence, soit, par exemple, la paroi inférieure du canal, aux dépens de quelle partie se fera la déchirure ? laquelle cédera la première aux efforts du dilatateur ? Sera-ce la partie saine ou la partie malade ? Il est certain que, si le rétrécissement est fibreux, ce ne sera pas l'obstacle qui sera divisé d'abord, mais bien la partie saine. Les points du canal sur lesquels pèsent les deux branches du dilatateur seront-ils soutenus par le contact du métal, ou, au contraire, plus facilement déchirés ? Je ne parle que pour mémoire du cas où, pendant sa distension, l'instrument viendrait à se rompre dans l'urètre ; je suppose qu'on n'emploie que des instruments assez volumineux, éprouvés à l'avance, et dans l'acier desquels il ne se rencontre point de *pailles*. Et puis, sait-on sur quelle partie portera la déchirure ? En admettant même un rétrécissement circulaire, s'il existe une portion fibreuse et une portion vasculaire, il serait désirable que la division portât sur l'élément fibreux ; et cependant c'est précisément la portion vasculaire qui cédera comme moins résistante. La preuve de cette déchirure se manifestera par un écoulement de sang quelquefois très-abondant (demi-verre à un verre), qui ne manque jamais d'apparaître après chaque application du dilatateur, tandis que la présence de quelques taches de sang est chose rare par la méthode que j'ai indiquée précédemment.

La douleur causée par une première application de cet instrument est tellement intolérable, pour certaines personnes, qu'elles refusent de s'y soumettre une seconde fois.

Une fièvre quelquefois très-violente est aussi la conséquence de la manœuvre de cet appareil. Cette fièvre doit être attribuée à l'ébranlement nerveux que cet instrument imprime à toute l'économie. D'autres fois, elle provient de l'inflammation générale des voies urinaires et de la rétention d'urine causée par l'introduction du dilatateur.

Tels sont les principaux inconvénients de l'emploi de cet appareil. On voit que, même entre des mains exercées, il agit violemment et d'une manière inintelligente, lacérant les parties *saines*, épargnant les parties malades, plus résistantes; écartant d'une petite quantité le point rétréci, tandis que les parties qui sont en avant de l'obstacle, et surtout le méat urinaire, sont inutilement et douloureusement distendues d'une quantité bien plus considérable, puisqu'elles se trouvent en rapport avec la base du cône dont le sommet est dans l'obstacle. L'hémorrhagie est quelquefois inquiétante. De plus, on est toujours obligé de recourir à la dilatation, souvent au début, et toujours après l'opération. Enfin, comme résultat physiologique, cette méthode, au lieu de procurer la dissolution de l'engorgement et l'effacement de l'obstacle, se borne à l'écarter *mécaniquement* et *par déchirure*, d'où résulte une *cicatrice* dont j'ai déjà signalé l'influence fâcheuse pour la récidive des rétrécissements.

2° Cautérisation.

Exposé.

Le but de cette méthode est de brûler la partie malade

par le moyen d'un caustique, d'opérer ainsi une perte de substance aux dépens du rétrécissement.

L'origine en est très-ancienne. On conçoit qu'elle a dû tout d'abord venir à l'idée des chirurgiens qui se sont occupés de guérir les coarctations urétrales. Aussi voit-on *Ambroise Paré, Thierry de Hery, Loyseau, André, Daran,* se servir de bougies escarrotiques pour détruire les strictures. Mais c'est surtout vers la fin du dernier siècle que cette méthode se généralisa, par suite des travaux de Hunter. On reconnut bien vite les graves inconvénients de la *bougie armée,* dont se servait le praticien anglais; et Ducamp, par ses ingénieuses inventions, perfectionna tellement l'emploi du *nitrate d'argent* contre les rétrécissements, que l'usage en devint général; si bien que, de 1820 à 1830, ce fut à peu près le seul traitement auquel on eut recours pour la cure de ces maladies. Cet engouement, cette fureur de cautérisation ne dura pas longtemps sans qu'il s'opérât contre elle une réaction, basée sur les nombreuses récidives qui s'observèrent alors, et dont on fit remonter la cause, non sans de bonnes raisons, au mode d'action du nitrate d'argent.

Voici comment s'emploie généralement cette méthode par les quelques praticiens qui y ont quelque confiance : on commence par s'assurer de l'existence du rétrécissement, de son siége dans la profondeur et sur les parois du canal, de sa longueur. Ces divers renseignements s'obtiennent au moyen de la sonde exploratrice de Ducamp ou des bougies de cire. (Voir *Diagnostic des rétrécissements,* page 183.) Ces notions acquises, on détruit le rétrécissement au moyen de *porte-caustiques* (fig. 68). Ce sont des instruments formés d'une canule en gomme élastique, en platine, en or, en argent, dans l'intérieur de laquelle se trouve une tige ou mandrin creusé latéralement à son extrémité interne d'une cuvette de platine (A, *ibid.*),

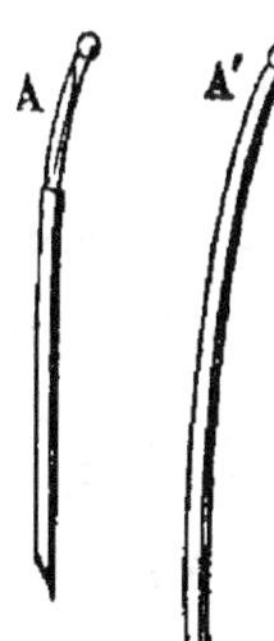

FIGURE 68.

Représentant un porte-caustique ouvert, A, et fermé, A'.

A', l'instrument fermé, tel qu'on l'introduit dans le canal de l'urètre.

BA, tige ou mandrin circulant à travers la canule.

C, curseur fixé sur la canule, et qui limite la profondeur à laquelle doit pénétrer l'instrument.

B, curseur fixé sur la tige intérieure, et qui limite la portion de la tige BA, qui doit faire saillie hors de la canule.

A, cuvette creusée à l'extrémité interne du mandrin BA, et destiné à contenir le *caustique*.

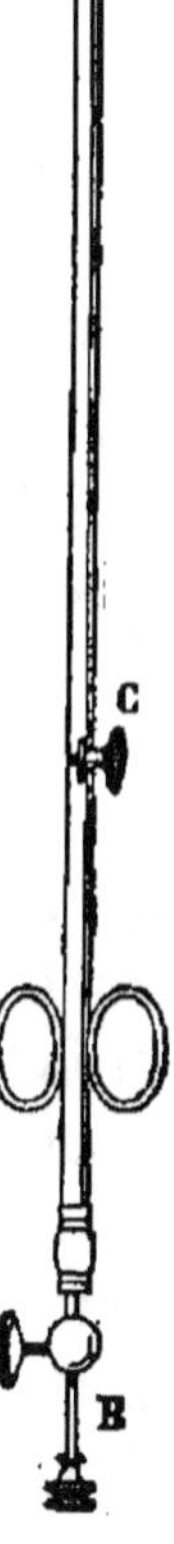

contenant du nitrate d'argent fondu. Des repères ou curseurs (C et B, *ibid.*) existent sur la canule et sur le mandrin. Les porte-caustiques sont droits ou courbes, selon que la stricture est située dans la partie rectiligne ou recourbée de l'urètre. Quand le rétrécissement est trop étroit, *on doit commencer par le dilater avec des bougies*, de façon à ce qu'il puisse admettre le porte-caustique. Alors l'instrument étant chargé de nitrate d'argent, fermé (comme en A', *ibid.*) et enduit d'un corps gras, on l'introduit dans le canal contre le rétrécissement, et on pousse la tige BA dans la cavité de la stricture ou canalicule ABC, fig. 64, page 206, et AB, fig. 26, page 154. Ensuite, et d'après les connaissances acquises par les explorations antérieures, on dirige la cavité de la cupule (A, fig. 68) en haut, en bas, sur les côtés ou circulairement, selon la disposition de la stricture. On laisse le caustique *pendant une demie à une minute* en contact avec le rétrécissement, suivant qu'on veut détruire une plus ou moins grande épaisseur de tissus, puis on ferme l'instrument et on le retire. Le lendemain et le surlendemain, on passe des bougies de cire pour dilater. le canal, et faciliter la sortie de l'escarre, qui se détache habituellement le troisième ou quatrième jour. On explore le canal avec la sonde de Ducamp, pour savoir ce que l'on a gagné et sur quelle partie on doit diriger la nouvelle application de caustique. Tous les trois ou quatre jours on renouvelle ces cautérisations, jusqu'à disparition de l'obstacle, et *on termine le traitement par la dilatation au moyen des bougies,* jusqu'à cicatrisation complète de la plaie formée par les scarifications successives.

Quand un rétrécissement est trop long, on ne le cautérise pas en entier dans une seule séance. S'il y en a plusieurs (fig. 57, page 201), on ne les détruit que les uns après les autres. Cette manière d'employer le caustique est désignée sous le nom de *cautérisation latérale.*

La *cautérisation antérograde* est celle qu'employait *Hunter.* Elle consiste à fixer à l'extrémité d'une bougie de cire un fragment de nitrate d'argent fondu, avec lequel on détruit l'obstacle d'avant en arrière. Les accidents épouvantables qui peuvent résulter de cette pratique l'ont fait abandonner depuis longtemps; car, sans parler de la cautérisation inévitable de toute la portion du canal antérieure au rétrécissement, de la possibilité de voir la pierre infernale se détacher de la bougie et tomber dans le canal, le praticien n'est jamais sûr que ce soit bien l'obstacle et non une partie saine du canal que détruit le caustique.

Dans la cautérisation dite rétrograde, on introduit à

travers le rétrécissement une canule métallique, terminée par un renflement olivaire, et percée sur le côté d'une ouverture plus ou moins grande. En retirant l'instrument, on est arrêté par l'obstacle ; alors, au moyen d'une petite tige, on dirige vers l'ouverture de la canule une cuvette chargée de caustique qui détruit l'obstacle ; on retire ensuite la cuvette, puis on dégage la canule aussitôt que cesse le spasme produit par la cautérisation. A part un nom et un instrument nouveaux, je ne vois pas nettement les avantages de ce mode opératoire.

Le *nitrate d'argent fondu*, ou *pierre infernale*, est la substance la plus généralement employée ; quelques praticiens se sont servis de la *potasse caustique*, du *caustique de Vienne :* on a même employé le feu produit par un courant de gaz hydrogène sur du platine en éponge ; mais les essais n'ont pas répondu aux espérances que la théorie avait fait naître.

Appréciation.

Il est difficile de se faire une idée de l'enthousiasme qui accueillit cette méthode, quand l'ingénieux Ducamp l'eut perfectionnée. Aussitôt après sa mort, chaque praticien uropathe voulait se l'approprier par des modifications dans l'appareil instrumental, et l'on n'entendait plus parler que de cautérisations. Cette ardeur fut bientôt calmée par l'apparition d'accidents graves, de récidives nombreuses et presque incurables, à cause de la transformation fibreuse de l'obstacle. En effet, la précision presque mathématique des procédés descriptifs disparaît dans l'application, et le résultat qu'on obtient est tout différent de celui qu'on avait en vue. D'abord, il est impossible de préciser au juste la profondeur à laquelle on doit porter le caustique, par la raison que la grande mobilité de la verge apporte des différences de plusieurs centimètres dans des explorations immédiatement successives. Or, pour fixer sur la canule du porte-caustique le curseur (C, fig. 68, page 262) qui indique qu'on est arrivé sur le rétrécissement, on commence par introduire une *bougie graduée* (fig. 46, page 194) contre l'obstacle ; on note la profondeur à laquelle elle est arrêtée, on place le curseur à la même longueur sur la canule, et l'on juge que l'on atteint la stricture quand le porte-caustique est entré jusqu'au curseur. Or, par suite de l'extrême mobilité de la verge dont je viens de parler, il peut arriver, ou qu'on ait dépassé l'obstacle, ou qu'on en soit à une certaine distance en avant ; et si l'on fait manœuvrer l'appareil, dans l'une ou l'autre de ces positions, on cautérise à faux.

Je veux bien admettre qu'un praticien très-expérimenté commette rarement cette bévue : mais il lui est impossible de se soustraire à l'inconvénient que voici. Dans tous les ouvrages où l'on parle de la cautérisation, on recommande de prendre l'empreinte avec la *sonde exploratrice*, qui indique si l'obstacle est en haut, en bas, à droite, à gauche, ou circulaire, et de diriger en conséquence la *cuvette porte-nitrate* (A, fig. 68). Or, j'ai fait voir, à l'article *Diagnostic* (page 183), que la grande majorité des rétrécissements avait son siége un peu en arrière du bulbe, à l'union des portions spongieuse et membraneuse, et que la sonde exploratrice, dans ce cas, rapportait la tige du canalicule (fig. 52, 53, page 196) à la partie la plus élevée de l'empreinte, bien que la stricture existât sur la paroi supérieure du canal. En se fiant à ce renseignement, on portera donc le caustique sur la paroi inférieure, tandis que c'est en haut qu'existe l'obstacle.

Mais ce n'est pas tout. La stricture est en haut ou sur le

côté ; on connaît bien sa situation ; on cautérise en conséquence. Le chirurgien aurait-il la naïveté de croire que le
caustique borne son action à l'endroit où il porte la cuvette? Ignore-t-il ce précepte : *Corpora non agunt nisi
soluta?* Ne se doute-t-il pas que l'humidité naturelle du canal, augmentée par la présence d'un corps irritant, dissout le nitrate d'argent, et que cette solution caustique,
suivant les lois de la pesanteur, gagne d'abord la paroi inférieure du conduit, puis se répand en avant et en arrière
sur les parties saines, qu'elle détruit et corrode? A-t-il,
au juste, calculé la quantité d'agent chimique qui se dissout pendant une demie à une minute? Je crois que la
réponse à ces questions fournirait l'explication de ces inflammations violentes, de ces hémorrhagies inquiétantes
qu'on voit survenir à la suite de cautérisations bien faites
en apparence.

Enfin, dans les cas les plus heureux, le caustique a borné
son action au point précis qui sépare la partie malade de
la partie saine ; l'escarre se détache sans hémorrhagie ; à la
place de l'obstacle il existe une *plaie* qui, évidemment, ne
peut se fermer que par un *tissu spécial, tissu inodulaire ou
de cicatrice.* Ce tissu, parce qu'il est placé dans un point
du canal de l'urètre, n'a pas abandonné la propriété remarquable dont il jouit partout ailleurs, et qui consiste
dans une rétractilité lente mais continue, dont le résultat
fatal, inévitable, est la reproduction du rétrécissement.

Cette *récidive* est beaucoup plus grave que la maladie
primitive, parce que ce tissu de cicatrice ne se ramollit et
ne se distend sous l'influence de la dilatation qu'avec une
extrême difficulté, et que, pour éviter les rechutes ultérieures, le malade est obligé de se passer lui-même fréquemment des bougies dans le canal. Malgré cette précaution, l'obstacle se reproduit, et le praticien expérimenté

n'arrive qu'avec peine à rétablir le cours des urines.

Cette méthode n'est qu'un accessoire inutile et dangereux de la dilatation, puisque nous avons vu que très-souvent, dans les cas d'étroite angustie, on est obligé de commencer par dilater le canalicule, et qu'après la cautérisation les bougies sont *indispensables* pour donner, *au moins momentanément,* au canal son calibre ordinaire.

En définitive, employé comme caustique, comme escarrotique, le nitrate d'argent est un très-mauvais médicament. Cependant c'est un modificateur très-énergique, dont j'ai souvent retiré de très-bons effets dans les engorgements chroniques rebelles des parois urétrales : mais au lieu de le rendre agent destructeur des tissus, je le laisse à peine une à deux secondes en contact avec les surfaces malades. Une seule application suffit le plus souvent. Il se comporte alors comme stimulant ou modificateur de surfaces; il est résolutif, et non caustique. Il agit dans l'urètre au même titre que sur les ulcères superficiels de la bouche, de la gorge, des yeux et de la peau. Je n'ai recours au nitrate d'argent, employé de cette manière, que dans les cas très-rares où le rétrécissement ne cède pas à *mes bougies emplastiques résolutives.*

Il est, du reste, des cas où le nitrate d'argent est formellement contre-indiqué : c'est lorsque la maladie a son siége dans la portion spongieuse de l'urètre. En effet, soit disposition spéciale de structure, soit à cause de la vascularité plus grande, tous les observateurs ont noté que l'emploi des caustiques sur cette portion du canal était très-rapidement suivi de rétrécissements fibreux presque toujours incurables.

3° Scarification.

Exposé.

La scarification ou incision consiste à diviser la coarctation plus ou moins profondément dans un ou plusieurs points, au moyen d'instruments tranchants. Ces instruments ont reçu différents noms, selon le caprice de leurs inventeurs. Ainsi il existe des *urétrotomes*, des *scarificateurs*, des *sarcotomes*, des *coupe-brides*, des *entomes*.

Le plus usité de ces scarificateurs est représenté figure 69. Il est formé d'une canule, dans laquelle glisse une tige portant une lame tranchante à son extrémité. Pour se servir de cet instrument et des autres analogues, il faut dilater la stricture, *au moyen de bougies*, de manière à ce que la gaîne A et la tige du scarificateur puissent franchir l'obstacle ; ensuite l'instrument étant fermé et graissé, on introduit l'extrémité du tube dans la stricture, dont on a préalablement par les moyens ordinaires mesuré la profondeur et le siége. Quand la gaîne A a franchi l'obstacle, on retire l'instrument jusqu'à ce qu'on soit arrêté par la stricture ; alors avec le pouce de la main gauche on presse sur le ressort S, et de la main droite, *la canule restant en place,* on tire à soi la tige DC : l'effet de ce mouvement est de faire sortir la lame L de sa gaîne A′. Plus on abaisse la tige, plus la saillie de la lame est prononcée. A ce moment, *la tige DC restant en place,* on tire la canule B′AL, jusqu'à ce qu'on ait divisé l'obstacle dans toute sa longueur. On presse ensuite sur le ressort S, pour qu'en repoussant la tige DC dans la canule, la lame tranchante L rentre dans la gaîne A, et on retire l'instrument. Si la stricture n'est formée que par une bride en croissant, une seule incision peut suffire. Si elle est circulaire, on pratique plusieurs

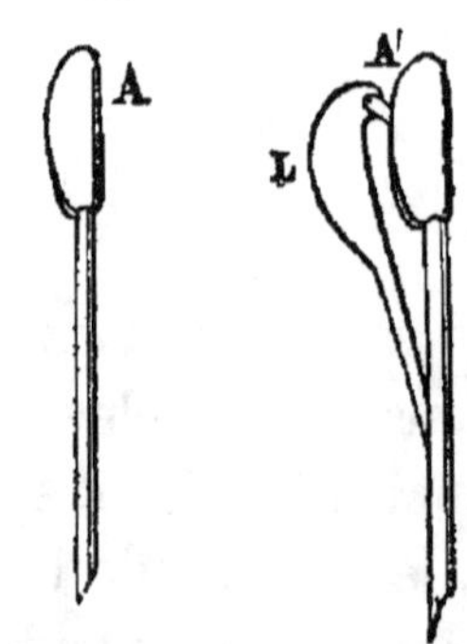

FIGURE 69.

Représentant un scarificateur fermé en **A**
et ouvert en **A'L.**

DA, scarificateur fermé.
DC, le mandrin, terminé en L, par une
    lame tranchante.
BSOA, canule dans laquelle circule le man-
    drin.
B, disque sur lequel le pouce de la main
    droite prend son point d'appui.
S, ressort sur lequel on appuie pour que la
    lame tranchante L puisse sortir de sa
    gaîne A'.
O, curseur fixé sur la canule, pour limiter
    la portion de l'instrument qui doit pé-
    nétrer dans le canal.

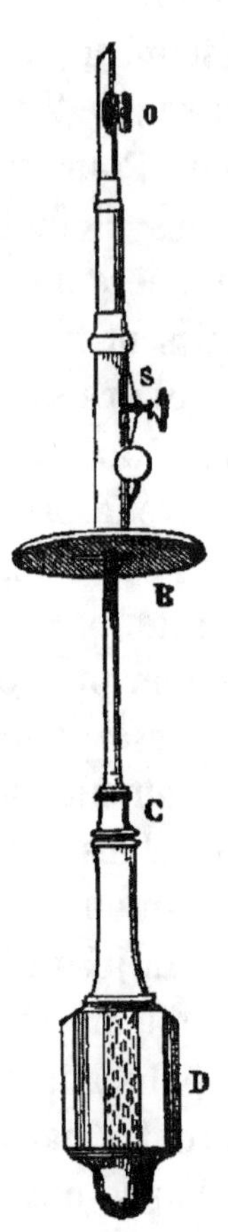

mouchetures sur la circonférence.

Comme les bords des incisions ont la plus grande tendance à se souder ensemble, il faut, pour que la scarification soit efficace, introduire des bougies jusqu'à complète cicatrisation. S'il est nécessaire, on recommence ainsi plusieurs fois cette opération, jusqu'à ce que l'obstacle soit totalement effacé.

Quand il y a plusieurs coarctations, on les attaque de même successivement, ou simultanément si la première offre un passage suffisant au scarificateur.

Appréciation.

Les objections que j'adresse à cette méthode sont communes, en plusieurs points, à celles que j'ai faites à la cautérisation. Ainsi *emploi des bougies quelquefois avant, toujours après la scarification*, impossibilité de savoir d'une manière précise, à cause de la mobilité de la verge, si l'on pratique l'incision sur l'obstacle, ou bien, en avant ou en arrière de la stricture ; incertitude de n'attaquer que les tissus malades et de respecter les parties saines ; douleur quelquefois très-vive ; résultat identique de l'opération, qui donne pour produit un *tissu de cicatrice* dont la conséquence forcée est la récidive de la maladie.

A ces objections communes j'en ajouterai une spéciale et très-grave : je veux parler de l'*hémorrhagie;* cet accident, assez rare du reste après la cautérisation, n'apparaît qu'à la chute de l'escarre. Après l'incision, elle est immédiate, et quelquefois assez abondante pour causer de vives appréhensions. On a vu des malades perdre, par l'urètre, après la scarification, jusqu'à un litre de sang ; d'autres fois l'hémorrhagie rebelle ne s'arrête qu'en déterminant une syncope. (Le meilleur hémostatique dans ce cas consiste dans l'introduction d'une grosse bougie dans le canal.) Cette perte de sang dépend, ou de ce que le rétrécissement est formé par une dilatation variqueuse des vaisseaux de la membrane muqueuse, ou de ce que l'incision a porté sur des vaisseaux assez volumineux qui rampent parfois tout près de la tunique urétrale.

En résumé, la scarification comme méthode générale est à peu près abandonnée par tous les praticiens, on ne s'en sert guère que pour diviser les brides ou valvules très-minces de la portion spongieuse et les coarctations du méat urinaire.

Telles sont les principales méthodes de traitement en usage pour combattre les *rétrécissements qui donnent passage à l'urine et aux instruments*. Quant aux obstacles que ne peuvent franchir les instruments et qui interceptent totalement le cours des urines, il en sera naturellement question à l'article *Rétention d'urine*. Là j'indiquerai le traitement qu'on doit leur opposer, et je parlerai spécialement du *cathétérisme forcé* et des *injections forcées*.

De l'examen comparatif que le lecteur peut faire de ces diverses méthodes, il doit résulter clairement que la *dilatation temporaire au moyen de bougies appropriées à la nature du rétrécissement*, faite d'une manière convenable, aidée d'un traitement intérieur adoucissant, est la seule méthode qui guérisse radicalement et sans danger les coarctations urétrales. Par ce mode opératoire, en effet, le malade guérit, pour ainsi dire, sans s'en apercevoir, et sans être forcé d'interrompre, même momentanément, ses affaires habituelles. La douleur est nulle, ou à peine sensible; jamais de fièvre, ni de complications d'hémorrhagie ou d'inflammation. La durée du traitement est ordinairement de quinze jours à trois semaines. Cependant j'ai pu guérir, dans l'espace de huit à douze jours, des malades de province qui, ayant abandonné leur maison de commerce ou leurs affaires, ne pouvaient pas me consacrer plus de temps pour leur guérison.

CHAPITRE XII.

J'extrais de mes cahiers d'observations quelques cas de guérison de rétrécissement du canal de l'urètre ; je choisis à dessein des exemples qui fassent apercevoir les gradations depuis la maladie simple jusqu'à ses complications les plus alarmantes.

Les malades qui font le sujet de ces observations et des autres que j'ai occasion de citer dans le cours de ce livre, me viennent consulter directement, après avoir pris connaissance de mes ouvrages. D'autres, qui sont eux-mêmes médecins, préfèrent recevoir mes conseils que d'entreprendre la cure de maladies dans la connaissance desquelles ils ne se sentent pas assez expérimentés. Enfin, le plus grand nombre m'est adressé par des confrères de province, dont la clientèle, nécessairement restreinte en ce qui concerne ces cas difficiles, préfère s'adresser au praticien spécial.

PREMIÈRE OBSERVATION.

Vingt-cinq ans. Douleur en urinant depuis deux ans ; envies fréquentes d'uriner ; sortie lente de l'urine ; sommeil interrompu par les besoins ; deux écoulements promptement guéris à dix-huit et dix-neuf ans ; léger rétrécissement à neuf centimètres de profondeur ; guérison en quinze jours.

M. D...., âgé de vingt-cinq ans, ancien élève de l'École polytechnique, employé au ministère des finances, me fut adressé, il y a six ans, par un de ses amis. Il se plaignait de besoins fréquents d'uriner, d'une douleur vive pendant la micturition. Cette douleur avait son siége au niveau des bourses et ne persistait que quelques instants, après le besoin satisfait. Dans l'appréhension de cette sensation pénible, il n'urinait qu'avec hésitation, en se retenant pour ainsi dire; de sorte qu'au lieu de sortir en jet, le liquide tombait presque perpendiculairement. La durée de l'émission était fort augmentée, et le malade était obligé, pour faire sortir les dernières gouttes, d'exercer des tractions sur la verge, ce qui n'empêchait pas quelques gouttes de liquide retardataires de venir mouiller ses vêtements quelques instants après. Toutes les autres fonctions se faisaient régulièrement. Cette maladie n'avait encore en rien influencé son moral, et, comme il me le disait à sa première consultation : « *Sans cet inconvénient, je serais d'une santé parfaite.* » Il voulait être débarrassé très-promptement, tenant, avant son prochain mariage, à n'avoir plus aucun compte à régler avec ses péchés de jeunesse, qui consistaient en deux écoulements contractés à dix-huit et dix-neuf ans, et guéris en un mois de traitement par le copahu et les injections astringentes.

J'explorai le canal avec une bougie terminée par un renflement olivaire, et je constatai à la profondeur de neuf centimètres un rétrécissement de trois millimètres d'étendue. Je retirai cette bougie exploratrice pour lui substituer une bougie conique en gomme élastique de trois millimètres de diamètre. Le passage de cette bougie fut douloureux ; je la laissai en place cinq minutes, et je fus obligé de la retirer, à cause du besoin irrésistible d'uriner dont fut pris le malade. Quel ne fut pas son étonnement en voyant l'urine sortir par jet ! Depuis le dernier écoulement, il avait perdu l'habitude de voir le liquide urinaire rendu si facilement. Il revint me voir deux jours après; je passai d'abord la première bougie, puis une plus volumineuse (3 millimètres 2/3) que le malade put garder un quart d'heure. Aussitôt la bougie retirée, M. D... urina et put constater une nouvelle amélioration. A la troisième consultation, il était enchanté du résultat obtenu, et se croyait totalement débarrassé. Il dormait la nuit entière; plus de douleur en urinant; le liquide sortait par jet, et les dernières gouttes étaient projetées au dehors par saccades (coups de piston). Il n'avait plus besoin de tirailler la verge, et ses vêtements n'étaient plus mouillés. En six séances, j'arrivai aux plus forts numéros (sept et huit millimètres).

Le traitement médical administré concurremment avait consisté en bains d'eau de son, tisane d'eau de goudron et graine de lin. Abstention de liqueurs, vin pur, et de tout rapport sexuel. A la septième séance, j'appris à M. D... à se passer lui-même des bougies, et je lui recommandai d'en introduire une tous les quinze jours, pendant quelque temps, pour consolider la guérison. Il se maria bientôt, et je le perdis de vue. Il y a deux ans, j'eus l'occasion de le rencontrer, et bien qu'il n'eût tenu aucun compte de mes recommandations, la guérison ne s'était pas moins maintenue complète.

C'est là un des cas les plus simples, comme souffrance et comme traitement. Le rétrécissement était léger et n'avait pas été irrité par des manœuvres inintelligentes; sa nature, qui n'avait pas été modifiée, consistait simplement en un boursouflement, une sorte de végétation vasculaire de la membrane muqueuse. La compression exercée par la bougie, la réaction physiologique qu'avait entraînée la présence du corps étranger, et le traitement médical, avaient suffi pour amener la résolution de cet engorgement et la guérison radicale de la maladie.

DEUXIÈME OBSERVATION.

Soixante-cinq ans. Trois gonorrhées à de longs intervalles ; chancres et autres accidents syphilitiques à quarante ans ; difficulté très-grande d'uriner depuis dix ans ; aggravation des symptômes sous l'influence de trois traitements différents ; guérison en un mois sans traitement chirurgical et sous la seule influence d'une médication interne appropriée à la cause du mal.

M. de G......, propriétaire des environs de Paris, âgé de soixante-cinq ans, me consulta, en novembre 1845, pour un rétrécissement du canal de l'urètre dont il souffrait depuis dix ans. Il avait déjà suivi sans le moindre succès le traitement de trois célèbres chirurgiens de Paris, qui s'étaient tous obstinés à employer pour le guérir l'unique méthode dont ils se servent contre les rétrécissements , c'est-à-dire l'un la dilatation métallique, l'autre la scarification, le troisième la cautérisation avec la pierre infernale. Loin d'éprouver de l'amélioration, son mal s'était aggravé.

A ma première consultation, M. de G..... présentait l'état suivant : besoins fréquents d'uriner, urine sortant sous forme d'un filet très-mince et en bavant. Il n'y a pas, à proprement parler, de douleur pendant la micturition , mais les efforts sont très-pénibles, et la conséquence de ces efforts a été depuis six ans l'apparition d'hémorrhoïdes externes très-volumineuses, qui font parfois souffrir le malade et compliquent sa position. M. de G..... a beaucoup d'embonpoint, et comme, par suite des efforts violents auxquels il se livre pour expulser l'urine, sa figure devient rouge, vultueuse, congestionnée, il redoute, non sans raison, une attaque d'apoplexie. Il appréhendait beaucoup l'introduction des instruments dans le canal de l'urètre, introduction toujours très-douloureuse, et inutile jusque-là ; mais je lui fis comprendre facilement qu'il était néces-saire que je pusse explorer le canal au moins une fois pour constater l'état de la partie malade. Il y avait un an qu'il avait subi son troisième traitement quand je l'examinai.

Je trouvai la verge dure, douloureuse à la pression, pré-sentant à son bord intérieur, le long du canal de l'urètre, des bosselures inégales. Je ne pus introduire dans le canal une bougie droite, même très-fine ; la pointe venait buter contre une paroi résistante, et les efforts n'auraient servi qu'à faire une fausse route. Je retirai ma bougie et je tor-tillai sa pointe en spirale ; elle put cheminer plus avant, mais non encore arriver dans la vessie. Comme j'avais af-faire à un malade d'autant plus pusillanime qu'il s'était en vain soumis déjà trois fois à une médication analogue, je n'insistai pas, et me souvenant de plusieurs faits sembla-bles, je pus, en considération des antécédents vénériens et de l'aspect particulier du canal, lui promettre la guérison complète sans avoir recours au cathétérisme.

Je le soumis à l'usage d'une tisane dépurative appropriée et d'une pommade fondante qui en un mois avaient fait disparaître les tumeurs du canal, et par suite, l'obstacle au cours de l'urine. La verge était redevenue souple, sans la moindre induration ; les urines, d'une odeur fétide, char-gées d'un dépôt catarrhal, purulent, d'un gris blanchâ-tre avant le traitement, étaient naturelles, chargées seule-ment d'un léger mucus floconneux, sortaient à plein canal par un jet saccadé, sans le moindre effort. La verge était recourbée pendant les érections, ce qui rendait le coït pres-que impossible. Après la guérison, la verge, pendant les rapports sexuels, avait repris la rectitude normale.

Une grosse bougie de cire (n° 20) pénétrait jusqu'à la vessie, sans rencontrer le moindre obstacle. Les hémorrhoïdes, sans avoir complétement disparu, étaient beaucoup moins volumineuses et sans douleur. Depuis quatre ans la guérison s'est maintenue, et le malade, malgré ses soixante-neuf ans, jouit d'une très-bonne santé.

Cette observation est remarquable à plusieurs titres. D'abord, c'est une guérison obtenue par le seul effet du traitement médical, quand les traitements chirurgicaux les mieux employés avaient échoué, ce qui donne un grand poids à l'opinion que j'ai émise (Voir *Traitement médical du rétrécissement*, page 214), à savoir que ce traitement, dans beaucoup de cas, pouvait, étant administré d'une manière intelligente, débarrasser entièrement les malades, ou le plus souvent, du moins, enlever certaines complications. Ensuite, on voit que les efforts souvent répétés pour chasser l'urine amènent le développement d'hémorrhoïdes, quelquefois de hernies et de congestions cérébrales, qui, elles-mêmes, sont des causes prédisposantes d'apoplexie. Enfin, les sinuosités du trajet de l'urètre, sous l'influence des bosselures des parois, font comprendre la facilité de faire des fausses routes, si on s'entêtait à faire pénétrer de vive force les instruments dans la vessie. Aussi, ne saurais-je trop recommander, aux chirurgiens qui débutent dans la pratique des maladies des voies urinaires, de ne jamais employer la violence, parce qu'avec de la patience et les moyens variés qu'offre la médecine, on arrive presque toujours à tourner la difficulté.

TROISIÈME OBSERVATION.

Trente-huit ans. Rétrécissement spasmodique; irritabilité excessive du canal de l'urètre ; aggravation des symptômes sous l'influence d'un traitement chirurgical ; guérison par une médication appropriée, sans avoir recours aux instruments.

M. D....., négociant, âgé de trente-huit ans, d'une constitution nerveuse et sanguine, n'ayant jamais eu de maladies vénériennes, mais s'étant adonné à la masturbation dans sa jeunesse, et depuis l'âge de vingt-cinq ans ayant beaucoup abusé des plaisirs sexuels, vint me consulter pour un rétrécissement de l'urètre. Voici un abrégé de sa position : Besoins fréquents d'uriner, tous les quarts d'heure, demi-heure au plus ; le jour comme la nuit douleur vive en urinant, sensation de brûlure dont le malade rapporte le siége au col de la vessie, pesanteur incommode sur le fondement. L'urine, présentant ses caractères normaux, sort quelquefois par un gros jet, et le plus souvent tombe perpendiculairement par un filet très-mince. L'évacuation de la vessie se fait en deux ou trois reprises, le malade pensant à chaque fois qu'il a fini d'uriner. Après chaque exonération, il reste au niveau du col de la vessie un sentiment pénible de gêne, d'embarras. Le malade a des désirs vénériens très-fréquents et très-impérieux que, malheureusement pour lui, par suite de ses relations sociales, il n'a que trop de facilité à satisfaire. Après le coït, il ressent au périnée des battements analogues, me dit-il, aux pulsations du pouls.

Il y a trois mois, il consulta un chirurgien qui le sonda; mais le canal de l'urètre est tellement irritable, que le cathétérisme fut la cause d'une hémorrhagie assez abondante. Le malade perdit connaissance, et la sonde ne put arriver dans la vessie. Après quelques jours de repos et l'usage d'eau de son, il se remit de cette secousse ; mais il lui est resté de cette épreuve une antipathie invincible pour tout ce qui ressemble au cathétérisme.

Après m'avoir ainsi confié sa position, il me déclara qu'il suivrait tous les traitements imaginables, pourvu qu'il ne fût pas question de sonde. Je lui dis ce que j'ai eu occasion de répéter à bien des malades, que le traitement médical pourrait bien améliorer beaucoup sa souffrance, et l'en débarrasser entièrement, s'il ne s'agissait que de spasme de l'urètre et d'irritabilité nerveuse ; mais que, dans le cas de rétrécissement organique, l'amélioration ne serait que provisoire, et que, pour la cure définitive, il faudrait, avec toutes les précautions convenables, en passer par la dilatation. J'entrepris donc le traitement médical, et avec le concours du régime sévère auquel il eut le bon esprit de s'astreindre, il fut assez heureux pour voir ses douleurs disparaître une à une. Après deux mois de traitement assidu, il pouvait passer la nuit entière sans uriner ; la miction s'opérait sans douleur à plein canal, et par jet. L'embarras, la gêne du périnée et du col de la vessie avaient cessé. Depuis trois ans, cette amélioration s'est soutenue et confirmée : sous l'influence du bien-être qu'il a ressenti, toutes les fonctions organiques ont repris leur cours régulier, et un embonpoint remarquable a succédé à l'amaigrissement auquel l'avaient réduit les souffrances physiques et les préoccupations morales incessantes dont elles étaient cause.

Cette observation fournit une preuve de plus de la prudence et de la circonspection qui doivent guider le médecin dans le traitement des différentes affections des voies urinaires. Si l'on s'était borné au traitement chirurgical,

ou même que ce malade eût consenti à se laisser cautériser, il aurait pu survenir des accidents graves, comme on
en voit si fréquemment des exemples chez les personnes
d'une irritabilité nerveuse excessive. Elle montre encore
qu'un spasme de l'urètre, venu sous l'influence d'excitations vénériennes trop souvent répétées, peut simuler un
rétrécissement organique. Si on n'a pas recours à l'exploration par la sonde, le traitement médical sert de pierre de
touche, puisque, si le spasme est seul, il suffit à débarrasser entièrement les malades.

QUATRIÈME OBSERVATION.

*Quarante-quatre ans. Trois gonorrhées; goutte militaire
depuis dix ans; double rétrécissement; incontinence d'u-
rine. Guérison en un mois, par la dilatation simple et le
traitement médical.*

M. R....., quarante-quatre ans, chef d'une importante
maison de commerce à la Nouvelle-Orléans, vint me consulter en janvier 1844. C'est un homme d'une grande stature, d'une forte complexion; tempérament sanguin. Premier écoulement à vingt ans, guéri en six semaines par
le copahu et les injections. Deuxième gonorrhée, cinq ans
plus tard. Le malade, très-impatient de sa nature, ne voulut pas s'astreindre à un régime convenable, fit des excès
de table, et garda son écoulement pendant quinze mois.
Ce suintement se dissipa, pour ainsi dire, de lui-même. Enfin, à trente-quatre ans, troisième écoulement, qui, traité
comme le second, dura bien plus longtemps, puisqu'il
persistait au moment où le malade vint réclamer mes
soins. Cette blennorrhée se présentait sous la forme d'une
gouttelette de muco-pus blanc épais, apparaissant, tous

les matins, au méat urinaire par la simple pression de la verge. Depuis cinq à six ans le jet de l'urine avait diminué, et insensiblement ce liquide ne sortait plus que goutte à goutte. Envies d'uriner chaque quinze à vingt minutes. Aussi était-il dans la position la plus perplexe, ne pouvant s'occuper d'aucune affaire avec assiduité ; quand il ne satisfaisait pas instantanément aux besoins impérieux de rendre l'urine, ses vêtements étaient mouillés, ce qui le forçait de ne porter que des pantalons de drap et de couleur sombre. Ne pouvant aller au spectacle ni en soirée, obligé de refuser les invitations à dîner, il était forcé de vivre presque seul, et de ne fréquenter pour lieu de promenade que des endroits solitaires qui lui permissent de satisfaire à ses longs et fréquents besoins. Son moral n'avait pas tardé à s'affecter d'une semblable position ; et d'un naturel gai, enjoué, il était devenu triste, morose, emporté. Il avait lui-même conscience du changement survenu dans son caractère, et ne pensait qu'au suicide pour se débarrasser de son mal. Aussi quelle ne fut pas sa joie quand je lui donnai l'assurance de le guérir en quelques semaines.

J'explorai son canal avec la bougie à empreinte, et je pus constater un premier rétrécissement assez étroit ; puis, au moyen d'une bougie à boule très-fine, je reconnus un second obstacle à un centimètre du premier. Je ne laissai une petite bougie de cire molle que cinq minutes dans le canal pour la première séance. Je me trouve très-bien de cette pratique pour habituer peu à peu le canal à la présence des corps étrangers. Aussitôt que je la retirai, il sortit par jet une urine mucoso-purulente, semblable à du petit-lait non clarifié. M. R..... fut très-satisfait de ce premier résultat. Le lendemain, je passai la bougie de la veille (n° 4), puis une seconde (n° 5), également de cire molle : celle-ci resta dix minutes dans l'urètre. Le mieux était plus prononcé. En retirant la bougie, elle portait les traces de deux strictures. La troisième séance eut lieu deux jours après : M. R..... était inquiet, parce que le second jour son urine n'était pas sortie aussi facilement que le jour de l'opération. Je passai le n° 5 ; puis, trois minutes après, le n° 7 franchit facilement les deux obstacles. La vessie se vidait en entier et bien plus promptement : le sommeil n'était plus interrompu que trois fois dans toute la nuit. Le malade se trouvait les jambes dégagées, et beaucoup plus libres pour marcher et surtout monter les escaliers. Ses vêtements n'étaient plus mouillés par l'incontinence, qui avait aussi disparu. Enfin, au moyen de quelques bains et du traitement médical, administré concurremment, j'arrivai, en trente jours, à introduire les plus gros numéros de ma filière. J'appris au malade à se passer des bougies lui-même, et lui recommandai de s'en servir tous les quinze jours, pendant dix minutes seulement. J'ai assez souvent occasion de le voir, et j'ai pu constater que la guérison s'est maintenue parfaite. L'écoulement, qui, comme je l'ai expliqué à l'article *Symptômes*, était dû à l'inflammation du point rétréci, avait augmenté à la suite des premières opérations ; il cessa vers la fin du traitement, et n'a plus reparu depuis.

Les fonctions génitales, qui avaient, sinon complétement cessé, au moins considérablement diminué, ont repris leur énergie primitive, à la grande satisfaction du malade. Je n'insiste pas sur cette particularité, qui sera traitée plus spécialement à l'article *Impuissance*.

Chez ce malade, le traitement médical seul aurait bien pu alléger les symptômes, mais n'aurait jamais pu le guérir radicalement. Les bougies molles de cire blanche étaient très-facilement supportées, et les séances duraient, vers la fin, demi-heure à trois quarts d'heure. Dans les premiers temps du traitement, aussitôt que la bougie était introduite, M. R....., qui avait toujours la précaution de vider la vessie avant de monter chez moi, était pris d'un vif besoin d'uriner; je l'engageai à résister à ce besoin, qui se dissipait de lui-même en quelques instants. Cette sensation, qui est commune à beaucoup de malades, tient à l'agacement que produit le contact de la bougie sur le col de la vessie. Celle-ci se contracte pour expulser le corps étranger, d'où la sensation. Quelques instants suffisent pour que le col de la vessie s'habitue à sa présence, et en quelques semaines cette sensibilité spéciale est émoussée.

CINQUIÈME OBSERVATION.

Cinquante-cinq ans. Incontinence et catarrhe purulent, compliquant un rétrécissement très-étroit et sinueux de trois centimètres de longueur; dépérissement et décrépitude; fièvre urinaire, quotidienne; état très-grave. Guérison en quatre mois et demi.

M. F....., employé dans une administration publique, était dans un état très-alarmant, quand je fus appelé à lui donner des soins. Depuis quinze ans, il souffrait de difficultés d'uriner, et il avait été, à plusieurs reprises, entre les mains de chirurgiens qui avaient bien adouci les souffrances, mais ne l'avaient nullement guéri. Tous les symptômes énumérés dans l'observation précédente étaient portés chez lui au plus haut degré, et quand il voulait uriner, ce qui arrivait toutes les cinq minutes, il était obligé de prendre la position d'une personne qui va à la garde-robe; encore ne rendait-il, après des efforts inouïs, que quelques gouttes d'un liquide épais, filant, glaireux, semblable à du pus, dont le passage dans le canal déterminait la sensation d'une brûlure, et lui arrachait des cris aigus ; et, d'un autre côté, comme l'urine, filtrant continuellement à travers le rétrécissement, s'écoulait, sans interruption, goutte à goutte au dehors, il était dans cette singulière position que, quand il voulait uriner, il ne pouvait chasser qu'à grand'-peine l'urine de son réservoir, tandis qu'il était dans l'impossibilité d'empêcher ce liquide de sourdre incessamment hors de l'urètre. Tous les soirs, il était pris d'un accès de fièvre avec frissons, tremblement. Cet état durait deux heures, et se terminait par une transpiration d'une odeur infecte. Pour se lever, il était obligé de porter un urinal dans son pantalon ; la nuit, il avait beau se garnir de linge, l'urine traversait les matelas, et bien que se tenant toujours avec une extrême propreté, l'appartement qu'il occupait était d'une puanteur insupportable. Ces souffrances et l'absence de sommeil avaient tellement épuisé sa santé, qu'il avait toute l'habitude extérieure d'un vieillard décrépit.

La première fois que je le sondai, après l'avoir préalablement soumis quelques jours au traitement médical, je ne pus faire pénétrer une bougie filiforme de gomme élastique, que de quelques millimètres dans le canalicule du rétrécissement. Un phénomène très-curieux, c'est que l'urine sortit avec plus de facilité, bien qu'il s'en fallût encore au moins de deux centimètres que j'eusse franchi l'obstacle. A la séance suivante, je pénétrai encore un peu plus avant ; et enfin, à la quatrième opération, l'obstacle fut franchi ; la bougie, quoique filiforme, était tellement serrée par la coarctation, qu'il fallut employer un certain effort pour la retirer. Une notable amélioration suivit le passage de cette bougie, la fièvre urineuse diminua de jour en jour, la composition du liquide urinaire s'améliora, l'incontinence disparut graduellement, et l'urinal fut mis de côté. Le sommeil revint. Pendant plus d'un mois, je ne pus dépasser le numéro 8 de ma filière ; l'engorgement des parois urétrales était tellement dur, fibreux, qu'il résistait à la dilatation. Je laissai en place, pendant deux heures chaque jour, des bougies fondantes, faites avec l'emplâtre de minium, de Vigo, de savon, de diachylum. Au bout de six semaines, je passai des bougies du numéro 12. Enfin, après quatre mois de soins persévérants, j'eus la satisfaction de le voir complétement guéri. Le canal avait une étroitesse naturelle qui ne me permit pas de dépasser le numéro 16. Depuis six ans, la guérison s'est très-bien maintenue. J'explore le canal de temps à autre, et je n'ai, jusqu'ici, constaté aucune menace de récidive.

Remarque. Cette guérison est une des plus remarquables qui existent. Elle montre toute la puissance de l'art et les beaux résultats qu'on est en droit d'attendre d'un traitement méthodique et persévérant. Le rétrécissement était tellement dur, que, dans les premiers temps, toutes les bougies qui sortaient du canal étaient comme mâchées ; aussi aurait-il été inutile de penser aux bougies de cire dans ce cas. Quand les strictures sont aussi étendues, on ne peut les dilater que d'avant en arrière et progressivement, et il ne faut pas forcer pour franchir trop brusquement l'obstacle, puisque la dilatation de la partie inférieure suffit pour amener un soulagement provisoire. La fièvre, qui disparut aussitôt la libre sortie de l'urine, était causée, sans aucun doute, par la résorption d'une partie de ce liquide, puisque la transpiration qui terminait les accès avait une odeur urineuse très-prononcée. Enfin, je ferai remarquer l'amélioration qui survint, dans la composition de l'urine, dès que fut levé l'obstacle à sa sortie.

SIXIÈME OBSERVATION.

Trente-neuf ans. — Deux écoulements à vingt et un et à vingt-trois ans ; premiers symptômes de rétrécissement à trente ans ; traitement par la cautérisation à la suite d'une rétention complète d'urine ; amélioration et guérison apparente pendant deux ans ; récidive ; traitement par ma méthode ; guérison.

M. C♦...., trente-neuf ans, habitant d'une ville du Midi, d'une forte constitution, fut atteint, à vingt et un et vingt-trois ans, de deux écoulements : le premier guérit assez promptement; le second, quoique également très-bien soigné, laissa à sa suite un suintement habituel, dont le malade constatait la présence tous les matins, à l'extrémité de la verge, sous la forme d'une goutte épaisse, d'un blanc grisâtre. Pendant sept ans, malgré une vie très-régulière, cette goutte militaire persista; la micturition se faisait sans douleur. A plusieurs reprises, le malade avait essayé de faire disparaître cette blennorrhée, par l'usage d'injections, de bols, de capsules de toute nature, et cela toujours en vain. Vers l'âge de trente ans, il commença à s'apercevoir de la diminution dans le volume du jet de l'urine, de la lenteur des émissions. Il attribua cette modification aux progrès de l'âge, et n'y fit pas autrement attention. Dans l'espace de deux ans, ces premiers symptômes s'étaient beaucoup aggravés; son sommeil était interrompu par de fréquents besoins; la vessie ne se vidait qu'incomplétement et avec une lenteur extrême. Enfin, une nuit, après un copieux repas, suivi d'un coït immodéré, il fut pris de rétention d'urine. Il fit appeler un médecin du voisinage, qui essaya inutilement de faire pénétrer la sonde. Il en résulta seulement une forte hémorrhagie. Il fut mis dans un bain, prit des lavements de pariétaire, et on lui couvrit de cataplasmes le périnée et le bas-ventre. Tous ces moyens étant inutiles, on lui pratiqua une abondante saignée du bras, qui amena une détente favorable. Il sortit, après seize heures de rétention, un verre d'une urine trouble et fétide. On essaya de nouveau l'introduction de la sonde, mais sans plus de succès que la première fois. Enfin, un chirurgien spécial ayant été mandé, on put introduire à travers le rétrécissement une bougie capillaire de gomme élastique. Cette bougie resta en place cinq minutes, et sa sortie amena l'évacuation de la vessie et le soulagement immédiat du malade, qui put enfin goûter le repos. Éclairé sur les dangers de sa position, il se soumit au traitement du chirurgien, qui le cautérisa avec la pierre infernale, à quatre reprises différentes ; l'écoulement disparut ; l'urine reprit son cours régulier, et pendant deux ans il put se considérer comme radicalement guéri. Mais au bout de ce temps, il vit apparaître de nouveau la succession des phénomènes par lesquels il avait passé à la première atteinte, et comme j'avais traité de cette affection un de ses amis dont la guérison était permanente, il vint me trouver.

Je constatai, à huit centimètres de profondeur, un rétrécissement très-dur de quatre millimètres d'étendue, et d'une étroitesse qui permettait seulement le passage d'une bougie d'un millimètre de diamètre. Je lui fis comprendre que je ne pouvais lui garantir une guérison définitive, à cause du traitement qu'il avait déjà suivi, et dont le résultat avait été de transformer en tissu fibreux cicatriciel la partie du canal occupée par la stricture. Je dilatai l'obstacle par des bougies de cire laissées, tous les deux jours, une heure et demie dans le canal. Au bout de deux mois, le canal, parfaitement calibré, avait repris partout son diamètre normal. J'appris au malade à introduire lui-même des bougies, et lui recommandai formellement, sous peine de récidive, d'en passer une pendant dix minutes, au moins tous les quinze jours. Depuis cinq ans qu'il suit ma recommandation, il n'a pas eu la moindre menace de rechute.

Cette observation offre un exemple des récidives inévitables qui suivent le traitement par la cautérisation. Elle montre l'inutilité des médicaments et des injections pour arrêter ces écoulements chroniques qui sont symptomatiques d'un rétrécissement et proviennent du suintement, de la suppuration de la partie malade. Il n'y a donc qu'à effacer l'obstacle, et la sécrétion s'arrête d'elle-même. Enfin, dans les cas semblables, à cause de la transformation du tissu, sous l'influence de la cautérisation, il n'y a de guérison durable qu'à la condition de passer de temps à autre dans le canal une forte bougie, qui lutte ainsi contre la tendance incessante du tissu fibreux au resserrement.

SEPTIÈME OBSERVATION.

Blennorrhagie à trente ans. Symptômes de rétrécissement apparaissant un an après. Traitement par la scarification. Guérison en dix jours de traitement. Récidive après dix-huit mois. Traitement par ma méthode. Guérison définitive.

M. P...., quarante-deux ans, d'une constitution détériorée par les souffrances et un travail assidu de cabinet, vint réclamer mes soins, au mois de juin 1843, pour un rétrécissement déjà traité par un chirurgien spécial. Atteint d'une blennorrhagie très-intense à l'âge de trente ans, il avait été guéri au bout de quatre mois de traitement, à la suite d'accidents du côté des testicules, accidents qui avaient nécessité l'emploi des saignées, sangsues, cataplasmes, et le repos au lit pendant trois semaines. Un an après, il vit apparaître successivement tous les symptômes d'un rétrécissement; mais grâce à un régime de vie très-sobre et à une hygiène très-sévère, il n'en fut réellement incommodé qu'au bout de trois ans. Il se mit alors entre les mains d'un chirurgien qui lui pratiqua des scarifications sur le point rétréci, au moyen d'un coupe-bride (fig. 69, pag. 269). Il y eut une hémorrhagie très-abondante, qui nécessita l'emploi de la glace. Sauf cet accident, il fut à peu près débarrassé dans l'espace de dix jours. Il était enchanté de la guérison. Mais dix-huit mois plus tard, l'obstacle au cours de l'urine manifesta de nouveau sa présence, et, quoique promptement guéri, il avait été tellement effrayé de l'hémorrhagie, qu'il ne voulut plus s'exposer à un semblable accident. Il vint me consulter.

Je lui fis comprendre, comme au malade précédent, que je rétablirais bien le cours de l'urine, mais qu'il serait nécessaire, pour maintenir la guérison, de passer de temps à autre des bougies dans le canal, parce que le premier traitement avait altéré la texture de la membrane muqueuse. Dans l'espace d'un mois, je redonnai au conduit urinaire son calibre normal, et, depuis cette époque, le malade, suivant mes conseils, n'a pas éprouvé la moindre menace de récidive.

Les remarques de la précédente observation s'appliquent à celle-ci. Je veux seulement appeler l'attention du lecteur sur la circonstance du temps qui s'écoule entre le développement de la blennorrhagie et l'apparition des premiers symptômes du rétrécissement. Cet intervalle est extrêmement variable : certains malades voient les premiers accidents survenir quelques mois après la guérison de l'écoulement; d'autres sont deux, quatre, six, dix et même quinze ans avant de ressentir aucun symptôme de stricture.

Il semble que certaines personnes jouiraient d'une immunité complète, si elles ne s'exposaient à de fréquentes blennorrhagies. Il existe, en effet, des malades qui ne voient survenir la diminution dans le jet de l'urine qu'à la troisième ou quatrième chaude-pisse. Enfin, on voit des malades chez lesquels le rétrécissement s'annonce par un suintement urétral opiniâtre, tandis que d'autres arrivent à un degré de stricture très-avancé, sont même pris de rétention d'urine, sans présenter de trace d'écoulement.

HUITIÈME OBSERVATION.

Quarante ans ; deux gonorrhées ; suintement urétral habituel ; rétrécissement à huit centimètres et demi ; traitement par les dilatateurs mécaniques ; accidents d'hémorrhagie et inflammation des testicules ; guérison apparente ; récidive quinze mois plus tard ; traitement par ma méthode ; guérison définitive.

M. H......, quarante ans, commissionnaire, d'une bonne complexion naturelle, mais affaibli par les souffrances et de nombreuses affaires, avait eu deux gonorrhées, à vingt et vingt-six ans. Il s'en était très-bien guéri. Marié depuis douze ans, il avait toujours mené une vie fort régulière, et fut très-étonné de voir le jet de l'urine diminuer insensiblement de volume. Il éprouvait également une douleur fixe dans un point du canal, au niveau des bourses ; et les rapports sexuels n'avaient lieu qu'avec une vive appréhension, parce qu'au moment de l'éjaculation, il éprouvait une sensation de vive brûlure dans tout le trajet du canal. Inquiet de sa position, il consulta un chirurgien spécial, qui, après avoir exploré le canal, constata l'existence d'un assez fort rétrécissement. Il dilata d'abord avec des bougies, jusqu'à pouvoir introduire son dilatateur mécanique. Après une séance dans laquelle on s'était servi de cet instrument, le malade eut une hémorrhagie fort grave ; pour la faire cesser, on eut recours à la glace appliquée au périnée, et aux lavements glacés. Il survint, au testicule gauche, une inflammation qui attaqua ensuite le côté droit et força le malade à garder le lit pendant trois semaines. Après deux mois et demi de souffrances, le chirurgien lui annonça qu'il était totalement guéri ; et, en effet, la gêne de l'émission urinaire avait complétement cessé, ainsi que la dyspermasie. Mais, quinze mois après, les symptômes reparurent avec le même degré d'intensité. Il avait une telle appréhension, au souvenir de son premier traitement, qu'il ne put se résoudre à subir une nouvelle opération.

Il vint me consulter. Je le soumis d'abord, pour calmer l'irritation des voies urinaires, au traitement médical, dont le résultat fut l'amendement de toutes ses souffrances. Puis, par l'emploi de bougies de cire molle progressivement plus grosses, je redonnai, en six semaines, au canal de l'urètre, ses dimensions primitives. Depuis six ans, le malade n'a pas éprouvé de récidive : il a seulement, tous les deux mois, la précaution de s'introduire, pendant dix minutes, une bougie dans le canal, et se félicite chaque jour d'avoir obtenu un résultat si complet, par une méthode aussi exempte de dangers.

Cette observation confirme, avec les deux précédentes, ce que j'ai dit du mode d'action des traitements qui, au lieu de faire dissoudre l'engorgement des parois du canal, agissent avec violence sur le tissu malade pour le cautériser, le scarifier ou le déchirer de vive force, comme dans ce cas. On a pu voir mon opinion sur cette méthode de dilatation métallique, dans l'appréciation que j'en ai faite (page 258). C'est le plus inintelligent des moyens violents. Aussi arrive-t-il fréquemment des accidents d'inflammation des testicules et de déchirure du canal, d'où les hémorrhagies. Il est vrai qu'en une ou deux séances au plus tout obstacle a disparu ; mais je préfère de beaucoup mettre un temps plus long, et ne pas faire courir à mes malades le risque d'opérations aussi dangereuses. Dans aucun cas, les malades auxquels j'ai donné des soins n'ont été obligés d'interrompre leurs occupations, et ce n'est pas là un des moindres avantages de mon procédé.

NEUVIÈME OBSERVATION.

Soixante-cinq ans ; deux écoulements, à vingt-cinq et trente-quatre ans ; première apparition des symptômes à soixante ans ; mode vicieux de traitement du malade par lui-même ; persistance et aggravation de la maladie ; guérison radicale en un mois par ma méthode.

M. L..., soixante-cinq ans, d'une bonne constitution, habitant une ville de la Picardie, vint à Paris me consulter pour une gêne d'uriner dont il souffrait depuis cinq ans, et qui avait résisté au traitement du médecin du pays, et, me dit-il, aux sondes qu'il se passait lui-même. Comme tous les symptômes qu'il énumérait étaient pour moi des signes rationnels d'un rétrécissement de l'urètre, j'exprimai des doutes sur le calibre des sondes dont il me disait se servir. Le malade s'offrit à s'en introduire une en ma présence, et il sortit de sa poche de grosses bougies d'étain droites, longues de treize centimètres (cinq pouces environ), et de quatre et six millimètres de diamètre. Tout alors me fut expliqué. Il introduisait les sondes jusqu'au niveau de l'obstacle, se figurant qu'il avait pénétré dans la

vessie. Le médecin lui avait donné de grosses sondes d'é-
tain, de la longueur habituelle ; et comme il avait remarqué
que, malgré ses efforts, elles ne pénétraient jamais qu'à
une certaine profondeur, il avait coupé, comme inutile, la
portion qui dépassait la verge. Il eut bien vite compris son
erreur et l'ignorance de son médecin, quand, après bien
des tâtonnements, je fus parvenu à faire pénétrer, jusque
dans la vessie, une bougie d'un demi-millimètre de diamètre. Le passage de cette petite bougie fut plus efficace
pour son soulagement que l'introduction des grosses sondes. En peu de temps j'arrivai à redonner au canal son
calibre naturel, et tous les malaises qu'il éprouvait se dissipèrent comme par enchantement. Un mois après sa première consultation, il retournait dans son pays, introduisant lui-même jusque dans la vessie les plus grosses sondes.

L'erreur grossière que je viens de mentionner n'est pas
si rare que son énormité devrait le faire supposer. Il est
vrai que, dans presque tous les cas, les médecins n'y sont
pour rien, les malades en étant uniquement responsables.
Quelques personnes, en effet, veulent se traiter elles-
mêmes, et jugeant de la longueur du canal par celle de la
portion libre de la verge, se figurent avoir pénétré dans la
vessie, quand elles sont arrêtées par l'obstacle. D'autres
malades savent bien que toute la bougie doit pénétrer ;
mais, redoutant la douleur, ils sont arrêtés à l'obstacle par
leur pusillanimité, espérant cependant un bon résultat de
leur demi-manœuvre. A ces deux catégories de malades
nous dirons : 1° Quand la bougie a franchi l'obstacle et
qu'elle est arrivée dans la vessie, l'extrémité de l'instrument est tout à fait libre, et la pointe ne rencontre plus de
résistance ; on peut le retirer ou l'enfoncer sans autre difficulté que celle qui résulte du frottement dans la stricture ;
2° La présence d'une sonde en avant d'un rétrécissement

peut quelquefois amener un très-léger soulagement, mais, dans l'immense majorité des cas, est complétement inutile, sinon nuisible, pour la cure définitive.

DIXIÈME OBSERVATION.

Dix-huit ans ; virginité ; rétrécissement de l'urètre à quatorze centimètres (cinq pouces) ; dilatation par les bougies de cire blanche ; guérison en trois semaines.

M. Charles D....., jeune homme de dix-huit ans, me fut amené par son père pour être traité d'une difficulté d'uriner. Je croyais d'abord qu'il s'agissait d'une blennorrhagie, mais j'acquis bientôt la certitude que ce jeune homme n'avait jamais eu de rapports sexuels. Il nia, malgré mes doutes, s'être livré à la masturbation. D'une très-bonne santé du reste, il était tourmenté depuis six mois d'envies fréquentes d'uriner ; ce qui le contrariait d'autant plus qu'il était toujours en butte aux railleries de ses camarades, qui le croyaient affecté de maladies vénériennes. Ses vêtements étaient presque toujours tachés par l'urine, et la nuit son sommeil était fréquemment interrompu par des besoins. L'urine ne sortait, avec les plus grands efforts, que par un filet mince : sensation de gêne, de pesanteur, dans le bas-ventre et dans les testicules. J'explorai le canal, et je constatai la présence d'une stricture très-étroite au niveau de la symphyse pubienne. La prostate avait son volume normal ; pas de trace d'écoulement. Je dilatai le canalicule avec des bougies de cire blanche. Dès la première séance, il y eut grande amélioration, et le malade revint plein de confiance et d'espoir. En huit séances, j'étais parvenu à passer les plus gros numéros ; depuis sept ans, le malade, bien que n'ayant suivi aucune de mes recommandations, n'a pas ressenti la moindre atteinte de son mal.

Cette observation est remarquable par l'âge du malade et la facilité avec laquelle il fut guéri. Il est rare de voir des strictures chez des personnes de cet âge ; d'autant plus rare surtout que ce jeune homme n'avait été soumis à aucune des causes auxquelles on attribue la formation des rétrécissements. J'ai, dans mes observations, des faits qui prouvent que c'est un vice originel de conformation. C'est ce qui existait ici. D'autres fois les rétrécissements sont héréditaires ; ainsi j'ai eu à traiter trois frères, menant un genre de vie différent l'un de l'autre, et tous trois affectés de rétrécissement. Leur père était mort d'une rétention d'urine compliquant un rétrécissement qui avait été mal soigné.

Telles sont les observations qui étaient contenues dans la première édition de cet ouvrage. Bien que, depuis cette publication, un très-grand nombre de faits aient passé sous mes yeux, il est inutile de les consigner ici, même par extrait ; car ils n'ont fait que me confirmer dans la supériorité de la méthode que j'emploie, et leur examen ne prouverait rien de plus que ceux dont je viens de faire l'analyse.

Le lecteur remarquera que j'ai seulement parlé des rétrécissements simples. Dans les chapitres suivants, j'aurai occasion de faire voir d'autres cas à propos des complications qu'ils peuvent entraîner à leur suite, telles que *la gravelle, la pierre, la rétention d'urine, le catarrhe de vessie, les fistules urinaires, les abcès, les engorgements des testicules, etc., et surtout l'impuissance.*

La *femme* ne présente que des cas excessivement rares de rétrécissement du canal de l'urètre. La brièveté du conduit, sa largeur naturelle, sa structure spéciale, et ses fonctions qui ne sont pas si complexes que celles du canal de l'urètre de l'homme, sont autant de causes qui le mettent à l'abri des strictures. Aussi les obstacles au cours de l'urine chez la femme reconnaissent-ils d'autres causes que le rétrécissement des parois du canal. Cependant des violences extérieures, comme des plaies, des brûlures, ou des causes internes, comme le cancer de la matrice, peuvent modifier la texture de l'urètre et amener la formation de rétrécissements, qui sont toujours de nature fibreuse. Souvent aussi la gêne à l'émission de l'urine vient de polypes qui se sont développés dans la cavité du canal et qui l'obstruent. Le rétrécissement n'a pas non plus la même gravité, ni les mêmes conséquences, et le traitement, bien plus facile, n'est presque jamais suivi de récidives.

MALADIES VÉNÉRIENNES.

On comprend, sous le nom de *maladies vénériennes*, toutes les maladies qui naissent, le plus ordinairement, à la suite des rapports conjugaux, ou dont l'apparition doit se rattacher, de plus ou moins près, à des relations de ce genre.

Pendant longtemps on a confondu ces maladies, et maintenant encore, beaucoup de personnes, des médecins même, ne faisant aucune différence entre les diverses affections provenant des rapports sexuels, les désignent sous la même dénomination.

Pour éviter cette confusion, j'établis, dans cette grande classe, deux catégories essentiellement distinctes, par les symptômes qu'elles présentent, par le traitement qu'elles réclament, et enfin par leurs conséquences sur la santé ultérieure.

A. La première catégorie comprend les *maladies vénériennes non virulentes*, ayant pour type la *blennorrhagie*.

Cette classe n'affecte que les membranes muqueuses et la forme catarrhale. Il peut y avoir des désordres locaux quelquefois très-considérables, des inflammations très-intenses ; *mais le sang n'est jamais empoisonné*, l'économie tout entière n'est point infectée, et quand le malade est guéri, il n'a aucune récidive à redouter.

La blennorrhagie ne se transmet jamais par hérédité.

Dans ces cas, le mercure, loin de procurer de l'amélioration, aggrave le plus souvent les symptômes.

B. La deuxième catégorie renferme les *maladies vénériennes virulentes*, ayant pour type le **chancre**.

Dans l'immense majorité des cas, cette classe débute par un ulcère, le *chancre*, dont la cause spécifique est le *virus syphilitique*. Le chancre se développe partout où le virus a été déposé, peau ou membrane muqueuse, pourvu que ces tissus soient dans des conditions favorables d'absorption. *Il empoisonne le sang* et infecte toute l'économie; de sorte que, le chancre guéri, le malade, loin de se croire débarrassé, doit s'attendre à voir survenir, au bout d'un temps plus ou moins long, des symptômes dits *secondaires*, auxquels succéderont à leur tour des accidents *tertiaires*, sans que le plus souvent la médecine puisse s'y opposer.

Le virus syphilitique est transmissible par hérédité.

Il se guérit le plus souvent par les préparations mercurielles et iodées.

Le lecteur doit voir de quelle importance il est d'établir ces distinctions dans des maladies qui reconnaissent la même origine. C'est pour avoir méconnu cette différence capitale que tant de malades se sont soumis pendant longtemps aux dépuratifs spécifiques sans pouvoir obtenir de guérison; tandis que d'autres, par l'ignorance ou la mauvaise foi des charlatans auxquels ils s'étaient confiés, ont vu leur mal faire des progrès déplorables, jusqu'à ce qu'ils se soient adressés à des praticiens consciencieux et expérimentés.

ORDRE PREMIER.

MALADIES VÉNÉRIENNES NON VIRULENTES.

J'étudierai d'abord la blennorrhagie chez l'homme, puis chez la femme.

§ I.

BLENNORRHAGIE CHEZ L'HOMME.

Les *écoulements mucoso-purulents* des organes génito-urinaires portent différents noms : les Latins les appelaient *dysuria venerea, hemorrhoïsaida ;* les Français les nomment *gonorrhée, chaude-pisse, pisse-chaude, écoulement, arsure, ardeur, échauffaison, échauffement, flux de semense, urétrite, mucite ;* les Anglais, *clap, gleet, brenning,* et les Allemands, *tripper*.

La blennorrhagie affecte habituellement la membrane muqueuse qui tapisse le canal de l'urètre depuis le méat urinaire jusqu'au col de la vessie ; quelquefois elle se concentre exclusivement sur une partie isolée de ce conduit. L'urétrite peut varier depuis l'irritation la plus légère, qui se termine en quelques jours, jusqu'à l'inflammation la plus intense, qui peut désorganiser promptement le membre viril.

Toutes les *causes* qui produisent l'inflammation du système muqueux peuvent déterminer la blennorrhagie.

La *jeunesse* est l'époque de la vie où elle se développe le plus souvent.

Les individus dont le *prépuce* forme, par son allongement au-devant du méat urinaire, une *espèce de godet* où la matière sanieuse peut séjourner sont plus exposés que d'autres à la contracter. (Voir à l'article *Phimosis*, page 348, les conséquences de cette vicieuse conformation.)

Quelques autres ont une *prédisposition* déplorable ; ils gagnent une blennorrhagie comme d'autres un rhume de cerveau, et il leur suffit d'avoir été atteints une première fois pour être attaqués de nouveau avec une facilité extrême. J'ai eu souvent à constater que ces fréquentes répétitions provenaient de ce que la maladie avait été la première fois incomplétement traitée. Cette prédisposition cesse quand on a été radicalement guéri, c'est-à-dire dès que la membrane muqueuse de l'urètre a repris sa texture normale.

Tous les agents extérieurs portés accidentellement sur la membrane muqueuse, les sondes, les calculs engagés dans le canal, et même leur simple séjour dans la vessie, l'introduction d'autres corps étrangers, toutes les violences mécaniques plus ou moins directes, la masturbation, les excès dans les plaisirs conjugaux, sont des causes de blennorrhagie.

Les *injections*, dans le canal, de substances âcres, irritantes, sont des causes d'écoulement, de même que les *relations sexuelles* avec une femme dont le col de la matrice est ulcéré, ou pendant l'époque menstruelle.

Les *flueurs blanches*, que les femmes s'efforcent souvent de cacher, et qui sont si communes chez elles, constituent une source inépuisable et continuelle d'écoulements.

Des divers tempéraments, le lymphatique est celui qui prédispose le plus à la maladie dont je m'occupe.

Les *climats chauds* sont aussi très-féconds en blennorrhagies, probablement à cause de l'excitation plus grande de la membrane muqueuse des voies génito-urinaires.

Le printemps, l'automne, les saisons froides et humides, doivent aussi entrer en ligne de compte dans les causes prédisposantes.

Parmi les *aliments*, on trouve les mets trop épicés ou salés; quelques-uns d'entre eux jouissent du fatal privilége, non-seulement d'augmenter les écoulements lorsqu'ils existent, de hâter leur développement quand ils doivent arriver, mais encore de les engendrer de toute pièce avec le concours de la moindre cause adjuvante; de ce nombre sont les *asperges*, et parmi les boissons la *bière*. C'est à l'emploi de ce breuvage qu'on dut rapporter la blennorrhagie qui sévit, en diverses contrées d'Allemagne, sur un si grand nombre de nos soldats, pendant les campagnes de l'Empire.

Une *verge trop grosse*; l'*existence antérieure de blennorrhagies*; une *blennorrhagie sur son déclin*; les altérations du tissu de la muqueuse urétrale, comme un *rétrécissement*; les *affections dartreuses*, les *scrofules*; la *disposition tuberculeuse*; la *goutte*; le *rhumatisme*, sont autant de causes d'écoulements.

C'est ordinairement à la suite d'un coït impur que l'urétrite se développe, ou même après le simple contact des organes sexuels de l'homme avec les parties de la femme affectées d'écoulement blennorrhagique ou de flueurs blanches âcres; mais il ne faudrait pas conclure de là que la matière d'un écoulement spécifique est indispensable pour la produire.

Il est avéré que non-seulement le produit d'une inflammation simple, mais encore les relations entre deux individus dont les parties génitales sont parfaitement saines, peuvent produire, chez l'un des deux seulement, ou chez l'un et l'autre à la fois, surtout si le coït a été *incomplet* ou *trop longtemps prolongé*, une blennorrhagie dont les phénomènes sont en tout semblables à ceux de la contagion ordinaire.

Dans quelques cas, on remarque une certaine sympathie

d'action entre la muqueuse malade et la muqueuse saine.
A défaut de ces conditions, on voit tous les jours des individus rester exempts de cette maladie, quoiqu'ils vivent,
en s'acquittant du devoir conjugal, avec une femme affectée d'un écoulement : il existe ici une espèce d'acclimate-
ment. Si la femme vient à oublier un moment ses devoirs
d'épouse, si elle reçoit des amants, elle leur donne très-
souvent la blennorrhagie. J'ai eu plusieurs fois occasion de
constater des faits de ce genre. Fréquemment il se présente à ma consultation, accompagnés de la personne avec
laquelle ils ont eu des relations, des hommes atteints d'é-
coulements qu'on ne sait vraiment à quelle cause attribuer, car très-souvent l'examen le plus minutieux ne permet pas de constater la plus légère trace de maladie chez
la femme. On est obligé, faute de mieux, de se contenter
de l'explication qui précède.

Un préjugé fâcheux, par la trop grande sécurité qu'il
donne, est qu'une femme mariée ne peut jamais donner de
mal à son amant. C'est une erreur que je ne saurais trop
combattre, de même que celle qui attribue aux filles publiques une sorte d'immunité.

Il y en a de deux espèces : les filles en maison et les
filles en carte; les premières sont visitées tous les huit
jours, les autres tous les quinze jours. On rencontre souvent des gens assez simples pour dire : Quelle inquiétude
pouvais-je avoir avec des femmes qui sont sous la surveillance continuelle et immédiate de l'autorité ? Ne devais-je
pas avoir en elles la confiance la plus absolue ?

A peine quelques instants se sont écoulés depuis la visite
du médecin, et déjà ces femmes pourront transmettre la
blennorrhagie à un homme qui aura des rapports avec
elles ; à plus forte raison, si les relations n'ont lieu que huit
ou quinze jours après la visite. Ces visites médicales n'of-

frent donc aucune garantie ; puis ces examens se font très-rapidement, très-superficiellement, et souvent la maladie échappe à des investigations trop légères. Il m'est arrivé plus d'une fois de recevoir à ma consultation des femmes sortant des dispensaires, renvoyées comme saines, *avec patente nette*, et qui cependant étaient atteintes de maladies vénériennes bien caractérisées.

De plus, la substitution des femmes les unes aux autres est une fraude qui se renouvelle chaque jour. Il m'est arrivé plusieurs fois d'examiner, pour lui donner un certificat en conséquence, une femme envoyée à sa place par une de ses amies : celle qui se fait examiner est saine, l'amie soupçonnée est malade. L'attestation devrait, pour éviter cette fraude, porter le signalement de la femme.

Il peut arriver aussi qu'une femme serve d'intermédiaire, sans contracter elle-même la maladie qu'elle transmet ; voici un exemple très-curieux de cette *contagion médiate*. Une dame déjeunait avec son mari et un ami de ce dernier. Pour une raison quelconque, le mari quitte la table et s'absente un instant... Bref, il revient au bout de quelques minutes ; le déjeuner s'achève, et, l'ami une fois parti, le mari a des rapports avec sa femme. Peu de jours après, le mari malade vient consulter, et soupçonnant sa femme d'infidélité, la fait examiner ; elle n'avait rien. Cependant, inquiète, elle revient seule quelques instants après, et, pressée de questions, elle raconte l'histoire du déjeuner. Le convive dont je viens de parler, examiné à son tour, présentait des signes non équivoques de maladie. Ainsi, la femme, sans rien garder pour elle-même, avait transmis le mal de son amant à son mari.

Les *symptômes* de la blennorrhagie ne se développent pas toujours immédiatement après la cause qui la détermine. L'espace de temps qui s'écoule entre la cause et l'apparition des premiers symptômes porte le nom de *période d'incubation*. Cette période varie du deuxième au huitième jour. Dans certains cas, la maladie paraît quelques heures après l'infection.

Quelques auteurs racontent bien des histoires de personnes chez lesquelles la blennorrhagie ne s'est déclarée que trois mois ou plus après les rapports; mais, outre le peu d'authenticité de ces faits, on peut les expliquer par une des causes dont j'ai parlé plus haut. Quand, huit ou neuf jours après des relations suspectes, l'écoulement n'apparaît pas, on peut être certain d'avoir échappé au danger.

La blennorrhagie s'annonce par une légère démangeaison à l'orifice du canal de l'urètre, un sentiment d'ardeur, de picotement, de chatouillement dans le trajet de ce canal, une tendance inaccoutumée aux érections, et une exaltation des fonctions de l'organe. L'urine paraît plus chaude, et le besoin de l'expulser devient plus fréquent. Le méat urinaire est plus humide que d'habitude; ses lèvres, boursouflées, tendent à se renverser en dehors, sont d'une couleur plus vive, et leur surface paraît luisante. En pressant l'extrémité du canal, on peut en faire sortir une petite sécrétion incolore, filante; dès le deuxième jour le liquide sécrété devient plus abondant, il colle les deux lèvres du méat urinaire et laisse sur le linge de petites taches grises plus foncées à leur circonférence qu'au milieu. Cette circonférence est très-nettement accusée, tandis que dans les écoulements anciens, *goutte militaire*, le bord de la tache se confond insensiblement avec la teinte du tissu.

Du deuxième au huitième, dixième et même quinzième jour, augmentation de la douleur, qui devient continuelle et s'aggrave à chaque miction et pendant l'érection; de la sécrétion morbide, qui passe d'un aspect séro-purulent à celui d'un liquide épais, jaune, verdâtre, puis rouillé, sanieux et séro-sanguinolent ; souffrances par la défécation, la marche, les froissements ; sensation de pesanteur dans les testicules ; élancements passagers dans les aines. L'urine devient graduellement plus rare, plus foncée, plus irritante, tandis que les contractions de la vessie sont plus fréquentes et qu'elles sont suivies d'un ténesme douloureux. Une légère tuméfaction s'empare du méat urinaire, s'étend quelquefois au gland, qui devient œdémateux et comme transparent.

Lorsque le malade se livre à des excès de table, de fatigue, ou aux plaisirs vénériens, la douleur, qui s'est étendue dans toute la longueur de l'urètre, peut devenir assez intense pour amener des accidents. L'urine détermine par son passage une sensation tellement forte de brûlure, que les malades retardent le plus qu'ils peuvent le moment de la miction. Les comparaisons qu'on en fait peuvent donner une idée de l'acuité de cette douleur à ceux qui ne l'ont jamais ressentie : telles sont les expressions de *pisser des lames de rasoirs, des épingles, des rognures de fer-blanc.* Plus on retarde la sortie de l'urine, plus ce liquide acquiert, par sa concentration, de propriétés irritantes. Des érections douloureuses surviennent pendant la nuit et interrompent le sommeil ; le jet de l'urine est plus mince, il sort en serpentant ; les dernières gouttes ne traversent le canal que lentement, l'une après l'autre, et sont quelquefois troubles, lactescentes, teintes de sang. Il existe alors un *rétrécissement inflammatoire,* tant par la rétractation spasmodique des tissus que par leur congestion sanguine.

Lorsque l'inflammation a gagné en profondeur et en épaisseur, un nouveau symptôme plus alarmant apparaît : c'est l'*érection cordée.* Dans cet état, les parois du canal, ayant perdu leur élasticité, ne peuvent plus suivre le développement des corps caverneux pendant l'érection ; la verge

26.

se recourbe alors, et représente un arc dont le canal se-

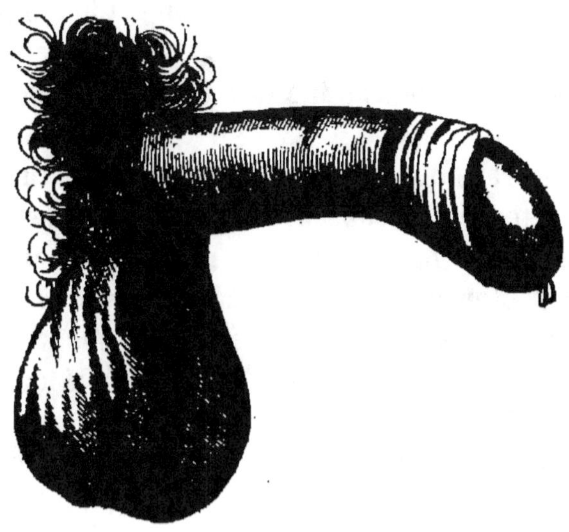

FIGURE 70.

*Représentant une verge (ou pénis) atteinte d'écoulement blennorrha-
gique, pendant l'érection cordée.*

rait la corde. Le malade ressent au périnée une gêne,
une douleur quelquefois très-intense; la pression sur
cette région augmente les douleurs et les rend insupportables.

Quand l'inflammation gagne la région prostatique, de
nouveaux signes annoncent son progrès. Si les malades
veulent s'asseoir, rapprocher ou croiser les jambes, ils sont
arrêtés par les souffrances; le passage des urines produit
un sentiment de brûlure qui part de la partie postérieure
du canal. Le plus souvent, la blennorrhagie ne dépasse
pas le col vésical; cependant quelquefois elle se propage
jusqu'à la vessie, et même aux reins par les uretères; il
existe alors une cystite, une néphrite blennorrhagiques.

Lorsque la blennorrhagie a atteint son *summum d'intensité,* elle reste dans cet état pendant quelques jours, pour

commencer sa *période de déclin*. Alors la douleur diminue, l'écoulement devient de plus en plus clair et plus limpide. Cependant les érections peuvent encore conserver leur caractère cordé, car la rigidité des tissus ne disparaît pas de suite.

Il est très-rare que la maladie marche ainsi à sa résolution complète : *le plus souvent elle passe à l'état chronique*, les douleurs sont presque nulles, mais il reste un écoulement mucoso-purulent qu'on a nommé *suintement habituel, goutte militaire*. Cet écoulement n'est apparent que le matin, parce que le mucus s'est accumulé dans le canal pendant la nuit.

Quelques malades arrivent à cette dernière période d'une manière régulière ;. mais le plus souvent l'inflammation éprouve des oscillations occasionnées par des écarts de régime. Il se fait même quelquefois de véritables *récidives* sous l'influence des rapports sexuels. Alors, l'écoulement ne passe plus par les phases que j'ai décrites : il arrive d'emblée à l'état purulent, le lendemain du coït ; une pollution nocturne produit le même résultat. Ces récidives ont reçu le nom de *chaude-pisse à répétition*.

Quand elle est devenue *chronique*, la blennorrhagie persiste• quelquefois très-longtemps, six mois, et jusqu'à une et plusieurs années ; j'ai même eu occasion de dire, en parlant des rétrécissements (page 144), qu'elle est la cause la plus fréquente des coarctations urétrales. C'est l'ignorance où sont la plupart du temps les médecins, de la véritable cause de ces suintements, qui rend compte de leur inhabileté à les faire disparaître. Les *écoulements anciens* ne sont, en effet, si *rebelles* aux médicaments qu'on administre contre eux, que par la raison qu'on néglige de traiter les rétrécissements qui les entretiennent.

On distingue *trois degrés* principaux d'inflammation dans

la blennorrhagie, degrés qui correspondent à trois états pathologiques différents de la membrane muqueuse de l'urètre :

1° Quand l'inflammation est légère, bénigne, la membrane muqueuse, au lieu de la coloration naturelle blanc rosé très-pâle, est d'un rouge vif, légèrement gonflée;

2° Au deuxième degré, l'inflammation, au lieu d'être bornée à la surface, comme dans le cas précédent, gagne en profondeur et envahit les follicules muqueux, les lacunes de Morgagni, d'où il est quelquefois difficile de la déloger;

3° Enfin, quand on n'a pas été assez habile pour en arrêter la marche, d'autres fois par l'imprudence et les écarts de régime du malade, l'inflammation attaque toute l'épaisseur de la membrane muqueuse, et même le tissu cellulaire extérieur. C'est par là qu'on explique les *abcès* qui surviennent parfois dans le cours d'une chaude-pisse, abcès qui sont quelquefois la cause de fistules urinaires très-rebelles, et toujours le germe de rétrécissements de nature fibreuse. On a vu des exemples de violentes blennorrhagies dans lesquelles la phlegmasie était portée au point d'amener la désorganisation, la *gangrène* d'une partie plus ou moins étendue du canal de l'urètre.

Nature de l'écoulement.

La *sécrétion* fournie par la membrane muqueuse varie elle-même selon ces différentes périodes : ainsi, c'est d'abord un *mucus clair* qui humecte les surfaces malades; plus tard, une certaine proportion de *pus* s'y mêle pour former du *muco-pus;* enfin, c'est du *pus.* La sécrétion est d'abord d'un blanc pâle; elle devient ensuite d'un jaune tendre, ou d'un jaune plus prononcé. Lorsqu'elle est devenue plus abondante et qu'elle contient *quelques globules sanguins*, elle prend la *couleur verte*; à mesure que l'élément sanguin augmente, le vert se change en *couleur rouillée*. A un certain degré d'inflammation, le pus prend l'*aspect sanieux*; il peut devenir *séro-sanguinolent*; mais, en général, la teinte de la sécrétion varie en raison de la quantité et des qualités de l'élément *pus*. Ces diverses teintes se communiquent au linge des malades, qu'elles *empèsent* fortement. Il est bien important de connaître toutes ces nuances, car elles peuvent avoir une grande utilité pour le diagnostic. Quand la maladie arrive *à son déclin*, la sécrétion, de *purulente* qu'elle était, reprend les caractères du *muco-pus*, puis du *mucus*, dans lequel on voit nager quelques globules isolés de pus. Les taches du linge sont alors grisâtres, avec un point plus foncé au centre.

Siége de la blennorrhagie.

Au début de la blennorrhagie, le *siége du mal* est à la fosse naviculaire, et pendant plusieurs jours il ne dépasse pas cette limite. C'est ce qui explique le succès de certaines médications toutes locales et extérieures; mais, à mesure que la maladie se prolonge ou qu'elle fait des progrès, l'inflammation gagne de proche en proche et occupe bientôt toute l'étendue du canal de l'urètre. Quelquefois elle ne s'arrête pas au col de la vessie et à la glande prostate; elle franchit cette barrière, envahit le réservoir de l'urine, et peut remonter jusqu'aux reins, ou descendre dans les testicules, et, comme on le dit vulgairement, *tomber dans les bourses* (A, fig. 72, page 312).

Quand l'écoulement est passé à l'état chronique, c'est habituellement dans la profondeur de l'urètre, à la glande prostate ou à la portion membraneuse du canal, que l'inflammation fait élection de domicile. C'est, en effet, là le siége habituel des rétrécissements auxquels les écoulements anciens donnent lieu, et c'est à la localisation de l'inflammation chronique sur cette même région, *au niveau des conduits éjaculateurs du sperme*, qu'on doit attribuer le boursouflement, le relâchement de ces canaux, les pertes séminales insensibles et l'impuissance, qui en sont l'inévitable conséquence. J'appelle spécialement l'attention du lecteur sur ce point, que je considère comme capital dans les chapitres qui traitent des *pertes séminales*, de la *stérilité* et de l'*impuissance*. (Voir plus loin.)

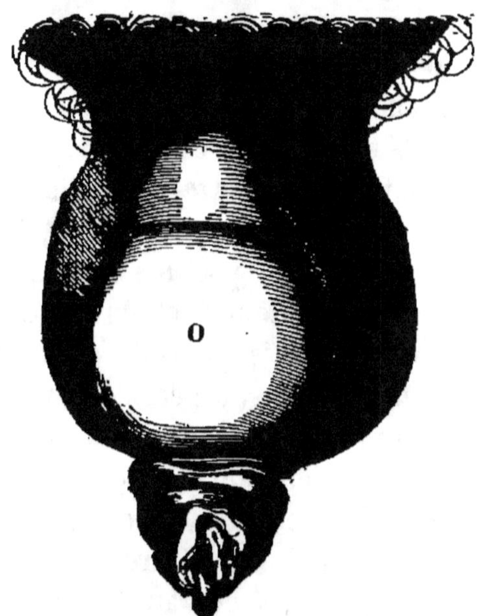

FIGURE 71.

Représentant la verge dont le prépuce, trop long et trop étroit, recouvre le gland atteint de blennorrhagie (balano-posthite ou chaude-pisse bâtarde).

On voit en O le gland gonflé, fournissant une suppuration qui s'échappe en gouttelettes par l'orifice du prépuce.

Chez les personnes dont le prépuce est long et recouvre

habituellement le gland, l'espèce de cavité formée par le gland et le prépuce peut devenir le siége exclusif de l'inflammation blennorrhagique, qui porte alors des noms spéciaux : c'est la *gonorrhea spuria* des anciens, *chaudepisse bâtarde, fausse gonorrhée, balano-posthite, blennorrhagie externe* (fig. 71). Cette variété ne présente jamais de gravité, à moins que l'ouverture du gland ne soit très-étroite. (Voir *Phimosis*, page 348, fig. 74.) Elle guérit très-facilement, et n'a jamais de conséquences ultérieures.

Durée. La blennorrhagie dure habituellement de vingt à vingt-cinq jours, pour une forme légère ; de trente à quarante et même cinquante jours, pour les formes suraiguës. La dernière période se prolonge quelquefois ; cela tient à ce que les malades, une fois débarrassés des douleurs et de l'incommodité de l'écoulement, ne s'astreignent plus aux exigences du traitement. D'autres fois, la longue durée d'un écoulement tient aux traitements intempestifs que le malade ou le médecin lui-même, par une ignorante condescendance aux désirs du patient, ont dirigés contre l'écoulement. Ainsi, toutes les fois que la blennorrhagie a franchi le début et qu'elle est dans la période d'augment, les médicaments qu'on administre dans le but de *couper l'écoulement,* outre les accidents qu'ils peuvent déterminer, ont l'inconvénient de le prolonger au delà de sa durée ordinaire. C'est ainsi qu'il n'est pas rare de voir des blennorrhagies persister pendant des années, et même vingt et trente ans, comme j'en ai vu plusieurs exemples ; mais, dans ce cas, le suintement, au lieu d'être toute la maladie, comme au début, n'est plus que l'indice, le symptôme d'un rétrécissement qu'il faut faire disparaître pour voir cesser l'écoulement. (Voir page 158.)

Accidents et complications.

1° Bubon ou inflammation des ganglions du pli de l'aine.

On désigne sous le nom de *bubon, poulain*, le gonflement inflammatoire des *ganglions lymphatiques* ou *glandes* du pli de l'aine.

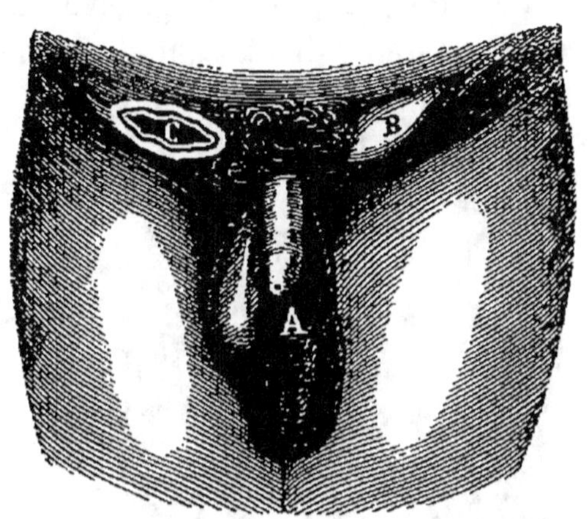

FIGURE 72.

*Représentant la verge, les bourses et le pli de l'aine d'un homme
atteint de blennorrhagie ou chaude-pisse compliquée.*

A, le testicule du côté gauche, est le siége d'un gonflement provenant de ce que l'inflammation du canal de l'urètre s'est pro-
pagée par les vésicules séminales F (fig. 4, page 7) et le canal déférent GGG (*ibid.*) au testicule et à l'épididyme (fig. 6,
page 16).
B, bubon commençant du pli de l'aine du côté gauche.
C, bubon du pli de l'aine droit suppuré et ouvert.

Pour bien faire comprendre au lecteur le mécanisme et
le développement de cette complication de blennorrhagie,
j'ai besoin de donner quelques détails sur la disposition

anatomique du pli de l'aine et sur la connexion étroite qui relie cette région aux parties génitales de l'homme et de la femme.

Immédiatement sous la peau, dans le tissu cellulaire sous-jacent, si l'on presse la région du pli de l'aine avec la pulpe des doigts, on sent de petites *glandules* ou *nodosités* A, B, C, D (fig. 73). Ces *ganglions lymphatiques* à l'état normal, au nombre de dix à douze, ont le volume d'un grain de chènevis à un pois, et leur pression n'est nullement douloureuse. Ils sont l'aboutissant et comme le réser-

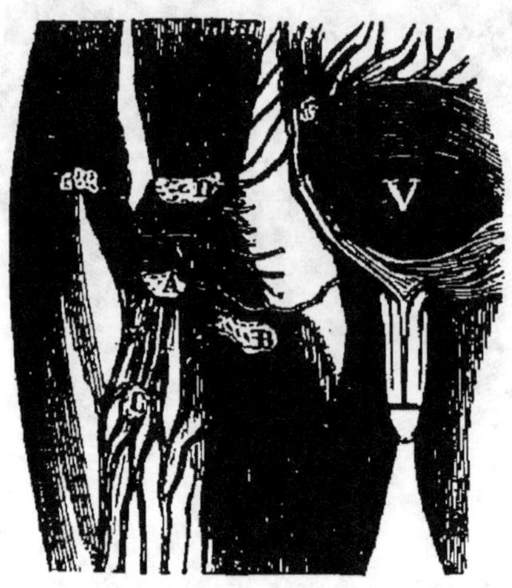

FIGURE 75.

Représentant les vaisseaux lymphatiques et les ganglions du pli de l'aine du côté droit, et leur naissance du côté gauche.

A,B,C,D, ganglions ou glandes lymphatiques auxquels viennent aboutir les vaisseaux du même nom, après s'être anastomosés entre eux.

V, la vessie ouverte, au-dessous de laquelle est la verge ou pénis, dépouillée de sa peau.

voir des vaisseaux lymphatiques qui rampent sur les organes circonvoisins, la verge ou pénis, les testicules, la vessie chez l'homme ; la vulve, le vagin, la matrice, les ovaires, la vessie, chez la femme. Or, toutes les fois qu'un des organes ci-dessus nommés est atteint d'inflammation, la phlogose se communique par l'intermédiaire des vaisseaux lymphatiques aux glandes du pli de l'aine, et ces petits ganglions, soit qu'un seul ou plusieurs se prennent à la fois, peuvent acquérir le volume d'un œuf de pigeon, de poule ou de dinde.

Le bubon peut se montrer d'un seul ou des deux côtés, à la fois ou successivement. Quand l'irritation du gland ou du canal, ou bien une plaie, existent du côté droit ou du côté gauche, le bubon affecte le pli de l'aine correspondant. Si la plaie a son siége sur la ligne médiane, le bubon pourra envahir les deux côtés à la fois.

Il débute par une gêne, un embarras, une lourdeur dans le pli de l'aine. En portant la main dans cette région, on sent une tumeur chaude, douloureuse à la pression. La peau qui la recouvre est rosée, puis rouge. La tumeur est d'abord circonscrite à la glande qui se gonfle ; mais bientôt, par suite du progrès du mal, le tissu cellulaire environnant prend part à l'inflammation et concourt à l'accroissement du bubon. Suivant l'intensité de la maladie, l'énergie du traitement ou les imprudences du malade, cet accident peut avoir trois terminaisons différentes : la *résolution*, la *suppuration* (C, fig. 72) ou l'*induration*; la terminaison par *gangrène* est extrêmement rare.

On désigne, sous le nom de *bubon d'emblée*, le gonflement ganglionnaire de l'aine, qui survient sans manifestation apparente d'aucun autre symptôme vénérien. Quelques praticiens nient sa possibilité, et pensent que, dans les cas dont je parle, une exploration attentive et minutieuse des organes ferait découvrir un point irrité sur la surface muqueuse ou à l'intérieur du canal.

Le traitement à opposer au début de l'apparition d'un

bubon consiste dans le repos au lit, parce que la marche, outre qu'elle est très-douloureuse, parfois même impossible, ne pourrait que hâter la terminaison par suppuration. De grands bains, des cataplasmes de farine de lin et des pommades fondantes (Voir *Inflammation du testicule*) en font justice en quelques jours. Quand l'inflammation résiste à ces moyens et menace de se terminer par suppuration, il faut avoir recours aux sangsues pour dégorger la partie malade : les fondants et les émollients agissent ensuite avec plus de succès.

Enfin, si, par suite d'imprudences, ou malgré le traitement, la suppuration se déclare dans un bubon, il faut l'ouvrir de bonne heure avec le bistouri. C'est le meilleur moyen de terminer promptement cette complication, et surtout d'éviter les traces révélatrices qui sont la conséquence de l'ouverture spontanée d'un bubon. La *direction à donner à l'incision*, pour que la cicatrice soit complétement dissimulée plus tard, est *de haut en bas et de dehors en dedans*. On peut aussi se contenter de pratiquer, avec la pointe d'une lancette, plusieurs petites ponctions dont les cicatrices seront plus tard imperceptibles. J'ai été parfois assez heureux, dans des cas où l'ouverture d'un bubon avait été jugée inévitable, pour faire résorber le pus déjà formé, par l'application d'un vésicatoire volant sur la partie enflammée.

2° *Dysurie et rétention d'urine.*

La douleur en urinant, qui est un symptôme intimement lié à la blennorrhagie, peut arriver à une telle intensité, qu'elle constitue un véritable accident. La rétention d'urine qui souvent l'accompagne peut être le résultat de deux causes différentes : ou d'un spasme de l'urètre, ou

de l'engorgement inflammatoire des parois du canal. Les
saignées générales, les sangsues au périnée, les grands
bains, les bains locaux, les cataplasmes, les boissons délayantes (Voir *Traitement*), et enfin la sonde, tels sont,
convenablement employés, les moyens de triompher de
cet accident.

3° *Fièvre.*

Le plus ordinairement la blennorrhagie ne présente de
fièvre à aucune de ses périodes; cependant, quand elle
est très-intense, qu'elle gagne le col de la vessie, la glande
prostate, les ganglions du pli de l'aine et les testicules, il
survient en même temps une réaction fébrile plus ou moins
grave, qui disparaît habituellement à mesure que l'inflammation diminue.

4° *Abcès.*

Les abcès urétraux, suite de blennorrhagie, sont assez
fréquents; ils siégent au-dessous du gland de chaque côté
du frein ou à la racine de la verge; quelquefois plus profondément, dans les glandes de Cowper, à la glande prostate. Ces abcès, qui tiennent au développement de l'inflammation dans le tissu cellulaire entourant le canal, fournissent du pus qui tend à sortir au dehors par la peau, au
dedans par le canal, et sont souvent les causes de *fistules
urinaires* assez difficiles à guérir. Aussitôt que le malade
voit survenir un pareil accident, il ne doit pas tarder à confier la direction de son traitement à un médecin spécial.

5° *Hémorrhagie, suite de la rupture du canal.*

En parlant de la nature de l'écoulement blennorrhagique, j'ai signalé la présence du sang comme assez fréquente quand l'inflammation est arrivée à un certain degré d'intensité ; mais ce n'est pas assez fort, dans ces cas, pour constituer un accident. Par suite d'une prédisposition naturelle, d'un traitement mal dirigé, d'une érection violente trop prolongée, d'une éjaculation spermatique ou de cette vicieuse pratique populaire dont j'ai déjà parlé, et qui consiste à redresser violemment l'urètre dans le cas de chaude-pisse cordée (*Rompre la corde*, fig. 70, page 306), il peut se faire, par la trop grande friabilité de la membrane muqueuse enflammée, une déchirure de l'urètre qui cause une hémorrhagie parfois très-inquiétante. J'ai vu des personnes perdre de la sorte jusqu'à un litre de sang, et les auteurs citent des exemples de malades ayant perdu deux ou trois litres de ce liquide. Quelquefois l'hémorrhagie ne s'arrête que pendant la syncope déterminée par l'abondance de la perte. L'eau froide ou vinaigrée, la glace appliquée en compresse sur la verge ou au périnée, les lavements glacés rendent de grands services en pareil cas. Je me suis très-bien trouvé, dans une semblable circonstance, de la compression interne opérée par une grosse bougie de cire introduite dans le canal. Cet accident, quand il n'est pas poussé trop loin, fait l'effet d'une saignée locale et procure parfois un grand soulagement. Un rétrécissement de nature fibreuse en est presque toujours la conséquence.

6° *Inflammation de la glande prostate.*

J'aurai occasion, en traitant des maladies de la glande prostate, de parler en détail de cette complication fréquente, et d'en indiquer les symptômes, le traitement et les conséquences pour la suite.

27.

7° *Induration ou atrophie des corps caverneux.*

En parlant des causes mécaniques de stérilité chez l'homme, je signalerai la direction vicieuse de la verge pendant l'érection. Cette vicieuse direction peut être occasionnée par des contusions, des torsions brusques de l'organe pendant la turgescence, ou un épanchement de sang venu dans les mêmes conditions; elle peut être aussi la conséquence de la propagation de la phlogose urétrale aux tissus spongieux du corps caverneux. (Voir fig. 9, 10 et 11, pages 29, 30 et 31.) Les aréoles de ce tissu peuvent, par suite de cette inflammation, être imprégnées de lymphe plastique, qui, *étant inextensible*, bridera la verge pendant son allongement, et, suivant l'étendue et le siége de cette exsudation, lui donnera une courbure à droite, à gauche, en haut, et pourra entraîner l'atrophie, la paralysie partielle ou totale de l'organe.

Du reste, quand même les corps caverneux seraient complétement atrophiés, l'érection de la verge, érection faible, il est vrai, est encore possible, ainsi que j'en ai vu deux exemples. Dans ces cas, c'est au corps spongieux (C, fig. 9, page 29) qui entoure le canal de l'urètre (D, *ibid.*) qu'est dû tout le mérite de l'érection, et la verge, dans sa turgescence, affecte une courbe à concavité supérieure.

8° *Inflammation du testicule, ou chaude-pisse tombée dans les bourses.*

Je reviendrai très en détail sur cette grave complication des écoulements (A, fig. 72, page 312), en parlant des *maladies du testicule;* je veux seulement signaler cette particularité, que, loin de survenir dans le paroxysme de l'inflammation blennorrhagique, cette complication ne se montre le plus souvent que vers la fin de la maladie, quand les patients, pleins de confiance, comptent n'avoir plus aucun accident à redouter. Si, dans le cours d'un premier écoulement, la chaude-pisse est tombée dans les bourses, le malade doit être sur ses gardes pour les blennorrhagies qu'il pourra contracter par la suite ; car cette complication reparaît presque à chaque nouvel accident.

9° *Arthrite blennorrhagique.*

Chez les personnes qui ont de la tendance aux rhumatismes, il est très-fréquent de voir survenir pendant un écoulement l'inflammation blennorrhagique d'une ou plusieurs jointures. Ces *arthrites* sont quelquefois très-tenaces, et il est bien important de ne pas les confondre avec un *rhumatisme articulaire* ordinaire, parce qu'elles exigent un traitement spécial, auquel seulement elles cèdent.

La réciproque est aussi très-importante à noter : ainsi je donne des soins à plusieurs malades atteints de rhumatismes, et l'invasion du mal s'annonce presque toujours chez eux par un écoulement urétral, en tout semblable à une blennorrhagie. Il est inutile de traiter cet écoulement par les moyens habituels ; il sera complétement réfractaire ; tandis qu'il cédera, avec les autres symptômes de rhumatisme, au traitement dirigé contre ceux-ci.

10° *Ophthalmie blennorrhagique.*

C'est surtout dans les cas d'inflammation survenant aux yeux, pendant la durée d'une blennorrhagie, qu'il importe de ne pas commettre d'erreurs sur la cause du mal ; car ces ophthalmies sont promptement funestes et suivies de la perte totale d'un ou des deux yeux, par suite de fonte purulente. J'ai vu plusieurs fois ce redoutable accident survenir dans les hôpitaux; aussi, pour les éviter à mes malades, je leur recommande expressément de ne pas porter les mains à la figure, et, quand ils ont touché la partie affectée, de se laver les mains avec les plus grands soins. Si, par hasard, ils voient survenir la moindre irritation aux yeux, de suite ils doivent en informer le médecin; car, à son origine, l'inflammation blennorrhagique des yeux est arrêtée facilement. S'il arrivait que la maladie, faisant de grands progrès, menaçât l'organe de la vision, il ne faudrait pas hésiter à employer un remède énergique, comme la cautérisation de *toute* la membrane muqueuse oculaire avec la pierre infernale.

11° Les *rétrécissements*;

12° Le *catarrhe de vessie*;

13° Les *pertes séminales*;

14° Enfin, l'*impuissance*, peuvent être les conséquences d'un écoulement blennorrhagique passé à l'état chronique. (Voir les chapitres qui traitent de ces différentes maladies.)

Traitement.

Le traitement qu'on doit opposer à la blennorrhagie varie suivant les différentes périodes de la maladie, et suivant qu'elle est à l'*état aigu* ou passée à l'*état chronique*.

Mais, avant d'indiquer les moyens curatifs, il est bon de tracer *quelques préceptes pour se préserver de la contagion*. L'observance de ces règles est d'autant plus importante, que certaines personnes contractent des blennorrhagies avec une déplorable facilité, dans des circonstances où il n'existe évidemment aucune cause d'infection. D'un autre côté, avec la stricte soumission aux préceptes que j'indique, il est certain qu'*on peut impunément cohabiter avec une personne suspecte, ou même infectée*, sans redouter aucune conséquence. J'ai l'habitude de faire ces recommandations à tous les malades affectés d'écoulement, aussitôt leur guérison, et j'ai la conviction d'avoir rendu par là de grands services à bien des personnes.

Moyens préservatifs ou prophylactiques pour éviter la contagion.

L'individu qui se trouve, ou craint de se trouver, dans des conditions propres à transmettre la maladie, doit se soumettre à des soins de propreté qui peuvent, pour un instant, neutraliser le mal. Lotions avec de l'eau simple, ou rendue *désinfectante* par le chlorure de chaux, *acidule* par du vinaigre, *alcaline* par une légère solution de soude, de potasse, de savon, ou *astringente* par du vin, du tannin. Préalablement au coït, l'homme aura soin d'uriner, la femme de se faire quelques injections dans le vagin, pour détacher et entraîner au dehors la matière morbide sécrétée dans ces conduits.

Il est bien convenu qu'en donnant les instructions qui précèdent, je n'entends nullement engager les personnes atteintes de maladies vénériennes à des relations sexuelles qui, indépendamment de l'aggravation inévitable des symptômes, sont réprouvées par la morale la plus vulgaire.

Ceux qui s'exposent à la contagion, au contraire, ou *qui la craignent*, doivent tenir une conduite tout opposée, et conserver tous les moyens de protection. Ainsi, il faudra avoir la précaution d'enduire d'un corps gras les organes qui servent au coït, et surtout avoir soin que les moindres replis soient aussi bien recouverts que les surfaces les plus apparentes. Le coït ne doit durer que le moins de temps possible, et le contact ne doit pas être prolongé au delà du terme nécessaire. Il est, en effet, facile de comprendre que plus les rapports auront de durée, plus il y aura de chance pour l'absorption de la matière virulente, *et vice versa*. Aussi, pour ce motif, ne faut-il pas mettre en pratique le précepte de madame de Staël : *L'amour, c'est de l'égoïsme à deux.* Dans les cas dont je m'occupe, il est bien plus prudent de faire de l'égoïsme à soi seul.

Les *rapports médiats* ont des avantages réels contre la contagion; mais, outre bien des inconvénients, ils ne sont pas toujours efficaces, puisque les substances que l'on emploie pour fabriquer les *condoms* sont poreuses ou peuvent se déchirer. Tel est le cas de la *baudruche* ou des *cœcums* de mouton. Puis l'inoculation ou l'absorption du virus se fait souvent en arrière des points qui étaient protégés, et il est très-difficile de maintenir en place ces agents protecteurs pendant les rapports sexuels. Aussi les corps gras, que je recommande de préférence, sont-ils d'un emploi plus sûr. Tel est le cas du *cold-cream*, de la *pommade aux concombres*, de l'*huile d'olives*, du *cérat*.

Maintenant, *aussitôt que le coït suspect est effectué*, il faut nettoyer les organes avec la plus grande exactitude et avoir la précaution de ne pas se laver *dans* une cuvette, mais bien *au-dessus* et par irrigation, en ayant bien soin de détacher minutieusement, par le lavage, toutes les mucosités adhérentes à l'organe. L'impression de l'eau froide , aiguisée, s'il est possible, des substances indiquées plus haut, vin, vinaigre, eau de Cologne, excite à peu près immanquablement le besoin d'uriner, qu'il faut aussi se hâter de satisfaire.

Les femmes feront des injections vaginales avec les mêmes liquides.

Quelques médicastres annoncent pompeusement des *lotions préservatives infaillibles;* mais les gens du monde

doivent bien être prévenus que c'est plutôt par la manière dont se font les ablutions que par la nature du liquide lui-même, qu'ils seront efficacement préservés. Ainsi,
l'*eau ordinaire*, qu'on trouve toujours partout, convenablement employée comme je viens de le dire, protégera mieux
contre l'infection syphilitique que des bains locaux avec
une liqueur corrosive qui ne pénétrerait pas exactement
dans tous les replis de la peau.

*Le point capital, c'est de laisser le moins de temps pos-
sible la matière suspecte en contact avec les tissus.* Par là
on diminue les chances d'absorption.

Si, au lieu d'eau simple, on peut l'additionner de substances qui bouchent, oblitèrent les pores absorbants de la
peau et de la membrane muqueuse, on aura satisfait à une
double indication :

1° *Enlever la matière virulente;*

2° *Fermer le passage par lequel elle peut s'introduire
dans l'organisme.*

Dans les préceptes que je formule plus haut, j'ai eu soin
de ne recommander que les substances qu'on a, pour ainsi
dire, partout sous la main. Il est puéril, en effet, de van-
ter des compositions qui, dans les conditions habituelles
de la vie, ne peuvent être mises en usage. Cependant voici, pour les personnes qui le désireraient, une préparation
qu'on peut faire soi-même au moment de s'en servir ou
d'avance :

*Délayez cinq grammes ou une cuillerée à café environ
de chlorure solide d'oxyde de calcium dans un demi-
litre d'eau, qui servira pour les ablutions,* pratiquées comme
j'ai dit dans les paragraphes précédents.

Ce chlorure solide d'oxyde de calcium est une poudre
blanche, très-peu dispendieuse, qui se conserve des an-

nées entières sans altération, pourvu qu'elle soit dans un flacon de verre hermétiquement bouché.

Si toutes ces recommandations sont strictement observées, on n'aura aucun accident à redouter. Mais souvent on ne se trouve pas dans des conditions à pouvoir les mettre en pratique; alors on s'observera avec soin, pour que, si on a été infecté, on puisse soigner le mal dès son début.

A. Traitement de la blennorrhagie à l'état aigu.

Dès que l'on s'aperçoit de l'écoulement, il y a certaines *précautions générales* auxquelles on doit s'astreindre, autant pour s'opposer à l'aggravation des symptômes que pour prévenir leur apparition. Ainsi, repos général de l'individu, mais par-dessus tout repos local de la partie malade; privation complète de tout rapport sexuel; usage d'un suspensoir bien fait, qui soutienne les testicules sans les froisser. Éviter la marche trop prolongée, l'équitation, les voyages dans les voitures mal suspendues. Régime sévère, en rapport, toutefois, avec les forces de l'individu et l'intensité du mal. Éviter les excitants de tout genre, et plus particulièrement les liqueurs spiritueuses, ainsi que la bière, les asperges. Usage de boissons rafraîchissantes, au goût de chaque personne, et des autres tisanes indiquées ci-après.

On recommandera au malade de se laver les mains avec le plus grand soin, toutes les fois qu'elles auront été mises au contact de la matière gonorrhéique, et d'éviter surtout de les porter aux yeux, pour éviter l'accident redoutable d'ophthalmie blennorrhagique dont j'ai parlé.

a. *Traitement de la blennorrhagie au début.*

Méthode abortive.

Quelques praticiens ont proposé, dans ces derniers temps, d'arrêter au début tous les écoulements, et ont prétendu obtenir ce résultat en vingt-quatre heures. Ce moyen consiste dans des *injections au nitrate d'argent à haute dose,* soixante centigrammes, un, deux, et même cinq grammes de nitrate d'argent cristallisé pour trente grammes d'eau distillée. Le médecin fait lui-même une de ces *injections,* que l'auteur appelle avec raison *caustiques,* et il prétend par là guérir en vingt-quatre heures tous les écoulements, quand ils sont pris au début, et en deux ou trois jours au plus tard, quand ils sont traités à une époque déjà éloignée de l'invasion.

Mais de semblables injections ne sont pas si inoffensives que le prétend leur auteur ; et au lieu d'éteindre l'inflammation, j'ai vu très-souvent cette médication violente exaspérer le mal et entraîner des accidents fort graves, tels que l'hémorrhagie, l'inflammation des testicules, les abcès, la fièvre, la rétention d'urine, et des douleurs atroces. J'ai été appelé, dans trois circonstances semblables, pour donner mes soins à des malades qui avaient eu l'imprudence de se soumettre à ce traitement perturbateur. Une chose remarquable, c'est que, ces accidents une fois calmés, l'écoulement reparaît et continue sa marche ordinaire. On devra donc rejeter bien loin une méthode aussi dangereuse, d'autant mieux que souvent les malades n'ont, pour ainsi dire, que des menaces d'écoulement, qui cessent d'eux-mêmes, du jour au lendemain, avec un régime convenable et le repos, tandis que cette méthode perturbatrice déterminerait infailliblement une blennorrhagie complète.

Mais est-ce à dire pour cela qu'on ne doive rien faire pour tenter d'arrêter un écoulement au début ? Loin de moi une telle opinion. Bien souvent, par l'emploi de moyens internes et d'injections inoffensives, j'ai pu arrêter court des blennorrhagies qui avaient débuté depuis deux, et même trois jours. Il est bien rare qu'après le quatrième jour l'inflammation n'ait pas fait assez de progrès pour qu'il ne soit pas dangereux de tenter de l'arrêter. J'ai plusieurs clients qui, dès qu'ils s'aperçoivent du plus léger suintement, accourent en toute hâte à ma consultation, pour que je les débarrasse de suite ; et, par ce moyen, ils évitent tous les accidents que les blennorrhagies entraînent si souvent après elles.

b. *Traitement de la période d'inflammation.*

Une fois que l'inflammation s'est développée et qu'elle est franchement établie dans le canal, il serait de la plus haute imprudence de chercher à l'arrêter brusquement, par des moyens perturbateurs ; d'abord, on n'y réussit pas, puis les agents employés en vue de ce résultat peuvent entraîner des accidents très-graves. Il faut donc, comme on dit vulgairement, *laisser couler;* non que je partage l'opinion des anciens, qui pensaient que la membrane muqueuse urétrale servait d'émonctoire à la matière morbifique, mais parce que l'observation attentive de la phlegmasie des membranes muqueuses montre que l'inflammation, une fois développée sur un tissu, doit passer, pour arriver à sa terminaison, par certaines phases ou périodes qu'il serait imprudent d'entraver. Le rôle du médecin doit donc se borner, quand il est en présence d'une blennorrhagie arrivée à sa *période d'inflammation ou d'augment,* à maintenir cette phlogose dans des limites convenables, à prévenir les accidents, et enfin à gagner au plus vite la *période de déclin*, dans laquelle on peut, sans inconvénient, faire cesser de suite l'écoulement.

Les agents qu'on emploie dans ce *traitement palliatif* sont directs ou indirects.

1° *Moyens directs.*

Je recommande formellement de s'abstenir de toute espèce d'injection pendant cette période. Il faut tenir les organes malades avec la plus grande propreté, et les laisser le moins possible en contact avec le produit de la sécrétion blennorrhagique, qui tendrait à accroître et à perpétuer l'inflammation. Dans le but de remplir cette indication et de calmer l'inflammation, on aura recours aux grands bains tous les jours ou tous les deux jours, selon la force du malade et le degré de l'irritation. Trois à quatre fois par jour, on prendra des bains locaux d'eau de racine de guimauve et de tête de pavot tiède, pendant cinq à dix minutes chaque fois. Si les érections sont trop douloureuses, on appliquera sur le périnée et la verge des cataplasmes de farine de lin et d'eau de guimauve et de pavot. On aura soin de tenir le ventre libre par des lavements d'eau de son, et, le soir, s'il est besoin, on prendra un quart de lavement d'eau de guimauve dans lequel on ajoutera, pour le rendre calmant, quatre à cinq gouttes de laudanum, ou la décoction d'une demi-tête de pavot.

2° *Moyens indirects.*

Ces moyens consistent dans la diète ou demi-diète, selon l'état d'acuité de la maladie ; les boissons émollientes, qui délayent l'urine et lui enlèvent une partie de ses qualités irritantes. Les tisanes qui sont le plus recommandées sont celles de graine de lin ; racine de guimauve, chiendent, asperge, fraisier ; pariétaire ; lait d'amandes ; petit-lait clarifié.

Comme les envies d'uriner sont assez fréquentes et toujours plus ou moins douloureuses dans la blennorrhagie, certains praticiens se sont demandé s'il était plus avantageux de priver le malade de boissons que de le faire boire abondamment ; mais évidemment ceux pour lesquels une semblable question peut rester indécise, se rendent bien mal compte de l'effet des boissons délayantes. Le but qu'on se propose, en faisant boire abondamment le malade, est de rafraîchir, de laver le sang, si je puis m'exprimer ainsi, et de faire que l'urine, contenant une plus grande quantité de principes aqueux et adoucissants, calme, par son passage, la membrane muqueuse enflammée et lui serve d'injection émolliente. Plus ces émissions d'urine émolliente auront lieu fréquemment, plus on calmera le mal. Tandis qu'en privant le malade de boissons, l'urine, qui est toujours sécrétée, sera d'autant plus concentrée, partant plus irritante, et le résultat de chaque émission d'urine, dans ce cas, sera d'augmenter l'inflammation de la membrane muqueuse. Aussi, dans le but de remplir l'indication dont je viens de parler, me trouvé-je très-bien, dans ma pratique habituelle, de faire prendre aux malades la préparation suivante que je désigne sous le nom de *tisane émolliente sèche*, et qui enlève, en deux jours au plus, les douleurs les plus aiguës. Sa forme la rend très-commode pour les malades qui n'ont pas le temps ou ne veulent pas se faire préparer de tisane. Elle est aussi d'un emploi facile pour les personnes qui voyagent. Voici la formule que je recommande le plus fréquemment et que j'ai déjà donnée,

en parlant des rétrécissements du canal de l'urètre
(page 217) :

Prenez : Poudre de racine de guimauve,   20 gram.
       Id.   id.   de réglisse,   20 gram.
       Sucre de lait,   20 gram.
       Gomme arabique pulvérisée,   5 gram.
       Magnésie carbonatée,   5 gram.
       Nitrate de potasse pulvérisé,   1 gram.

Mêlez exactement pour une poudre bien homogène. La prendre à
la dose de 4 à 5 cuillerées à café par jour, délayée dans 1/2 verre
de tisane ou d'eau sucrée.

On ne doit avoir recours à la *saignée* ou aux *sangsues*
que dans le cas de complications du côté de la vessie, de
la glande prostate ou des testicules. Le siége le plus convenable pour l'application des sangsues est le périnée,
parce que le dégorgement sanguin de la partie malade
s'effectue très-bien en cet endroit, et que les trous des
sangsues n'y sont pas suivis d'accidents, tandis que, le long
du canal de l'urètre ou sur les testicules, les piqûres de ces
annélides déterminent fréquemment de l'œdème et un éry-
sipèle gangréneux.

Pour calmer les érections qui sont quelquefois si pénibles dans la période inflammatoire de la blennorrhagie, je
conseille avec succès l'usage des pilules suivantes :

Prenez : Extrait gommeux d'opium,   0,01 centigr.
       Camphre purifié,   0,05 centigr.

Mêlez selon l'art et faites une pilule ; on en prend une chaque
demi-heure, jusqu'à cessation de l'érection.

Quand ce moyen ne réussit pas, je conseille d'administrer les mêmes médicaments, sous forme de suppositoire
introduit dans le fondement :

Prenez : Beurre de cacao,   8 gram.
      Camphre purifié,   0,15 centigr.
      Extrait gommeux d'opium,   0,025 milligr.

Mêlez, selon l'art, pour un suppositoire conique.

Un suffit d'ordinaire, introduit dans le fondement, le soir, après avoir débarrassé l'intestin par un lavement émollient.

Quelques malades éprouvent du soulagement en enveloppant la verge d'un linge mouillé, ou en faisant sur cet organe des irrigations avec de l'eau de racine de guimauve et de tête de pavot.

Quand l'érection devient cordée (fig. 70, page 306), les mêmes moyens peuvent réussir : quelques malades se trouvent très-bien de tenir la verge baissée ; d'autres vont jusqu'à la fixer à la cuisse avec un ruban.

Cet accident, quand il résiste aux agents que je viens d'indiquer, est un de ceux qui réclament le plus impérieusement une application de sangsues au périnée et des grands bains prolongés. Il faut surtout bien se garder de suivre cette affreuse pratique qui consiste à *rompre la corde.*

c. Traitement de la période de déclin.

Quand, par l'emploi sagement combiné des divers agents que je viens d'indiquer, on est parvenu à se rendre maître de l'inflammation ; que le canal est moins gonflé, les envies d'uriner moins fréquentes, le passage de l'urine peu ou point douloureux ; que l'écoulement est diminué de quantité, sa coloration blanchâtre et sa consistance faible, il faut s'occuper d'arrêter ou de *couper l'écoulement.*

Le médecin a souvent bien de la peine à modérer l'impatience du malade, qui voudrait être guéri de suite, et ne réfléchit pas que, pour avoir tenté de les arrêter trop tôt, un grand nombre d'écoulements persistent quelquefois très-longtemps et sont la cause de rétrécissements.

Il y a, si je puis m'exprimer ainsi, un certain degré de maturité de la blennorrhagie qu'il faut savoir ne pas anticiper. Quand ce moment est arrivé, en deux jours au plus l'écoulement a complétement cessé sous l'influence des médicaments dont je vais parler.

On remplirait un gros volume rien qu'en faisant l'énumération des remèdes qui ont été préconisés pour arrêter la blennorrhagie, sans compter tous ceux que doit mettre encore au jour l'industrialisme des charlatans. On ne sait, du reste, ce qu'on doit le plus déplorer, ou de l'ignorance de gens cupides qui vantent le même remède comme une panacée pour une foule de maux différents, ou de la crédulité des personnes qui se prêtent à ces grossières expérimentations.

Le *baume de copahu*, la *térébenthine*, le *poivre cubèbe*, le *ratanhia*, l'*alun* et leurs préparations, seuls ou combinés entre eux, forment la base des meilleurs remèdes destinés à arrêter les écoulements blennorrhagiques.

Voici les modes d'administration les plus usités de ces divers médicaments :

Baume de copahu.

Potion de Chopart.

Prenez : Baume de copahu,	30	gram.
Sirop de baume de tolu,	30	gram.
Eau distillée de menthe poivrée,	30	gram.
Alcool à 33°,	30	gram
Éther nitrique alcoolisé,	6	gram

Agiter fortement ce mélange au moment de s'en servir.

La dose est de trois à six cuillerées à bouche par jour, en trois fois. Si les malades ont le courage de surmonter la répugnance que fait éprouver l'emploi de ce médicament, ils sont très-vite guéris; car c'est un excellent remède.

Quand cette potion est difficilement supportée, on donne concurremment de la limonade gazeuse ou de la potion de Rivière. Souvent, après chaque dose, un simple morceau de sucre suffit pour la faire digérer. Quelques fragments de pastilles de menthe enlèvent le goût désagréable qu'elle laisse dans la bouche au moment où on vient de l'avaler.

Moins le baume de copahu aura été travaillé, et plus il sera efficace; aussi la forme capsulaire, sous laquelle on l'administre aujourd'hui, a constitué un véritable progrès en pharmacie. Les capsules *dites* de Raquin me semblent de beaucoup préférables aux capsules de copahu liquide, à cause de la magnésie à laquelle il se trouve associé, et qui prévient les renvois nauséabonds auxquels cette résine donne souvent lieu.

On a aussi appliqué le copahu sur les parties malades, en pansements, en injections, en suppositoires, et en lavements émulsionnés par le jaune d'œuf.

L'emploi direct en injection de cette substance est nul ou nuisible; son meilleur mode d'administration est l'absorption par l'estomac; il est dix fois plus puissant par cette voie que par le rectum, et ce n'est que dans les cas où l'estomac ne le peut tolérer qu'il faut le faire prendre par le gros intestin.

Souvent le baume de copahu détermine de l'irritation sur les voies digestives, tels que nausées, vomissements, coliques, diarrhées. Il faut surtout éviter ce résultat; car c'est lorsqu'il est admis à traverser directement les voies urinaires que son action est la plus puissante. Il communique alors son odeur à l'urine, et agit d'une manière toute spécifique pour arrêter la blennorrhagie. S'il produit, au contraire, un effet purgatif, c'est surtout à titre de dérivatif qu'il modifie l'écoulement, et son action, dans ce cas, outre la fatigue qu'en éprouve le malade, n'est pas aussi efficace.

Poivre cubèbe.

Le poivre cubèbe est, en général, mieux toléré que le baume de copahu ; il n'occasionne pas de renvois, rarement des vomissements, et dans les cas où le baume de copahu ne serait pas supporté, on devrait avoir recours au poivre cubèbe.

Il donne pour ainsi dire du ton à l'estomac, occasionne moins souvent la diarrhée, plus fréquemment la constipation, ne détermine presque jamais, comme le baume de copahu, des éruptions cutanées (*roséole*), et arrive presque aussi vite que lui à tarir l'écoulement.

La dose habituelle est de 16 à 30 grammes par jour, divisés en trois prises.

Ce médicament se prend délayé dans l'eau, enveloppé dans du pain à chanter, ou dans des capsules çomme le baume de copahu.

Pour compléter son efficacité, on y ajoute quelquefois l'alun ou le sous-carbonate de fer aux doses suivantes :

Prenez : Poivre cubèbe en poudre,   30 gram.
        Alun en poudre,   2 gram.

Mêlez et divisez en 3 doses égales, à prendre matin, midi et soir.

Prenez : Poudre de poivre cubèbe,   30 gram.
        Sous-carbonate de fer pulvérisé,   4 gram.

Mêlez et divisez en trois doses.

Quelquefois je me trouve bien de combiner entre elles ces deux formules.

Quand on administre soit le baume de copahu, soit le poivre cubèbe, il faut recommander au malade de ne pas beaucoup boire, pour que le principe actif du médicament soit plus concentré dans les urines.

On doit continuer l'emploi du médicament après la cessation de l'écoulement. On diminue alors les doses, de manière à faire durer le traitement de dix à douze jours après la guérison. Par ce moyen la cure est radicale, et on n'a pas à craindre, ce qui arrive souvent par les autres méthodes, de voir l'écoulement reparaître deux à trois jours après qu'on s'en croyait tout à fait débarrassé.

Les rapports sexuels ne doivent en général être permis que quinze à vingt jours après la guérison, et encore à cette époque ne sont-ils pas sans danger pour le malade. Il est vrai que la maladie ne se communique plus ; mais elle peut reparaître ou devenir plus intense chez la personne qui se croyait guéric. Dans les cas de récidive, il faut reprendre le traitement.

Les succédanés du poivre cubèbe et du baume de copahu sont la *térébenthine cuite de Venise*, le *baume du Canada*, l'*extrait de ratanhia*.

Voici deux formules résultant de la combinaison de ces différents agents, et qui me réussissent très-bien dans les cas d'écoulements rebelles :

Prenez : Extrait éthéré de poivre cubèbe,   60 gram.
        Extrait de ratanhia,   30 gram.
        Sous-carbonate de fer,   30 gram.

Mêlez et faites un électuaire de consistance molle.

On fait prendre, trois fois par jour, gros comme une demi-noix de cette pâte dans du pain à chanter, ou un pruneau cuit, dont on a enlevé le noyau.

Autre formule :

Prenez : Baume de copahu,
     Poivre cubèbe pulvérisé,
     Extrait de ratanhia,
     Alun en poudre,
     Sous-carbonate de fer,
     Sirop de gomme q. s.

de chaque partie égale, en quantité suffisante pour 100 pilules du poids de 0,25 centigrammes chaque.

A prendre quinze par jour, en trois fois, matin, midi et soir.

Dans le cours d'une blennorrhagie, et toujours après la guérison, il est convenable de faire prendre au malade des purgatifs salins.

Le plus souvent les médicaments internes dont je viens de donner quelques formules suffisent seuls pour arrêter une blennorrhagie : quelquefois il reste un suintement léger, rebelle à ces mêmes agents ; il faut, pour amener la cessation complète de l'écoulement, la *dessiccation du canal*, employer les injections. Ces injections devront toujours être très-légères, sous peine d'être, pour la suite, cause d'affections graves du canal (rétrécissements).

Voici quelques formules des injections les plus usitées :

Prenez : Eau distillée de roses,   125 gram.
     Sulfate de zinc cristallisé,   0,50 centigr. à 1 gr.
     Laudanum de Sydenham,   1 gram.

Mêlez selon l'art.

Autre :

Prenez : Eau distillée,   40 gram.
     Azotate d'argent cristallisé,   0,10 à 0,20 centigr.

Mêlez selon l'art.

Autre :

Prenez : Eau distillée,   60 gram.
     Acétate de plomb cristallisé,   0,10 à 0,20 centigr.

Autre :

Prenez : Eau distillée,   60 gram.
     Sulfate d'alumine et de potasse,   0,30 à 0,60 centigr.

Autre :

Prenez : Eau distillée,   60 gram.
     Sulfate de cuivre,   0,30 à 0,60 centigr.

Au sulfate de cuivre on peut, dans cette formule, substituer la *pierre divine* aux mêmes doses.

Autre :

Prenez : Eau distillée de roses,   120 gram.
     Vin rouge du Midi,   60 gram.

Autre :

Prenez : Gros vin rouge du Midi, ⎫
     ou vin aromatique,   ⎬   60 gram.
     Acide tannique (tanin pur),   0,50 centigr.

Le médecin devra lui-même faire les premières injections, afin de montrer au malade la manière de s'y prendre.

Voici, du reste, quelques préceptes auxquels les personnes qui font usage d'injections feront bien de se conformer.

Avant de faire une injection, il faut avoir soin d'uriner, pour bien nettoyer le canal.

Généralement les seringues de verre sont préférables en ce qu'elles ne sont point attaquées par les préparations médicamenteuses ; la canule doit être bien polie, surtout à l'extrémité ; on l'introduit avec précaution entre les lèvres du méat urinaire, en ayant soin de la faire porter contre la commissure postérieure du canal, tandis que deux doigts de la main gauche maintiennent les lèvres du méat urinaire contre la seringue, pour s'opposer à la sortie du liquide. Alors on pousse doucement le piston, et on sent le liquide pénétrer dans le canal, dont la distension annonce le moment où il convient de s'arrêter. On retire alors la seringue, et avec deux doigts on tient fermé le méat urinaire, jusqu'à ce que l'injection ait séjourné le temps nécessaire.

Le conseil que donnent tous les auteurs, d'appuyer sur la région de la glande prostate, en s'asseyant à cheval sur le bras d'un fauteuil, pour s'opposer à l'entrée du liquide dans la vessie, me paraît plus nuisible qu'utile. Cette compression peut augmenter l'irritation, et d'ailleurs la contraction du col de la vessie est presque toujours assez forte pour arrêter l'injection, à moins qu'on ne la pousse trop brusquement. Dans tous les cas, quand quelques gouttes d'un mélange comme ceux dont je viens de donner la formule tomberaient dans la vessie, il n'en résulterait pas le plus léger inconvénient.

Le liquide injecté doit rester quatre ou cinq minutes dans le canal. S'il détermine de la cuisson ou une douleur trop vive, il faut, aux injections suivantes, couper le mélange avec un quart, un tiers ou moitié d'eau; et on en augmente graduellement la force, à mesure qu'il est mieux supporté.

Il faut, pour les injections comme pour les médicaments internes, en continuer l'usage quelques jours après la cessation totale de l'écoulement.

B. Traitement de la blennorrhagie à l'état chronique. Blennorrhée, suintement habituel, goutte militaire.

La plupart des moyens que j'ai indiqués plus haut, convenablement administrés, suffisent habituellement à faire disparaître tous les écoulements. Cependant je dois dire que, dans les cas d'écoulements rebelles, les médicaments internes échouent le plus souvent, et qu'on doit insister particulièrement sur les moyens locaux pour amener la guérison.

Quand l'inflammation existe depuis quelque temps dans un canal, il est rare qu'elle existe sur toute la surface de la membrane muqueuse : elle est presque toujours localisée sur un point limité, et principalement dans la partie profonde du canal. Le cathétérisme pratiqué avec une bougie à boule permet de constater, par un degré de sensibilité plus grand, le siége de la partie malade.

Fréquemment aussi, ces écoulements sont entretenus par un rétrécissement ou un boursouflement de la membrane muqueuse. (Voir *Rétrécissements.*)

Il s'agira donc, avant d'entreprendre un traitement efficace, de savoir d'abord à quelle cause on doit rapporter la persistance de l'écoulement.

a. Si c'est à une inflammation chronique de toute la membrane muqueuse, les injections mentionnées plus haut, combinées avec les pilules ou l'électuaire, en feront promptement justice.

b. S'il existe un rétrécissement, il faudra rétablir le calibre du canal (Voir *Traitement des rétrécissements,* page 212), et ensuite on le desséchera par quelques injections.

c. Si l'inflammation est circonscrite sur un point de la membrane muqueuse profondément situé, on pratiquera sur ce point, avec le porte-caustique, une cautérisation très-superficielle avec la pierre infernale, pour modifier ce tissu morbide. On parviendra au même résultat en portant sur la partie malade, au moyen d'une sonde, des pommades médicamenteuses, au nitrate d'argent, au ratanhia, à l'alun, au sulfate de zinc, de fer, ou de cuivre, selon les indications.

Un moyen qui me réussit très-fréquemment dans la cure de ces suintements rebelles consiste dans l'emploi sagement combiné, avec le traitement médical, des *bougies emplastiques médicamenteuses*, de *stéarate de plomb*, de *Vigo simple* ou *cum mercurio*, de *Nuremberg*, de *diapalme*, etc. ; ou des bougies de cire enduites à leur extrémité de poudre d'*alun simple* ou *calciné*, ou des *sulfates de cuivre, de fer, de zinc*, etc.

d. Si cette irritation chronique d'un point de l'urètre est entretenue par un vice catarrhal, scrofuleux, rhumatismal ou dartreux, il faudra administrer concurremment les moyens les plus propres à combattre ces diverses affections.

e. Si l'écoulement est fourni par une inflammation chronique de la glande prostate, le traitement sera celui de cette affection. (Voir plus loin.)

Quelques médecins conseillent, pour faire disparaître ces gouttes militaires, de faire repasser l'écoulement à l'état aigu par une injection caustique, ou le séjour plus ou moins prolongé, dans le canal, d'une bougie irritante ; ensuite on traite cet écoulement comme je l'ai dit plus haut. Ce ne serait évidemment qu'en désespoir de cause qu'on devrait avoir recours à une semblable médication.

Les purgatifs énergiques, répétés de temps à autre ; la tisane de salsepareille, gayac, sassafras, de goudron ; les bains de vapeur, de Baréges, comptent avec les toniques et les ferrugineux un assez bon nombre de guérisons de l'affection dont je parle.

Le *traitement de la balano-posthite*, ou *chaude-pisse bâtarde*, est indiqué, page 353, à l'article *Phimosis*.

BLENNORRHAGIE CHEZ LA FEMME.

La blennorrhagie, chez les femmes, peut avoir pour siége :

1° La vulve ;

2° Le vagin ;

3° La matrice ;

4° Le canal de l'urètre.

Toutes ces parties peuvent être atteintes isolément ou simultanément, deux à deux, trois à trois, ou toutes les quatre ensemble.

Les *causes* sont les mêmes que chez l'homme. (Voir page 299.)

A. Symptômes.

1° *Blennorrhagie vulvaire (vulvite)*.

La *blennorrhagie vulvaire* peut affecter la vulve entière, ou seulement les grandes et les petites lèvres, le clitoris, ou même l'anneau vulvaire seul.

Elle présente plusieurs degrés. Tantôt superficielle, elle consiste dans une simple rougeur des parties, sans altération de la sécrétion ; d'autres fois, pénétrant plus profondément, elle détermine un écoulement muqueux et quelquefois des abcès ; enfin, elle peut s'isoler dans les follicules dont la vulve est si abondamment pourvue, ou bien encore dans les glandes vulvo-vaginales (fig. 21, page 50), qui sont situées dans l'épaisseur des grandes lèvres, et peuvent devenir, par suite, le siége d'abcès et de fistules très-rebelles.

Dans le premier degré, avant qu'on voie rien d'apparent, les organes génitaux sont le siége d'une vive démangeaison, de rougeur, de chaleur. Il y a exagération des désirs vénériens, nymphomanie véritable : ces désirs aboutissent le plus souvent à des rêves lascifs, qu'on peut comparer aux pollutions nocturnes ; ils sont quelquefois si fréquents, qu'ils fatiguent la malade. Mais fort heureusement le coït est alors extrêmement douloureux, et il devient à la femme impossible de satisfaire ses désirs ; car les rapports sexuels seraient dangereux pour l'homme, et nuisibles à la femme en l'empêchant de guérir.

Ensuite les parties se tuméfient, rougissent ; la sécrétion augmente, elle devient irritante et ajoute à l'inflammation. C'est d'abord du muco-pus, puis du pus véritable.

Cette blennorrhagie peut se propager à la peau des parties voisines, surtout chez les femmes un peu grasses. Ce tissu devient rouge, l'épiderme se ramollit, se détache, et la face interne des cuisses finit par ressembler à la surface d'un vésicatoire en suppuration. Cette région exhale, dans ce cas, une odeur d'une horrible fétidité.

Il existe une vive douleur en urinant ; non que le canal de l'urètre participe au mal, mais parce que l'urine, liquide irritant, coule sur des parties enflammées et vient les baigner.

2° *Blennorrhagie vaginale. Catarrhe du vagin.*

C'est la forme la plus commune de la blennorrhagie chez la femme. L'inflammation peut, comme à la vulve, être superficielle, envahir les follicules, et, à un degré plus intense, occuper toute l'épaisseur de la membrane muqueuse.

Les malades ressentent dans le vagin un sentiment de

chaleur, de douleur dans les reins, de gêne dans tout le bassin, augmentant pendant la défécation et l'émission des urines. Impossibilité plus ou moins grande des rapports sexuels ; mais cependant le coït est beaucoup moins douloureux que dans les cas de *vulvite*. La blennorrhagie peut occuper toute la surface du vagin, ou seulement une portion limitée de cet organe.

Les tissus sont rouges, quelquefois parsemés d'érosions, d'ulcérations superficielles, ou de granulations disséminées, qui s'observent surtout chez les femmes enceintes ou d'un tempérament lymphatique.

La sécrétion est d'abord du mucus, puis du muco-pus, du pus seul, ou mêlé d'une certaine quantité de sang. Cet écoulement a une réaction acide, et fait sur le linge des taches d'un jaune sale, verdâtre ou rougeâtre.

3° *Blennorrhagie utérine. Catarrhe utérin.*

La blennorrhagie peut affecter d'emblée la matrice, ou se propager de proche en proche du vagin dans l'utérus.

Ici, comme au vagin ou à la vulve, l'inflammation peut affecter trois degrés différents, se traduisant par la sécrétion, qui, dans un cas léger, n'est que l'augmentation du mucus naturel ; à un degré plus intense, devient mucosopurulente, et enfin purulente mêlée ou non de sang. Cette sécrétion est accompagnée de maux de reins, de pesanteur dans le bas-ventre, de tiraillements dans la partie supérieure des cuisses.

4° *Blennorrhagie urétrale.*

Les inflammations catarrhales dont je viens de parler ne sont pas nécessairement la suite de rapports sexuels ; on

les voit même très-souvent se développer spontanément :
mais quand, chez la femme, le canal de l'urètre est affecté
d'écoulement, on peut affirmer presque à coup sûr qu'il
est le résultat d'un coït suspect. La proposition que j'a-
vance ici semble d'autant plus contradictoire en apparence,
que la vulve, le vagin et la matrice sont exposés directement au contact du membre viril de l'homme, tandis que
le canal de l'urètre, par sa situation, semble à l'abri de la
cause infectante. Mais ce qu'on doit bien savoir, c'est que
ces inflammations blennorrhagiques, flueurs blanches,
écoulements leucorrhéiques, sont le plus souvent spontanés
chez les femmes, et qu'il n'est pas rare qu'un homme affecté de blennorrhagie ne communique rien à une femme
avec laquelle il a des rapports, tandis que j'ai l'occasion de
constater tous les jours qu'une femme simplement affectée
de flueurs blanches, même très-peu abondantes, donne un
écoulement blennorrhagique à l'homme avec qui elle co-
habite. On voit qu'il n'y a pas réciprocité ; mais, comme
j'aurai occasion de le dire en parlant des *maladies vénériennes virulentes*, s'il s'agit de chancre, de vérole, la contagion a lieu inévitablement, que ce soit la femme ou
l'homme qui soit infecté.

La blennorrhagie urétrale chez la femme s'annonce par
une titillation, une démangeaison assez forte ; les urines
sont chaudes, brûlantes ; besoin fréquent d'uriner ; douleur
très-grande en urinant, au point que les malades redoutent
de satisfaire ce besoin.

L'écoulement qui suinte par l'urètre présente les différents caractères de la blennorrhagie chez l'homme : c'est
d'abord du muco-pus, jaunâtre, puis verdâtre, et même
parfois sanguinolent. On peut constater cet écoulement en
portant le doigt indicateur dans le vagin, la face palmaire
de la main tournée en haut ; puis, appuyant sur la paroi

inférieure du canal de l'urètre, on ramène le doigt d'arrière en avant, et l'on voit une gouttelette du muco-pus blanchâtre apparaître au méat urinaire.

Les rapports sexuels sont très-douloureux, sinon impossibles. Cette inflammation peut passer à l'état chronique ; mais les femmes n'y font aucune attention, et d'ailleurs elle n'a jamais de conséquences aussi graves que chez l'homme.

B. **Traitement**.

Ces quatre siéges de l'inflammation blennorrhagique chez la femme ne réclament pas un traitement bien différent.

Les *moyens généraux ou indirects* consisteront en tisanes délayantes (voir page 327), repos, régime doux. Il faudra éviter de boire du vin pur. Le café au lait devra être proscrit, à cause de sa propriété de donner ou d'entretenir les flueurs blanches. Il est inutile d'insister sur la nécessité de recommander aux femmes le repos absolu de l'organe malade, puisque, outre le danger de la contagion pour l'homme, il y aurait pour la malade aggravation de l'inflammation et retard dans la guérison. Il est rare, à moins d'imprudence ou d'un traitement mal dirigé, qu'on soit obligé de recourir à la saignée ou aux sangsues : cependant l'intensité d'une blennorrhagie peut nécessiter l'emploi de ces moyens.

Les *moyens directs ou locaux* consistent en grands bains, bains de siége, lotions et injections quatre à cinq fois par jour avec l'eau de son, de guimauve et pavot, de graine de lin et feuilles de morelle ; cataplasmes de farine de lin, ou mieux de fécule de pomme de terre ou farine de riz.

Ces agents, convenablement employés, suffisent, dans l'immense majorité des cas, à guérir la blennorrhagie. Mais si, l'inflammation une fois apaisée, l'écoulement persiste, il faut discontinuer l'usage des émollients, qui, en relâchant la membrane muqueuse, ne feraient qu'entretenir le mal. On a recours alors aux *lotions ou injections astringentes*, avec les liquides suivants :

Prenez : Sulfate d'alumine et de potasse,   4 à 8 gram.
      Eau commune,   1 litre.
  Mêlez et faites dissoudre.

  Autre :

Prenez : Sucre de Saturne,   4 à 6 gram.
      Eau ordinaire,   1 litre.
  Mêlez.

  Autre :

Prenez : Sulfate de zinc,   4 à 6 gram.
      Eau ordinaire,   1 litre.
  Mêlez.

  Autre :

Prenes : Gros vin rouge du Midi, ou vin aromatique,   1 litre.
      Roses de Provins,   30 gram.
  Faites bouillir un quart d'heure.

On baigne les parties malades trois à quatre fois par jour avec ces divers liquides, qui servent aussi pour injections.

Quand l'écoulement ne cède pas, il faut examiner les femmes au spéculum, afin de toucher *légèrement* avec un crayon de pierre infernale les points isolés, les follicules ou les plaques de membrane muqueuse sur lesquels l'inflammation blennorrhagique est circonscrite. Dans ces cas, on peut aussi recommander de faire des lotions et des injections avec le liquide suivant :

Prenez : Azotate d'argent cristallisé,   0,25 ou 0,50 centigr.
       Eau distillée,   1 litre.
Mêlez.

Chez certaines femmes, surtout celles qui sont grasses, la vulve reste le siége d'une irritation et d'une rougeur tenace qui les condamne à un repos forcé, parce que la marche exaspère leur mal. Je me trouve très-bien alors d'isoler les surfaces malades, en les saupoudrant d'amidon, de fécule de pomme de terre ou de riz, ou même avec la préparation suivante :

Prenez : Amidon en poudre,   100 gram.
       Sulfate d'alumine et potasse en poudre,   5 ou 10 gram.
Mêlez très-exactement.

Matin et soir, après avoir fait sa toilette, la malade saupoudrera légèrement la vulve avec ce mélange.

PHIMOSIS ET PARAPHIMOSIS.

Avant d'aborder l'étude des *maladies vénériennes viru-lentes*, et comme complément indispensable de l'étude de la *blennorrhagie chez l'homme*, je dois parler d'un *vice de conformation du prépuce*, qui est très-fréquent, entraîne des complications parfois fort graves dans ce genre d'affections, et peut déterminer et entretenir, entre autres maladies des organes génitaux, des *pertes séminales rebelles*. Je veux parler de la *longueur exagérée du prépuce* ou de l'*étroitesse de son orifice*.

1° PHIMOSIS.

Il y a *phimosis* lorsque l'ouverture du prépuce, naturellement ou accidentellement rétrécie, ne permet pas à ce repli membraneux de glisser librement en arrière pour découvrir le gland.

Le phimosis est *naturel* ou *accidentel*.

A l'état normal, chez les enfants, le prépuce recouvre toujours le gland; mais à l'époque de la puberté, la verge et le gland prenant un grand développement sans que le prépuce y participe dans la même proportion, il en résulte que l'extrémité du gland est plus ou moins à nu au travers du prépuce, et pendant les érections ce repli membraneux est totalement refoulé en arrière. Chez certaines personnes, soit resserrement de l'orifice, soit brièveté du frein ou filet de la verge (AC, fig. 12, page 32), le gland reste toujours recouvert, même pendant les érections. C'est le *phimosis naturel*.

Quand le prépuce est trop long, bien qu'à l'état ordinaire il puisse être porté en arrière de la couronne du gland, il peut arriver que, par suite de végétations sur le gland, d'une

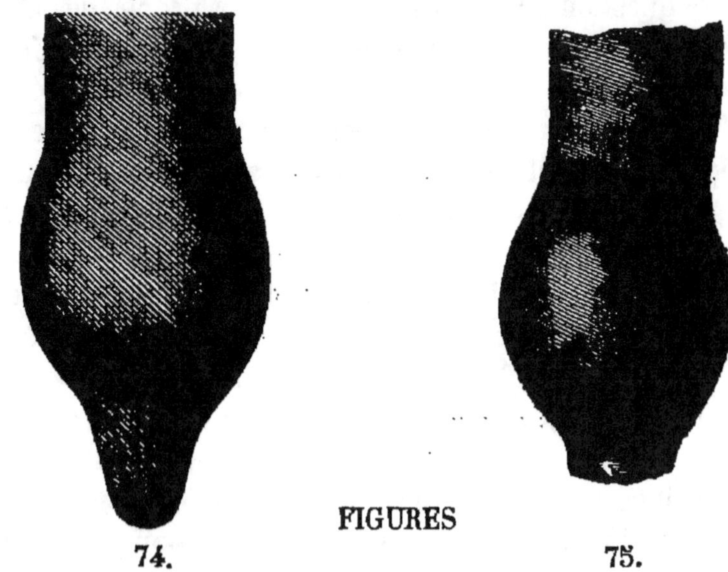

FIGURES

74.   75.

Représentant deux phimosis à un degré différent de resserrement.

blennorrhagie (fig. 71, page 310), ou de chancres sur le gland ou à la face interne du prépuce (figures 76 et 89, et pages 352 et 372), ce repli membraneux ne puisse plus être refoulé en arrière. C'est le *phimosis accidentel*.

Les inconvénients qui peuvent résulter de cette vicieuse conformation ont, dès la plus haute antiquité, frappé les médecins; car Hippocrate et Galien indiquent différents procédés pour guérir cette disposition anormale. Il paraît que le phimosis naturel était très-fréquent chez les Juifs, puisque Moïse a fait de la *circoncision* une loi ou plutôt un dogme de religion pour les Hébreux. Il est facile de concevoir, en effet, que dans un pays chaud, comme la Palestine, chez un peuple où les soins d'une sévère propreté étaient généralement négligés, les accidents dont je vais parler aient été assez fréquents et assez graves pour avoir dû fixer la haute sagesse du législateur.

Je traiterai surtout ici du phimosis congénial ou naturel ; il sera question du phimosis accidentel à propos des affections qui lui donnent naissance. (Voir *Maladies vénériennes, passim.*)

Les *conséquences* qui résultent d'un phimosis peuvent se rapporter surtout aux deux principales fonctions que la verge est destinée à remplir, l'émission de l'urine et celle du sperme.

J'ai vu, chez des jeunes gens, trois exemples d'étroitesse du prépuce telle (fig. 74), que l'urine était d'abord chassée hors du canal de l'urètre dans une cavité formée par le prépuce distendu, d'où ce liquide sortait ensuite goutte à goutte au dehors par un orifice capillaire. Bien que l'ouverture soit communément plus large que celle que je viens de signaler, il n'en existe pas moins une gêne pour la sortie de l'urine, qui tombe en bavant et n'est point lancée par jet ; puis le contact fréquemment renouvelé de ce liquide sur la membrane muqueuse du prépuce et du gland, entretient dans cette région une irritation habituelle qui se traduit par de la chaleur, de la rougeur et des démangeaisons.

Ce prurit continuel lui-même, en attirant fréquemment la main sur ces organes, invite et entraîne quelquefois irrésistiblement à l'onanisme les sujets porteurs d'un phimosis.

Les glandules situées sur la couronne du gland (B, fig. 12, page 32), sécrètent une humeur onctueuse, sébacée. La rétention de ce *smegma* dans la cavité du prépuce augmente l'irritation dont je viens de parler, et réagit sur les glandules elles-mêmes, dont la sécrétion modifiée se transforme en muco-pus et en pus. Ce muco-pus ou pus lui-même altéré par l'urine et non évacué, en contact presque permanent avec la membrane muqueuse qui tapisse le gland et la face interne du prépuce, y détermine des érosions, des ulcérations superficielles plus ou moins douloureuses. Pour peu que les personnes ainsi conformées n'usent pas de très-grands soins de propreté, cette humeur qui suinte continuellement par le prépuce simule une blennorrhagie. C'est la *balano-posthite* ou *chaude-pisse bâtarde*. Cette fausse blennorrhagie, si elle est négligée, peut s'élever à un degré d'inflammation qui se termine par la gangrène du prépuce et d'une partie ou de la totalité de la verge, comme il en existe plusieurs exemples dans la science.

Par suite de cette irritation lente, longtemps prolongée, il survient au prépuce un engorgement pâteux; il s'indure, s'excorie, se divise par des crevasses ou fissures plus ou moins profondes, et finit par dégénérer en cancer. Presque tous les cancers de l'extrémité de la verge que j'ai eu occasion de traiter ne reconnaissaient pas d'autre cause.

Le phimosis empêche aussi le développement complet de la verge, et presque tous les individus qui en sont atteints sont remarquables par la petitesse du membre viril. L'opération dont je parlerai plus loin, en faisant disparaître la cause, permet à l'organe d'acquérir son volume normal.

Quand l'ouverture du méat urinaire, ce qui a presque toujours lieu, est située vis-à-vis l'ouverture du prépuce, l'éjaculation du sperme peut encore avoir lieu convenablement, et permettre la fécondation. Cependant si le prépuce est trop long, ou que son orifice soit trop étroit, il est facile de comprendre que le liquide séminal ne pourra pas être projeté comme il est nécessaire, et que le phimosis est une *cause mécanique de stérilité*, à laquelle, du reste, il est très-facile de remédier.

Si le phimosis est dû à la trop grande brièveté du frein, cette disposition empêche la complète expansion de la

verge pendant les érections, et rend le coït douloureux,
ainsi que j'ai eu, nombre de fois, occasion de le constater.

Un des résultats de la conformation dont je m'occupe,
est de déterminer, avec une fréquence déplorable, l'infection blennorrhagique ou syphilitique. On conçoit très-
bien, en effet, que la matière virulente séjourne avec la
plus grande facilité dans la cavité du prépuce et du gland,
et que là elle détermine des ravages d'autant plus prompts
et plus intenses, que l'état continuel d'irritation de cette
membrane y exalte les propriétés vitales et facilite l'absorption. Les figures 74, page 310, et 76, page 352, sont
des exemples de la proposition que j'énonce.

Il peut arriver aussi que les rapports sexuels avec des
femmes qui, sans être infectées, ont des flueurs blanches
âcres, déterminent sur les parties dont je parle des érosions, des ulcérations qui ne se reproduisent plus quand
on a guéri le phimosis.

Mais la conséquence la plus sérieuse du phimosis, conséquence sur laquelle je prie le lecteur de fixer toute son
attention, est la suivante. L'irritation que j'ai signalée tout
à l'heure sur le gland et à la face interne du prépuce ne
se borne pas seulement à cette partie; elle pénètre, par le
méat urinaire, dans le canal de l'urètre, où elle détermine
une subinflammation lente, sourde, qui se localise surtout
dans la partie profonde de ce conduit, vers le point où
viennent aboutir les conduits éjaculateurs du sperme. Le
résultat de cette irritation continue est le boursouflement,
le ramollissement, le relâchement de l'orifice des conduits
séminaux (O′, fig. 5, p. 11). Ce relâchement entraîne à son
tour les pollutions nocturnes et diurnes, les pertes séminales
involontaires, et par suite l'impuissance, la stérilité, la débilité générale, et toutes les conséquences mentionnées au

chapitre qui traite des *pertes séminales*. Ce fâcheux état de la partie profonde du canal de l'urètre existe toujours quand les bords du méat urinaire, au lieu de présenter une simple fente, sont tuméfiés, boursouflés, rouges, très-sensibles, avec tendance à se renverser en dehors. Les sujets qui présentent cette disposition ont une fâcheuse propension à se livrer à l'onanisme.

Le *phimosis accidentel* peut être *inflammatoire* ou *indolent* :

Le phimosis inflammatoire survient le plus souvent à la suite de blennorrhagies intenses ou de chancres. Dans ces cas, le prépuce ne peut plus être ramené en arrière de la couronne du gland, parce que le prépuce est trop gonflé, que le gland est devenu trop volumineux, ou par la combinaison de ces deux causes. (Voir fig. 71, page 310.)

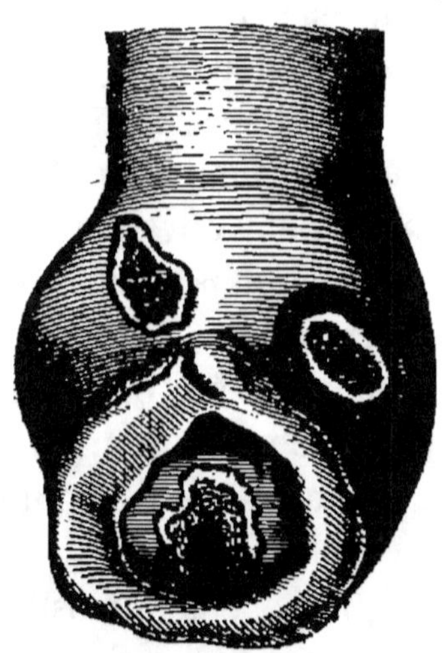

FIGURE 76.

Représentant un phimosis inflammatoire par suite de chancres.

Les chancres ont envahi le méat urinaire, le rebord du prépuce et son tissu, qu'ils ont rongé en entier dans deux endroits. On remarquera que l'extrémité du gland, dans cette figure, affecte la forme d'un *battant de cloche.*

Le phimosis indolent résulte de l'engorgement, sorte de bouffissure œdémateuse de l'extrémité du gland et du prépuce. Il est causé, soit par des végétations, soit par un principe dartreux fixé sur cette partie. Je l'ai vu survenir à la suite de l'irritation incessante entretenue par un rétrécissement du canal de l'urètre, compliqué de catarrhe de vessie et de fausse incontinence.

Le liquide âcre qui baignait continuellement cette région avait excorié le gland et le prépuce, qui étaient le siége d'une énorme bouffissure œdémateuse, que fit disparaître spontanément la guérison de la maladie principale.

Le phimosis accidentel, qu'il soit inflammatoire ou indolent, peut se terminer par la *résolution* de la phlegmasie. C'est la terminaison la plus favorable, sinon la plus ordinaire. Il amène quelquefois la formation d'un *abcès* dans l'épaisseur du prépuce ; cet abcès s'ouvrira en dehors, en dedans, ou perforera cette membrane d'outre en outre. La terminaison par *gangrène* n'est malheureusement pas rare, et, dans ce cas, la mortification, au lieu d'être limitée à la partie primitivement malade, peut envahir une partie ou même la totalité de la verge. J'ai déjà signalé le *cancer de la verge* comme pouvant être produit par le phimosis indolent.

Le phimosis inflammatoire et indolent se guérit avec la maladie qui lui a donné naissance ; et, en parlant des chancres du prépuce et du gland, j'ai soin d'indiquer le *traitement* le plus convenable.

Quand il n'y a qu'une balano-posthite simple, ou chaude-pisse bâtarde, sans complication de végétations ou de chancres, on devra maintenir la verge contre les parois du ventre, pour faciliter la circulation du sang et éviter l'engorgement. On pratiquera cinq à six fois par jour des injections entre le gland et le prépuce, avec de la décoction émolliente de racine de guimauve et de tête de pavot. Ensuite, quand l'inflammation sera calmée, que la sécrétion mucoso-purulente aura fait place à l'exhalation de mucus séreux, la composition des injections sera celle qui est indiquée aux pages 355.

Pour prévenir le retour de cet accident, quand la maladie sera passée, on devra pratiquer la *circoncision*.

Si le phimosis est entretenu par la brièveté du frein ou filet de la verge, on pratique le débridement au moyen d'une incision sur ce repli membraneux. On devra être en garde contre l'hémorragie provenant d'une artère quelquefois assez grosse située dans cette région, surtout quand le frein est épais. Le meilleur hémostatique, dans ce cas, est la ligature de l'artériole.

Contre le phimosis naturel ou contre la longueur exagérée du prépuce, le seul traitement rationnel à employer consiste dans l'opération de la circoncision.

Cette simple opération suffit à elle seule pour prévenir tous les accidents ultérieurs, et c'est le seul remède contre les désordres que le phimosis peut avoir occasionnés, et que j'ai mentionnés pages 350 et 351.

A quel âge doit être faite cette opération?

Bien que la pratique des Juifs prouve qu'on peut sans grand inconvénient faire la circoncision sur les enfants dès l'âge le plus tendre, je pense que, quand le prépuce est assez ouvert pour que l'urine puisse s'écouler au dehors, il est prudent de s'abstenir jusqu'à l'âge où le développement complet des organes en montrera définitivement l'absolue nécessité. Tous les enfants, en effet, ont le gland recouvert par le prépuce; et, à moins d'étroitesse extrême de son orifice, ce n'est qu'à l'âge adulte qu'on pourra sagement apprécier la convenance de cette opération.

L'opération du phimosis par une simple incision prati-

quée sur la partie postérieure du prépuce, donne un très-
vilain résultat, et ne remédie qu'imparfaitement aux inconvénients du phimosis. Par le procédé que j'emploie et qui
est une véritable circoncision, on obtient le résultat représenté par la figure 77.

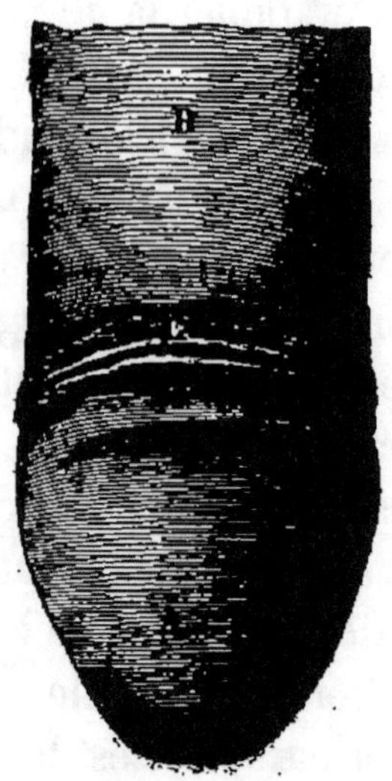

FIGURE 77.

Représentant la verge affectée de phimosis après l'opération.

A, le gland.
B, le corps de la verge ou pénis.
C, cicatrice circulaire, résultant de l'opération.

Cette opération est promptement exécutée, en une demi-
minute au plus. La douleur est très-supportable, et l'effet
immédiat si léger, que je pratique très-souvent cette opération dans mon cabinet sur des malades qui peuvent re-
tourner chez eux à pied.

L'année dernière et cet été, j'ai opéré du phimosis bon
nombre de malades de province qui venaient à Paris par
un train de plaisir, et retournaient le lendemain dans leur
pays.

Au bout d'une huitaine de jours, la cicatrice est complète; et, pendant cet intervalle, les opérés ont pu vaquer à leurs occupations ordinaires, et même dissimuler cette opération aux personnes avec lesquelles ils vivent habituellement.

2° PARAPHIMOSIS.

On désigne sous le nom de *paraphimosis* une maladie dans laquelle le prépuce, porté, par une cause quelconque, en arrière du gland, ne peut plus être ramené sur cet organe, *dont il occasionne alors l'étranglement.* C'est l'opposé du phimosis.

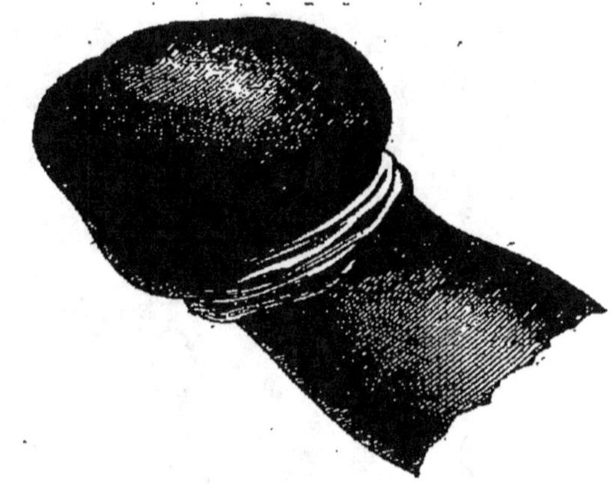

FIGURE 78.

Représentant la verge (ou pénis) affectée de paraphimosis.

Les *causes* qui peuvent amener les paraphimosis peuvent être divisées en deux catégories.

La cause naturelle, prédisposante par excellence, est l'existence d'un phimosis. Aussi le rencontre-t-on fréquemment chez les enfants, lorsque, par curiosité ou dans les mouvements convulsifs de l'onanisme, ils découvrent le gland avec violence; et, chez les hommes présentant la même conformation, quand ils ont des rapports sexuels avec des femmes dont les parties génitales sont trop resserrées; ou que, par motif de propreté, ils découvrent par force le gland pour en détacher l'humeur sébacée, accumulée en arrière de la couronne. C'est l'exemple que représente la figure 78.

La seconde catégorie de causes du paraphimosis se trouve dans une blennorrhagie intense, dans des chancres ou ulcères vénériens, dans des végétations volumineuses (fig. 79), qui, en augmentant d'une manière considérable le volume de l'extrémité de la verge, ne permettent plus au gland d'être recouvert par le prépuce.

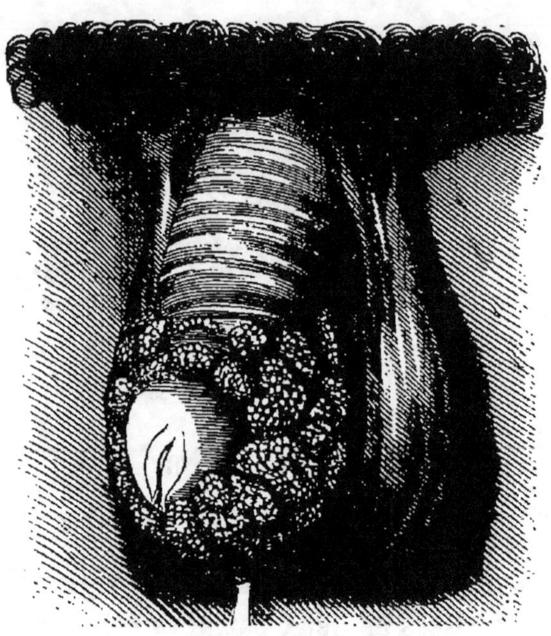

FIGURE 79.

Représentant un paraphimosis par suite de végétations volumineuses.

Quelle que soit, du reste, la cause de cet accident, il

présente beaucoup plus de gravité que le phimosis ; car
l'étranglement qui en est la conséquence inévitable et immédiate peut produire promptement de très-grands ravages, et en particulier la gangrène de l'extrémité de la verge.

Les *symptômes* du paraphimosis sont faciles à constater.
Le gland est à nu, plus ou moins tuméfié, selon l'ancienneté du mal et l'énergie de l'étranglement ; sa couleur est
rouge luisant violacé ; les chancres ou végétations dont il
peut être recouvert sont plus larges, plus douloureux ; le
prépuce forme en arrière de la couronne du gland un
bourrelet circulaire plus ou moins gros, présentant sur sa
circonférence, surtout de chaque côté du frein, des ampoules transparentes auxquelles on a donné le nom de *cristal-
lines ;* sur ce bourrelet, on remarque des sillons plus ou
moins déprimés, causés par la circonférence libre du
prépuce, qui, moins extensible que les autres parties, concourt plus activement à la constriction. Enfin, suivant
le temps depuis lequel existe le paraphimosis, l'intensité
de l'étranglement ou la constitution détériorée du sujet, on
peut voir des fissures parallèles à l'axe du membre viril,
des ampoules et des plaques noires gangréneuses plus ou
moins larges.

Dans des cas très-heureux de paraphimosis, la nature
elle-même, par une légère mortification du bord libre du
prépuce, débride le gland, et avec quelques émollients
tout rentre dans l'ordre.

Mais, le plus souvent, l'art doit promptement intervenir ;
car ses bienfaits sont immédiats, autant pour calmer les
douleurs atroces, la fièvre, le délire qui envahissent le malade affecté de cet étranglement, que pour prévenir les
graves conséquences qu'il peut produire, et qui ne sont
rien moins que la mortification d'une partie plus ou moins
étendue de l'organe générateur.

Il est inutile d'essayer les remèdes adoucissants, calmants, ou de temporiser. Dans ce cas, en effet, le temps inutilement employé permet au mal d'étendre rapidement ses ravages, et de déterminer des désordres pour toujours irrémédiables. Ainsi, point de sangsues, de cataplasmes ni de fondants d'aucune sorte, mais bien la *réduction* ; et si le chirurgien n'est pas assez heureux ou assez habile dans les tentatives de réduction, il pratiquera de suite l'*opération*, c'est-à-dire, le débridement de la partie étranglée.

Sans m'arrêter à décrire des procédés plus ou moins défectueux, j'indiquerai de suite le mode de réduction qui m'a toujours réussi.

Le malade étant couché sur le dos, les genoux en l'air, le chirurgien se place entre ses jambes, et avec tous les doigts d'une main réunis en faisceau, il saisit l'extrémité du gland, qu'il presse doucement; avec les doigts de l'autre main, il embrasse circulairement le bourrelet préputial situé en arrière de la couronne du gland, et le comprime d'une manière graduée. Le résultat de cette manœuvre, continuée pendant quelques minutes d'abord, puis renouvelée à plusieurs reprises, est de faire refluer dans le corps de la verge les sucs épanchés dans son extrémité antérieure. Si cette pression douce a été convenablement effectuée, un quart d'heure, demi-heure au plus, dans les cas graves, le gland et le prépuce sont flétris, ramollis; et quand on a graissé ces organes d'huile d'olives ou d'amandes douces, il est facile, par un double mouvement en sens inverse, de refouler le gland en arrière et de ramener le prépuce en avant.

Le soulagement est immédiat et complet; le malade se trouve, selon l'expression habituelle, dans le paradis ; ses angoisses et le délire cessent de suite. Le chirurgien doit alors s'occuper de traiter l'inflammation du gland et du prépuce. A cet effet, il conseillera les bains locaux de la partie malade, de dix minutes de durée, cinq à six fois par jour, dans la décoction de racine de guimauve et de tête de pavot; des injections de même nature seront faites entre le prépuce et le gland.

Quand il y a quelques escarrhes gangréneuses, elles se détachent assez promptement, et les plaies qui en résultent se cicatrisent d'elles-mêmes. Si, par suite de la constitution lymphatique du malade, la cicatrisation s'opérait lentement, on l'activerait par un pansement avec de la charpie imprégnée d'*onguent styrax*, d'*onguent basilicum*, ou par de légers attouchements avec la pierre infernale.

Si le paraphimosis a été déterminé par l'inflammation blennorrhagique, des chancres vénériens ou des végétations, on devra s'occuper au plus tôt d'employer un traitement approprié à ces maladies. (Voir *Blennorrhagie, Maladies syphilitiques, Végétations.*)

Si le malade est atteint de *phimosis congénial*, aussitôt que l'irritation produite par cet accident sera calmée, le praticien devra lui faire comprendre la nécessité de la *circoncision*, qui seule pourra prévenir des récidives à peu près inévitables sans cette opération. (V. *Phimosis*, p. 355.)

Quand le chirurgien est appelé trop longtemps après l'étranglement, il arrive que les sucs plastiques épanchés dans le gland et le prépuce sont épaissis, combinés, font corps avec les tissus, et que les tentatives de réduction ne produisent aucun résultat. On ne doit pas fatiguer longtemps le malade par des essais inutiles, et le seul moyen de procurer un soulagement immédiat consiste à pratiquer l'*opération du paraphimosis*, c'est-à-dire, le débridement des parties étranglées. S'il y a quelques points gangrénés, ce sera sur ces points que devront être dirigées les incisions.

Dans le cas contraire, voici comme il convient de procéder :

Les doigts de la main gauche réunis en faisceau saisissent le gland, préalablement essuyé et recouvert d'un linge pour empêcher le glissement ; de la main droite, armée d'un bistouri pointu, à lame étroite, et dont le dos est tourné vers la verge, le chirurgien fait pénétrer l'instrument sous la bride la plus profonde du prépuce, avec la précaution de ne pas léser les corps caverneux de la verge ; il relève alors le tranchant de la lame, et le débridement est opéré. On agit, autant que possible, sur les côtés du pénis, afin de ne pas intéresser l'artère dorsale de la verge, qui est située sur le milieu de cet organe. Si une seule incision ne suffit pas, on en pratique plusieurs. Le malade est alors placé dans un bain de siége ou un grand bain d'eau de son ; on laisse saigner la plaie le plus possible, et on pratique ensuite la réduction avec la plus grande facilité. On fait prendre cinq à six bains locaux de la verge, chaque jour, et la cicatrisation ne se fait pas attendre longtemps, à moins qu'il n'y ait, comme je viens de le dire plus haut, complication de blennorrhagie, chancres, végétations, auxquels cas on devra avoir promptement recours au traitement indiqué pages 325 et 380.

Ainsi que je l'ai dit, page 358, souvent la nature, par gangrène d'une partie plus ou moins étendue du gland, du prépuce et de la verge, pratique elle-même le débridement, mais d'une manière tout à fait irrégulière. Le chirurgien est alors obligé d'intervenir pour régulariser ces désordres, les diminuer autant que possible, et prévenir les difformités qui peuvent en résulter. Dans ces cas malheureux, on ne peut pas tracer de règle à l'avance ; l'état des parties mortifiées et la sagacité de l'opérateur servent de guide.

ORDRE DEUXIÈME.

MALADIES VÉNÉRIENNES

VIRULENTES OU SYPHILITIQUES.

Le *chancre* (qui est la forme par laquelle débutent, le plus souvent, les maladies vénériennes virulentes), et toutes les conséquences qu'il entraîne, forment un ensemble de symptômes auxquels on a donné différents noms. On l'a d'abord désigné sous le nom de *gorrhe, mal napolitain, mal français, morbus gallicus, lues venereu, grosse vérole.* Maintenant on n'emploie plus guère que deux expressions : *vérole*, mot un peu brutal et qui sonne mal dans le monde, et *syphilis*, dont l'étymologie est σύν, avec, et φιλία, amour, amitié, c'est-à-dire, compagnon de l'amour.

Les auteurs ont longuement discuté sur l'origine de la syphilis en Europe. Sans entrer dans le détail de ces controverses, je dirai que, de toutes les opinions émises à cet égard, la plus accréditée est celle qui en attribue l'importation aux gens de l'équipage de Christophe Colomb, qui l'auraient reçue des naturels d'Amérique.

Une autre opinion fait remonter, non plus l'importation, mais la propagation de la syphilis en Europe, au siége de Naples par l'armée française dans le quinzième siècle. Cette opinion compte un assez grand nombre de partisans, et il est assez remarquable que, dans beaucoup de pays, la syphilis est appelée *mal français;* dans d'autres, au contraire, on lui donne le nom de *mal d'Espagne, mal de Naples.*

Vers le milieu du quinzième siècle, il y eut une épidémie de vérole qui fit des ravages effrayants dans tous les rangs de la société. On raconte que c'est par suite d'une vengeance de son mari que la *belle Féronnière* fut infectée, et qu'elle transmit au roi François Ier la vérole dont il mourut : c'est à ce fait qu'on fait allusion quand on cite ce quatrain de Malherbe :

> « Le pauvre en sa cabane, où le chaume le couvre,
> « Est sujet à ses lois;
> « Et la garde qui veille aux barrières du Louvre
> « N'en défend pas les rois. »

Le virus syphilitique a-t-il perdu de son intensité depuis que la vérole existe? Il est certain que la vérole d'aujourd'hui n'a point l'intensité de l'épidémie meurtrière du quinzième siècle. Mais, en supposant que tout ce qu'on a remarqué à cette époque doive être rapporté à la syphilis, ce qui est fort problématique, on peut rattacher l'explication de l'atténuation des symptômes qu'elle présente à un grand nombre de circonstances, les mœurs, la civilisation, la connaissance plus complète de la maladie et du traitement.

A l'époque de la grande épidémie et plus tard, l'individu atteint de cette affection était réprouvé, on le maltraitait; aussi n'osait-il avouer sa faute, et pendant longtemps le virus pouvait tout à son aise infecter l'économie et produire de grands ravages : ajoutons que c'était une maladie toute nouvelle, dans laquelle on voyait une punition divine et dont on connaissait fort mal la médication.

Maintenant, au contraire, le traitement est parfaitement connu, et dès qu'une personne redoute l'infection syphilitique ou qu'elle en aperçoit les premiers symptômes, elle s'empresse de réclamer les soins de la science. Cependant, quand ces conditions sont négligées, on a encore de temps en temps occasion de constater des ravages qui prouvent que le virus syphilitique n'a rien perdu de sa violence.

Ainsi que je l'ai dit en commençant l'étude des maladies vénériennes, le *chancre* est, dans l'immense majorité des cas, la manifestation primordiale de la syphilis. La cause spécifique du chancre est le *virus syphilitique.* Ce virus n'a d'action que sur l'espèce humaine. Aussi la vérole est-elle une maladie propre à l'homme et qui n'attaque jamais les animaux, auxquels elle n'est pas transmissible.

On a fait récemment, à Paris et en Allemagne, des expérimentations tendant à prouver la transmissibilité du virus vérolique de l'homme aux animaux, et notamment aux singes; mais ces faits sont loin de présenter le caractère de véracité dont ils auraient besoin pour être admis sans conteste.

Le virus syphilitique peut se développer aussi bien *sur l'homme que sur la femme,* à *tous les âges de la vie,* même dans le sein de la mère, ou par l'intermédiaire d'une nourrice.

Aucun tempérament ne lui est réfractaire, et si l'on voit souvent des individus s'exposer impunément à la contagion, cela tient uniquement à ce qu'ils ne sont pas dans les conditions favorables d'absorption, ou aux précautions hygiéniques que je recommande à la page 321.

Sur quelque partie du corps que le virus ait été déposé, il peut y avoir absorption et infection consécutive. Ainsi la syphilis n'est pas une maladie propre aux organes génitaux. C'est là surtout ce qui différencie les maladies vénériennes *virulentes* de celles qui ne le sont pas. Les maladies *non virulentes* n'ont jamais leur siége primitif qu'aux organes génitaux, et en particulier sur la membrane mu-

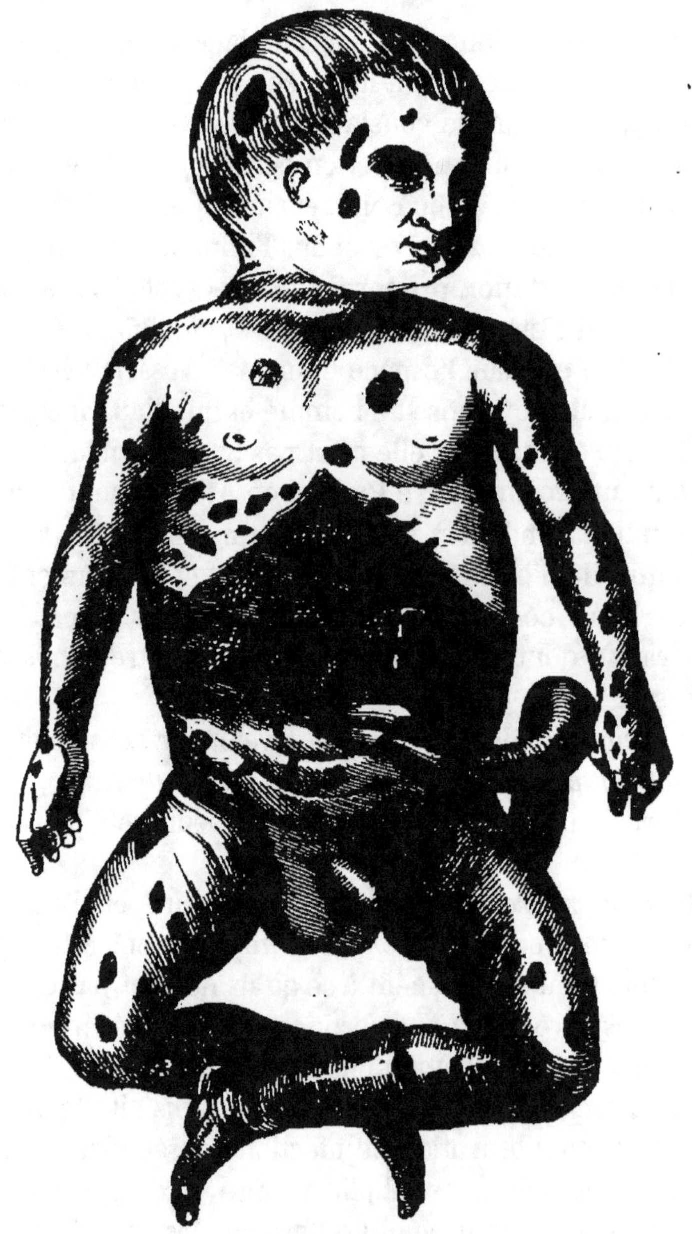

FIGURE 80.

*Représentant un enfant nouveau-né dont toutes les parties du corps
sont recouvertes de taches, pustules, ulcérations de nature syphilitique, à divers degrés de développement.*

31.

queuse de ces organes ; il y a écoulement catarrhal ; tandis que la *vérole* peut envahir un individu par un point quelconque de la surface du corps. Il est vrai que le plus

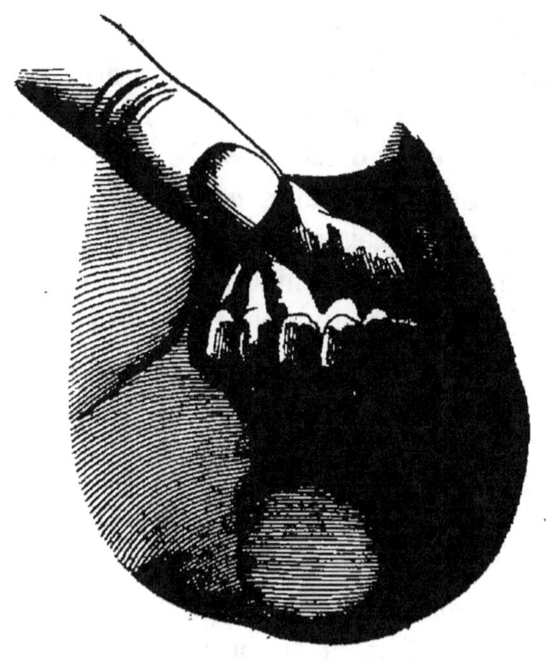

FIGURE 81.

Représentant un chancre, ou ulcère vénérien primitif, ayant son siége sur la gencive de la mâchoire supérieure.

souvent le siége du mal existe d'abord aux parties génitales, parce que c'est la voie d'infection la plus naturelle. Mais combien de personnes ont gagné la syphilis en touchant un individu infecté, *en buvant dans son verre, en se servant de sa pipe, de sa cuiller, de son linge,* ou en couchant dans des *draps contaminés !*

Le développement de la syphilis *n'est jamais spontané,* et reconnaît toujours pour cause la *contagion par une personne infectée.* Ainsi tandis qu'il peut survenir une blennorrhagie après les rapports sexuels de deux personnes parfaitement saines, on n'est jamais atteint de vérole que par suite de relations avec une personne qui en est elle-même *actuellement* infectée.

La condition la plus favorable à l'absorption du virus syphilitique est une ulcération, une érosion, une petite plaie : l'inoculation de ce principe morbide peut se faire aussi par son séjour dans des replis de membrane, comme il en existe tant aux organes génitaux. Une surface qui ne présente point de plaie peut aussi devenir le siége de l'absorption ; il suffit d'un contact plus ou moins prolongé qui ramollit l'épiderme et imprègne les tissus. L'augmentation d'activité de la vie pendant le coït, le gonflement, la turgescence des tissus qui en est la conséquence, favorisent beaucoup cette absorption. Plus le coït sera prolongé, plus il y aura de chances pour la pénétration du virus. Aussi est-ce le cas, dans un coït suspect, d'appliquer ce précepte : Ne faire de l'égoïsme qu'à soi seul, et se laver avec les précautions indiquées (page 321). La grosseur du membre viril et l'étroitesse du vagin sont aussi des causes qui favorisent l'inoculation syphilitique ; par opposition, si les parties génitales de la femme sont larges et le membre viril peu volumineux, il y aura peu de chances d'infection.

Le chancre est la voie d'infection syphilitique la plus habituelle. Pendant longtemps on a cru que c'était la seule ; quelques syphiliographes même le pensent encore. Mais il est maintenant parfaitement avéré que des rapports sexuels avec des individus ne présentant actuellement aucun chancre peuvent donner la maladie vénérienne. Ainsi tous les symptômes constitutionnels dits *secondaires* (Voir p. 383), et qui sont accompagnés d'une sécrétion humide, sont contagieux : tel est le cas des pustules plates ou plaques muqueuses, de l'ecthyma, du pemphigus syphilitique, etc. Ce fait a été mis hors de doute par des expériences récemment faites en France et en Allemagne.

En l'absence même de tout symptôme vénérien actuellement apparent, un individu qui a eu la syphilis et qui, par suite d'un traitement incomplet, n'a été que *blanchi*, communique la vérole aux enfants qu'il procrée.

Le sperme, contaminé par le principe syphilitique, donne à l'ovule fécondé le germe du mal, qui se développe avec le produit de la conception et cause la mort prématurée de l'enfant, si l'art n'intervient pas à temps. Dans les premiers moments de sa formation, l'embryon peut être très-sain et recevoir, à une époque plus ou moins avancée de la vie intra-utérine, la viciation vérolique du fait de la mère elle-même récemment atteinte.

Par opposé, il arrive que l'enfant procréé par un père infecté transmet à sa mère la maladie vénérienne dont tous ses organes sont imprégnés. (Voir fig. 80, page 365.)

La connaissance de ces faits, qui se renouvellent malheureusement si souvent, est très-importante pour le praticien. C'est elle qui rend compte des fréquents avortements auxquels sont exposées certaines femmes; avortements qui ne cessent que par un traitement antivénérien sagement administré, soit au père, soit à la mère, ou bien, selon l'occurrence, à tous les deux à la fois.

Ainsi, en 1848, un mari vint me consulter dans les circonstances suivantes. Marié depuis cinq ans, sa femme avait fait, dans cet intervalle, quatre fausses couches, la première à six semaines, la seconde à trois mois, la troisième à cinq mois, et la quatrième à sept mois de grossesse. Tous ces avortements avaient eu lieu sans cause appréciable. Enfin ce qui mettait le comble à son chagrin, c'est qu'il venait de perdre un enfant de trois mois venu à terme. Pendant les deux premiers mois de sa vie, cet enfant avait donné les plus belles espérances, et tout à coup il avait dépéri; son corps s'était recouvert çà et là de taches violacées, et en moins de quinze jours il avait pris l'habitude extérieure d'un vieillard décrépit et ratatiné. Tous les soins avaient été inutiles, et les médecins avaient déclaré que la mère était mauvaise nourrice. Après certaines questions, le père me fit la confidence que, dix ans auparavant, il avait été atteint d'un chancre à la verge, dont il s'était débarrassé en un mois de traitement, et que depuis cette époque il ne s'était absolument ressenti de rien. Fort de cet indice, je le soumis, pendant trois mois, à un traitement dépuratif très-sévère, et ensuite j'autorisai les relations sexuelles. Le résultat fut des plus favorables : en 1849, Madame ..... accoucha à terme d'un enfant bien constitué, qui est maintenant âgé|de près de trois ans et très-bien portant.

La transmission du poison vénérien se fait souvent par le lait d'une nourrice; de même qu'on voit le nourrisson communiquer cette maladie à la femme qui l'allaite.

Ces considérations préliminaires une fois posées, j'arrive à la *description du chancre, de son traitement, et des diverses maladies dont il est la conséquence.*

1° **Du chancre**.

A. *Période d'incubation.*

On désigne sous le nom de *période d'incubation* l'intervalle qui s'écoule entre un coït infectant et l'apparition des symptômes. Cet espace de temps est très-variable, suivant des circonstances qui restent le plus souvent inconnues. Habituellement c'est du deuxième au dixième jour que pa-

raissent les premières manifestations. Quand il existe une
solution de continuité, érosion ou déchirure, les symptômes apparaissent plus tôt. Mais quand l'absorption a eu lieu,
rien ne peut empêcher le développement de la maladie.
Le fait suivant, tiré de la pratique d'un des premiers chirurgiens de Lyon, en est une preuve irréfutable.

Un jeune homme qui avait eu commerce avec une femme
de Lyon fait part de sa bonne fortune à un de ses amis
actuellement affecté d'ulcères vénériens. Cet ami avait précisément gagné ses chancres à la même source. On conçoit aisément les appréhensions de cette personne, qui confie aussitôt sa position au docteur B..... Celui-ci soumet
pendant quatre jours consécutifs les organes génitaux à
un examen très-attentif, sans rien apercevoir d'anormal,
fait prendre de grands bains au malade et le soumet à des
soins de propreté extrême. Le cinquième jour, malgré ces
précautions, un chancre apparaît sur le gland.

Le virus syphilitique était donc resté, dans ces organes, à
l'état latent pendant quatre jours entiers. C'est ce que l'on
désigne sous le nom d'*incubation*.

B. *Symptômes.*

Quand un individu a été exposé à la contagion du virus

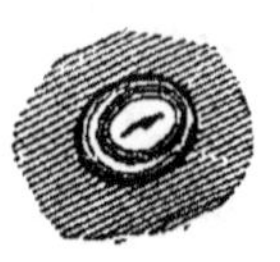 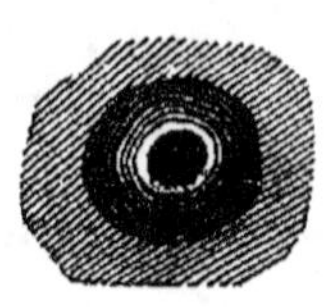 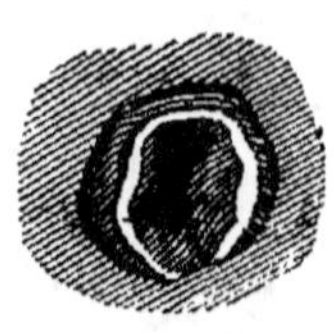 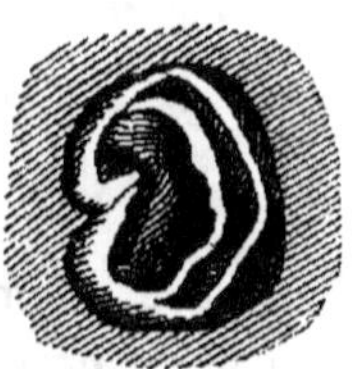

FIGURES

82　　　　83　　　　84　　　　85

*Représentant des chancres, ou ulcères vénériens primitifs, à divers
degrés d'évolution.*

syphilitique, et qu'il s'est trouvé dans des conditions favorables d'absorption, voici ce qui se passe :

Au bout de deux jours au plus tôt ou de dix jours au plus tard, il survient de la démangeaison, une légère chaleur à la place que doit envahir le chancre, puis une élevure rouge de forme papuleuse. On voit se développer au centre de cette élevure une petite vésicule remplie de sérosité, qui se trouble bientôt et devient purulente. La pustule augmente rapidement, ainsi que l'auréole rougeâtre sur laquelle elle est assise. L'épiderme qui récouvre cette pustule *se crève bientôt* (fig. 82), *et l'on aperçoit une ulcération faite comme avec un emporte-pièce, dont les bords sont taillés à pic, déchiquetés, décollés, tendant à se ren-*

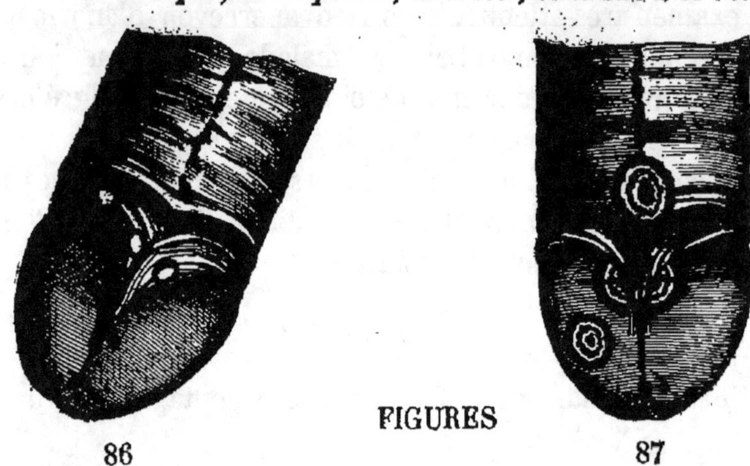

FIGURES

86   87

Représentant des chancres sur le frein ou filet de la verge, à des périodes différentes de développement.

La figure 86 montre trois ulcères vénériens, dont la vésicule vient à peine de se rompre.

Sur la figure 87, les chancres, au nombre de quatre, dont un sur les lèvres du méat urinaire, sont plus avancés : l'un d'eux a même déjà rongé la cloison du frein ou filet, ce que montre la petite tige passée au-dessous de celui-ci.

verser en dehors, dont l'ouverture est moins étendue que

le fond (fig. 83, 84). *Le fond de la plaie est d'un gris sale. Le pourtour ou la base sur laquelle elle repose est dur, engorgé, empâté* (fig. 85). *Le pus que fournit cet ulcère est gris, mal lié, mêlé de débris de chair et de sang.* Il a une réaction alcaline et contient des animalcules microscopiques, auxquels on a donné les noms de *trichomonas, vibrio lineola.*

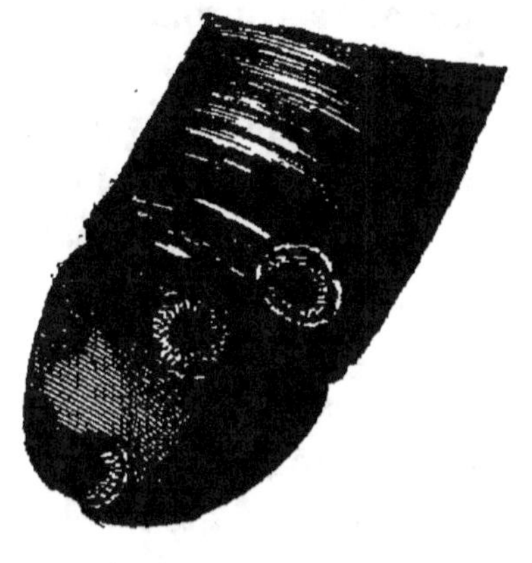

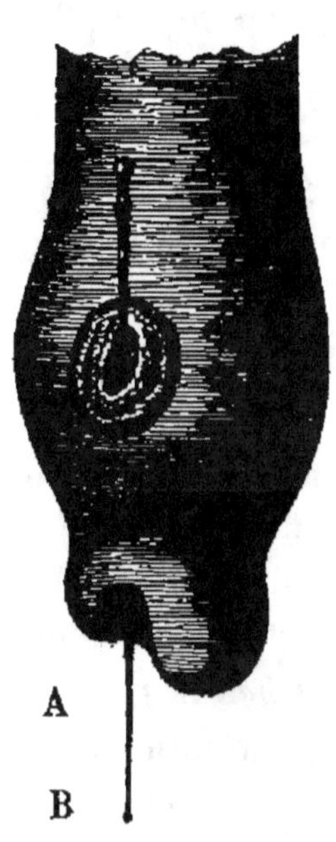

FIGURE 88.

Représentant trois chancres en pleine évolution : le premier sur la lèvre gauche du méat urinaire ; le second à la couronne du gland ; le troisième à la face interne du prépuce.

FIGURE 89.

Représentant les désordres produits par un chancre situé primitivement à la face interne du prépuce d'un individu chez lequel ce repli membraneux est trop long.

L'ulcère de la figure 89, après avoir rongé successivement de dedans en dehors, apparaît à l'extérieur. Le stylet fait voir cette perforation.

Tels sont les caractères spéciaux du chancre ou ulcère

vénérien primitif. Les malades ne s'aperçoivent quelquefois de l'ulcération que lorsqu'elle existe déjà depuis plusieurs jours.

D'après ce que j'ai dit, le lecteur doit avoir compris que le chancre peut se rencontrer sur toutes les parties du corps.

Les points où on l'observe le plus souvent *chez l'homme* sont : la partie inférieure du gland, de chaque côté du frein ou filet (fig. 86, 87, p. 371) ; autour de la couronne du gland ; sur le prépuce ; au méat urinaire (les fig. 76, page 352, et 89, page 372, montrent les ravages que peuvent causer ces ulcérations sur des personnes dont le prépuce, trop long, recouvre habituellement le gland) ; sur les bourses ; à l'anus ; aux lèvres ; aux gencives (fig. 81, page 366) ; à la langue ; aux paupières ; aux oreilles ; aux doigts.

Les chancres peuvent se développer dans l'intérieur du canal de l'urètre, comme on le voit figure 90, page 374. Pendant longtemps ce fait a été nié ; il a été mis hors de doute par suite d'autopsies d'individus atteints de vérole et morts par accident.

Chez la femme, l'ulcère syphilitique primitif peut exister, comme chez l'homme, sur toutes les parties du corps où la matière virulente a été déposée, mais on le rencontre principalement aux organes générateurs, sur la vulve (fig. 91, page 375), sur les grandes et les petites lèvres ; c'est surtout à la fourchette ou fosse naviculaire qu'il est le plus fréquent (C''', fig. 92, page 376).

On le rencontre dans toute la longueur du vagin (CC'C'', fig. 92, page 376), et jusque sur le col de la matrice (C, fig. 93, page 377).

Le chancre existe le plus souvent *seul ;* mais, quand il y en a *plusieurs*, comme sur les figures 86, 87, 88, 90, 91, 92, cela n'augmente pas la gravité du mal. Un seul suffit pour produire tous les désordres dont je parlerai plus loin.

Quand le chancre existe sur une membrane muqueuse,

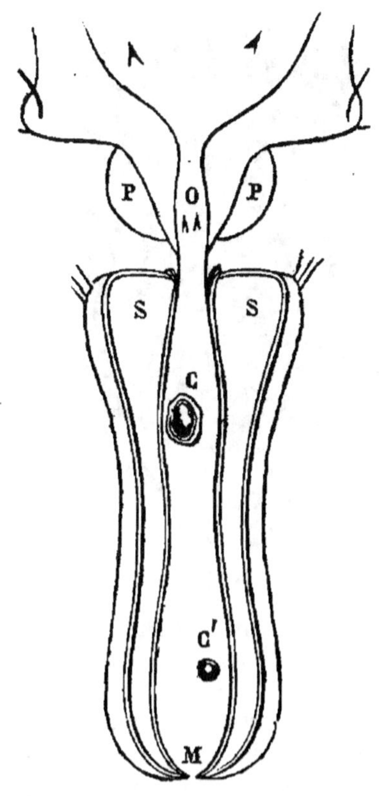

FIGURE 90.

*Représentant le canal de l'urètre et le commencement de la vessie,
ouverts dans toute leur longueur par la paroi antérieure.*

SS, le corps spongieux qui entoure le canal de l'urètre.
MO, le canal de l'urètre.
M, le méat urinaire.
O, les deux orifices des conduits éjaculateurs du sperme.
PP, la glande prostate.
C', un chancre encore peu développé, situé sur la paroi inférieure
    du canal de l'urètre.
C, un second chancre, plus profondément situé sur cette même pa-
    roi, et plus avancé dans son évolution.

on voit toujours la plaie à nu avec les caractères que je

viens d'indiquer ; quand il est implanté sur la peau, il se

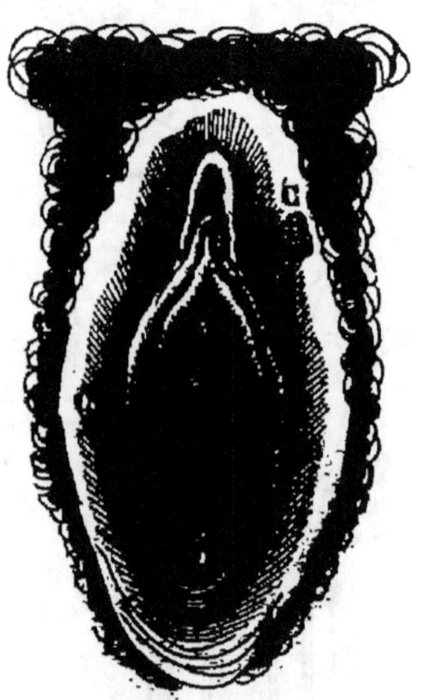

FIGURE 91.

Représentant les parties génitales extérieures d'une femme affectée
de trois chancres CCC.

L'un est situé à gauche, en haut de la grande lèvre.
Le second sur la partie moyenne de la grande lèvre du côté droit.
Le dernier existe en bas, sur le côté gauche de la fourchette.

recouvre de croûtes jaunâtres ou brunes; si l'on soulève cette croûte, on voit l'ulcère avec tous ses caractères.

Quelques praticiens prétendent que, si l'on pouvait traiter de suite cet ulcère et le cautériser profondément, on arrêterait le mal sur place, et qu'on éviterait par là les accidents d'infection constitutionnelle. Mais il est généralement admis qu'après quatre jours d'existence, bien qu'on fasse cicatriser le chancre très-méthodiquement, on ne pourra pas empêcher le développement des accidents consécutifs. En effet, la pustule du chancre a la propriété, comme celle du vaccin, de reproduire le virus syphilitique, et les vaisseaux absorbants qui existent autour de la plaie en ont bientôt introduit une partie dans le sang, qui se trouve ainsi em-

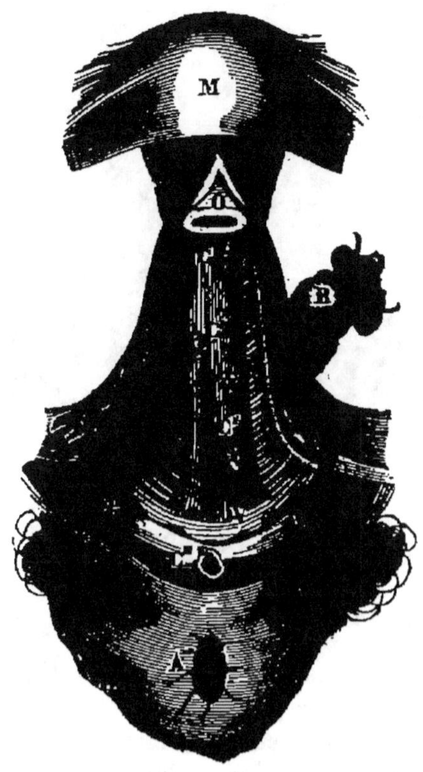

FIGURE 92.

*Représentant la vulve (fosse naviculaire C''''), le vagin et la matrice
d'une femme atteinte de chancres, C, C', C'', C'''.*

(La vulve et le vagin ont été divisés par la paroi antérieure, pour
permettre la facile exploration des organes.)

PP, les grandes lèvres, divisées par eu haut.

VV, la paroi inférieure du vagin.

O, le col de la matrice.

M, le corps de la matrice ou utérus.

R, l'intestin rectum.

A, l'anus.

C, C', C'', trois chancres, à divers degrés d'évolution, existant sur la
paroi inférieure du vagin.

C''', chancre situé au milieu de l'excavation de la fosse naviculaire.

poisonné. D'un autre côté, si l'on veut bien tenir compte du fait d'incubation rapporté page 370, on comprendra

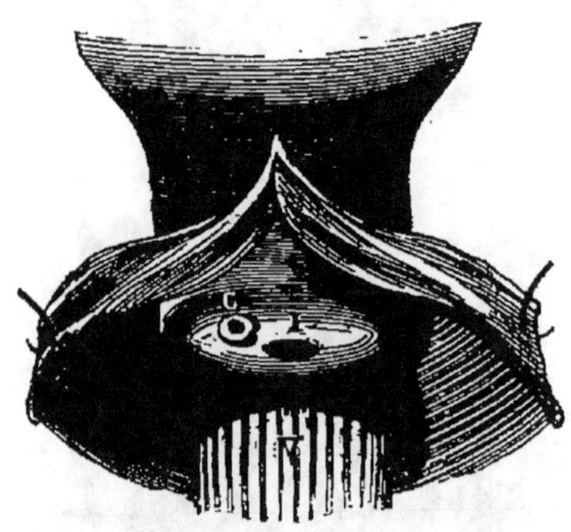

FIGURE 93.

Représentant un chancre ou ulcère vénérien primitif, existant sur le col de la matrice d'une femme qui n'a pas eu d'enfants.

(Deux érignes écartent les parois du fond du vagin, pour laisser voir le col de la matrice.)

V, le haut de la paroi inférieure du vagin.

I, l'orifice du col de la matrice; orifice étroit et arrondi chez les femmes qui n'ont pas encore eu d'enfants, tandis qu'il est plus large et présente une fente transversale (O, fig. 92), chez celles qui ont été mères.

C, chancre vénérien, ayant son siége sur le côté droit du col utérin.

[Sur une femme vivante, il n'y a que l'examen au spéculum (Voir *Maladies de matrice*) qui puisse permettre de constater l'existence de chancres dans la profondeur du vagin (fig. 92), ou sur le col de la matrice (fig. 93).]

facilement qu'à l'apparition de l'accident local, l'économie tout entière peut être altérée déjà : car il est impossible de pénétrer ce mystère de l'incubation, et de savoir, par exemple, dans quelle partie du corps était le virus syphilitique pendant les quatre jours où, sans succès, on interrogeait

fréquemment la partie qui allait devenir le siége de l'ulcération. En admettant donc qu'on détruise immédiatement
sur place la vérole, dès son apparition, on devra donc
toujours avoir l'appréhension (appréhension si fréquemment légitimée par les faits), de voir apparaître des symptômes d'infection générale constitutionnelle, *accidents secondaires ou tertiaires.*

Tant qu'il n'a pas été cautérisé, et pendant une dizaine
de jours à compter de son apparition, le chancre jouit de
la funeste propriété de *produire du pus* ou *virus syphili
tique* inoculable.

Quelquefois le chancre *guérit tout seul*, et sans que

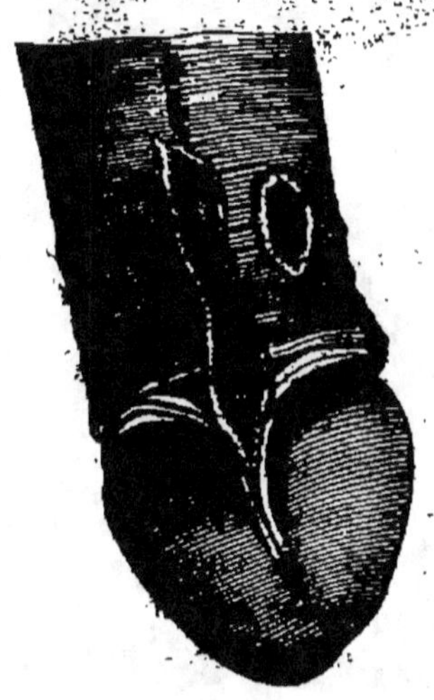

FIGURE 94.

*Représentant deux chancres : l'un avec les caractères habituels ;
le second, chancre rongeur, logé dans le sillon du frein de la
verge, s'étend le long de la face inférieure de cet organe.*

le malade ait eu la conscience de son apparition. D'autres
fois, on aura bien constaté sa présence, mais sans se douter de sa nature. On le confond avec les petites ulcérations
qui surviennent de temps à autre aux parties génitales ; des

soins de propreté ayant suffi pour le faire disparaître, le malade reste dans une *sécurité trompeuse.*

Le plus souvent le chancre abandonné à lui-même *s'indure*, ce qui est déjà un signe d'infection constitutionnelle.

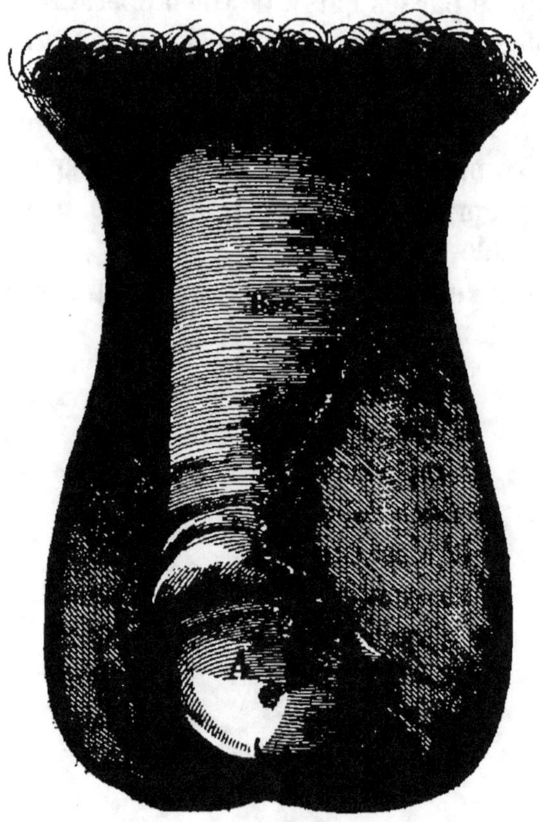

FIGURE 95.

Représentant les ravages d'un chancre rongeur.

L'ulcération, dont les bords sont irréguliers et déchiquetés comme avec un emporte-pièce, a déjà détruit une grande partie du côté gauche de la verge B et du gland A. La ligne blanche que forment les hachures limite la portion absente de cet organe.

L'induration ne commence guère jamais avant le quatrième jour, et rarement après le quinzième. Une fois induré, le chancre peut rester plusieurs mois stationnaire. Sous la plaie existe alors une base dure, arrondie, toujours plus grande que la plaie, et ressemblant assez bien à la moitié d'un pois sec placée dans l'intérieur des chairs. Cette induration est le résultat de la production d'un tissu fibreux, cartilagineux, blanchâtre, qui est sécrété dans les mailles du tissu cellulaire sous-cutané.

D'autres fois, surtout quand le malade est d'une constitution lymphatique, ou détériorée par les privations ou les excès, le chancre passe à l'état *diphthéritique* ou *phagédénique* : c'est le *chancre rongeur*. Dans ce cas, l'ulcère se recouvre d'une couche grisâtre épaisse, et gagne rapidement en surface et en profondeur. Il produit alors des ravages considérables, et j'ai vu, dans des cas semblables, la moitié de la verge être détruite en quelques jours. Quand la *gangrène* vient s'ajouter au phagédénisme, la destruction des tissus est encore bien plus rapide.

Le chancre le plus simple demande habituellement de quinze jours à un mois pour sa guérison complète. Quand il se complique d'induration, de gangrène, la terminaison peut se faire attendre six semaines ou deux mois.

Le chancre par lui-même n'amène jamais la mort; cependant j'ai vu quelques ulcères vénériens primitifs, compliqués de bubons phlegmoneux, mettre sérieusement en danger les jours du malade.

C. *Traitement.*

Il est maintenant hors de doute que l'ulcère syphilitique primitif guérit fréquemment seul. Cependant, comme la guérison peut être tardive, et que, pendant tout le temps qu'il dure, le chancre peut se compliquer d'induration, de bubon (B, fig. 72, page 311) ou devenir rongeur (fig. 94

et 95, pages 378 et 379), le malade devra réclamer le plus tôt possible les secours de la science.

La première indication à remplir est d'arrêter le mal dans son développement, d'anéantir le chancre au début, s'il est possible. La cautérisation permet d'atteindre ce but : on a recours à trois agents principaux :

1° Le *nitrate d'argent fondu* ou *pierre infernale*;

2° Le *nitrate acide liquide de mercure*;

3° Le *caustique de Vienne* (mélange de chaux vive et de potasse à l'alcool).

Voici la manière d'opérer : on nettoie et on dessèche la plaie avec de la charpie et on cautérise profondément la base du chancre, pour réduire l'ulcère spécifique à l'état d'une plaie simple et non contagieuse ; on renouvelle trois à quatre fois la cautérisation, à un ou deux jours de distance. Si l'on a recours au caustique de Vienne, une seule application suffit. Au bout de quelques jours, l'escarre produite par la cautérisation se détache, et la plaie marche rapidement vers la guérison. On doit, jusqu'à parfaite cicatrisation, laver la plaie trois à quatre fois par jour avec du vin aromatique ou une solution légère de chlorure d'oxyde de calcium ou de sodium, et isoler le chancre des parties voisines, en le recouvrant de quelques brins de charpie imbibés de ces liquides ou imprégnés de la pommade suivante :

Prenez : Pommade aux concombres,   **20** gram.
         Calomel à la vapeur,   **2** gram.
         Laudanum de Sydenham,   **1** gram.

Mêlez très-exactement.

Quelques praticiens remplacent, dans cette formule, le calomel à la vapeur par un gramme de protoiodure de mercure ou de turbith minéral.

Quand le chancre est induré, il faut avoir spécialement recours à la cautérisation avec un pinceau de charpie imbibé de *nitrate acide liquide de mercure*, en même temps qu'on administre intérieurement le traitement dépuratif interne dont je parlerai plus loin.

Si le chancre prend un caractère diphthéritique, phagédénique, rongeant (fig. 94 et 95, pages 378 et 379), la pâte de Vienne, le nitrate de mercure sont quelquefois insuffisants. Dans ces cas rebelles, on retire de très-grands avantages de l'emploi de la *pâte arsénicale de Rousselot* ou de la poudre suivante :

Prenez : Acide arsénieux blanc en poudre,   1 partie.
      Amidon pulvérisé,   1000 parties.

Mêlez exactement.

Quelques praticiens avaient proposé d'exciser la partie sur laquelle s'était développé le chancre, afin d'éviter l'infection générale ; mais cette opération ne met nullement à l'abri de la récidive (Voir *Incubation*, page 369), et l'on a fréquemment vu la plaie résultant de cette opération se transformer elle-même en chancre.

Est-il nécessaire, pour guérir un chancre simple, de recourir à une médication interne, et ce traitement intérieur préserve-t-il des accidents consécutifs d'infection constitutionnelle ?

A ces deux importantes questions, je n'hésite pas à répondre négativement.

Il est constant que l'ulcère vénérien primitif simple peut guérir par la seule cautérisation. Plus on aura traité le chancre à une époque rapprochée de son apparition, moins on aura à redouter une infection constitutionnelle. Cependant, il faut toujours être sur ses gardes, et j'ai l'habitude, dans ce cas, de prévenir mes malades, pour qu'ils sachent en quoi consistent les premiers symptômes d'infection générale, et qu'ils viennent de suite m'en informer. J'ai eu bien souvent occasion de donner des soins à des personnes atteintes de vérole constitutionnelle, et qui, après la guérison d'un chancre, avaient cependant suivi un traitement interne bien méthodique. Aussi, après la cure d'un chancre, je me contente de faire prendre au malade un ou deux purgatifs et quelques bains, en lui recommandant de me venir trouver à la première manifestation des accidents secondaires.

Le *bubon* inflammatoire ou induré, qui accompagne si fréquemment le chancre, réclame d'abord le *traitement local* du bubon simple (page 314), plus un traitement dépuratif interne. (Voir *plus loin.*)

2° Accidents consécutifs du chancre.

Empoisonnement du sang; infection constitutionnelle.

Ces accidents peuvent être classés sous deux catégories distinctes :

A. *Accidents secondaires;*

B. *Accidents tertiaires.*

Cette division est très-importante, non-seulement au point de vue de l'étude, mais aussi eu égard au traitement, qui doit être différent.

A. Accidents ou symptômes secondaires.

Trois semaines, un mois, six semaines environ, et quelquefois plusieurs années seulement après l'apparition d'un chancre, on voit survenir du côté de la peau, des membranes muqueuses, des yeux et des testicules, des acci-

dents variés qui sont le signe de l'infection syphilitique
constitutionnelle.

Il est bien établi maintenant que, relativement à la transmissibilité, on doit établir dans ces accidents deux sé-
ries.

Quand les manifestations d'infection secondaire sont accompagnées de sécrétion humide, elles sont contagieuses,
peuvent se gagner par le contact, et sont inoculables. Tel
est le cas des *plaques* ou *pustules muqueuses*, des *vésicules, excroissances, rhagades, pemphigus,* etc.

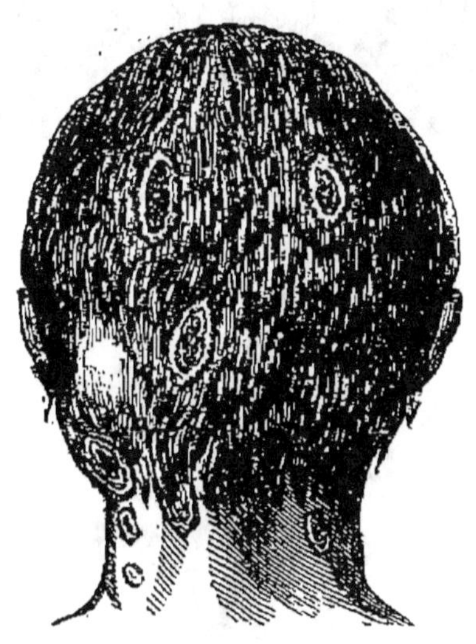

FIGURE 96.

*Représentant la partie postérieure de la tête d'un individu atteint
de pustules croûteuses de nature syphilitique.*

Près de l'oreille gauche, on voit une petite tumeur arrondie, qui
bientôt s'ulcérera, et affectera, comme les autres, les symptômes d'un ulcère vénérien.

Si l'éruption, au contraire, ne consiste que dans de
simples taches, macules ou papules, le simple contact
ne donne pas la maladie. Mais les uns et les autres sont
transmissibles par hérédité, et les enfants qui naissent de

parents infectés de cette sorte (Voir fig. 80, page 365) por-

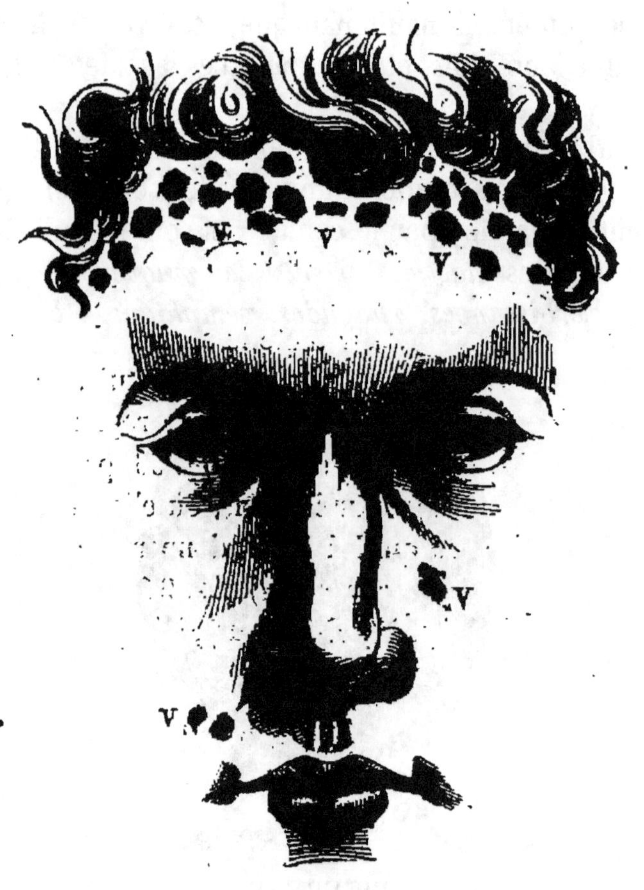

·FIGURE 97.

*Représentant le visage d'un individu atteint de couronne de Vénus
(corona Veneris), syphilide papuleuse.*

On voit sur le front, VVV, des taches irrégulièrement circulaires,
d'inégale dimension, qui constituent l'accident syphilitique
secondaire, dit *corona Veneris* (couronne de Vénus).
Sur la joue gauche et la lèvre du côté droit, VV, on peut aussi constater trois taches de cette éruption.

tent avec eux, en venant au monde, ou dans un temps

plus ou moins éloigné après leur naissance, des marques irrécusables de cette affection.

Les accidents secondaires d'empoisonnement syphilitique qui se manifestent par des éruptions à la peau sont compris sous le nom générique de *syphilides*.

Les syphilides se reconnaissent à deux caractères principaux :

1° *Leur coloration rouge cuivrée ;*

2° *Leur forme arrondie.*

Elles peuvent siéger sur toute la surface du corps, mais particulièrement autour de l'anus, de la vulve ; aux commissures des lèvres ; à l'entrée du nez ; répandus sur tout le cuir chevelu, en arrière du cou (fig. 96, page 384) ; à la naissance des cheveux, sur le front, où elles affectent une forme circulaire, ce qui lui a fait donner le nom de *couronne de Vénus (corona venerea)* (fig. 97, page 385) ; à la paume des mains (fig. 98, ci-dessous) ; à la plante des pieds et aux doigts.

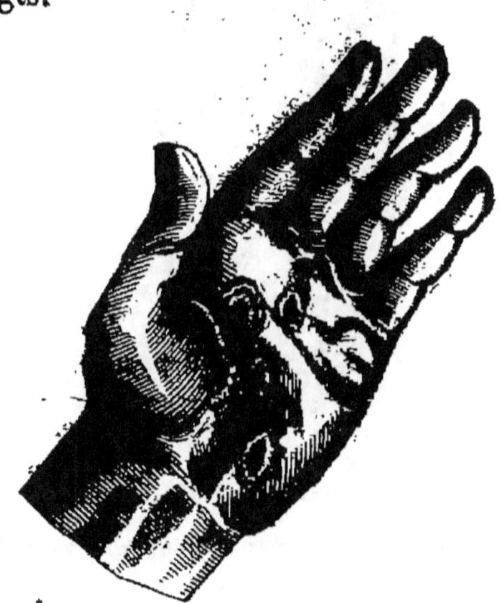

FIGURE 98.

Représentant des taches et des ulcères syphilitiques secondaires, à la paume de la main gauche.

Un signe constant d'infection syphilitique secondaire, et qui fournit des renseignements certains dans les cas où le diagnostic peut être douteux, c'est l'*engorgement des ganglions cervicaux postérieurs*. On le constate en passant légèrement la pulpe des doigts, de chaque côté du cou, en arrière et en dessous des oreilles. Je ne manque jamais, dans mes leçons, d'exercer les élèves à constater ce symptôme sur les sujets qui viennent à mes *conférences cliniques* pour se faire traiter gratuitement. C'est un signe infaillible d'infection constitutionnelle, qui disparaît avec tous les autres symptômes, par un traitement approprié.

La *forme* de ces syphilides varie : ce sont de simples *taches, macules, papules, pustules, vésicules, squammes,* qui se recouvrent de *croûtes sèches* ou *humides ;* des *fissures profondes, rhagades, condylomes,* qui fournissent des écoulements sanieux d'odeur infecte.

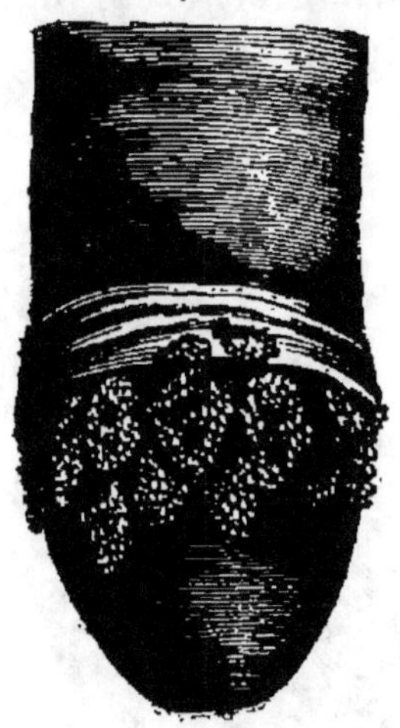

FIGURE 99.

Représentant des végétations sur la couronne du gland et le prépuce.

Les *excroissances charnues* ou *végétations* (figure 79,

page 357), sont, le plus souvent, un signe d'infection syphilitique constitutionnelle ; mais on ne doit pas, *en présence de ce seul symptôme*, se prononcer d'une manière absolue sur la nature de végétations, car on serait exposé à commettre des erreurs qui pourraient être doublement préjudiciables au malade : d'abord en lui faisant suivre un traitement dépuratif inutile ; en second lieu, en compromettant sa réputation, dans le cas où l'on serait consulté par des personnes intéressées à connaître la vérité.

Il faut bien qu'on sache, en effet, que des végétations peuvent apparaître aux organes sexuels soit de l'homme, soit de la femme, et y acquérir quelquefois un très-grand développement en l'absence de tout accident vénérien; dans ce cas, elles n'ont pas d'autre signification que les verrues qui se développent si facilement sur les mains de certaines personnes.

Mais quand des végétations se montrent en même temps que d'autres symptômes secondaires, leur nature doit être suspecte, bien qu'il puisse n'y avoir qu'une simple coïncidence.

L'arrière-gorge et la membrane muqueuse du nez sont aussi le siége de *plaques muqueuses* et d'*ulcérations rongeantes* plus ou moins étendues.

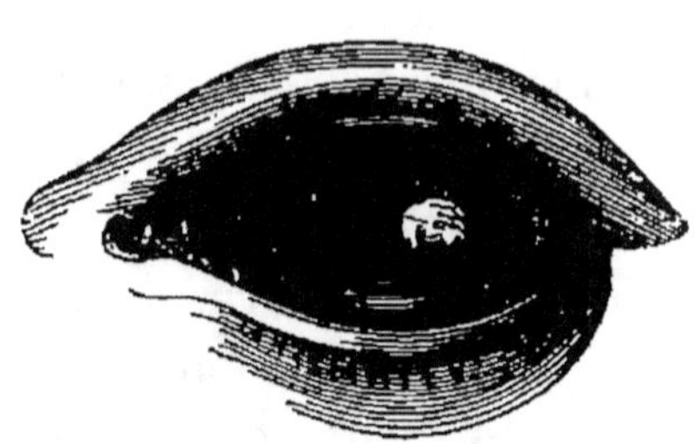

FIGURE 100.

Représentant l'œil gauche, affecté d'iritis syphilitique.

Dans l'organe de la vision, c'est l'iris qui est atteint par la vérole constitutionnelle, *iritis syphilitique* (page 388).

On voit très-souvent un ou les deux testicules affectés d'engorgement (Voir *Sarcocèle*), qui ne se dissout que par un traitement spécifique antivénérien.

Il est très-fréquent aussi de voir les cheveux et les ongles tomber. Mais cette calvitie n'est que momentanée, et les cheveux repoussent aussitôt que le malade a suivi un traitement dépuratif approprié.

Traitement des accidents secondaires.

La guérison des accidents secondaires de la vérole s'obtient surtout par un *traitement interne*, auquel on joint quelquefois un *traitement local*, dans le but de faire disparaître plus vite des signes trop compromettants de syphilis.

Traitement local.

Le *traitement local* varie selon la nature des accidents secondaires. Quand ce sont des rhagades, des excroissances charnues, des pustules humides, croûteuses, fournissant une suppuration fétide, et dont le siége ordinaire est au pourtour de l'anus, des parties génitales externes, aux commissures des lèvres, on les fait disparaître promptement, en les touchant très-superficiellement avec la pierre infernale, après les avoir débarrassées de l'humeur sanieuse qui les recouvre. Ces accidents, qui effrayent souvent les malades, se dissipent comme par enchantement en quelques jours, après une ou deux cautérisations très-légères.

Les plaies ou ulcères qui peuvent exister ne doivent

point être lavés avec l'eau de racine de guimauve ou de tête de pavot, ni avec l'eau de son, émollients auxquels recourent tout naturellement les malades. Les lotions devront être faites avec du chlorure d'oxyde de calcium liquide, pur ou étendu d'eau, du vin aromatique mêlé d'eau, ou de l'eau tenant en suspension quelques grains de calomel à la vapeur. Quand il y a des excoriations ou des ulcères bourgeonnants, je me trouve très-bien, outre les lotions que je viens d'indiquer, de faire graisser trois fois par jour la partie malade avec une petite proportion de la pommade suivante :

Prenez : Pommade aux concombres,   30 gram.
        Précipité blanc,   5 gram.
        Laudanum de Sydenham,   5 gram.
    Mêlez selon l'art, très-exactement.

Cette pommade, outre ses qualités fondantes et résolutives, calme les démangeaisons qui accompagnent si fréquemment ces éruptions.

S'il existe des ulcérations à l'arrière-gorge ou au nez, on les touchera avec un crayon de pierre infernale, ou mieux encore avec un pinceau de charpie imbibé de nitrate acide liquide de mercure. Le malade devra, selon le siége de l'ulcère, se gargariser ou faire des aspirations nasales avec de l'orge mêlée par quart, tiers ou moitié avec du chlorure d'oxyde de calcium liquide.

Ce traitement local et quelques bains simples ou sulfureux font le plus souvent disparaître de suite les accidents dont je parle : mais le malade devra bien se garder de se croire guéri. Il n'est, comme on dit vulgairement, que *blanchi*. Le sang reste empoisonné par le virus syphilitique, et pour détruire ce principe morbide il faut que le malade soit soumis à un traitement dépuratif interne, spécial, pendant six semaines ou deux mois au moins.

Traitement général, ou dépuratif interne.

Le traitement intérieur ou général employé seul suffit pour faire disparaître tous les symptômes externes, si compliqués qu'ils soient, par la raison que, ces pustules, superficielles en apparence, étant entretenues par la viciation du sang, il est naturel que l'effet cesse avec la cause qui l'entretenait.

Les anciens avaient recours, pour guérir la vérole constitutionnelle, à une foule de médicaments dont l'énumération serait trop longue et tout à fait déplacée ici. Je me contenterai d'indiquer les principales substances qu'on a successivement employées : ce sont le mercure, le soufre, l'iode, l'antimoine, l'arsenic, l'or, l'argent, les bois sudorifiques.

Une question de haute importance se présente, qui a déjà été fort agitée parmi les médecins et qui préoccupe beaucoup les malades. Je vais l'aborder franchement, et la résoudre d'une manière catégorique.

Doit-on avoir recours au mercure pour guérir la vérole ?

Oui.

Toutes les fois qu'une personne a gagné un chancre, que cet ulcère a duré plus de quatre jours, que le malade, au bout de six semaines à deux mois, présente *un ou plusieurs* des symptômes énumérés plus haut, c'est un signe d'infection constitutionnelle du sang, *qui ne pourra guérir que par un traitement mercuriel.* Tous les médecins qui prétendent guérir la vérole sans mercure sont des *ignorants* ou *trompent* sciemment les malades et le public. Je sais bien qu'on a prétendu avoir guéri la vérole par des dépuratifs dans lesquels il n'entrait pas de mercure ; mais

avait-on réellement affaire à des accidents syphilitiques :
je le nie positivement. Toutes les fois qu'on se trouvera en
présence des accidents secondaires dont je viens de parler,
je mets au défi qui que ce soit de désinfecter l'économie du
virus syphilitique sans avoir recours au mercure. On pourra,
comme je l'ai dit en parlant du traitement local, blanchir
le mal; mais le malade restera exposé aux accidents tertiaires dont je parlerai plus bas.

On a certainement fait abus du mercure; on l'a administré et on l'administre tous les jours pour des maladies
qui ne sont nullement syphilitiques, pour de simples écoulements blennorrhagiques; mais, ainsi que je l'ai dit en
commençant l'étude des maladies vénériennes, il faut d'a-
bord bien poser son diagnostic, parce qu'autant le mercure
est *héroïque et indispensable* quand on l'administre contre
la vérole, autant il est inutile et même nuisible quand on
s'en sert pour guérir les écoulements non syphilitiques.

Est-ce à dire que, même dans le cas de syphilis bien avé-
rée, on doive toujours recourir au mercure? Mais on doit
se rappeler qu'en parlant du chancre simple, ou ulcère vénérien primitif, j'ai eu soin de dire qu'un traitement interne
était tout à fait inutile, et ne préservait en aucune façon
des accidents consécutifs secondaires. D'un autre côté, en
parlant des accidents tertiaires de la syphilis, on verra que
je proscris formellement l'emploi du mercure, comme impuissant à faire disparaître cet ordre de symptômes.

Sous quelle forme le mercure doit-il être administré?

Le *protoiodure de mercure* est la forme qui convient
généralement le mieux et qui est le plus facilement supportée. Quelques praticiens, habitués à manier la *liqueur
de Van-Swieten* (solution de sublimé corrosif, ou deuto-
chlorure de mercure), lui accordent la préférence. Cependant, comme cette liqueur est corrosive, bien qu'admi-

nistrée dans du lait, elle est moins bien tolérée par l'estomac que les autres préparations mercurielles. Cette observation s'adresse également au biiodure de mercure dissous dans une solution d'iodure de potassium (*iodhydrargyrate d'iodure de potassium*). Les Anglais ont souvent recours aux pilules bleues (*blue pill's*), préparation dans laquelle entre l'onguent napolitain (mercure extrêmement divisé par un corps gras).

Certains malades ont les intestins tellement irritables, que la préparation mercurielle la plus inoffensive provoque un véritable empoisonnement, vomissements, diarrhée, coliques. Il est inutile d'insister dans des cas semblables : on doit alors avoir recours aux *frictions* avec de l'onguent mercuriel double, dans le pli de l'aine, sur le plat des cuisses, au jarret, aux aisselles. La dose est d'un à deux grammes par friction, qu'on répète chaque soir, jusqu'à ce qu'il y ait contre-indication.

Maintenant, *quelle est la proportion de mercure que doit prendre le malade, et doit-on exciter ou éviter la salivation?* Si je pose cette question, c'est que beaucoup de praticiens, encore imbus des vieilles doctrines, pensent que le mercure n'agit efficacement qu'autant qu'il a produit la salivation.

Tandis que les anciens médecins, et même beaucoup de praticiens modernes, emploient jusqu'à dix et quinze grammes de mercure pour un traitement, je n'ai jamais eu besoin d'en employer plus d'*un à deux grammes* pour guérir la syphilis constitutionnelle la plus compliquée. Je surveille avec le plus grand soin l'état des gencives pendant l'emploi d'un traitement mercuriel, parce que je tiens à *éviter la salivation*, qui n'est qu'un accident inutile à la guérison ; et aussitôt qu'il y a un peu de gonflement aux gencives, je fais suspendre le traitement, pour le reprendre aussitôt que la tuméfaction gingivale a disparu.

Voici, du reste, comment je formule le traitement dans les cas ordinaires. Il est bien entendu que, suivant les indications ou contre-indications, la susceptibilité des malades ou l'irritation intestinale, je modifie les doses et l'administration :

Pilules.

Prenez : Protoiodure de mercure,   0,50 centigr.
        Extrait de gaïac,   2,50 centigr.
        Extrait gommeux d'opium,   0,10 centigr.

Mêlez et faites 50 pilules, qui contiendront chacune un centigramme de sel mercuriel.

A prendre une matin et soir.

Sirop dépuratif.

Prenez : Biiodure de mercure,   0,10 centigr.
        Iodure de potassium,   5   gram.
        Sirop de salsepareille composé,   250   gram.

Faites dissoudre le sel mercuriel, avec quelques gouttes d'eau, dans l'iodure de potassium, et ajoutez au sirop.

Deux cuillerées à bouche de ce sirop par jour, dans deux tasses de décoction de racine de salsepareille, de bois sudorifique, squine, gaïac, sassafras, ou de tiges de douce-amère.

Ce traitement doit être continué pendant six semaines à deux mois. Tous les huit jours, on a soin de faire prendre au malade une purgation avec une bouteille d'eau de Sedlitz ou de limonade purgative au citrate de magnésie ; et enfin, tous les huit jours aussi, en alternant avec la médecine, le malade doit prendre un bain sulfureux.

Il est bien entendu que, pendant tout le temps du traitement, le malade doit suivre un régime très-sévère et s'abstenir de liqueurs, de café noir, vin pur, viandes salées ou trop épicées.

Au bout de huit jours de médication, on commence à voir un mieux très-sensible : la teinte rouge cuivrée des taches disparaît; les plaies, ulcères, se détergent; les végétations s'affaissent; les fissures se cicatrisent; la teinte gris plombée du visage, caractéristique de la constitution syphilitique, disparaît pour faire place à la coloration naturelle. Les cheveux ne tombent plus et commencent à repousser; enfin le moral du malade subit aussi une transformation en rapport avec l'amélioration générale et la purification du sang.

Après le traitement antivénérien le plus méthodiquement suivi, bien que les accidents secondaires aient tous complétement disparu, le malade ne peut pas être sûr qu'il ne ressentira plus jamais aucune atteinte de cette affection. Le médecin consciencieux doit, au contraire, le prévenir de la possibilité de l'apparition ultérieure de quelques symptômes, afin qu'étant sur ses gardes, il y remédie de suite.

Quand je préviens de cette éventualité les personnes auxquelles je donne des soins, la première réponse est qu'elles ne veulent pas alors cesser le traitement et qu'elles préfèrent le continuer pendant deux et trois mois, pour se garantir de tout accident consécutif. Mais je les dissuade de cette pratique, parce qu'elle ne préserve pas et qu'elle ne peut que les fatiguer. C'est surtout pendant la première année après la guérison, au renouvellement des saisons, que se montrent les symptômes dont je parle. Ils indiquent que le germe de la maladie n'est pas encore entièrement détruit. On les guérit promptement par un traitement de quinze jours à trois semaines au plus.

B. Accidents ou symptômes tertiaires.

Ces accidents arrivent à des époques indéterminées, six mois, un an, deux ans, cinq ans et plus, après la cessation de l'accident primitif, chancre, ou l'inoculation des accidents secondaires à sécrétion humide (Voir page 384); ils apparaissent seulement lorsque des symptômes secondaires ont déjà eu lieu.

A la différence des symptômes secondaires, ils ne sont pas transmissibles par le contact ou l'inoculation; et, tandis que les uns se transmettent par l'hérédité avec des caractères syphilitiques bien tranchés, les accidents tertiaires ne se communiquent pas avec les caractères spécifiques de la vérole ; *mais ils sont une cause fréquente de production de scrofules.* C'est vraisemblablement à cette cause que l'on doit rapporter tous les accidents de ce genre, *scrofule, phthisie, cancer,* que présentent si souvent les enfants de la génération actuelle.

Tandis que les accidents secondaires sont pour ainsi dire superficiels et n'attaquent que la peau et les membranes muqueuses, les accidents tertiaires pénètrent plus profondément et envahissent le tissu cellulaire fibreux, les muscles, les organes parenchymateux, les os et le système nerveux.

C'est sous l'influence de cet empoisonnement général du sang qu'on voit survenir des *écoulements* sanieux opiniâtres, par les yeux, les oreilles, le nez, la matrice, le fondement ; que des *ulcères* s'établissent à la gorge et détruisent le voile du palais, la gorge, le larynx et le nez ; qu'il arrive des *gonflements* aux os, exostoses, périostoses, caries, nécroses, et des *douleurs ostéocopes nocturnes ;* des *tuméfactions,* des *nodosités,* aux jointures; des *tumeurs gommeu-*

ses sur diverses parties du corps ; des *inflammations* du

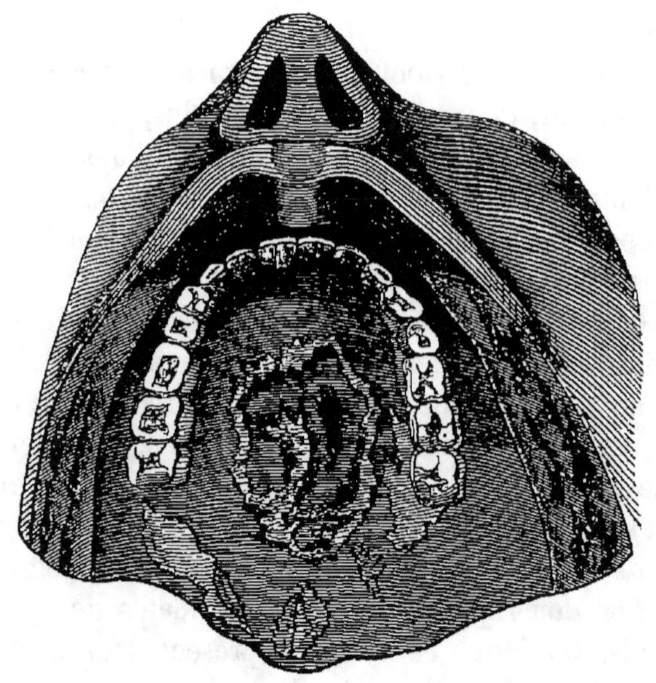

FIGURE 101.

Représentant des ulcérations syphilitiques ayant rongé les os de la voûte palatine, de manière à faire communiquer la cavité du nez et celle de la bouche par cette perforation.

cerveau, de l'œil (fig. 100, page 388), des intestins, de la matrice et des testicules, qui deviennent squirrheux ou affectés de sarcocèle (Voir plus loin) ; la *chute* des ongles, des cheveux ; la *contracture* et le *tremblement* des membres ; l'*épilepsie*, la *paralysie* ; la *perte de la voix* ; la *phthisie pulmonaire* ; la *perte de la vue*, *de l'ouïe*, et enfin une foule d'autres symptômes irréguliers qui contribuent à amener la faiblesse, le marasme, et quelquefois même la mort.

Tous ces formidables accidents n'arrivent pas fort heureusement à la fois, ni à un si haut degré d'intensité chez le même malade, parce que celui-ci vient réclamer les soins du médecin avant qu'ils aient eu le temps de se développer. Aussi, je ne saurais trop recommander aux personnes qui pensent avoir à redouter de semblables accidents de veiller attentivement sur elles-mêmes.

Avant d'aborder le *traitement*, il y a une remarque fort importante à faire : c'est que, quand les accidents secondaires ont été convenablement traités, le malade est tout à fait à l'abri des accidents tertiaires graves. Mais quand, après l'infection constitutionnelle secondaire, il n'a été que *blanchi*, les symptômes tertiaires apparaîtront inévitablement après un temps plus ou moins éloigné, et pourront déterminer la désorganisation totale des organes qu'ils envahiront.

Traitement des accidents tertiaires.

De même que j'ai formellement recommandé le mercure pour détruire l'empoisonnement syphilitique secondaire, de même je le bannis quand il s'agit de combattre les symptômes tertiaires ; l'iodure de potassium, au contraire, est alors aussi efficace contre ces accidents que l'est le mercure contre les syphilides.

Les *symptômes locaux* disparaîtraient sous l'influence du traitement général seul ; mais ordinairement je leur oppose les mêmes moyens que j'ai indiqués dans le *traitement local des affections secondaires* (page 389).

S'il existe des ulcères à la gorge ou des plaies de mauvaise nature sur la surface du corps, il faut les cautériser avec un pinceau de charpie imprégnée de nitrate acide liquide de mercure. On pansera les plaies avec des plumasseaux de charpie imbibés de chlorure d'oxyde de calcium liquide, de vin aromatique, ou de collyre de Lanfranc. Quelquefois on a recours à des pommades fondantes pour faire dissoudre plus vite les engorgements des os, des testicules, les tumeurs gommeuses des membres ou les bubons chroniques. Voici quelques formules de ces *pommades fondantes* :

Prenez : Pommade aux concombres,   30 gram.
         Iodure de potassium,   5 gram.
   Mêlez selon l'art.

   Autre :

Prenez : Iodure de plomb,   5 gram.
         Extrait de belladone,   5 gram.
         Axonge purifiée,   30 gram.
   Mêlez selon l'art.

   Autre :

Prenez : Cérat de Galien,   15 gram.
         Onguent napolitain double,   15 gram.
         Extrait d'opium,   1 gram.

   Autre :

Prenez : Pommade aux concombres.   30 gram.
         Protoiodure de mercure,   1 ou 2 gram.
         Laudanum de Sydenham,   2 gram.
   Mêlez selon l'art.

On emploie gros comme 1/2 noix de ces pommades, en frictions, matin et soir, sur la partie engorgée. Les frictions durent quatre à cinq minutes chaque fois.

Je me sers fréquemment, dans le même but, des préparations emplastiques de Vigo, simple ou *cum mercurio*.

J'ai l'habitude de formuler le *traitement général* le plus souvent de cette façon :

Sirop dépuratif.

Prenez : Iodure de potassium,   10 gram.
        Sirop de salsepareille composé,   250 gram.
        Mêlez selon l'art.

A prendre trois à quatre cuillerées à bouche, chaque jour, dans autant de tasses de décoction de racine de salsepareille, de bois sudorifique de gaïac, sassafras, squine, ou de tiges de douce-amère ; bains sulfureux tous les huit jours ; purgations tous les huit jours, en alternant avec les bains.

Après quelques jours de l'emploi de ce traitement, on voit s'opérer une amélioration extraordinaire dans tous les symptômes : les douleurs ostéocopes nocturnes disparaissent en deux ou trois jours ; les plaies prennent un meilleur aspect, deviennent vermeilles, fournissent un pus de bonne nature et tendent à la cicatrisation ; les engorgements se ramollissent et fondent à vue d'œil ; tout en un mot concourt à rassurer le malade.

Cette médication doit durer jusqu'à l'entière disparition des symptômes, et même une quinzaine de jours au delà, pour être bien sûr d'avoir complétement purifié le sang.

Pendant toute la durée de ce traitement, on devra suivre un régime sévère et s'abstenir de tout excès.

Quelques médecins prétendent qu'une fois qu'on a été infecté constitutionnellement par la syphilis, on est par cela même à l'abri d'une nouvelle contagion générale : c'est ce que l'on désigne sous le nom de *syphilisation*. D'après ces idées, la pustule du chancre agirait pour la syphilis comme le vaccin pour la variole. Mais, si ingénieuse que soit cette théorie, elle n'est nullement justifiée par un nombre assez considérable de faits pour défier toutes les objections. La *syphilisation*, en tous cas, n'existerait pas pour l'accident primitif, *chancre ;* car j'ai eu bien souvent à traiter des personnes atteintes de chancre pour la cinquième, huitième et dixième fois, et il me fallait autant de temps pour faire cicatriser cette ulcération que pour guérir les individus atteints de cet accident pour la première fois.

Je ne saurais donc trop engager les malades qui ont été infectés une première fois à se garantir, par tous les moyens possibles, d'une nouvelle contagion.

CATARRHE DE VESSIE.

Cette affection consiste dans une inflammation de la membrane muqueuse qui tapisse l'intérieur de la vessie, avec sécrétion plus ou moins. abondante de mucosités glaireuses, et quelquefois de pus. Aussi cette maladie avait-elle reçu, des anciens médecins, des dénominations tirées du caractère de la sécrétion : tels sont les noms de *glu vésicale*, *pyurie muqueuse* (mélange de pus et de mucus avec l'urine), *fluxion catarrhale*.

Cette affection peut exister à l'état aigu et à l'état chronique ; mais, à vrai dire, l'état aigu est assez rare, et n'exige pas d'autres traitements que ceux qui sont réclamés par les inflammations aiguës des autres organes, c'est-à-dire la diète, le repos, des boissons émollientes, des cataplasmes sur le bas-ventre, et, selon le besoin, des sangsues ou la saignée.

D'un autre côté, ce *catarrhe aigu* disparaît le plus souvent en quelques jours, ou, ce qui est le plus fréquent, passe à l'état chronique. Tout ce que je dirai s'applique donc surtout au *catarrhe chronique* de la vessie.

C'est une maladie extrêmement commune, principalement chez les vieillards ; rebelle, dans la plupart des cas, au traitement qu'on lui oppose, et surtout très-sujette à récidiver. Aussi ne saurais-je trop engager les personnes qui ont été une fois atteintes de cette affection, à prendre toutes les précautions que la science indique pour éviter une rechute.

Nombre de *causes* très-variées peuvent produire le catarrhe chronique de la vessie. L'âge avancé est une cause prédisposante, par suite de l'affaiblissement et de la paresse naturelle de cet organe chez les vieillards ; affaiblissement d'où résultent l'évacuation incomplète de la vessie et la stagnation de l'urine dans son réservoir. Or, ainsi que je l'ai fait voir en parlant du rétrécissement du canal de l'urètre, le séjour trop prolongé de ce liquide devient peu à peu un irritant pour la vessie, et produit la sécrétion catarrhale. D'un autre côté, les glaires et les mucosités sécrétées altèrent l'urine, qui devient à son tour plus âcre; de sorte que, la première altération une fois produite, le mal s'entretient et s'aggrave de lui-même. Voilà comment s'explique la ténacité de ces catarrhes chroniques, et c'est ce qu'il faut toujours avoir présent à l'esprit pendant le traitement de cette affection.

Toutes les causes donc qui, soit naturellement, par suite du progrès de l'âge, comme je viens de le dire, soit par un obstacle matériel, comme les barrières au col de la vessie, les engorgements de la glande prostate, les rétrécissements du canal de l'urètre, etc., etc., *s'opposeront d'une manière permanente à l'écoulement régulier et complet de l'urine,* produiront, au bout d'un temps plus ou moins long, le catarrhe de la vessie.

Les hommes de cabinet, les joueurs surtout, sont souvent affectés de catarrhe de vessie, parce qu'absorbés par le travail ou la passion du jeu, ils passent des journées, des nuits entières devant leur bureau ou le tapis vert, sans songer à satisfaire le besoin d'uriner qui les aiguillonne de temps à autre.

Certaines personnes portent *héréditairement* le germe

de catarrhes à la vessie, et cette affection est, surtout dans ce cas, très-rebelle au traitement.

Comme pour toutes les autres affections des voies urinaires, et par les motifs déjà indiqués, les *hommes* y sont beaucoup plus sujets que les *femmes*, et le catarrhe de vessie est, chez celles-ci, bien plus facile à guérir. Il est très-rare chez les *enfants*.

Le séjour dans des *pays* ou des *habitations humides* est une des causes les plus fréquentes de catarrhe de vessie, et c'est une considération dont il faut tenir grand compte dans l'examen des malades et dans les recommandations qu'on leur fait.

Par la même raison, les catarrhes de vessie sont plus fréquents et plus intenses dans les saisons froides et humides, *comme l'automne et l'hiver*, qu'au printemps ou en été.

Les inflammations des organes voisins, se propageant par contiguïté, déterminent la phlegmasie chronique de la vessie. Aussi la plupart des catarrhes de vessie, chez les femmes, sont-ils symptomatiques de *maladies de matrice,* de *déplacements* de cet organe, d'*inflammation des ligaments larges* ou des *ovaires*.

La *présence d'un corps étranger* dans la vessie, pierre, gravelle, bout de sonde, épingles, etc., etc., est aussi une cause d'inflammation chronique de la membrane muqueuse de ce réservoir.

La *suppression* brusque d'une *dartre*, d'un *rhumatisme*, de la *goutte*, d'un *exutoire* (cautère ou vésicatoire), produit souvent un catarrhe vésical. J'ai donné des soins à une dame âgée, qui était affectée alternativement d'un catarrhe pulmonaire ou d'un catarrhe de vessie. Toutes les fois qu'on faisait disparaître le catarrhe de vessie, la poitrine se prenait; et, si l'on tentait de guérir le catarrhe pulmonaire, cette affection se reportait de suite à la vessie. Je suis parvenu à débarrasser cette dame de cette double infirmité, après six mois d'un traitement assidu.

Les *symptômes de cette maladie* varient suivant son degré d'intensité.

A son début, le catarrhe de vessie s'annonce seulement par des changements :

1° *Dans la composition de l'urine ;*

2° *Dans le mode d'excrétion de ce liquide.*

1° L'urine perd sa transparence et devient trouble, blanchâtre. Recueillie dans un vase et refroidie, elle exhale une odeur fétide, et, au lieu d'être franchement acide, reste neutre, ou même présente une *réaction alcaline* au papier de tournesol. Elle se sépare en deux parties : l'une glutineuse, visqueuse, gagne le fond du vase, auquel elle adhère fortement ; l'autre, liquide, d'une teinte opaline, occupe la partie supérieure. D'autres fois, dans un liquide semblable à du petit-lait clarifié, on voit nager des flocons glaireux non adhérents au vase et pelotonnés sur eux-mêmes.

Il y a dans l'examen de l'urine trouble une cause d'erreur que je dois signaler. Dans certaines circonstances, en effet, le liquide présenté par les malades peut être lactescent, contenir des mucosités glaireuses, du pus même, et cependant la vessie n'est pas atteinte de catarrhe ; seulement le col de cet organe et la glande prostate malades sont la cause de cette viciation de la sécrétion urinaire. Le seul moyen d'éviter cette erreur est de faire uriner le malade devant soi, ou de l'interroger sur la manière dont se fait la miction.

S'il existe un catarrhe de vessie, l'urine, trouble pendant toute la durée de l'émission, sera, vers la fin surtout, plus chargée de dépôt.

Le contraire arrivera si le col vésical et la glande prostate sont seuls malades. Alors, le premier jet d'urine
chasse devant lui des mucosités blanchâtres, et quand le
canal de l'urètre est débarrassé, l'urine sort limpide et naturelle.

On peut voir aussi, pendant la miction, se présenter ce
fait très-curieux. Les premières cuillerées d'urine émises
sont blanchâtres, troubles ; ensuite ce liquide sort très-
clair, et enfin les dernières gouttes contiennent le même
dépôt qu'au début de l'émission. Je donne, à l'article *Maladies de la glande prostate*, l'explication de ce phénomène.

2° L'urine, au lieu de sortir par un jet rapide et assez
volumineux, ne coule que lentement et en bavant ; quelquefois ce liquide s'arrête tout à coup, et, après bien des
efforts, le malade rejette par le canal un flocon visqueux,
suivi de la sortie d'un flot d'urine.

Les besoins d'uriner sont plus fréquents, surtout la nuit,
et le malade éprouve des frissons irréguliers et des douleurs vagues dans le bas-ventre et les reins.

Quand le catarrhe de vessie est ancien, les symptômes
sont beaucoup plus graves. Le liquide sécrété est bien plus
épais, composé de glaires et de pus très-difficiles à détacher du vase où on l'a recueilli. J'ai vu, dans certains cas
rebelles, l'urine prise en une masse semblable à du miel,
et que surnageaient à peine quelques cuillerées d'un liquide blanchâtre et d'une fétidité insupportable. Dans ces
conditions, l'urine sort avec une grande difficulté, et, si
les malades urinent par terre, ils observent des glaires qui,
d'un côté, tiennent au sol, et, de l'autre, sont encore dans
la vessie. Le canal de l'urètre est souvent obstrué par les
mucosités, et il en résulte une véritable rétention d'urine.
Ce n'est qu'après les plus pénibles efforts que les malades

parviennent à chasser quelques cuillerées de liquide, et à chaque instant ces efforts se renouvellent, surtout la nuit, ce qui rend le sommeil interrompu et très-peu réparateur, précisément quand ils ont le plus besoin des bienfaits d'un repos complet. Les douleurs dans les reins et le bas-ventre sont incessantes et très-vives, et redoublent le soir en même temps que des frissons précurseurs de la fièvre catarrhale. A la longue, la membrane muqueuse de la vessie s'ulcère (fig. 107, page 431), et il n'est pas rare de voir des filets de sang mêlés au muco-pus de l'urine.

Cette sécrétion glaireuse mucoso-purulente et la fièvre qui l'accompagne épuisent bientôt la santé des malades les plus robustes, et les amènent promptement à un degré de dépérissement et de consomption tels, que la mort en est souvent la conséquence. Les malades doivent donc réclamer les soins du médecin dès qu'ils ressentent les premières atteintes de ce mal, parce qu'il sera d'autant plus facilement curable, qu'on l'aura laissé moins de temps faire élection de domicile dans la vessie. Quand, au contraire, il est très-ancien, il fait corps, pour ainsi dire, avec l'individu ; c'est une vieille habitude que la nature, aidée des secours de l'art, ne peut que difficilement surmonter.

Traitement du catarrhe de vessie.

Toutes les fois que le catarrhe de vessie reconnaîtra pour cause un obstacle mécanique qui pourra être levé, cette affection sera curable. Tel sera le cas des rétrécissements de l'urètre ; de la pierre, de la gravelle dans la vessie ; des maladies de la glande prostate et du col vésical ; des engorgements et des déplacements de matrice.

Si la maladie est entretenue par la suppression de dartres, d'un exutoire, de la goutte ou du rhumatisme, le traitement devra tenir compte de la cause du mal, et, par une irritation extérieure, on tentera de rétablir la maladie primitive.

Quand le catarrhe de vessie est très-ancien, qu'*il est devenu*, pour ainsi dire, *une sécrétion naturelle*, n'est-il pas imprudent d'en tenter la guérison, et sa suppression brusque n'entraînerait-elle pas des dangers? A cette double question, je n'hésite pas à répondre par l'affirmative ; c'est dire que je ne suis nullement partisan de ces méthodes violentes de perturbation qui font courir le risque de la vie aux malades pour un résultat problématique.

Ainsi, dans certains cas, on devra dire au patient qu'il est impossible ou dangereux d'espérer une guérison radicale. Mais, par les moyens que j'indiquerai plus bas, on peut rendre le catarrhe très-supportable, et les malades peuvent espérer de longs jours avec cette infirmité très-mitigée.

Avant de parler des *moyens curatifs* proprement dits, je vais d'abord tracer en quelques mots l'*hygiène des catarrheux*. L'observation de ces préceptes empêchera la récidive de la maladie chez ceux qui en ont déjà subi les atteintes, et favorisera, chez ceux qui sont actuellement souffrants, l'efficacité des agents thérapeutiques.

Le malade habitera, autant que possible, un lieu sec, élevé, exposé au soleil et très-aéré. Il évitera avec soin l'air chargé de vapeurs aqueuses du matin et du soir et, en général, toute humidité, soit qu'elle vienne des localités ou de l'atmosphère.

Ses vêtements seront toujours bien séchés avant d'être revêtus. Il devra porter de la flanelle sur la peau, gilets et caleçons, autant pour empêcher l'impression de l'air froid sur la peau que pour exciter et favoriser la transpiration cutanée.

Le régime alimentaire sera surveillé avec beaucoup de soins. Il faut user sobrement d'une nourriture peu substantielle, et éviter surtout les mets trop épicés, les acides, les fruits crus, la salade, l'oseille. On boira de l'eau rougie en mangeant; mais il faut proscrire absolument le vin pur, les liqueurs; si le malade prend quelque tisane, il choisira de préférence l'eau de goudron, de gomme, de graine de lin, de racine de guimauve, de chiendent, l'émulsion de chènevis; il évitera l'orangeade et la limonade, cuite ou non.

Il faut, au moindre besoin, avoir la précaution d'évacuer les urines. Chopart prétend que certaines personnes n'ont dû leur catarrhe de vessie qu'à la mauvaise habitude de ne pas se relever la nuit et d'*uriner à genoux* dans leur lit. On devra donc n'uriner que debout, et après avoir fait quelques tours de chambre. Ce léger exercice empêchera le dépôt qui a de la tendance à se former dans le bas-fond de la vessie et favorisera le mélange des mucosités avec les urines. Si, après un premier jet, le cours de l'urine s'arrête tout à coup, il ne faut pas se livrer à de violents efforts pour uriner, souvent il suffit d'une petite secousse, d'un changement de position pour rétablir l'excrétion. Autant le malade doit éviter de se passer trop fréquemment la sonde, autant il est urgent d'y recourir quand la vessie se vide incomplétement, car l'urine stagnant dans la vessie se corrompt et enflamme le réservoir de l'urine, ce qui tend à éterniser la maladie. Cet instrument sera d'un assez gros diamètre, à courbure fixe, en *gomme élastique* ou en *gutta-percha*. (Pour la manière de s'en servir, voir *Cathétérisme*, pages 186 et 191.)

Quand il y aura de l'inflammation, la poudre tempérante dont j'ai déjà donné la formule (page 217) devra être employée, concurremment avec la tisane de graine de lin, etc. Quand on n'aura plus affaire qu'à l'état chronique proprement dit, on se servira d'eau de goudron faite à froid, de décoction de bourgeons de sapins du Nord, coupée ou non avec de l'eau de guimauve, de Vichy ou de Bonnes, de décoction d'uva ursi, de diosmée crénelée, de pareira-brava. La térébenthine de Venise, les baumes de la Mecque, du Pérou, de tolu, de copahu, seront aussi conseillés sous forme pilulaire ou de sirop. (Voir *Rétrécissement*, page 219, pour les doses et le mode d'administration.)

Le catarrhe vésical chronique étant dans bien des cas une maladie purement locale, on peut essayer d'en obtenir la cure par des injections. J'ai bien des fois rendu la santé à des malades par ce procédé ; mais je ne saurais engager à trop de circonspection les praticiens qui les conseillent ou les malades qui les font : car de leur usage bien ou mal entendu et exécuté peut résulter la disparition de la maladie ou son aggravation. Les préceptes à cet égard sont assez difficiles à formuler, puisqu'ils dépendent de l'état de la vessie, et que rien n'est mobile comme la sensibilité de ce réservoir.

Quand il y a de l'inflammation ou une grande irritabilité, on se servira, pour faire les injections, d'eau simple ou de décoction d'orge, de son, de racine de guimauve et de tête de pavot, de graine de lin et feuilles de morelle, d'eau d'amidon avec quelques gouttes de laudanum ; de lait pur ou étendu d'eau, d'émulsion de jaune d'œuf, etc.

Dès que l'inflammation est tombée, on emploie un mélange faible d'eau et d'extrait de Saturne, une solution de nitrate d'argent cristallisé dans l'eau distillée, à la dose de 5 centigrammes pour 100 grammes d'eau, et dont on peut élever progressivement la proportion jusqu'à 50 centigrammes et même 1 gramme ; l'émulsion de baume de copahu, de la Mecque ou de térébenthine par le jaune d'œuf; l'eau de Baréges, de Balaruc, d'Enghien, soit pure

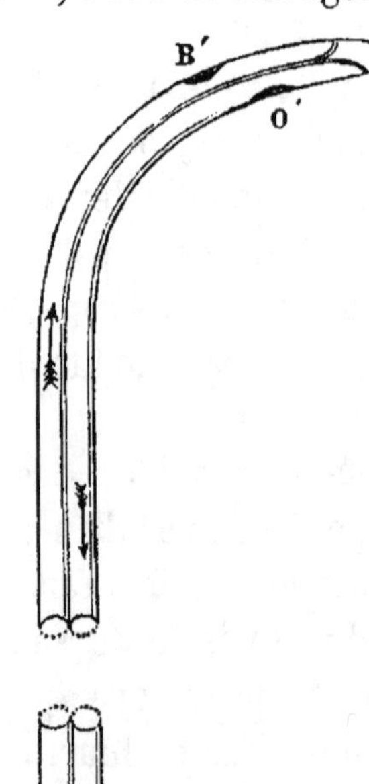

FIGURE 102.

Représentant une sonde à double courant.

La direction des flèches indique le trajet du liquide dans la double cavité de l'instrument.

Ainsi, l'injection, poussée par l'ouverture B, entre dans la vessie par l'ouverture B', sort de ce réservoir par l'ouverture O', puis est rejetée au dehors par l'ouverture O.

ou mélangée, en proportions variables, avec l'eau d'orge, la décoction de feuilles de noyer, de baies de genévrier, une solution de tanin, de suie, etc.

Ces divers liquides seront introduits *tièdes, très-lentement, presque goutte à goutte et en petite quantité.* Dans la plupart des cas, il est inutile d'injecter plus de 60 à 100 grammes de liquide à la fois. Le malade ne garde l'injection que quelques instants d'abord, et la rend aussitôt qu'il éprouve le besoin d'uriner.

Quand le bas-fond de la vessie est rempli de glaires visqueuses adhérentes, et qui s'opposent à la sortie de l'urine, il faut introduire une *sonde à double courant,* qui permet de laver la vessie et de la nettoyer complétement, par une irrigation plus ou moins prolongée. On peut, à l'aide de ce moyen, faire passer dans la poche urinaire un à deux litres de liquide tiède et émollient. Ces *irrigations* peuvent être renouvelées deux et trois fois par jour.

On ne devra toucher à la vessie qu'avec de très-grands ménagements, et se rappeler qu'elle est susceptible d'une réaction inflammatoire très-énergique.

L'usage intérieur des eaux de Bussang, Vichy, Contrexéville, Forges, Aix-la-Chapelle, Pougues, Balaruc, Enghien, Bonnes, Baréges, peut, dans certaines indications, produire de bons résultats.

Parfois les malades n'obtiennent de guérison qu'en alant, dans la saison favorable, prendre les eaux dans les différentes localités que je viens d'indiquer.

Les lavements émollients ou anodins (page 222), quand on ne peut pas faire d'injections, soit par suite de la sensibilité trop vive de l'organe, ou de la pusillanimité du malade, calment les douleurs du catarrhe et rafraîchissent le bas-fond de la vessie, par suite des rapports anatomiques de l'intestin rectum avec le réservoir urinaire. (Voir fig. 4, page 7.)

Je procure très-souvent aux malades un calme dont ils ont tant besoin, en leur recommandant l'usage des suppositoires dont j'ai donné la formule à la page 222.

Par les raisons précédemment indiquées, les malades éprouvent beaucoup d'allégement de l'emploi de demi-bains avec la décoction d'espèces émollientes et narcotiques; de douches sur les reins, le bas-ventre et le périnée avec les eaux sulfureuses de Baréges ou d'Enghien.

On a préconisé l'usage de vésicatoires sur ces mêmes régions, et de sétons, de cautères sur le bas-ventre.

Je blâme formellement les injections forcées et les cautérisations avec la pierre infernale sur toute la surface de la vessie, comme elles ont été conseillées et même pratiquées par certains chirurgiens : par la double raison qu'on expose les malades à de redoutables accidents et même à la mort, et qu'en second lieu, le catarrhe rebelle pourra, dans les cas les plus favorables, disparaître momentanément, pour revenir à la vessie ou se fixer sur un autre organe. En effet, on ne peut impunément violenter la nature, et quand une sécrétion morbide dure depuis longtemps, on peut la diminuer et la faire graduellement disparaître, mais il est souverainement imprudent de la supprimer, et surtout subitement.

RÉTENTION D'URINE.

La rétention d'urine dans la vessie est un accident extrêmement grave, et qu'on observe assez souvent comme complication des diverses maladies de l'appareil urinaire.

Cette impossibilité d'évacuer l'urine mérite une mention spéciale, bien que ce ne soit qu'un symptôme commun à beaucoup de maladies de l'appareil génito-urinaire, parce que, lorsqu'elle survient, elle peut, en très-peu de temps, compromettre la vie, ou désorganiser ces organes, et qu'il est de la plus haute importance de reconnaître le mal à son début et de savoir y opposer un traitement convenable.

On peut grouper en deux grandes catégories les diverses *causes* de rétention d'urine.

A la première se rattachent celles qui entraînent une *suspension* plus ou moins absolue *de la force contractile* de la vessie.

Dans la seconde catégorie, la vessie conserve toute son énergie, mais l'urine ne peut sortir par suite d'un *obstacle* existant dans un point quelconque du trajet qu'elle doit parcourir.

A. Paralysie de la vessie.

En traitant de l'évacuation de l'urine, à l'article *Physiologie* (page 155), j'ai dit que le principal agent de cette exonération était le réservoir même de l'urine; que les contractions des muscles abdominaux et du diaphragme facilitaient la sortie de l'urine, mais étaient impuissantes à vider la vessie, quand celle-ci est frappée de paralysie. Toutes les causes donc qui affaibliront ou aboliront la faculté contractile de cette cavité seront des causes de *rétention incomplète* ou *complète d'urine*.

C'est dans cette catégorie que doivent être classées : les *maladies du cerveau et de la moelle épinière;* une *distension excessive* des fibres du réservoir urinaire, comme cela arrive chez les personnes qui ont différé trop longtemps d'uriner, soit par une grande *contention d'esprit au jeu ou à l'étude,* soit par une *observance trop rigoureuse des bienséances sociales;* l'*inflammation aiguë de la vessie et des organes adjacents :* c'est ce qu'on a souvent occasion de constater dans le *catarrhe aigu* de la vessie, la *péritonite* et les *suites de couches;* les *dégénérescences* fibreuses, cancéreuses des parois de la vessie; enfin *certaines maladies,* comme la fièvre typhoïde, le rhumatisme.

B. Obstacles mécaniques, la vessie conservant toute son énergie contractile.

Ces obstacles sont :

a. Extérieurs aux voies urinaires,

b. Intérieurs,

c. Situés dans l'épaisseur des tissus.

a. Les causes extérieures agissent en comprimant le col de la vessie ou le canal de l'urètre, en rapprochant l'une de l'autre les parois opposées de ce canal, qui ne laisse plus alors passer l'urine.

Chez l'homme, cette compression peut être exercée par une *infiltration d'urine,* par un *dépôt sanguin* ou *purulent,* par des *matières fécales* endurcies dans le rectum, par une *hernie,* un *sarcocèle,* une *hydrocèle,* une *tumeur* quelconque, ou enfin, comme j'en ai vu un exemple, par la compression circulaire de la verge, à l'aide d'une ficelle, pour s'opposer à une incontinence.

Chez la femme, la rétention d'urine est produite quelquefois par la matrice au quatrième mois de la grossesse, ou au moment de l'accouchement par l'enclavement de la tête de l'enfant. Elle peut être l'effet d'un polype situé dans la matrice ; du déplacement de cet organe soit en avant, soit en arrière ; d'un cancer ou du déplacement d'un pessaire.

b. Les *obstacles mécaniques intérieurs* produisent l'obstruction du canal, à la manière d'un bouchon. Tel est le cas de tous les corps étrangers venus du dehors ou développés dans les voies urinaires, comme les *pierres, gravelles, caillots sanguins, glaires, mucosités épaissies, fausses membranes, hydatides, polypes, morceaux de bougies, de sonde, en gomme élastique ou en argent, etc.*

Ces obstacles agissent bien plus facilement encore comme obturateurs s'ils sont compliqués de la cause suivante.

c. Les valvules du col de la vessie, les gonflements de la glande prostate et les rétrécissements du canal de l'urètre, l'imperforation du gland, du prépuce, ou un phimosis très-étroit (figure 74, page 348), sont les obstacles mécaniques dépendant des voies urinaires.

Les *varices du col de la vessie* doivent trouver place dans cette catégorie. J'ai vu souvent des rétentions d'urine produites par cette cause. Les personnes qui y sont sujettes présentent en même temps des hémorrhoïdes à l'anus, et même une dilatation variqueuse des veines du cordon testiculaire, ou varicocèle.

Les anciens distinguaient *trois degrés différents* de la rétention d'urine :

1° La *dysurie* consistait dans une simple difficulté d'uriner, avec ou sans douleur;

2° Dans la *strangurie*, l'urine ne sortait que goutte à goutte, malgré les plus grands efforts;

3° L'*ischurie* était l'impossibilité absolue d'uriner.

Cette division n'a plus cours, et on ne reconnaît que deux degrés : *rétention complète* ou *incomplète*.

Le *début de la rétention d'urine* n'est pas toujours le même. Parfois elle est tout à coup complète, et se déclare par le défaut subit de l'évacuation des urines; quelquefois l'interception totale de ce liquide est précédée, pendant un ou plusieurs jours, de difficultés d'uriner, de diminution de la grosseur et de la force du jet de l'urine, de la sortie de ce liquide goutte à goutte, ou en très-petite quantité à la fois, d'envies continuelles et du besoin d'uriner que le malade sent encore après y avoir satisfait.

Soit que la rétention arrive par degrés, ou qu'elle se déclare tout à coup, aussitôt que l'excrétion du liquide est entièrement suspendue, le malade éprouve les *symptômes suivants :* sentiment de pesanteur au périnée, ténesme, constipation et vives douleurs dans la région du bas-ventre : ces douleurs se propagent le long du canal de l'urètre jusqu'à l'extrémité du gland, et ensuite dans la région des reins; elles sont accompagnées d'engourdissement dans les cuisses, augmentant lorsque le malade marche, tousse ou se redresse, et diminuant lorsqu'il se recourbe, parce que, dans la position demi-fléchie, les muscles du bas-ventre sont dans le relâchement. Il a des envies continuelles d'uriner, s'agite et ne peut rester en repos un seul instant. Tous ses efforts pour vider la vessie sont inutiles.

Bientôt il a des envies de vomir, ne peut respirer qu'avec difficulté : les yeux, le visage, s'enflamment; avec la fièvre surviennent des sueurs urineuses, des vomissements de matières glaireuses, bilieuses, qui exhalent une odeur d'urine.

Enfin, quand le malade ne succombe pas par le délire, le transport au cerveau, suite de la résorption d'urine, ou que l'art ne vient pas assez tôt à son secours, il se fait des *crevasses* à la vessie ou au canal de l'urètre, et il en résulte des *infiltrations d'urine*, des *fistules* (page 428), des *abcès*, par suite desquels le malade succombe presque toujours.

Mais avant que n'arrive la *rupture de la vessie*, ce réservoir peut, quand la rétention ne se fait que lentement, acquérir des proportions énormes et contenir jusqu'à douze, vingt et même trente litres d'urine, comme on en a vu des exemples. Chez une petite fille de dix-huit mois, Saviard a vu la vessie contenir une pinte (un litre) d'urine au sixième jour d'une rétention.

Quand l'urine distend la vessie, ce liquide s'accumule dans les uretères, le bassinet, les calices, et jusque dans la propre substance du rein.

Il n'est pas difficile de reconnaître la rétention d'urine, et cependant je dois signaler une circonstance qui peut induire en erreur un médecin peu attentif. Je veux parler de l'écoulement involontaire de l'urine qui s'observe quelquefois dans les cas de rétention, de sorte que le malade peut passer pour avoir une incontinence et ne pas pouvoir garder son urine, tandis qu'en réalité sa vessie est distendue et qu'il ne peut la vider. Les malades, dans ces cas, *urinent par regorgement*.

Quand on est appelé près d'un malade qui se plaint de ne pouvoir uriner, on s'assure que c'est bien d'une rétention d'urine qu'il souffre :

1° En constatant, par la *palpation du bas-ventre*, une

tumeur arrondie, dans laquelle on peut faire naître un mouvement d'ondulation, de fluctuation, en pressant à la fois sur le bas-ventre et par le rectum, chez l'homme, ou le vagin chez la femme;

2° En *percutant cette tumeur arrondie*, qui doit produire un son mat, contrastant avec la résonnance des autres régions du ventre;

3° Enfin, en *sondant* le malade, si c'est possible. Outre que ce dernier moyen lève tous les doutes, il guérit le malade, ou du moins le soulage momentanément.

Mais le plus important est de reconnaître à quelle cause doit être attribuée cette rétention, puisque cette connaissance est de première nécessité pour diriger, contre l'accident, un traitement rationnel.

Suivant donc que la rétention d'urine est due à l'une ou à l'autre des diverses causes dont il a été question, la *conduite à tenir* offre quelques différences.

Quand la rétention est due au retard trop prolongé apporté à l'évacuation de l'urine, il suffit souvent de sonder le malade une seule fois pour le guérir radicalement.

S'il y a paralysie ou affaiblissement dans la force contractile de la vessie, il est d'abord urgent de vider ce viscère par l'algalie, de sonder fréquemment le malade, ou de laisser une sonde à demeure; puis on s'occupe, entre-temps, de combattre la cause, c'est-à-dire la paralysie.

Dans ce but, on aura recours aux bains froids, bains de mer ou d'eaux sulfureuses, ferrugineuses, telles que Baréges, Pougues, Contrexéville, Bussang, Aix, Plombières; douches ascendantes sur les reins, le bas-ventre, le périnée, avec des liquides de diverses compositions et à différentes températures; frictions stimulantes sur les mêmes régions avec une flanelle sèche ou imbibée de liquides stimulants ou même irritants, comme le baume de Fioraventi,

la teinture de quinquina, de cantharides, l'ammoniaque
étendue d'eau. Les vésicatoires volants de grande dimension, appliqués sur les reins, le bas-ventre, le périnée,
m'ont aussi rendu de grands services pour guérir la faiblesse et la paralysie de la vessie. Un séton ou un cautère,
placés sur le bas-ventre, amènent de bons résultats en dé-
tournant l'irritation fixée sur ce réservoir.

Un régime tonique et riche en éléments réparateurs,
aidé de médicaments stimulants et spéciaux, peut guérir
seul la paralysie de vessie ou, dans tous les cas, être un
adjuvant indispensable.

Il m'est fréquemment arrivé de guérir les paralysies de
vessie en administrant de la poudre ou de l'extrait de
seigle ergoté, de l'extrait de noix vomique, ou même de la
strychnine.

Beaucoup de mes malades affectés d'une *demi-paralysie* de vessie ne peuvent rendre d'urine que s'ils sont dans
un endroit humide. Aussi, depuis que j'ai fait cette remarque, je conseille à certaines personnes de *descendre à la
cave* quand elles ont quelque difficulté d'uriner, ou de se
promener dans un *endroit frais, ombragé,* une *cour humide,* ou *le long d'une rivière.*

Un moyen qui m'a complétement réussi dernièrement
dans un cas désespéré, chez une personne qui s'était soumise sans aucun succès aux traitements de trois des premiers chirurgiens de Paris, c'est l'*électricité* employée de
la manière suivante :

D'abord je vidais la vessie ; une sonde en argent était
introduite dans cet organe, et une autre dans le rectum ; les deux pôles d'un appareil électro-magnétique
étaient mis en communication avec le pavillon de chaque
sonde, et la combinaison des fluides ou le courant électrique passait à travers la vessie. J'augmentai graduelle-

ment la force du courant, et en quinze séances j'eus la satisfaction de voir le malade complétement guéri.

Enfin, on a aussi recours à des injections stimulantes ou irritantes, de composition et de température variées, portées avec la sonde jusque dans la vessie.

Chacune des causes de rétention d'urine exige un traitement spécial ; mais ce n'est pas ici le lieu d'indiquer cette médication, il suffira de se reporter aux chapitres qui traitent de ces causes pour y trouver les indications convenables. (Voir *Gravelle, Pierre, Catarrhe aigu de la vessie, Maladies de la glande prostate, Blennorrhagie, Rétrécissements, Maladies de matrice*, etc.)

Quand la rétention d'urine reconnaît pour cause des varices au col de la vessie, on doit d'abord vider la vessie par la sonde. Souvent, dans ce cas, cette opération est suivie d'un écoulement de sang plus ou moins abondant, qui, en dégorgeant le col de la vessie, fait cesser la cause du mal. Si le cathétérisme n'est pas suivi d'écoulement sanguin, il faut, par des agents rafraîchissants internes et externes, des révulsifs, déplacer le sang qui congestionne ces organes.

Je veux seulement m'occuper ici de l'occurrence, qui malheureusement se présente trop fréquemment, dans laquelle le malade étant pris, depuis longtemps déjà, de rétention complète d'urine, on a employé sans succès tous les moyens ordinaires, *grands bains, bains locaux, tisanes diurétiques, cataplasmes sur le bas-ventre, saignées, sangsues, lavements et tentatives de cathétérisme avec la sonde ou des bougies fines.* Tous ces moyens ont échoué, le malade est dans un état d'anxiété extrême ; d'un moment à l'autre il peut se faire une crevasse à la vessie ; il faut employer un moyen énergique et rapide.....

On a conseillé dans ce cas :

1° *Les injections forcées;*

2° *Le cathétérisme forcé ;*

3° *La ponction de la vessie.*

1° Les injections forcées sont convenables quand la rétention est due à des corps étrangers, sables ou graviers accumulés dans l'urètre derrière un rétrécissement ; mais souvent elles échouent et fatiguent inutilement le malade. On les pratique avec une seringue à hydrocèle, en serrant fortement la verge contre la canule de l'instrument.

2° Le cathétérisme forcé avec des sondes coniques est un procédé brutal, violent, qui, par un heureux hasard, peut réussir une fois, et qui le plus fréquemment détermine des fausses routes par où se font des infiltrations d'urine.

3° Il est plus prudent d'ouvrir une voie artificielle à l'urine par une ponction faite à la vessie.

Chez l'homme, on arrive au réservoir de l'urine par trois voies différentes :

1° *Par le périnée, ponction périnéale ;*

2° *Par le bas-ventre, ponction hypogastrique;*

3° *Par le rectum, ponction recto-vésicale.*

1° Pour pratiquer la *ponction périnéale,* à laquelle, du reste, on a rarement recours, à cause de l'épaisseur des parties qu'il faut traverser pour arriver à la vessie, on fait placer le malade dans la position qu'il doit avoir dans la taille au petit appareil, et on enfonce, d'un coup sec, le trois-quarts sur le côté gauche du raphé, entre le canal de l'urètre et la tubérosité de l'ischion, à deux centimètres en avant de l'anus. On dirige l'instrument parallèlement à l'axe du corps, un peu en dedans : on arrive ainsi à la vessie par le trigone vésical. On s'aperçoit, à l'écoulement de l'urine, qu'on a pénétré dans le réservoir : on retire le poinçon, et on laisse la canule à demeure.

2° La *ponction hypogastrique* est bien préférable; on n'a, pour arriver à la vessie (BB, fig. 4, page 7), qu'à traverser l'épaisseur des parois du bas-ventre (E, *ibid.*), au niveau du pubis (CC, *ibid.*), avec un trois-quarts courbe, dont on dirige la concavité en bas.

3° La *ponction par le rectum* (DD, *ibid.*) est une opération basée sur les rapports de voisinage direct du bas-fond de la vessie avec la face antérieure de l'intestin rectum, dans lequel la vessie vient faire saillie dans le cas de rétention d'urine. Elle se pratique également avec un trois-quarts, et en laissant la canule à demeure jusqu'à ce qu'on ait rétabli le cours naturel des urines.

Chez la femme, on n'atteint la vessie (*m*, figure 13, page 33), affectée de rétention d'urine, que par deux points :

1° *Par le bas-ventre* (o, *ibid.*) , *ponction hypogastrique;*
2° *Par le vagin* (*BB*, *ibid.*), *ponction vagino-vésicale.*

Quand la rétention d'urine est causée par un rétrécissement, et qu'il y a distension de l'urètre en arrière de cet obstacle, c'est sur le point saillant du canal que l'on doit pratiquer une ponction ou une incision : c'est ce que l'on désigne sous le nom d'*opération de la boutonnière*.

INCONTINENCE D'URINE.

On désigne, sous le nom d'*incontinence d'urine*, l'*écoulement involontaire* de l'urine par le canal de l'urètre.

Cette incontinence est complète ou incomplète.

Dans le premier cas, l'écoulement de l'urine est continu. Dans le second, la sortie involontaire de l'urine peut exister soit le jour, *incontinence diurne*, soit la nuit, *incontinence nocturne*.

Je ne parlerai pas ici de l'incontinence résultant de maladies, plaies, fistules, cancers, engorgements, rétrécissements siégeant à la vessie, à la glande prostate ou à l'urètre ; la maladie, dans ce cas, n'est qu'un épiphénomène qui cesse avec la cause. Je ne veux traiter que de ce que les anciens appelaient *incontinence essentielle*, c'est-à-dire sans autre lésion apparente qu'une *lésion fonctionnelle ou vitale*.

Pour bien comprendre le mécanisme de cette maladie, je dois rappeler en peu de mots l'antagonisme qui existe entre le sphincter de la vessie, qui s'oppose à la sortie de l'urine, et la tunique musculeuse de cet organe, qui tend continuellement à chasser ce liquide.

Dans l'état normal, ces deux forces opposées se contre-balancent, et l'urine peut s'accumuler dans son réservoir jusqu'à ce que la distension qui en résulte amène la *sensation du besoin d'uriner*. Si, par une cause quelconque, cet équilibre est rompu, soit par le surcroît de vitalité de la membrane musculeuse, comme chez les enfants, soit par l'atonie, l'affaiblissement du sphincter vésical, qu'on observe si souvent chez les vieillards, l'urine sort contre le gré du malade, il y a incontinence.

Aussi est-ce surtout à ces deux extrémités de la vie qu'on observe cette infirmité. Dans l'âge adulte, on ne la rencontre guère qu'accidentellement, par suite de maladies du cerveau ou de la moelle épinière, d'une ivresse profonde, de syncope, de convulsions; ou bien parce qu'elle a persisté depuis l'enfance sans pouvoir être encore guérie.

Cette affection, qui ne présente rien de dangereux pour celui qui en est atteint, a pourtant le très-grave inconvénient de mouiller continuellement ses vêtements, qui, par là, répandent une odeur d'une fétidité insupportable. Aussi ces malades, lors même qu'ils s'astreignent aux soins de propreté les plus minutieux, deviennent-ils bientôt à charge à eux-mêmes, et un objet de dégoût pour la société au milieu de laquelle ils vivent.

Les enfants qui sont affectés d'incontinence nocturne ont été, avec raison, divisés en trois catégories distinctes :

a. Les *dormeurs* laissent échapper l'urine sans en avoir conscience, parce que, chez eux, le sommeil est extrêmement profond. Il faut les réveiller deux ou trois fois pendant la nuit, et les habituer ainsi à vider la vessie de temps en temps.

b. Les *rêveurs* sont ceux qui, dans leurs rêves, s'imaginent qu'ils urinent dans un vase de nuit, contre un mur, tandis qu'ils mouillent leurs draps. Il faut aussi interrompre leur sommeil, et les faire uriner.

c. Les *paresseux,* qui préfèrent pisser au lit que de prendre la peine de se lever ou de demander à uriner. A

36.

ceux-là on fera subir des punitions, ou bien on stimulera leur amour-propre.

Dans tous ces cas, il faudra donner, le soir, très-peu d'aliments, surtout d'aliments aqueux, et le moins de boisson possible. Des bains froids, des frictions sèches, ou rendues stimulantes par des liqueurs spiritueuses, sont très-convenables pour fortifier le sphincter ou col de la vessie.

La poudre suivante me réussit très-souvent pour guérir des incontinences rebelles :

Prenez : Poudre de belladone,   0,01 centigr.
       Sucre pulvérisé,   0,50 centigr.

Mêlez pour un paquet à prendre le soir, délayé dans une cuillerée à café d'eau sucrée.

On peut en faire prendre jusqu'à deux ou trois à la fois, et on en continue l'usage jusqu'à cessation de la maladie. En dix à douze jours, la guérison est habituellement complète.

Chez les jeunes filles, on a vu des incontinences rebelles cesser par suite des rapports du mariage.

Si l'incontinence est due à l'excès de force de la membrane muqueuse, ce qu'indiquent surtout les besoins irrésistibles d'uriner et la force avec laquelle ce liquide est projeté au dehors, on devra recourir aux boissons émollientes, aux cataplasmes, aux lavements adoucissants, et même à la saignée et aux sangsues, si le malade est très-sanguin.

Quand l'incontinence reconnaît pour cause, comme chez les vieillards, la faiblesse, la demi-paralysie du col vésical, il faut employer les stimulants, soit en frictions sur le bas-ventre ou les reins, le périnée, soit sous forme de douches de vapeur aromatique ou d'eau de Baréges.

On recommande aussi des vésicatoires volants sur ces mêmes régions, en même temps que l'usage interne du quinquina, de l'extrait de noix vomique, de la strychnine, de la poudre de cantharides ou de seigle ergoté.

On obtient aussi des avantages, dans ces incontinences par atonie, en portant directement dans la vessie des injections stimulantes, simplement aqueuses, ou bien vineuses, astringentes, balsamiques, ou même cantharidées.

J'ai obtenu de la cautérisation très-superficielle de l'orifice vésical, avec le nitrate d'argent fondu, la guérison d'incontinences qui avaient résisté à tous les autres traitements.

L'électricité peut aussi, dans le cas dont je m'occupe, redonner du ton au sphincter de la vessie et guérir l'incontinence.

Enfin, quand aucun traitement ne peut triompher de cette infirmité, il faut s'occuper d'en pallier les inconvénients pour la rendre moins repoussante. C'est dans ce but qu'on a recours à des *urinaux* ou à des *compresseurs* de diverses formes.

Cet accident est heureusement plus rare chez la *femme* que chez l'*homme*; car elle ne peut guère avoir recours qu'à des garnitures remplies de vieux linges, et fréquemment renouvelées, tandis qu'avec un urinal ou un compresseur en caoutchouc l'homme supporte plus proprement cette incommodité.

FISTULES URINAIRES.

On désigne sous le nom de *fistules urinaires* des ulcères longs, étroits, sinueux, s'ouvrant à l'intérieur dans un point quelconque des voies urinaires, reins, uretères, vessie, canal de l'urètre, et par lesquels l'urine s'échappe au dehors.

On distingue les fistules urinaires en *incomplètes* et *complètes*.

a. Les *fistules incomplètes* se divisent elles-mêmes en fistules urinaires *incomplètes externes* et *incomplètes internes*.

Les premières, qu'on appelle aussi *fistules borgnes externes*, présentent à l'extérieur une ou plusieurs ouvertures fistuleuses qui, après un trajet sinueux plus ou moins prolongé, se terminent en *cul-de-sac* dans le voisinage des voies urinaires, mais sans communiquer avec celles-ci.

Les secondes, ou *fistules urinaires borgnes internes*, résultent d'une perforation dans un point quelconque du trajet des voies urinaires; cette perforation dans laquelle s'engage l'urine, détermine la formation d'un conduit plus ou moins étroit et long, qui se termine en *cul-de-sac* à une certaine distance de son origine, mais sans s'ouvrir à la peau, ni dans aucun organe circonvoisin.

b. Je ne m'occuperai dans cet article que des *fistules urinaires complètes*, qui sont, à vrai dire, les seules fistules urinaires, et de beaucoup les plus fréquentes.

Leur *orifice interne* communique avec les reins, les ure-

tères, la vessie, ou le canal de l'urètre; leur *ouverture
externe*, qui souvent est très-éloignée de la précédente,
peut se rencontrer dans la région des reins, au pli de
l'aine, au nombril par l'ouraque non oblitéré, au-dessus
de l'os pubis, à la peau des bourses, à la verge, au périnée. Quelquefois elle communique avec l'intestin rectum,
le côlon, le vagin, la matrice, la cavité du péritoine. Dans

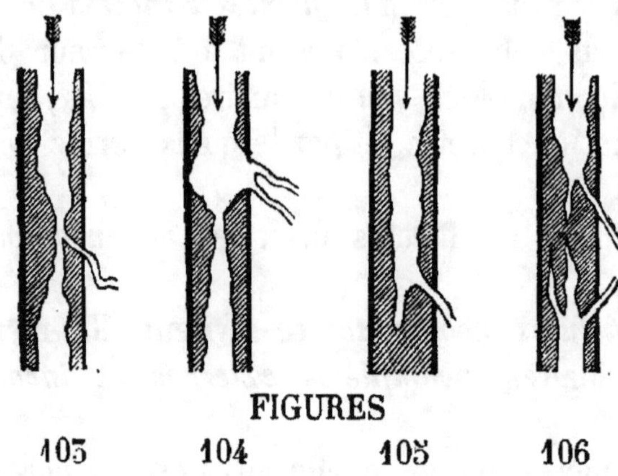

FIGURES

105   104   105   106

*Représentant des fistules urinaires , suite de rétrécissements du ca-
nal de l'urètre.*

(La flèche indique la direction du cours de l'urine.)
La figure 103 représente une fistule urétrale compliquée de rétré-
    cissement.
La figure 104 montre deux fistules et une grande dilatation du ca-
    nal en arrière de la stricture.
La figure 105 est un exemple de fistule urétrale, compliquée de l'o-
    blitération du canal dans sa partie inférieure.
La figure 106 fait voir une double fistule avec occlusion de l'urètre
    et fausse route.

ce dernier cas, il se fait un épanchement qui est presque
toujours promptement mortel.

A. *Causes.*

Les *causes* des fistules urinaires sont nombreuses. Cette

affection survient le plus souvent à la suite d'une *rétention d'urine* (Voir le chapitre précédent), produite elle-même soit par un *rétrécissement de l'urètre,* par un *calcul arrêté au col de la vessie,* ou par un *engorgement de la glande prostate* (Voir *Maladies de la glande prostate*). Un *abcès* développé dans le voisinage des voies urinaires peut s'ouvrir à la fois dans la cavité des voies urinaires et au dehors, et déterminer ainsi une fistule complète. Une *déchirure,* une *lésion de la vessie* ou *du canal de l'urètre* par un chirurgien malhabile dans l'art du cathétérisme ont quelquefois produit cet accident. C'est aussi un des résultats habituels du *cathétérisme forcé.* Du temps que, pour le traitement de la pierre, on avait recours à la *taille,* des fistules urinaires étaient fréquemment la suite de cette opération. La *perforation spontanée de la vessie* chez les vieillards donne naissance à des fistules urinaires du caractère le plus grave. Un *cancer du rectum, de la matrice* ou *du vagin* peut, en se propageant au bas-fond de la vessie, en amener la perforation et déterminer une fistule.

Un genre de fistules malheureusement très-fréquent a lieu chez les femmes, à la suite d'un *accouchement laborieux.* Par suite du volume trop considérable de la tête, de l'étroitesse naturelle ou accidentelle de la ceinture osseuse du bassin, la tête de l'enfant (Voir fig. 25, page 130), ne pouvant franchir la cavité osseuse formée par l'os pubis (P, *ibid.*) et l'os sacrum (S, S, S, *ibid.*), reste enclavée pendant un temps plus ou moins long en comprimant la vessie (T, T, *ibid.*), dont elle finit par amener la gangrène dans une étendue plus ou moins grande, d'où résulte à la chute de la partie mortifiée une fistule difficile à guérir, et à laquelle on ne peut guère remédier que par une opération très-délicate dont je parlerai plus loin.

On donne aux fistules urinaires des noms variables selon

l'aboutissant des ouvertures internes en externes. Ainsi, la dernière espèce de fistules dont je viens de parler se

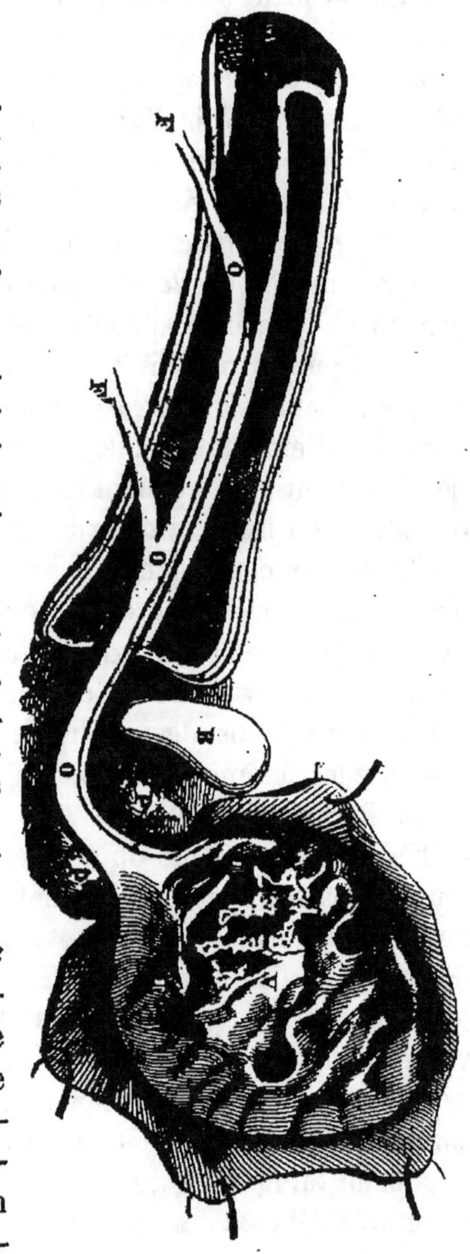

FIGURE 107.

*Représentant l'appareil uri-
naire affecté de deux fistules urétrales et d'altérations profondes de la
vessie.*

(Coupe d'avant en arrière par
le milieu.)
OOO, le canal de l'urètre.
MO, le canal de l'urètre oblitéré dans sa partie anté-
rieure, par suite de ré-
trécissement.
FO, première fistule urinaire urétrale.
F'O, deuxième fistule, id.
B, l'os pubis.
PP, la glande prostate.
V, la cavité de la vessie, sur
le fond de laquelle on remarque des boursoufle-
ments fongueux et des
anfractuosités.
UU, l'orifice des deux uretères.

nomme *vésico-utérine*
ou *vésico-vaginale*, suivant que l'ouverture de
la vessie communique
avec la matrice ou uté-
rus, ou bien avec le va-
gin. Elle porte le nom
de *vésico-rectale* ou *in-
testinale,* si le trajet fistuleux partant de la vessie vient

aboutir à l'intestin rectum ou dans un autre point de la cavité intestinale. Les fistules *vésico-* ou *urétro-scrotales, inguinales, périnéales, péniennes,* résultent de la communication d'un point de la vessie ou du canal de l'urètre avec la peau des bourses ou scrotum, le pli de l'aine, le périnée et le pénis ou verge.

B. Symptômes et diagnostic.

Les fistules urinaires sont caractérisées par un écoulement d'urine, qui est *continu* lorsque la fistule s'ouvre dans la vessie, mais qui est *intermittent* et *n'apparaît qu'au moment* de l'émission de l'urine lorsqu'elle s'ouvre dans le canal de l'urètre.

Ce caractère est très-important à noter pour le pronostic à porter sur la curabilité du mal; les fistules vésicales, en effet, sont très-difficilement curables, tandis que l'art triomphe très-fréquemment des fistules urétrales, consécutives ou non à un rétrécissement du canal de l'urètre.

Mais l'écoulement de l'urine n'est pas toujours aussi facile à constater que je viens de le dire. Cet écoulement, en effet, n'existe pas toujours quand le malade urine, alors même que la *fistule urétrale* est complète; car lorsque le trajet fistuleux est très-étroit, que le canal de l'urètre est parfaitement libre, l'urine peut, à la rigueur, sortir quelquefois en totalité par ce dernier, sans qu'il en passe par la fistule : et quand celle-ci part de la vessie, lorsque son trajet est étroit et fort sinueux, l'urine, au lieu de sortir, comme j'ai dit plus haut, d'une manière continue par la fistule, ne la traverse que lorsque le malade fait de grands efforts pour uriner. Dans ces cas difficiles, l'*exploration simultanée* de la fistule et de la vessie par un *stylet* et une *sonde métallique* lève presque toujours les doutes. Quand la fistule s'ouvre dans le vagin ou l'intestin rectum, l'urine sort par ces conduits naturels, et le *doigt* qu'on y introduit sent l'orifice de la fistule ou même de la sonde qui a été introduite dans la vessie.

Les fistules urinaires ont le plus fréquemment leur orifice externe situé au périnée, au scrotum, au pli de l'aine, et se présentent sous l'aspect d'ouvertures habituellement étroites, placées au centre d'une fongosité rougeâtre ou rosée, ce qui a fait comparer leur forme à celle d'un *cul de poule*. La peau des parties voisines est dure, calleuse; souvent on sent une corde tendue depuis l'orifice fistuleux jusqu'au niveau de l'urètre; cette sensation est fournie par les callosités qui accompagnent le trajet fistuleux dans toute sa longueur. Les anciens se préoccupaient beaucoup de faire dissoudre ces indurations, qui sont très-réfractaires, en effet, quand on s'adresse directement à elles, mais qui se fondent et se dissipent quand on a fait disparaître l'obstacle qui s'opposait au libre cours de l'urine.

L'ouverture fistuleuse, outre le liquide naturel qui s'en échappe, soit continuellement, soit de temps à autre, fournit par elle-même une suppuration séreuse blanchâtre, peu abondante, qui tache le linge dont les malades recouvrent la petite plaie.

Le plus souvent l'ouverture interne de la fistule est unique (figures 103, 105, page 429); quelquefois il y en a deux (figure 104, *ibid.*) ou un plus grand nombre. Mais il est bien rare que la fistule ne s'ouvre que par un seul orifice à l'extérieur; fréquemment pour une seule ouverture interne, il y a trois, six et jusqu'à dix points fistuleux extérieurs. Si l'un se ferme pour quelque temps, il s'en ouvre un ou deux pour le remplacer. J'ai vu, chez certains malades, le pli de l'aine et le scrotum criblés d'orifices, semblables à une pomme d'arrosoir, au moment où ils urinaient.

C. *Pronostic.*

La gravité des *fistules rénales et urétrales* dépend de la cause qui les entretient et de la grande difficulté de pouvoir, dans le plus grand nombre des cas, y porter remède.

Les *fistules vésicales*, et surtout *vésico-vaginales*, sont aussi d'un pronostic très-fâcheux, non qu'elles entraînent la mort, mais parce qu'étant très-difficiles à guérir, elles constituent une infirmité dégoûtante, qui astreint les malades à des soins de propreté extrêmes et de tous les instants.

Le pronostic des *fistules urétrales* est, en général, plus favorable, par la double raison qu'elles sont plus faciles à guérir, et que, l'urine ne sortant par les trajets fistuleux que lorsque le malade satisfait les besoins naturels, il est plus facile de veiller aux soins de propreté nécessaires.

D. *Traitement.*

L'indication à remplir est d'empêcher le liquide urinaire de passer par les trajets fistuleux et de le forcer à sortir par les voies naturelles. Ce but une fois atteint, les fistules, si nombreuses que soient les ouvertures extérieures, s'oblitèrent d'elles-mêmes promptement.

Si la rétention d'urine qui a déterminé la rupture du canal a été causée par un rétrécissement, la dilatation du canal et sa recalibration suffiront pour amener la guérison de tous les accidents. Mais, ainsi que le montre la figure 107, page 331 (MO, partie antérieure du canal de l'urètre complétement oblitérée), ce résultat est quelquefois difficile à obtenir, et on ne peut guère formuler de préceptes dans ces circonstances, car la sagacité du chirurgien et son habileté de main fournissent alors et exécutent les seules règles praticables.

Bien que la sonde à demeure ait les inconvénients signalés page 226, elle rend, dans ces cas extrêmes, quelques services, en empêchant l'urine de baigner incessamment le trajet fistuleux. Aussitôt donc que la dilatation sera suffisante, le chirurgien avisera s'il peut être avantageux d'introduire une sonde à demeure, et s'il convient de la laisser ouverte ou d'en fermer l'orifice, pour le déboucher toutes les deux heures environ : on prendrait alors les précautions indiquées page 226.

Pour les fistules vésico-vaginales, on a recours à une *opération* très-délicate, dont la description ne serait pas à sa place dans cet ouvrage. Qu'il me suffise de dire qu'elle consiste à relâcher les attaches de la vessie à la matrice : 1° par une incision convexe dans le cul-de-sac utéro-vaginal ; 2° à ses insertions à l'os pubis, par le détachement et l'isolement du canal de l'urètre en avant, ou 3° par la combinaison de ces deux procédés. Après avoir ainsi relâché le bas-fond de la vessie et l'avoir attiré en bas et en avant, on avive les bords de la fistule par une incision avec le bistouri ou des ciseaux spéciaux, et on les maintient en contact par plusieurs points de suture. La malade est ensuite placée sur le ventre ou sur le côté, avec une sonde à demeure dans la vessie. Au cinquième ou sixième jour, on retire les fils, et le plus souvent la fistule est complétement fermée.

D'autres fois il est nécessaire de toucher une ou deux fois, avec la pierre infernale, les points traversés par les fils.

Quand les fistules sont causées par un cancer, elles sont incurables au même titre que la maladie principale.

HÉMATURIE,

OU PISSEMENT DE SANG.

Du sang mêlé à l'urine, en proportions variables, et évacué avec ce liquide, tel est le caractère de l'*hématurie*.

On ne devra donc pas rapporter à cette maladie la sortie du sang par le canal de l'urètre dont j'ai parlé à l'article *Accidents de la blennorrhagie*, page 316. Dans ce cas, en effet, le sang sort pur, non mêlé à l'urine, et n'est pas chassé par les contractions de la vessie.

Dans l'hématurie, le sang peut provenir de sources différentes, des reins, des uretères ou de la vessie.

Quelquefois le pissement de sang est toute la maladie : c'est quand il n'y a pas de lésions matérielles dans les voies urinaires ; d'autres fois, cette affection n'est qu'un symptôme, un accident ou une complication d'autres maladies de l'appareil urinaire. Dans ce cas, l'hématurie cesse quand on a guéri l'affection principale.

On doit voir, d'après ce que je viens de dire, que les causes du pissement de sang sont générales ou locales.

Les *causes générales* ou *constitutionnelles* sont : une *altération dans la composition du sang*, changement qu'on observe dans plusieurs maladies, telles que le *scorbut*, le *purpura hemorrhagica*, la *maladie de Bright*, certaines fièvres graves, *typhoïde*, *scarlatine*, la suppression d'une hémorrhagie périodique, comme les règles ou les hémor-rhoïdes.

Dans ces cas, le sang est dévié de son cours, et bien des fois j'ai été consulté, pour rétablir le cours normal de ce liquide, chez des dames dont les règles, à la suite d'une frayeur, avaient été supprimées et remplacées chaque mois par un pissement de sang. Tout dernièrement encore je donnais mes soins à une jeune femme, très-bien portante du reste, et chez laquelle les règles, supprimées par un refroidissement, avaient pris leur cours tantôt par la ves-sie, tantôt par l'estomac, de sorte que, tous les mois, elle avait une hématurie ou un vomissement de sang. J'ai été assez heureux pour faire cesser cette déviation, qui durait depuis deux ans et avait résisté jusque-là à divers traite-ments.

La suppression d'hémorrhoïdes qui fluent périodique-ment, peut amener aussi une hématurie substitutive.

Cette affection est plus fréquente chez les *vieillards* que chez les *jeunes gens*, chez les *hommes* que chez les *femmes*; chez les personnes d'un *tempérament sanguin;* chez celles qui ont un genre de vie ou une *profession sédentaire*, qui sont *adonnées aux liqueurs spiritueuses* ou qui font *abus des plaisirs vénériens.*

Les *causes locales*, ou dont le siége est dans l'appareil urinaire, *rein, uretère, vessie*, sont nombreuses et variées : telles sont les *blessures,* les *coups,* les *chutes,* les *contusions* sur la région des reins, du bas-ventre ou du périnée; l'*é-quitation prolongée* et *violente*, les *secousses d'une voiture mal suspendue;* les *efforts violents*, pour soulever un far-deau, pour une lutte, pour un accouchement; l'*action du vomissement;* une *marche forcée;* l'*usage de purgatifs dras-tiques* ou de *substances,* comme les *cantharides*, prises, à l'intérieur, dans le but de ranimer une virilité épuisée, ou

37.

appliquées extérieurement sous forme de vésicatoires. L'*inflammation des reins* et *de la vessie*, les *polypes*, *varices* ou *fongosités de la vessie*, et surtout la *gravelle* et la *pierre* : *c'est, en effet, à la présence de graviers ou de calculs dans les reins, les uretères ou la vessie, qu'on doit attribuer le plus souvent l'hématurie ou pissement de sang.*

Les *symptômes* qui annoncent cette maladie sont variés comme la cause qui la fait naître.

Si l'hématurie est produite par une plaie des reins, une chute sur le périnée, le sang sortira pur, rouge vif, et mêlé à une quantité d'urine variable. Dans le cas cité plus haut d'une hématurie supplémentaire des règles, l'urine sortait d'abord rosée, à peine teintée de sang; puis avec une couleur rouge vif pendant deux jours; ensuite c'était un liquide brun, noirâtre. Souvent il y a des caillots de sang, qui ne se forment qu'après que l'urine est rendue, ou bien dans la vessie. Dans ce cas, s'ils s'accumulent en grande quantité, ils peuvent remplir la totalité du réservoir urinaire, boucher le col de la vessie et amener une rétention complète d'urine. S'il existe une pierre dans la vessie, on voit la première portion de l'urine sortir claire; puis les derniers et douloureux efforts pour vider la vessie amènent de l'urine sanguinolente, ou même quelques gouttes de sang pur et vermeil.

Bien que l'hémorrhagie ait cessé depuis plusieurs jours, on peut continuer à voir du sang dans les urines; cela tient à ce qu'il s'est formé un caillot dans la vessie, et l'urine qui est sécrétée continuellement, détrempant ce caillot, lui enlève une portion de sa matière colorante et prend une teinte rouge noirâtre. Puis, quand ce caillot a été ainsi lavé, il ne reste plus que la fibrine blanche, qui peut affecter la forme d'un long ver blanc cylindrique, qui en impose souvent aux personnes peu attentives : d'où ces histoires de vers que les malades rendent par les voies urinaires.

Selon la maladie qui la cause, l'hématurie peut ou non être accompagnée de douleurs, comme dans la gravelle, la pierre, les fongus.

La sortie du sang pur ou mêlé à l'urine est quelquefois insignifiante. D'autres fois elle est très-abondante et peut en très-peu de temps compromettre les jours du patient : ainsi on a vu des personnes mourir d'hémorrhagie, après avoir perdu par la vessie plusieurs litres de sang. Cette abondante perte de sang est surtout inquiétante quand elle a lieu instantanément; car, si elle ne se fait que lentement, les malades peuvent perdre une énorme proportion de ce liquide, et n'en être que très-affaiblis.

Suivant la cause qui l'a produite, l'hématurie peut être *passagère*, *continue*, *intermittente* ou *périodique*, et sa *gravité* dépend de l'abondance de l'hémorrhagie et du motif qui la détermine.

On ne confondra pas le pissement de sang avec les autres altérations de l'urine dans lesquelles ce liquide, sans con-

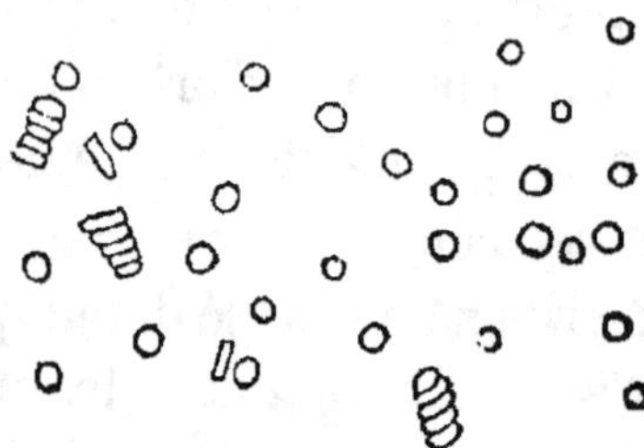

FIGURE 108.

Représentant des globules de sang provenant d'une urine sanguinolente, et vus au microscope.

tenir de sang, a cependant une teinte rouge très-foncée,

si l'on a présents à l'esprit les caractères distinctifs dont j'ai parlé à l'article *Physiologie* (page 75), en traitant des substances étrangères à la composition de l'urine et qui peuvent accidentellement s'y rencontrer.

L'examen microscopique de l'urine sanguinolente est un moyen d'éviter toute chance d'erreur. Si l'on place, en effet, une goutte de ce liquide entre deux lamelles de verre mince, au foyer d'un microscope, on aperçoit les globules du sang, plus ou moins altérés et déchiquetés sur leur bord, mais toujours très-facilement reconnaissables.

Traitement de l'hématurie.

Le *traitement* doit d'abord être basé sur la connaissance de la nature du mal ; souvent la médication n'est autre que celle de la lésion qui l'entretient, et l'on ne doit pas tenir compte de l'hémorrhagie, à moins que cependant cet accident ne soit poussé à un degré assez intense pour compromettre les jours du malade.

Si l'hématurie est due à une suppression de règles ou d'hémorrhoïdes, on s'attachera avant tout à rétablir le cours normal du sang. Si le malade a fait abus des liqueurs spiritueuses, des plaisirs vénériens, on lui recommandera l'abstinence et la sagesse. S'il mène une vie trop sédentaire, il devra prendre chaque jour assez d'exercice pour faire circuler le sang et s'opposer à la stase de ce liquide dans les organes du bas-ventre. Les cavaliers devront éviter l'équitation, et souvent le repos du cheval, quelques bains et des boissons émollientes suffisent pour amener la cessation de l'hématurie.

Quand l'*hématurie* est ce qu'on nomme *essentielle*, c'est-à-dire ne reconnaît aucune lésion matérielle de l'appareil urinaire, il faut s'adresser, pour la faire disparaître, à des substances qui donnent au sang de la plasticité : s'il y a scorbut ou *purpura hemorrhagica*, les toniques, le monésia, le quinquina, les ferrugineux, l'alun, le ratanhia ; les acides, comme le citron, l'orange, l'eau de Rabel ; le seigle ergoté, convenablement administrés, selon la gravité du mal et la force du malade, triompheront toujours de la maladie. On est quelquefois, dans les cas rebelles, obligé de recourir aux vésicatoires volants, cautères, moxas.

Quand l'hématurie est assez abondante pour entraîner des *dangers immédiats,* il faut s'occuper tout d'abord d'arrêter l'écoulement du sang. On prescrit alors le repos absolu : on expose le malade au froid ; on donne pour boisson de l'eau glacée et des cuillerées de potions d'extrait de ratanhia acidulées avec l'eau de Rabel ; on a recours à des applications d'eau très-froide ou de glace pilée sur le ventre, sur les reins, le périnée et la partie supérieure et interne des cuisses, à des lavements froids avec l'eau glacée et vinaigrée, et même aux injections d'eau froide et astringente dans la vessie.

Si le malade est assez fort, la saignée du bras peut être très-efficace pour faire cesser immédiatement l'hématurie.

A la suite d'une hémorrhagie abondante dans la vessie, le sang s'y coagule, et peut même, comme je l'ai dit, amener une rétention d'urine ; il est urgent, dans ce cas, de débarrasser ce réservoir des *caillots sanguins* dont il est rempli. Dans ce but, on introduit dans la vessie une sonde de fort calibre par laquelle les gros caillots pourront être entraînés avec le sang fluide et l'urine ; s'ils ne sortent pas par cet instrument, on cherchera à les délayer et à les diviser en injectant de l'eau tiède dans la vessie, au moyen d'une sonde à double courant. (Voir fig. 102, page 411.) J'ai toujours soin de désobstruer le conduit de la sonde, de temps en temps, par le secours d'une petite tige de laiton ou de fil de fer, dite *mandrin*. Si ces moyens sont sans résultat, on adaptera au pavillon de la sonde la canule d'une seringue, et l'on pompera avec force et à plusieurs reprises les caillots ramollis et le sang liquide. Il est impossible que cette pratique prudemment suivie ne permette pas de débarrasser la vessie des caillots de sang qu'elle renferme.

Quand un malade a eu un pissement de sang, il y est, dans la suite, plus exposé qu'une autre personne; on devra donc le prévenir de la possibilité de la récidive, et lui recommander d'éviter toutes les causes que je viens d'indiquer comme pouvant la produire.

DE LA GRAVELLE.

On désigne sous le nom de *gravelle* une maladie dans laquelle des concrétions pierreuses, connues sous le nom de *sables, gravelle, gravier, calculs*, de forme, de couleur, de volume, de composition chimique variés, prennent naissance dans les voies urinaires et sont expulsées avec l'urine.

Cette affection est, en général, le *premier degré des maladies calculeuses* des voies urinaires. On la voit aussi très-fréquemment coïncider avec la *goutte* et le *rhumatisme*.

Ces *pétrifications* appartiennent à l'histoire de la gravelle tant qu'elles ne dépassent pas le *volume d'un gros pois*. Au delà, elles rentrent dans la catégorie de la *pierre*. C'est assez dire que cette distinction est tout arbitraire.

En effet, la pierre et la gravelle ne sont que les différents degrés d'une même affection, et tout ce que je vais dire de cette dernière maladie s'applique à la première.

L'étude de la gravelle prouve tous les avantages que l'on peut retirer de l'examen physique, chimique et microscopique de la sécrétion urinaire. Avant les progrès de la chimie organique et la vulgarisation du microscope, on en était réduit aux connaissances des anciens, qui étaient fort bornées. Les recherches modernes ont fait distinguer, sous l'ancien nom générique de *gravelle*, plusieurs états morbides spéciaux qui réclament chacun un traitement différent. Aussi cette affection est-elle une de celles qui démontrent le mieux la rigueur mathématique que peut fournir l'examen de l'urine pour la connaissance et le traitement des maladies, et la puissante efficacité de la médecine quand elle est éclairée par le flambeau de la science.

Causes de la gravelle.

Les causes de la gravelle sont fort nombreuses.

Ainsi que je l'ai dit en traitant de la *composition de l'urine* (Voir *Physiologie*), ce liquide contient beaucoup de substances solidifiables, notamment l'acide urique, ses combinaisons salines, et des phosphates de chaux, de magnésie, d'ammoniaque, en dissolution dans l'eau. Quand ces éléments ne sont pas excrétés par les reins en trop grande quantité à la fois, ou que l'eau dans laquelle ils sont dissous est en proportion suffisante, l'urine sort des voies urinaires sans offrir à l'œil le moindre dépôt.

Si, par une des causes énumérées à la page 215 (*Traitement médical des rétrécissements*), la proportion d'eau vient à diminuer, ou celle des matières salines à augmenter, on verra, un certain temps après son émission, l'urine laisser déposer, sur les parois du vase où elle est recueillie, des cristallisations de forme, couleur, volume et composition variables.

Enfin, il peut arriver que cette précipitation de substances salines s'effectue dans les voies urinaires elles-mêmes, auquel cas elles seront rendues en même temps que l'urine : c'est ce qui constitue la *gravelle*. Certaines personnes rendent ainsi, habituellement et sans en être autrement incommodées, du sable, des graviers dans leur urine. D'autres n'en rendent qu'accidentellement et sous l'influence de certains aliments ou boissons. A ce degré, cela ne constitue pas une maladie; mais l'attention du médecin doit être éveillée, parce que, d'un moment à l'autre, il peut survenir des accidents.

Outre la cause générale physico-chimique par laquelle je viens d'expliquer le *mécanisme de la formation* de la gravelle, il en est une autre à laquelle on a donné le nom de *diathèse lithique*. C'est une prédisposition organique, tenant à la constitution intime des individus, par laquelle certains matériaux de l'urine, l'acide urique en particulier, sont sécrétés en trop grande abondance et se déposent à l'état de sable dans les reins. Cette prédisposition, le plus souvent *héréditaire*, est la cause de la formation de la pierre, et se rencontre chez les personnes goutteuses ou rhumatisantes.

Les *altérations de l'appareil urinaire* capables d'apporter *retard ou obstacle à l'émission des urines* favorisent aussi la formation des graviers, surtout quand existe la prédisposition dont je viens de parler. Tels sont la faiblesse et la paralysie de la vessie; l'engorgement de la glande prostate; les rétrécissements du canal de l'urètre; l'habitude de garder longtemps les urines; le repos, le séjour prolongé au lit, dans les maladies qui nécessitent une immobilité presque absolue, comme le rhumatisme articulaire, les fractures de jambes.

Après l'*usage habituel d'une nourriture succulente, de mets recherchés, et principalement préparés avec des substances animales*, qui augmentent fortement la proportion d'acide urique, il n'est rien de plus efficace pour favoriser la formation de la gravelle que *la vie sédentaire et le défaut d'exercice*.

Certains *aliments végétaux*, tels que l'*oseille* et les *tomates*, la *salade*, ou des *fruits acides, peu mûrs surtout*, développent aussi très-facilement la gravelle, et nombre de personnes ne peuvent faire usage de ces substances sans que le lendemain leur urine ne soit fortement chargée de gravelle.

Tout ce qui *prive l'urine de son véhicule aqueux* est une cause de gravelle. Tel est le cas des individus qui *boivent peu,* font usage de *vins forts,* de *liqueurs spiritueuses, transpirent beaucoup,* ou qui sont sujets à *d'abondantes évacuations intestinales.*

La gravelle est rare dans les *pays chauds,* où l'on se nourrit surtout d'*alimentation végétale,* comme à la Guadeloupe, à la Havane, à Manille.

Elle est, au contraire, fréquente dans les *pays à température élevée,* où l'on fait usage d'une *nourriture forte.* Tel est le cas de Rio-Janeiro et de l'île Minorque, où l'on consomme beaucoup de poissons et de vins capiteux.

Les pays où l'on rencontre le plus de gravelles sont les *contrées à température moyenne et humide,* comme l'Angleterre, l'Allemagne, la France, la Hollande, surtout dans les ports de mer et le long des rives des grands fleuves.

Certaines personnes rendent des graviers dans leur urine quand elles éprouvent de *vives contrariétés,* qu'elles se livrent à l'*exercice du cheval.*

La gravelle, comme toutes les autres maladies de l'appareil urinaire, est beaucoup moins fréquente *chez la femme* que *chez l'homme.* J'ai déjà eu plusieurs fois l'occasion d'en dire les motifs.

Je dois ici combattre un préjugé qui attribue la propriété de produire la gravelle à certaines substances qui en sont incapables. Ainsi les concrétions dures, pierreuses, qui se trouvent dans quelques fruits, sont généralement regardées comme pouvant causer la gravelle et la pierre. Mais c'est une supposition tout à fait gratuite; car non-seulement la nature de ces petits corps est entièrement différente de celle des calculs, mais encore, n'étant point attaquables par les organes digestifs, ils parcourent l'estomac et le tube intestinal sans éprouver d'altération, comme on le voit pour les noyaux de cerise, les pepins de raisin et des autres fruits. L'attribution que l'on a donnée aux eaux calcaires et au sel de cuisine de favoriser le développement des calculs est tout aussi dénuée de fondement.

Des diverses espèces de gravelle.

Les graviers présentent de nombreuses différences, relatives à leur *couleur,* leur *volume,* leur *nombre,* leur *forme,* leur *surface,* leur *consistance,* leur *situation* et leur *composition chimique.*

a. La *couleur* des graviers offre bien des nuances; elle est rouge, roussâtre, jaune, fauve, blanc grisâtre ou gris cendré. Il en existe de couleur noirâtre : ceux-là sont habituellement rugueux, et doivent cette coloration au sang desséché que leurs aspérités ont fait jaillir des conduits qu'ils ont traversés.

b. Leur *volume* varie depuis la poussière la plus fine jusqu'au volume d'un pois. Ainsi que je l'ai dit précédemment, on admet qu'à un degré de grosseur plus considérable, ils constituent de petites pierres.

c. Plus la dimension des graviers est petite, plus leur *nombre* est habituellement multiplié. Quand ils égalent à peine le volume d'un grain de sable, ils sont quelquefois si nombreux qu'on ne saurait les compter. Si leur dimension est plus considérable, ils sont en moindre quantité.

d. Leur *forme* est quelquefois difficile à déterminer; ils sont tantôt arrondis, ovalaires, oblongs, comprimés sur un ou plusieurs points de leur surface ; on en trouve aussi de figure pyriforme, cordiforme, prismatique, rameuse, etc. (Voir les figures 109, 110 et 111.)

e. Leur *surface* est tantôt lisse, taillée à facettes, tantôt rugueuse et couverte d'inégalités. (Voir *ibid.*)

f. Leur *consistance* présente, d'après leur composition, beaucoup de différences. On en trouve qui s'écrasent facilement sous la pression du doigt et se réduisent en bouillie: d'autres, au contraire, ont une dureté qui égale celle de la pierre la plus dure.

g. Situation des graviers. Les graviers peuvent être situés dans les diverses parties qui constituent l'appareil urinaire. Ainsi on les trouve dans les reins, les calices, les bassinets, les uretères, la vessie, la glande prostate, le canal de l'urètre, et même le prépuce. On en rencontre aussi dans les trajets fistuleux que se crée accidentellement l'urine. (Voir *Fistules urinaires*, page 428.)

h. Composition chimique. Tous les éléments qui entrent dans la composition de l'urine se retrouvent dans les calculs; ceux-ci sont aussi quelquefois constitués par certains

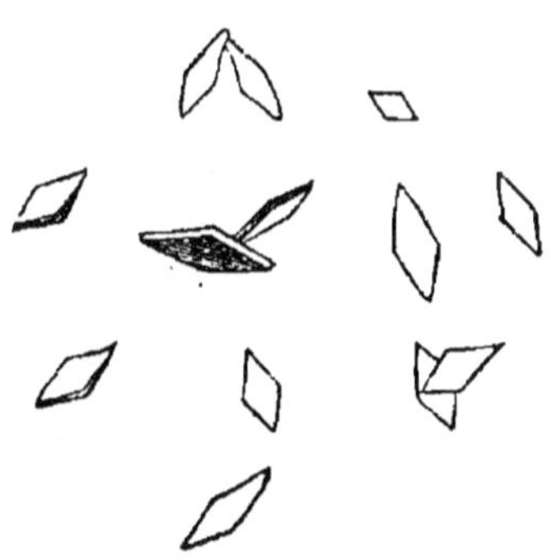

FIGURE 109.

Représentant la forme la plus habituelle des cristaux d'acide urique, grossis par le microscope.

sels qui ne se rencontrent qu'accidentellement dans l'urine. Ainsi nous aurons les graviers d'*acide urique pur,* d'*urate d'ammoniaque,* de *phosphate ammoniaco-magnésien,* de *phosphate de chaux,* d'*oxalate de chaux,* d'*oxyde cystique*. Je vais énumérer les différentes espèces de graviers dans leur *ordre de fréquence.*

1° Les *graviers d'acide urique* sont de couleur rouge, tirant plus ou moins sur le jaune. Mis en contact avec la potasse ou la soude, ils se dissolvent en totalité ; traités par l'acide nitrique, ils disparaissent avec une effervescence spumeuse, et la solution, évaporée à siccité, laisse un enduit d'une belle couleur pourpre. Exposés, sur une coupelle de platine, à la flamme d'une lampe à alcool, ils sont entièrement consumés, sans laisser de résidu. Vus à la loupe et au microscope, les cristaux d'acide urique se présentent sous la forme de prismes rhomboïdaux très - réguliers (fig. 109).

2° Les *graviers d'urate d'ammoniaque* peuvent être confondus avec les précédents ; cependant il y a deux différences caractéristiques. D'abord, ces cristaux peuvent se redissoudre dans l'urine chauffée à 50 degrés environ, tandis que l'acide urique pur ne se dissout jamais, ni dans

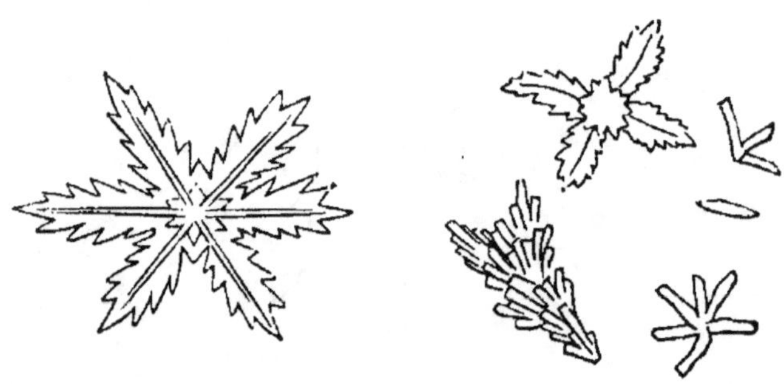

FIGURE 110.

Représentant, vus au microscope, des cristaux de phosphate ammo-niaco-magnésien bibasique.

l'urine, ni dans l'eau, même bouillante. En second lieu, si on met de l'acide acétique entre les deux lames de verre qui, placées au foyer du microscope, renferment la gravelle d'urate, on pourra voir, à mesure que s'opérera la dissolution, se former de petits cristaux affectant la forme rhomboïdale caractéristique de l'acide urique, ce qui n'aura pas lieu si les graviers sont constitués par l'acide urique pur.

3° *Graviers de phosphate ammoniaco-magnésien* (fig. 110). La gravelle formée par ce sel, ainsi que par les *cristaux de phosphate de chaux*, ne se rencontre guère que dans les urines alcalines, et constitue ce que l'on désigne sous le nom de *gravelle blanche* ou *phosphatique*, par opposition à la *gravelle rouge* ou *urique*. Elle se présente sous forme de cristaux de forme variée, mais qui dérivent du prisme droit, sont solubles en entier, sans résidu, dans les acides faibles, comme l'acide acétique. La solution de potasse en dégage l'ammoniaque.

4° L'*oxalate de chaux* se rencontre assez fréquemment dans les dépôts de gravelle de couleur blanche, brune ou noirâtre. Par la chaleur vive du chalumeau, l'acide oxalique est détruit, et il ne reste, sur la lamelle de platine, qu'une poudre blanche, qui est de la chaux vive, qu'on re-

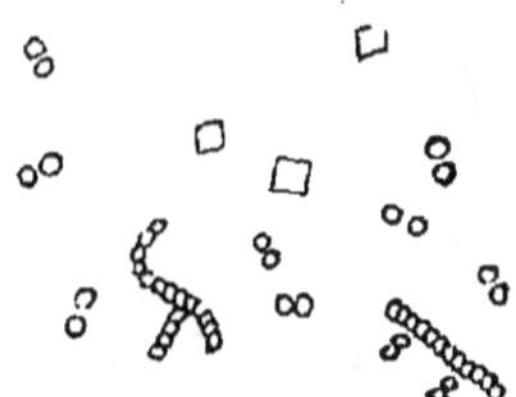

FIGURE 111.

Représentant l'apparence la plus habituelle de l'oxalate de chaux dans l'urine.

connaît facilement à ses propriétés alcalines. Cette gravelle est insoluble dans l'eau froide ou chaude, l'urine chauffée, l'acide acétique, l'ammoniaque et l'acide nitrique faible;

soluble, sans effervescence, dans l'acide nitrique concentré.
Les cristaux d'oxalate de chaux sont des octaèdres résultant de la juxtaposition, base à base, de deux pyramides à quatre faces.

Cette gravelle, d'après mes recherches particulières, est beaucoup plus fréquente qu'on ne l'admet généralement. Elle est presque toujours accompagnée d'une abondante exfoliation épithéliale de la vessie, ne se rencontre que dans les urines acides, et exige un traitement spécial pour sa guérison.

5° La *gravelle de cystine* ou *oxyde cystique* est fort rare. Cette sorte de graviers est de couleur jaune citrine, à surface mamelonnée, et paraît formée de petits cristaux amoncelés sans ordre. En brûlant sur une lame de platine, ils répandent une odeur pénétrante phosphorée. Insolubles dans l'eau et l'acide acétique, ils sont solubles dans l'ammoniaque et l'acide nitrique étendu.

Symptômes de la gravelle.

Le premier effet de la présence du sable, des graviers dans les voies urinaires, et les reins surtout, est une sensation d'engourdissement, de fourmillement, de faiblesse ou de douleur dans les reins. Cette douleur contourne la hanche, vient gagner le pli de l'aine, et aboutir à la vessie, aux testicules ou à la verge. Les envies d'uriner sont plus fréquentes, et le testicule du côté malade se rétracte contre l'anneau correspondant. Le gland devient le siége d'une sensation de démangeaison, de chatouillement fort désagréable. Cette impression sympathique, que nous voyons fréquemment se reproduire dans les diverses maladies des voies urinaires, met souvent les malades dans l'erreur, en leur faisant croire que la cause de leurs souffrances est au siége de ce prurit. Il faut quelquefois bien des raisonnements pour parvenir à dissiper cette illusion.

La sensibilité du canal de l'urètre est exaltée, et c'est dans des cas semblables qu'on voit se former, dans ce conduit, les rétrécissements spasmodiques dont j'ai parlé. (Voir *Rétrécissements,* page 150.) Quelques personnes rendent du sang pur ou mêlé à l'urine.

Suivant l'impressionnabilité du malade ou l'intensité de la crise, on voit survenir un malaise général, de l'insomnie, de l'agitation, des nausées, des vomissements, des crampes dans les cuisses et les jambes. La gravelle reste quelquefois plusieurs jours accumulée dans les voies urinaires, en produisant les symptômes que je viens d'énumérer ; puis la sortie du sable avec l'urine met instantanément fin à toutes ces douleurs. Pendant son trajet dans l'urètre, ce gravier cause un sentiment de chaleur et même de brûlure très-pénible.

Pour être chassés au dehors, le sable ou les graviers formés dans les reins traversent successivement toute la longueur des voies urinaires et déterminent, dans chaque partie de l'appareil, une sensation spéciale qui permet souvent aux malades d'indiquer eux-mêmes le trajet du corps étranger.

Ainsi, quand le gravier est dans les reins, il existe une douleur sourde, gravative dans cette région ; s'il s'engage dans l'uretère, la douleur descend avec le gravier : envies fréquentes d'uriner, rétraction des testicules, agitation extrême, impossibilité de conserver longtemps une position. Souvent, dans ce cas, le malade se tient courbé en deux, et ne peut se redresser.

Le calcul est-il descendu dans la vessie, on s'en aperçoit à un soulagement instantané et à la détente générale qui suit l'agitation dont je viens de parler.

Après un certain temps de séjour dans la vessie, la gravelle est chassée au dehors par le flot de l'urine; mais souvent elle s'arrête dans les différentes régions du canal de l'urètre, principalement dans la région membraneuse, et alors rend difficile ou même impossible l'émission de l'urine. S'il existe un rétrécissement dans l'urètre, c'est derrière l'angustie que le sable, venant s'accumuler, fait l'office de bouchon obturateur, et cause une rétention d'urine. Pour peu que le gravier soit dur et anguleux, il irrite la membrane muqueuse, la fait saigner, et peut produire une urétrite intense avec sécrétion purulente.

Les personnes affectées de gravelle peuvent être plusieurs mois, des années même, sans ressentir aucun mal. Elles se croient débarrassées totalement de leurs souffrances, quand, sous l'influence du plus léger excès, et même, le plus souvent, sans cause appréciable, elles sont prises tout à coup de *coliques néphrétiques*, c'est-à-dire de l'ensemble des symptômes les plus intenses dont je viens de parler : douleur suraiguë dans un point fixe des reins, rétraction des testicules, impossibilité de se redresser, vomissements de matières bilieuses, angoisse extrême, suppression d'urine; pouls petit, faible, déprimé; face pâle, traits affaissés, yeux excavés. Cet ensemble de symptômes est très-effrayant, et bien des fois j'ai été témoin de l'inquiétude qu'ils causent au malade et à ses proches. Ces souffrances cessent ou se calment quand le gravier est expulsé du conduit ou qu'il a pris une position moins défavorable.

Il est très-facile de reconnaître la gravelle à l'ensemble des symptômes que je viens d'énumérer, surtout quand on sait que le malade rend habituellement du sable dans ses urines. S'il existe de la gravelle dans la vessie, et qu'on sonde le malade avec une sonde d'argent à petite courbure, le corps étranger fait éprouver à l'extrémité de la sonde un grattement caractéristique ; si le sable est dans l'urètre, une sonde d'argent, un stylet métallique, ou même une bougie de cire, en décèlent la présence. Au moyen des caractères que j'ai tracés plus haut page 448, il sera facile de reconnaître de quelle espèce de gravelle il s'agit.

Le *pronostic* de cette affection est très-variable , selon l'ancienneté du mal ou ses complications.

Quand la gravelle est héréditaire, il est difficile, sinon impossible, de la faire disparaître complétement : seulement, au moyen du traitement prophylactique que j'indique plus bas, on peut en éviter toutes les conséquences. J'ai traité nombre de malades de cette affection, et j'ai eu bien souvent l'occasion de constater que c'est à l'inobservance du régime que je leur prescris qu'ils doivent attribuer leurs rechutes.

Quand ils se sont astreints pendant quelques semaines au traitement indiqué, toutes leurs souffrances disparaissent, et, se croyant complétement guéris, ils négligent de le continuer. Au bout d'un temps plus ou moins long, une nouvelle crise vient les attaquer et les rendre plus prudents pour la suite.

Tant que la gravelle reste à l'état de sable ou de gravier, elle n'a guère d'autres conséquences que de causer, de temps à autre, de vives douleurs ; mais il arrive fréquemment que, malgré l'évacuation quotidienne du sable, un gravier plus ou moins gros devient le *noyau* ou *centre d'une pierre* dont le volume s'accroît de jour en jour, par la juxtaposition de nouvelles molécules de sable, cimentées entre elles par des glaires de mucus qui font l'office de mastic. Quand ce travail d'agglutination s'effectue au milieu d'une urine alcaline, on n'a pas à craindre que la pierre devienne compacte ; elle est toujours, dans ce cas, facile à désagréger, très-friable. Il n'en est pas de même quand la pierre se développe dans une urine acide, et qu'elle est surtout constituée par de l'oxalate de chaux.

Traitement de la gravelle.

Le traitement de la gravelle est *palliatif*, puis *préservatif*. Quand je suis appelé à donner des soins aux malades, je m'occupe d'abord de faire cesser les souffrances, puis je prescris un traitement hygiénique pour en prévenir le retour. Ce sont donc deux phases bien distinctes dans la médication.

a. Traitement de la gravelle pendant les crises.

On fait cesser les douleurs que détermine la présence de graviers dans les voies urinaires, par l'usage de grands bains ou de bains de siége émollients, alcalins, gélatineux ou narcotiques ; de cataplasmes, de frictions sur les lombes et le bas-ventre avec l'huile d'amandes douces, de camomille camphrée, le baume tranquille ou des pommades de belladone et de jusquiame ; par des lavements émollients et narcotiques, des suppositoires comme ceux dont je donne la formule à l'article *Rétrécissement de l'urètre*. (Voir page **222**.) Quelques praticiens ont recours aux vomissements et à la saignée, à l'application de ventouses scarifiées ou de sangsues sur les reins, le bas-ventre. Outre que ces traitements ne soulagent pas toujours promptement le malade, ils ont l'inconvénient de l'affaiblir, et je préfère employer les moyens beaucoup plus doux qui me réussissent presque infailliblement. Ces moyens consistent, outre les topiques extérieurs dont je viens de parler, dans l'emploi d'une potion dont voici la formule :

Potion contre les coliques néphrétiques.

Prenez : Eau distillée de laitue,   60   gram.
Sirop d'éther sulfurique,   20   gram.
Extrait de belladone,   0,10 centig.
Eau de menthe poivrée,   10   gram.

Mêlez selon l'art.

Pour prendre par cuillerée à bouche chaque demi-heure, jusqu'à ce qu'il y ait du soulagement. Ensuite on n'en prend plus que toutes les deux heures. Deux à trois cuillerées suffisent pour dissiper les plus violentes coliques.

On frictionne la partie douloureuse avec de la pommade belladonée, par-dessus laquelle on applique un cataplasme très-chaud de farine de graine de lin.

Quand les malades rejettent par le vomissement tout ce qu'on leur fait prendre, je me trouve très-bien de l'administration des pilules suivantes, données à une demi-heure de distance l'une de l'autre, jusqu'à ce qu'il y ait amélioration :

Prenez : Extrait de belladone,   0,025 milligr.
Extrait de valériane,   0,050 milligr.
Poudre de castoréum,   0,050 milligr.

Mêlez selon l'art pour une pilule.

Pendant la crise, le malade ne boira pas beaucoup, et ne prendra que de petites gorgées d'infusions légères de fleurs de tilleul, de camomille et de feuilles d'oranger. Aussitôt que les douleurs seront apaisées, il boira beaucoup de tisane émolliente, pour adoucir les qualités naturellement irritantes de l'urine, tenter de dissoudre le gravier et l'entraîner mécaniquement hors des voies urinaires.

Les tisanes de pariétaire, d'uva ursi, de racine de fraisier, de genêt, de graine de lin, de racine de guimauve, de réglisse, de chiendent, d'asperge, de queues de cerises, de graine de soleil, de goudron, devront être très-légères, et bues en grande quantité; en se basant sur ce double principe, que *l'eau est le plus actif dissolvant des graviers*, et que, d'un autre côté, la tisane trop chargée de principes extractifs fatigue bien vite l'estomac.

On facilite l'action dissolvante de ces boissons en y ajoutant des substances salines qui activent la sécrétion urinaire, comme le sel de nitre, l'acétate de potasse ou terre foliée de tartre; ou qui, par leur action sur les éléments des graviers, produisent des combinaisons solubles; tels sont les carbonates de chaux, de potasse, de soude, de magnésie. C'est à la présence de ces principes salins que certaines eaux minérales doivent leur réputation et leur efficacité dans le traitement de la maladie qui nous occupe, comme, par exemple, les eaux de Vichy, Bussang, Carlsbad, Pougues, Contrexéville.

La térébenthine cuite de Venise, unie à la magnésie et prise sous forme pilulaire, m'a très-souvent rendu de grands services pour calmer les douleurs produites par la présence de gravelle dans les voies urinaires. Il en est de même de la poudre tempérante dont j'ai donné la formule à l'article *Rétrécissement de l'urètre* (page 217).

Les purgatifs doux, répétés de temps à autre, sont un bon moyen pour faciliter la sortie des graviers accumulés dans le réservoir de l'urine.

Les agents chimiques que je viens d'indiquer ont surtout pour but de combattre la *gravelle rouge*, ou formée d'acide urique, qui est de beaucoup la plus fréquente.

Si l'on a affaire à la *gravelle blanche* ou phosphatique, qui s'accompagne presque toujours de catarrhe vésical, et d'altérations plus ou moins profondes des voies génito-urinaires, le traitement, dans ce cas, devra s'attaquer à la cause du mal. (Voir *Catarrhe de vessie*, page 407.)

La gravelle formée par l'*oxalate de chaux* est attaquée avec succès par l'usage de l'*eau régale* à la dose de six à dix gouttes, prise trois fois par jour dans de l'eau gommeuse ou mucilagineuse. Ce procédé très-simple m'a constamment réussi pour faire disparaître les oxalates du produit de la sécrétion urinaire.

Quand la gravelle est retenue dans les reins ou les uretères, on n'a aucun moyen direct d'aller la chercher; on est obligé de s'en tenir à la médication indiquée plus haut.

Si la gravelle est accumulée dans la vessie, on peut la faire sortir par des injections émollientes, ou chargées de principes dissolvants, tels que les carbonates alcalins; on enlève aussi les graviers d'une façon toute mécanique par des injections faites avec une sonde à double courant. (Voir fig. 102, p. 411.)

Lorsque le sable est accumulé dans l'urètre, on doit essayer de désagréger l'obstacle par le moyen d'une bougie fine de gomme élastique, si toutefois on ne peut l'atteindre avec une curette ou des pinces à pansement; et si l'urine parvient à filtrer goutte à goutte à travers les graviers, bientôt elle aura entraîné quelques sables qui, en désagrégeant la masse, permettent au flot d'urine d'en débarrasser totalement l'urètre. Si l'on ne peut y réussir, il faut, par des injections forcées ou de grosses bougies, tenter de repousser l'agrégation lithique dans la vessie, d'où elle sera ensuite expulsée par portions.

Si la gravelle se complique de rétrécissements, on ne pourra se débarrasser de la rétention d'urine que par le dernier moyen que je viens d'indiquer; ensuite, il faudra se hâter de dilater le canal pour prévenir le retour d'un pareil accident.

Les anciens, dans des cas analogues, conseillaient de faire une incision sur le gravier, et de parvenir ainsi jusqu'à lui. On ne doit avoir recours au *procédé de la boutonnière* que dans des cas tout à fait exceptionnels et quand les autres moyens ont échoué.

b. Traitement de la gravelle dans l'intervalle des crises, ou médication hygiénique préservative.

Dès que le malade n'est plus sous l'influence des souffrances dont je viens de parler, il faut lui faire bien comprendre que sa guérison n'est point radicale, que cette maladie est une de celles qui sont le plus sujettes à récidive, et que le seul moyen d'éviter les rechutes et les conséquences qu'elles pourraient avoir, comme la pierre par exemple, c'est de se soumettre à une médication qui n'est nullement assujettissante, et par le moyen de laquelle il évitera de nouvelles crises.

Pour donner aux malades de salutaires conseils, il faut bien se rendre compte :

1° Des causes qui déterminent ou entretiennent la formation de la gravelle ;

2° De la nature chimique des sables ou graviers.

Écartons d'abord les causes spéciales qu'on est à portée d'observer chez un certain nombre d'entre eux. J'ai indiqué les contentions d'esprit, les contrariétés, l'exercice du cheval et l'usage de certains mets : c'est par faire disparaître ces causes qu'il importe de débuter ; mais on doit spécialement s'attacher à distinguer celles qui ont une action réelle et bien évidente dans la production de la gravelle, et celles qui ne sont qu'une simple coïncidence. Plus d'une fois, pour n'avoir pas établi cette distinction, on a proscrit des substances alimentaires qui étaient fort innocentes.

Ainsi, la plupart des auteurs signalent l'usage du *thé* et du *café noir* comme favorisant le développement de la gravelle ; et j'ai eu plusieurs fois l'occasion de donner des conseils à des malades qui, malgré l'abstinence de ces boissons, n'en souffraient pas moins de cette affection, tandis qu'avec le nouveau régime que je prescrivais, ils ne rendaient plus de gravelle dans les urines, bien qu'ils eussent repris leurs anciennes habitudes.

Chez beaucoup de malades, la gravelle est entretenue surtout par des *excès de table*. C'est donc vers la réglementation des repas que devra surtout porter le *régime hygiénique*.

Ne pas trop manger à la fois, et éviter les aliments succulents ; en un mot, tracer au malade la *quantité* et la *qualité* de sa nourriture ; ramener insensiblement l'alimentation dans des limites qui soient en rapport avec l'énergie des organes digestifs, voilà le premier soin.

En ce qui concerne les *boissons*, engager les malades à boire beaucoup pour délayer l'urine et à choisir les boissons aqueuses qui leur plaisent davantage ; les boissons alcooliques, les liqueurs doivent être absolument proscrites. L'eau rougie, la bière légère, sont les boissons les plus convenables à prendre en mangeant. Les bières fortes, l'ale, le porter, sont défendus au même titre que le vin pur ou les spiritueux.

Les fruits, les salaisons, les sauces épicées, les ragoûts, les acides devront être bannis de l'alimentation. Les viandes noires, le gibier, la chair des gros poissons, doivent être évités comme favorisant la formation de sables. Parmi les aliments végétaux, la salade (à cause du vinaigre), l'oseille, les tomates sont à peu près les seuls qui soient nuisibles. Les autres légumes, au contraire, mêlés en proportion convenable avec la viande, constituent le meilleur mode de nourriture des personnes sujettes à la gravelle. Les farineux sont aussi recommandés.

Quelques-uns de mes malades peuvent prendre impunément toute sorte de nourriture, pourvu qu'ils s'assujettissent tous les matins à boire un verre d'eau de goudron faite à froid (Voir page 217), dans laquelle on a préalablement fait dissoudre cinquante centigrammes de bicarbonate de soude. Cette boisson n'est nullement désagréable quand on en a bu pendant quelques jours, et toutes les personnes qui en feront un usage continu ne seront jamais incommodées par la gravelle.

J'ai déjà dit les conséquences de la transpiration cutanée sur la concentration de l'urine, et par suite sur la formation de la gravelle (Voir page 215); je ne fais donc que la mentionner comme devant être évitée avec le plus grand soin; et quand on n'aura pu s'y soustraire, on en combattra les résultats par des boissons aqueuses prises en plus grande proportion.

Les crises de coliques néphrétiques sont, pour la raison que je viens de signaler, beaucoup plus fréquentes en été que dans la saison froide et humide. Aussi certains malades habitant les climats très-chauds sont obligés de s'expatrier pour voir cesser les accidents de la gravelle.

DE LA PIERRE DANS LA VESSIE.

CALCULS URINAIRES.

Les considérations dans lesquelles je suis entré dans le chapitre précédent me dispenseront de plusieurs répétitions pour cet article. Car, ainsi que je l'ai dit en parlant de la gravelle, tant que les concrétions des voies urinaires ne dépassent pas le volume d'un gros pois, elles portent le nom de gravelle : on les appelle *pierre* ou *calcul* quand elles sont d'une dimension plus considérable. Souvent aussi le passage de la gravelle à la pierre se fait d'une manière insensible, et ce qui n'était qu'un sable ou gravier d'abord peut devenir une pierre énorme, par la juxtaposition successive de nouvelles molécules salines.

Les *causes* de la pierre sont toutes celles que j'ai indiquées en parlant de la gravelle ; mais l'*existence de la gravelle* elle-même, et l'*inflammation chronique* des voies urinaires, amenant la formation de *catarrhe*, favorisent singulièrement le développement des calculs, parce que le dépôt visqueux qu'on observe dans les urines glaireuses sert pour ainsi dire de ciment pour l'agglutination du sable. C'est parce que le catarrhe de vessie est plus fréquent chez les vieillards, qu'on rencontre plus souvent la pierre à cet âge qu'à toute autre époque de la vie.

La *présence d'un corps étranger* dans les voies urinaires, et en particulier dans la vessie, amène très-vite la formation d'une pierre dont il est le noyau : c'est là une particularité fort remarquable. Ainsi l'on a vu des *brins de paille*, des *aiguilles*, des *grains de fruits*, des *cheveux*, des *fragments de sondes*, etc., devenir le centre de calculs très-volumineux.

J'ai déjà signalé la *goutte* et le *rhumatisme* comme une cause de gravelle, et j'ai dit que ces affections étaient héréditaires. On voit même souvent, dans cette transmission, une sorte d'échange de la maladie : ainsi des individus affectés de la pierre donnent naissance à des enfants goutteux, et *vice versâ*. Il n'est pas rare non plus de voir la cessation brusque de douleurs rhumatismales ou goutteuses coïncider avec la formation d'un calcul vésical.

Siége. Comme la gravelle, la pierre peut se rencontrer dans les diverses parties de l'appareil génito-urinaire.

Le *volume* des calculs est très-variable : on en trouve qui *pèsent* depuis 2 grammes jusqu'à 650 grammes. Quelques calculs sont très-légers et friables, d'autres très-lourds et d'une dureté égale à celle du porphyre. Ces différences tiennent à leur *composition*, qui est la même que celle des diverses sortes de gravelle.

Mais ils ne sont pas tous homogènes dans leur structure, et, pour peu qu'ils soient volumineux, on peut rencontrer certains calculs qui offrent réunis tous les éléments de la gravelle. Voici comment cela arrive :

Sous l'influence d'une première cause, qui jusqu'ici nous échappe, il se forme dans la vessie un noyau solide aux dépens des matières que l'urine contient le plus habituellement en excès : c'est-à-dire un noyau d'acide urique ou d'oxalate de chaux ; autour de ce centre se déposent de nouvelles couches, dont le noyau favorise la cristallisation, telles que l'urate d'ammoniaque. Un pareil corps étranger ne peut pas exister longtemps dans la vessie, sous un certain volume, sans irriter cet organe et sans agir sur l'appareil sécréteur lui-même; de là, trouble dans la fonction; sécrétion d'urine tantôt très-acide, qui dépose encore de nouvelles couches d'acide urique ou d'oxalate de chaux; tantôt d'urine alcaline qui laisse déposer les phosphates terreux et le phosphate ammoniaco-magnésien : c'est ce qui fait que ces deux derniers sels constituent surtout l'enveloppe des calculs un peu volumineux.

Les calculs sont le plus souvent *uniques*, et, dans ce cas, habituellement ronds ou aplatis d'un côté. Il n'est pas rare qu'une même vessie en contienne *deux ou trois*. On trouve, dans les auteurs, des observations de *calculs si nombreux*, que la vessie ressemblait à un sac de noix. Dans les cas de pierres multiples, elles présentent des *facettes planes* par lesquelles elles sont en contact dans le réservoir urinaire.

Leur *surface* est habituellement lisse quand ils sont revêtus d'une couche d'urate d'ammoniaque, de phosphate de chaux ou ammoniaco-magnésien ; les calculs d'oxalate de chaux, dits *muraux*, sont rugueux, mamelonnés et de couleur noire.

Les calculs dans la vessie sont *libres* ou *adhérents*. Ceux qui sont adhérents ou enchatonnés dans un *diverticulum* ou *anfractuosité* de ce réservoir, comme il en existe à la figure 107 (p. 431), peuvent ne manifester aucun symptôme appréciable qui permette de soupçonner leur existence, et il m'est quelquefois arrivé de trouver, dans la vessie de certains vieillards, dont je faisais l'autopsie, des pierres assez grosses contenues entre deux colonnes charnues, et dont les malades ne s'étaient jamais plaints.

Les *calculs libres* trahissent leur présence par un grand

nombre de *symptômes*, dont quelques-uns sont caractéristiques. A tous ceux que j'ai mentionnés à l'article *Gravelle*, il faut ajouter ceux-ci :

Pesanteur habituelle au périnée et dans tout le bas-ventre, démangeaison aux parties génitales, douleur au bout du gland, quand on veut uriner; envies très-fréquentes d'uriner, surtout quand le malade est debout ou qu'il va en voiture, au point que certains calculeux ne peuvent jamais aller qu'à pied.

Le malade ne rend que quelques cuillerées d'urine à la fois. Par moments le jet est brusquement interrompu, comme si l'on avait mis le doigt sur l'ouverture du canal, et l'urine ne peut sortir de nouveau que quand le malade a fait un mouvement qui déplace la pierre. Souvent l'urine ne peut être évacuée librement que lorsque le malade est dans la situation horizontale, couché, par exemple.

L'exonération de la vessie, loin de procurer du soulagement, est une cause de douleurs brûlantes provenant du contact des parois de la vessie avec la surface du corps étranger. Quand le malade fait un mouvement un peu brusque, qu'il monte à cheval, qu'il franchit un étage ou qu'il va en voiture, si doucement suspendue qu'elle soit, *il urine du sang pur*, ou son urine en contient des traces, surtout vers la fin de l'émission.

Le calcul, par sa présence, irrite la membrane muqueuse, et celle-ci sécrète un mucus glaireux, et même du pus. Le catarrhe vient alors compliquer l'affection calculeuse. L'irritation produite par la pierre peut, en se propageant aux conduits éjaculateurs et au canal déférent (O'O, fig. 5, page 11), gagner les testicules et amener leur engorgement. Les calculeux sont fréquemment tourmentés par des érections très-pénibles. Ces *phénomènes locaux* ne sont pas les seuls qu'entraîne la présence d'une pierre dans la vessie.

Le malade devient triste, morose, taciturne, fuyant les réunions : toute son intelligence, toutes ses pensées sont concentrées sur son mal ; les privations de toute sorte auxquelles il s'astreint pour diminuer ses souffrances détériorent son estomac et altèrent ses fonctions digestives. Il maigrit, et son visage prend une coloration d'un jaune terreux.

La fièvre ne tarde pas à s'allumer et à prendre un type intermittent, le plus souvent quotidien.

Diagnostic. Tous les symptômes dont je viens de faire l'énumération sont des indices à peu près certains de l'existence d'un calcul, surtout quand ils se rencontrent à la fois. Diverses maladies de l'appareil urinaire présentent aussi des symptômes semblables qui pourraient induire en erreur. On doit donc, pour être certain de la présence d'une pierre, avoir recours au *cathétérisme*.

La *sonde*, outre l'avantage de prouver, *d'une manière irréfragable*, l'existence d'un corps étranger, permet de reconnaître *ses dimensions, sa consistance, s'il est lisse ou couvert d'aspérités, unique ou multiple, adhérent ou libre.*

Quelquefois chez des malades taillés antérieurement de la pierre, on voit se former au périnée des tumeurs qui, simulant un abcès, sont ouvertes par le bistouri et donnent issue à un calcul. Voici l'explication la plus rationnelle de ce singulier phénomène. L'urètre, à la suite de l'opération de la taille, incomplétement cicatrisé à l'intérieur, laisse pénétrer un peu d'urine ; un calcul se forme dans ce cul-de-sac, et s'y développe plus ou moins. L'orifice, communiquant avec le canal de l'urètre, se rétrécit, sans s'oblitérer complétement. Le calcul progresse du côté de la peau plutôt que du côté du canal de l'urètre, et plus tard il vient faire saillie au périnée. Dans ce cas, il y a presque toujours complication de rétrécissement fibreux, ce qui confirme ce que j'ai dit de l'effet consécutif des incisions urétrales.

Le *pronostic* de la pierre est toujours assez grave, d'une manière absolue. L'âge du malade, le volume de la pierre, son état isolé ou multiple, libre ou adhérent, son degré de friabilité, les altérations qu'a entraînées sa présence dans les voies urinaires et dans toute l'économie, sont autant de considérations dont on doit tenir compte pour le pronostic.

Traitement de la pierre.

La pierre, une fois formée dans la vessie, ne se dissout jamais d'elle-même. Il faut absolument que la science vienne au secours du malade. On a vu quelquefois des cas exceptionnels, dans lesquels la pierre, n'étant pas très-grosse, de forme olivaire et à surface lisse, est sortie spontanément par le canal de l'urètre, quand celui-ci était accidentellement très-large. C'est surtout chez les femmes, dont l'urètre est court et très-dilatable, qu'on observe d'aussi favorables terminaisons. J'ai vu des calculs du volume d'une petite noix être expulsés de la sorte. Chez un vieillard dont l'urètre était très-large, j'ai été assez heureux pour amener la sortie naturelle de six pierres du volume d'une aveline, par suite de l'administration du traitement indiqué à l'article *Gravelle* (page 456). Mais ces cas sont évidemment des exceptions.

Il y a trente ans, la science ne connaissait qu'un moyen de guérir la pierre : *c'était la taille.* Ce moyen consistait à pénétrer dans la vessie, pour en retirer le corps étranger, soit par le bas-ventre (c'est la *taille* dite *hypogastrique*, ou par le *haut appareil*), soit par le périnée (c'est la *taille périnéale,* ou par le *petit appareil*). Dans chacune de ces deux divisions viennent se classer une foule de procédés

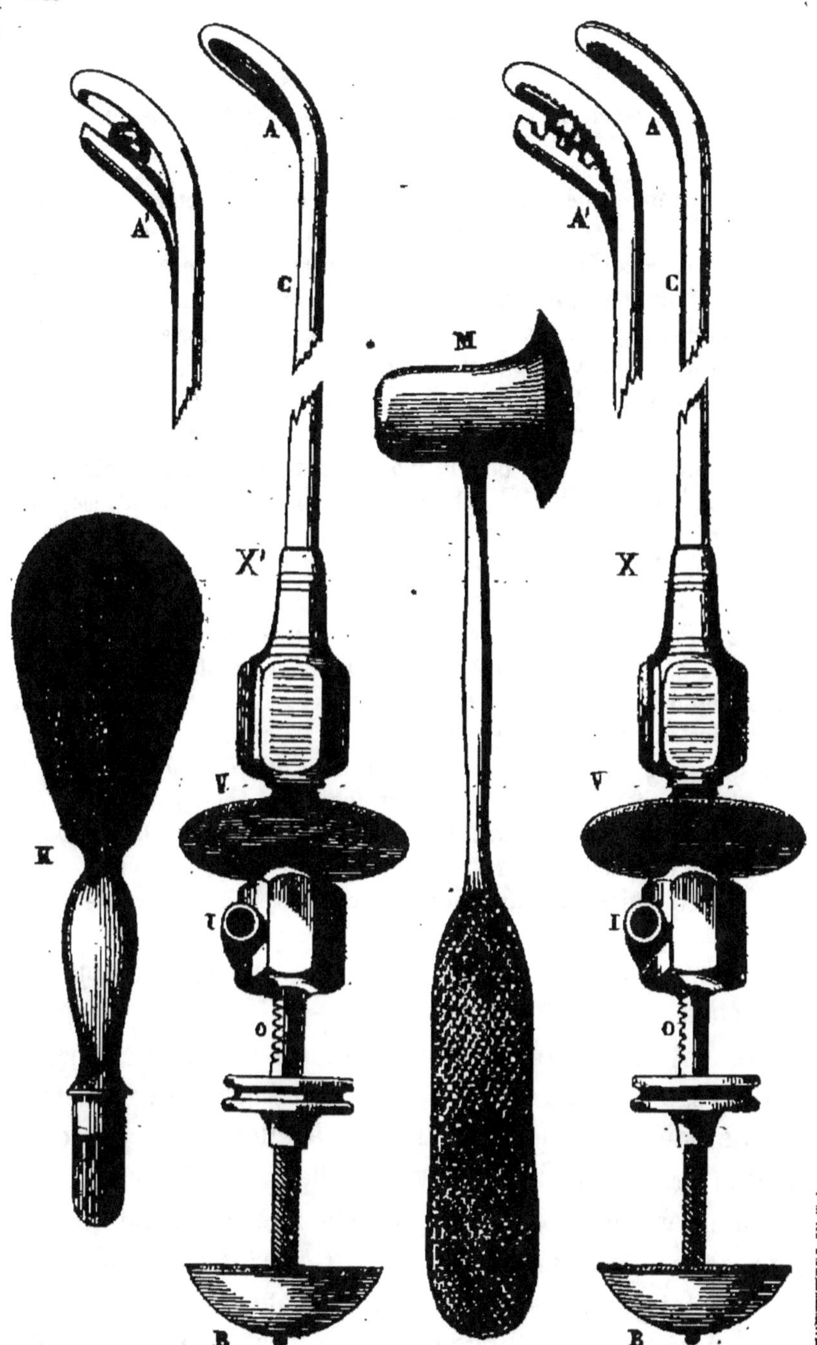
A'
A
C
M
X'
V
K
I
O
B
A'
A
C
X
V
I
O
B

FIGURES 112, 113, 114, 115.

Représentant les appareils qui servent le plus habituellement dans l'opération de la lithotritie.

L'appareil représenté par la figure X sert à fragmenter la pierre. A cet effet, l'instrument est introduit fermé, comme en AC; quand la pierre est saisie par les mors de la branche mâle A', on ferme l'instrument en appuyant la cupule B dans la paume de la main, tandis que les doigts de la même main sont fixés sur le disque V. (*Procédé* dit *par pression ou écrasement.*)

Si l'on n'a pas le poignet assez solide, ou que la pierre soit très-dure, on a recours, pour désagréger le calcul, à la poignée H, qu'on introduit en I, et qui, par un mouvement d'engrenage, fait progresser la crémaillère O, et par suite la branche mâle A'. (*Même dénomination.*)

Enfin, dans les cas de calculs réfractaires à ces deux procédés, on se sert du marteau M pour frapper de très-petits coups sur la cupule B (Voir figure 116, page 471). (*Procédé dit par percussion.*)

La figure X' représente l'instrument qui sert à réduire en poussière les fragments produits par le *lithotriteur* X.

Il est construit de la même manière que l'appareil X, à l'exception des mors, qui sont plats et larges, au lieu d'être étroits et dentés. La branche femelle est percée à son fond d'un trou, par lequel s'échappe la poussière du calcul, ce qui permet à la branche mâle A' d'entrer en totalité dans la concavité de la branche femelle, et à l'appareil entier de pouvoir être facilement retiré de la vessie.

dont il n'entre pas dans le cadre de cet ouvrage de donner les détails.

Depuis cette époque, une invention nouvelle a surgi; ce nouveau procédé consiste, au lieu de faire une route artificielle pour la sortie de la pierre, à aller à sa recherche dans la vessie, par les voies naturelles; à la broyer, à la fragmenter dans cette cavité, et à faciliter l'évacuation des morceaux: c'est la *lithotritie* ou *lithotripsie*. On arrive à ce résultat par trois méthodes différentes.

1° La première méthode consiste à pratiquer dans le cal-

cul des perforations successives, à l'user du centre à la circonférence, puis à l'écraser ou le faire éclater ensuite par
la pression.

2° La deuxième méthode, qui est généralement mise en
pratique actuellement, consiste au moyen des instruments
représentés par les figures 112, 113, 114 et 115, page 468,
à écraser directement les calculs, soit par pression, soit
par percussion (fig. 116, page 471), soit tout à la fois
par la pression et la percussion réunies.

3° Le troisième procédé consiste à user les calculs de la
périphérie vers le centre. Cette méthode est plutôt théori-
que que pratique, car aucun des appareils qui ont été
imaginés pour obtenir ce résultat n'a encore pu fonctionner
sur le vivant.

Ces deux grandes méthodes, la taille et la lithotritie, ont
chacune leurs partisans exclusifs. Mais les praticiens qui ne
sont pas fanatiques savent faire la part des avantages et des
inconvénients que présente chacun de ces procédés, et
suivant l'âge du malade et sa sensibilité, le volume de la
pierre, sa dureté, les complications du côté des voies urinaires, ils donnent la préférence tantôt à l'une, tantôt à
l'autre de ces deux méthodes.

On a aussi recherché, depuis que l'on connaît exactement
la composition des divers calculs, à obtenir la dissolution
des pierres dans la vessie, et, à diverses reprises, on a publié les résultats de ces tentatives plus ou moins ingénieu-

FIGURE 116.

Représentant l'opération de la lithotritie par percussion.

De la main gauche l'opérateur, placé à la droite du malade, tient l'appareil, dont les mors ont saisi le calcul dans la vessie V, et de la
main droite, armée du marteau I, il frappe de petits coups secs sur
l'extrémité du lithotriteur.

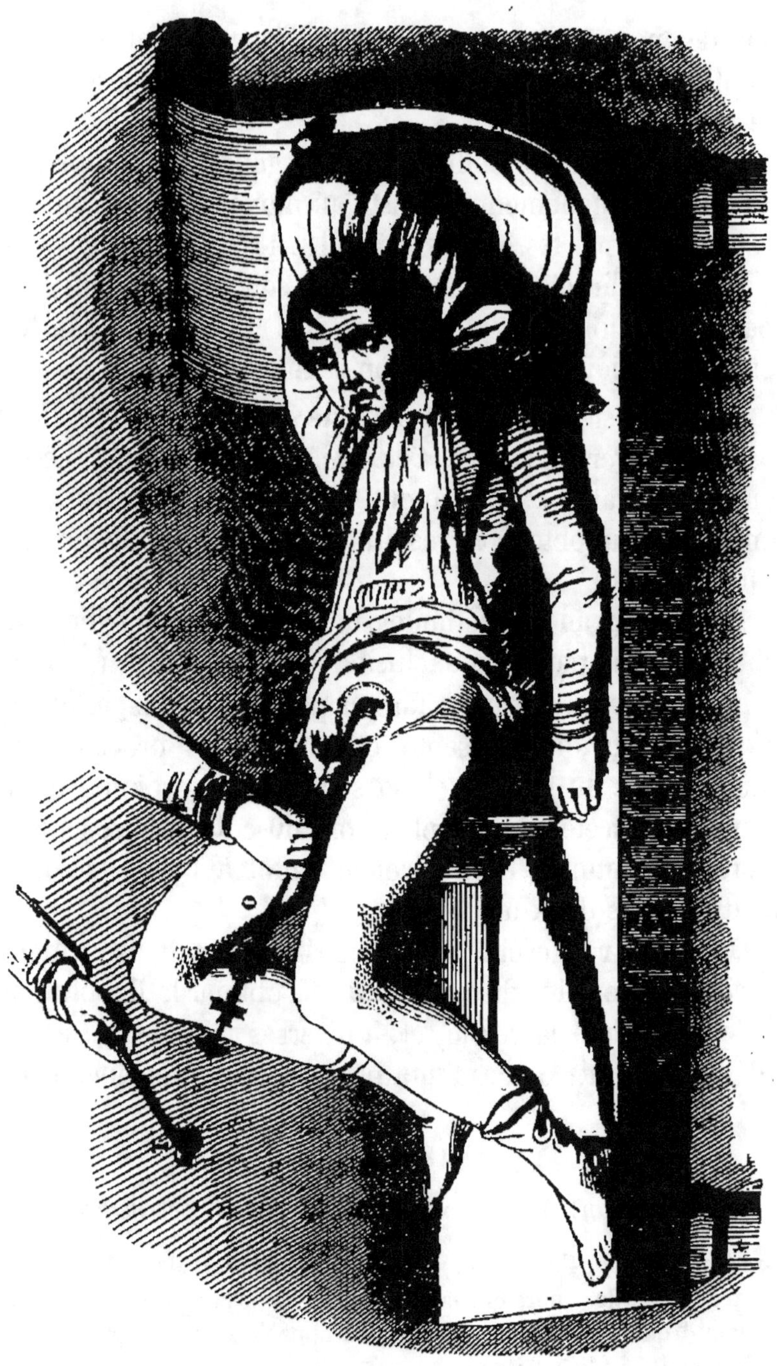

ses de *litholysie*. Mais jusqu'ici ces essais sont restés sans profit pour les malades. Ainsi on avait tenté d'enfermer les calculs dans une poche imperméable, et de mettre le corps étranger, isolé des parois de la vessie, en contact avec des dissolvants chimiques dont la nature aurait été en rapport avec sa composition. On avait essayé de dissoudre aussi la pierre en introduisant dans la vessie une sonde à double courant, qui permettait de faire passer, dans un temps donné, trente à quarante litres d'eau, soit pure, soit contenant des dissolutions appropriées, à une température plus ou moins élevée. On répétait cette opération aussi fréquemment que le pouvait supporter le malade. Mais aucun de ces moyens n'a fourni de résultat satisfaisant et d'application véritablement pratique.

Avant de soumettre le malade à aucune opération, soit de taille, soit de lithotritie, il faut commencer par enlever autant que possible les complications qui existent du côté des voies urinaires. Le traitement indiqué à l'article *Gravelle* (page 456), employé avec discernement, peut produire de très-bons effets. Ainsi j'ai plusieurs fois donné des soins à des malades pusillanimes qui redoutaient toute espèce d'opération, et dont la position est devenue très-supportable par suite de la *médication purement médicale* à laquelle je les ai soumis. Quelques-uns de ces malades, que j'ai l'occasion de voir de temps à autre, supportent patiemment leur mal, *vivent*, comme ils disent, *avec leur ennemi*, et sans éprouver de souffrances notables, avec la seule précaution de prendre chaque jour quelques médicaments, et de suivre strictement le régime dont j'ai donné un aperçu en parlant du *Traitement préservatif de la gravelle* (page 459).

MALADIES

DE LA GLANDE PROSTATE.

Si je voulais traiter ce sujet avec toute l'étendue qu'il comporte, je serais entraîné bien au delà des limites que je dois m'imposer dans un livre qui s'adresse surtout aux gens du monde. Je me bornerai donc à parler de l'inflammation et des engorgements de cette glande, qui se présentent à chaque instant dans la pratique.

A. **Inflammation aiguë**.

L'inflammation aiguë de la glande prostate (Q, fig. 4, page 7; DD, fig. 5, page 11; PP, fig. 7, page 20, et QQ, fig. 8, page 24) reconnaît pour *causes :* les excès vénériens ; ceux de la masturbation ; l'abus des liqueurs alcooliques ; l'inflammation du canal de l'urètre (chaude-pisse) quand elle atteint les parties profondes de ce conduit ; l'exercice du cheval longtemps prolongé, sur une selle trop dure ; les coups ou chutes sur la région du périnée. Le poivre cubèbe et le baume de copahu, intempestivement administrés pour couper des écoulements blennorrhagiques encore dans la période d'inflammation, sont une cause d'inflammation aiguë de la glande prostate, que j'ai eu souvent occasion de constater.

40.

Les *symptômes* de cette maladie sont : une sensation de chaleur et de douleur au périnée et sur le fondement. Il existe dans cette région des battements pulsatifs comme ceux du pouls, et une sensation de gêne, de plénitude fort incommode. Le malade éprouve un besoin incessamment renouvelé de chasser de petites quantités d'urine, et quand il a satisfait à cette excrétion, bien que la vessie soit vide, il se livre encore à des efforts inutiles : ce sont des *épreintes* ou *faux besoins* (*ténesme vésical*). L'urine, en passant sur la partie du canal de l'urètre embrassée par la glande prostate (CO', fig. 5, page 11), détermine une sensation de brûlure très-vive, dont le malade sait très-bien rapporter le siége au col de la vessie (C, *ibid.*). Le fondement semble occupé par un corps volumineux, pesant, qui provoque des envies d'aller à la garde-robe, gêne l'exercice de cette fonction, et sollicite les malades à continuer leurs efforts, alors même que l'évacuation est complète.

Si l'on *porte le doigt indicateur* dans l'anus (DD, fig. 4, page 7), on perçoit, en avant, la sensation d'une chaleur plus ou moins vive : la pression qu'on exerce dans cette direction est douloureuse et fait reconnaître une tumeur lisse, arrondie, chaude, faisant saillie dans l'intestin, et d'un volume d'autant plus considérable, que l'inflammation est plus intense. Cette exploration est nécessaire, indispensable même.

Il n'en est pas ainsi du *cathétérisme*, à moins que le gonflement de la glande n'ait déterminé l'occlusion du canal de l'urètre et une rétention complète d'urine. Dans ce cas, si l'on vient à sonder le malade, l'instrument pénètre avec facilité dans les deux portions antérieures du canal (de B à D et de D à A, fig. 8, page 24), portion spongieuse et portion membraneuse ; mais son passage à travers la région prostatique (QQ, *ibid.*) provoque une douleur très-aiguë, quelquefois même intolérable. Si, pendant que la sonde est dans la vessie (BB, fig. 4, page 7), on porte en même temps le doigt indicateur dans le fondement (DD, *ibid.*), la glande prostate (Q, *ibid.*) se trouve comprise entre la sonde et le doigt, et on peut ainsi apprécier son volume.

Quelquefois l'inflammation de la glande prostate existe sans fièvre ; mais quand elle a acquis un certain degré d'intensité, la fièvre s'allume et peut même devenir très-violente ; le malade est brûlant, sa soif est extrêmement vive ; il craint de la satisfaire, de peur d'augmenter les besoins si douloureux d'uriner.

Les inflammations de la glande prostate à l'état aigu ont généralement une *marche* rapide. Dans l'espace de six à dix jours, elles ont parcouru tous leurs périodes. Suivant que l'inflammation s'est plus spécialement localisée sur les granulations des glandes, le tissu cellulaire qui les unit entre elles, la capsule fibreuse qui sert d'enveloppe à l'organe, les conduits excréteurs ou toutes ces parties à la fois, la terminaison est variable. Elle peut se terminer par *résolution* : c'est le cas le plus favorable ; passer à l'*état chronique* (Voir plus loin) : c'est ce qui arrive fréquemment quand la glande prostate enflammée n'est pas traitée avec tous les soins convenables ; ou déterminer la formation d'*abcès* qui s'ouvrent dans le canal (SS, fig. 4, page 7), dans la vessie (BB, *ibid.*) ou dans le rectum (DD, *ibid.*), et sont la cause de *fistules prostatiques* très-difficiles à guérir. Enfin, dans des cas rares, on a vu l'inflammation aiguë de la glande prostate se terminer par la *gangrène*.

Pour éviter les *terminaisons* défavorables, on doit attaquer vigoureusement la phlegmasie de cette glande, à son début, par les sangsues appliquées au périnée et renouvelées plusieurs fois, s'il est nécessaire. En même temps on appliquera des cataplasmes sur cette même région ; on fera prendre de grands bains prolongés, des lavements émollients et des injections narcotiques. Le malade doit boire abondamment des tisanes adoucissantes, pour combattre la concentration et l'âcreté naturelle de l'urine, en la délayant dans une grande quantité d'eau. Aussitôt que les symptômes les plus intenses seront calmés, on hâtera la résolution du gonflement de la glande par des frictions faites sur le périnée et le pli de l'aine avec les diverses pommades fondantes dont j'ai donné la formule (pages 220 et 221).

On entretiendra la liberté du ventre par des purgatifs doux ; on évitera surtout les purgatifs drastiques, et en particulier l'*aloès*, qui font affluer le sang aux vaisseaux hémorrhoïdaires.

Les suppositoires (page 222) sont aussi d'un très-grand secours pour calmer la douleur ou faire cesser les épreintes.

B. Inflammation chronique.

Engorgements. — Tumeurs de la glande prostate.

Les engorgements, gonflements, tumeurs de la prostate, sont la suite de l'inflammation aiguë de cette glande, ou, le plus souvent, se développent lentement, soit par le progrès de l'âge, soit par les diverses causes dont je parlerai plus loin. Ces tumeurs dépendent, soit d'un excès de nutrition, d'une *hypertrophie* de la glande, ou du dépôt d'une matière étrangère, *pus, fibrine, tubercule, corps fibreux* dans le tissu cellulaire de l'organe.

De la forme et du volume d'un gros marron, dans l'âge adulte et à l'état normal, la prostate, sous l'influence des divers produits que je viens d'énumérer, peut acquérir les dimensions d'un œuf de poule, de dinde, ou même d'une tête d'homme, ainsi que Bartholin en rapporte un exemple.

La prostate est loin d'être toujours régulièrement hypertrophiée dans toute son étendue. Le plus souvent même

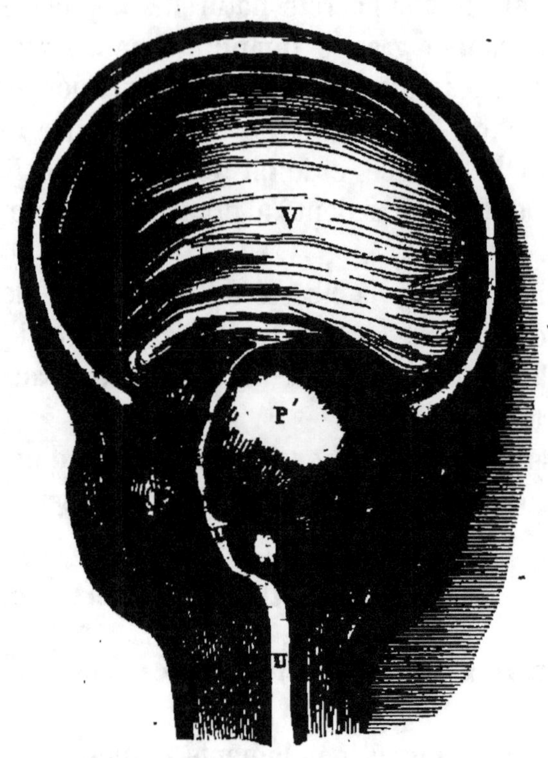

FIGURE 117.

Représentant un engorgement chronique de la glande prostate.

PP, les lobes latéraux hypertrophiés.

P', le lobe moyen fortement engorgé.

UU, le canal de l'urètre rétréci, déformé et refoulé à droite par le
      lobe médian P'.

V, la cavité de la vessie, dont les parois sont fortement épaissies,
      comme dans la plupart des cas d'obstacle au cours de l'urine.

le gonflement ne porte que sur une partie limitée, ce qui contribue aux déformations bizarres que peut présenter cette glande, et par suite le canal de l'urètre (UU, fig. 117).

La partie de la prostate placée au-dessus du canal de l'urètre est bien rarement affectée d'engorgement. La partie inférieure, au contraire, est le siége ordinaire des tuméfactions. Tantôt le gonflement porte sur les deux côtés de la glande PP (fig. 117, page 477), ou seulement sur l'un d'eux (*tumeur des lobes latéraux*), parfois sur la partie moyenne P' (*tumeur du lobe médian*), ou bien sur le diamètre antéro-postérieur de la glande, de manière à doubler la longueur du canal de l'urètre dans cette région. Quand le gonflement siége à l'entrée de la vessie, sur la *luette vésicale* P' (*ibid.*), il peut déterminer la formation d'un repli ou bourrelet membraneux faisant l'office d'une *valvule* ou *soupape* qui ferme complétement l'entrée du réservoir de l'urine, et détermine des rétentions, surtout quand le malade fait de grands efforts pour uriner, puisque, dans ce cas, ces efforts n'ont d'autre résultat que d'appliquer plus intimement ce repli contre le col de la vessie.

Les *causes* des tumeurs de la glande prostate sont assez obscures. D'abord toutes celles que j'ai indiquées, en parlant de l'inflammation aiguë (p. 473), peuvent, en se répétant fréquemment, déterminer l'induration chronique de cette glande. Mais l'*âge* est surtout une cause prédisposante. On n'observe presque jamais, en effet, l'engorgement chronique de la prostate chez les jeunes garçons, ni même dans l'âge adulte. Il est, au contraire, l'apanage de la vieillesse. La blennorrhagie, surtout passée à l'état chronique ; l'équitation habituelle sur une selle mal faite, ou sur un cheval qui a le trot dur ; les abus de table, les mets épicés, les liqueurs spiritueuses ; les excès vénériens, la masturbation ou le coït ; l'irritation continue des organes génitaux qu'entraîne la fréquentation habituelle de personnes du sexe avec lesquelles on ne veut ou on ne peut exécuter le coït complet, sont les causes qui, à la longue, entraînent la tuméfaction de la prostate.

La constipation et les efforts de défécation qu'elle entraîne, les hémorrhoïdes et la stase sanguine consécutive, l'habitude d'un sommeil irrégulier, celle de ne rendre ses urines qu'à des périodes trop éloignées ou trop inégales, pouvant augmenter l'âcreté de l'urine d'une part, la fatigue de la vessie d'une autre, amènent fréquemment les tumeurs de la glande prostate.

Ces engorgements peuvent exister longtemps avant de s'annoncer par aucun *signe :* c'est par l'obstacle mécanique qu'ils apportent dans la fonction de l'excrétion urinaire qu'ils révèlent leur présence.

Par suite du gonflement de la glande engorgée et de la saillie que celle-ci fait dans l'intestin rectum, les matières fécales se creusent une sorte de *rigole* sur leur face antérieure, au moment de la défécation. Quand l'engorgement porte sur le développement hypertrophique de l'appareil glandulaire, il y a sortie par la verge, pendant l'émission des fèces, d'un *écoulement visqueux filant*, que bien des malades prennent pour une *goutte militaire*, et qui n'est que le symptôme d'un engorgement prostatique.

A ces deux signes viennent se joindre les suivants : affaiblissement du jet des urines, besoin fréquent de vider la vessie, difficulté très-grande, ou même impossibilité de pouvoir y satisfaire. Quand le malade urine, il est un certain temps avant de pouvoir commencer; une fois parti, le liquide coule assez abondamment, d'une manière inégale et en bavant. Malgré les plus grands efforts, la vessie ne se vide pas complétement, et, si l'on vient à sonder le malade au moment où il finit la miction, on trouve encore beaucoup de liquide dans la vessie. L'urine s'échappe parfois goutte à goutte, et à l'insu du malade. Il existe une constipation souvent opiniâtre, et cet état de l'intestin entretient et augmente la maladie.

Tous ces symptômes, *réunis* sur un même individu, peuvent faire annoncer, presque à coup sûr, une tumeur de la prostate : cependant, comme d'autres maladies des voies urinaires offrent des symptômes analogues, on fera bien de ne se prononcer qu'après les renseignements fournis par la double exploration *du doigt* et *de la sonde*.

a. L'introduction du doigt indicateur dans le fondement (DD, fig. 4, page 7), le malade étant couché sur le dos, les cuisses fléchies sur les jambes, permet de constater l'accroissement de volume et les déformations de cette glande engorgée. La pulpe du doigt dirigée en avant reconnaît les inégalités, les bosselures de la glande (Q, *ibid.*), et si toute la prostate ou un lobe seulement participe à la tuméfaction. Quelquefois il arrive que le doigt ne perçoit rien d'anormal, ce qui tient à ce que la prostate engorgée est fortement refoulée en haut : il faut, dans ces cas, porter le doigt plus en avant, et l'on reconnaît l'élongation qu'ont subie les divers diamètres de l'organe malade.

b. S'il reste encore quelques doutes, l'emploi de la sonde décide en dernier ressort. On doit d'abord se servir d'une sonde en argent, offrant la courbe habituelle. Souvent on ne peut la faire pénétrer qu'après avoir relevé fortement le pavillon de l'instrument, ou l'avoir abaissé, ou bien quand son bec a été dirigé à droite ou à gauche, ou successivement à droite et à gauche. Ces diverses manœuvres, combinées avec l'exploration par le fondement, indiquent le sens dans lequel la tumeur fait saillie dans l'urètre.

D'autres fois, une sonde ordinaire ne peut pénétrer dans la vessie, et on est obligé d'avoir recours à des instruments spéciaux, tels qu'une sonde en crochet, ou à courbure courte et brusque (en argent ou en gomme élastique). Cette sorte d'algalie est destinée à pénétrer dans la vessie, toutes

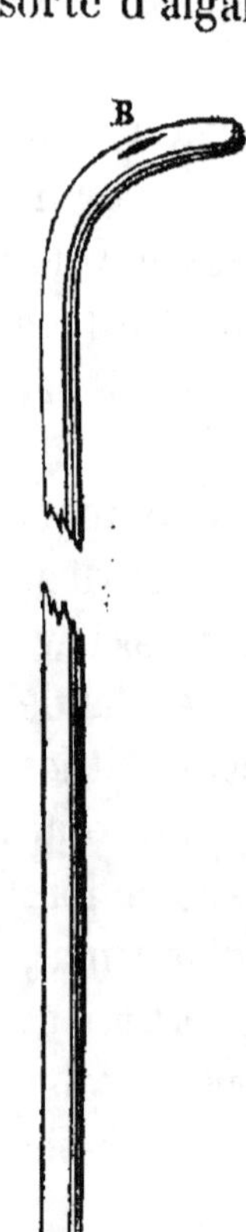

FIGURE 118.

Représentant une sonde à courbure courte et brus-que, dite à crochet.

A, le pavillon de la sonde.

B, son bec.

OO', anses qui servent à fixer la sonde, et à indi-quer la direction de son bec, quand elle est introduite dans la profondeur du canal.

les fois qu'il existe à la partie inférieure de son col (UU, fig. 117, page 477) une barre, bourrelet, membrane, repli, valvule, qui relève fortement le niveau habituel de cette ouverture.

Quand il y a des flexuosités trop nombreu-ses, pour avoir une idée exacte de leur lon-gueur, de leur direction et de leur situation respective, il faut introduire une bougie ex-plorative en cire molle (fig. 50, p. 194, et 51, p. 196), qui, par l'empreinte qu'elle rap-porte après quelques minutes de séjour, donne une idée exacte de l'état des parties. L'étude attentive de cette empreinte est d'un très-grand secours pour l'introduction ulté-rieure de la sonde ; et, par ce moyen, j'ai pu, dans des cas difficiles, pénétrer dans la vessie, quand d'autres chirurgiens, très-expérimentés du reste, avaient échoué.

Tels sont les signes intrinsèques des engorgements de la glande prostate ; mais ils sont rarement seuls, car il ne peut pas exister pendant quelque temps un pareil obstacle au cours de l'urine sans qu'il survienne des complications de rétention d'urine, au moindre écart de régime ; de catarrhe de vessie, d'hémorrhoïdes, d'engorgement des testicules (Voir fig. 120, p. 494) qui, peu à peu, épuisent la santé générale du malade et ne tardent pas à le conduire aux portes du tombeau, si la science ne vient pas à son secours.

Traitement.

Quand on a, par l'analyse des symptômes et les divers moyens explorateurs dont je viens de parler, constaté l'existence des engorgements de la prostate, il faut, s'il est possible, remonter à la cause première, et, si l'on pense que le virus syphilitique soit pour quelque chose dans la formation de la tumeur, il faut soumettre le malade à un traitement spécifique. (Voir pag. 391 et 398.) Le calomel préparé à la vapeur, à dose fractionnée, *réfractée*, ou le protoiodure de mercure, méritent la préférence, administrés à l'intérieur sous forme pilulaire. Je conseille aussi des frictions avec des pommades fondantes à l'iodure de potassium, à l'iodure de plomb, et des suppositoires composés de ces mêmes substances, ou d'emplâtres de Vigo et de savon qu'on introduit, tous les soirs, dans le rectum.

Tous les quinze ou vingt jours, applications de sangsues au périnée, pour défluxionner la glande. Les cautères ou sétons, entretenus pendant plusieurs mois sur la même région, ont, dans quelques cas, produré la diminution de la tumeur. Il faut maintenir le ventre libre par des lavements, et administrer de temps en temps des purgations douces. Des bains simples, gélatineux, alcalins, sulfureux, salés, iodurés, sont associés à ces moyens. L'iodure de potassium, pris intérieurement, à la dose d'un, deux ou trois grammes, deux fois par jour, procure aussi de l'amélioration et un amendement notable dans certains cas.

La cure des engorgements de la prostate est extrêmement longue, et tous ces moyens doivent être continués, avec quelques interruptions de temps à autre, pendant plusieurs mois, un an même, si l'on veut en obtenir des résultats franchement satisfaisants.

Une précaution des plus importantes, que je ne manque jamais de recommander aux malades affectés d'engorgement de la glande prostate, est *celle de ne pas faire d'efforts pour uriner*, parce que, d'après le mécanisme expliqué plus haut, la vessie se bouche d'autant plus hermétiquement que les efforts d'expulsion sont plus intenses. Aussi les malades doivent-ils d'abord, dans ce cas, se retenir en quelque sorte pour uriner, et ne commencer à faire quelques efforts, pour faciliter la sortie du liquide, que quand celui-ci a déjà coulé tout seul pendant quelques instants.

Si le malade ne vide pas complétement la vessie, je lui apprends à se sonder lui-même, et, à chaque fois qu'il a fini d'uriner, il se passe la sonde pour débarrasser le réservoir urinaire de tout le liquide qu'il peut encore contenir. Cette précaution a pour but d'éviter les accidents qui résultent de la stagnation de l'urine altérée dans la vessie. La sonde dont je conseille l'emploi dans ce cas, est la même que celle qui est représentée par la figure 118, page 481. Elle est, le plus souvent, en gomme élastique, et de moyen calibre. On l'introduit sans mandrin. Quand il y a complication de rétention d'urine, de catarrhe de vessie, on doit recourir au traitement prescrit à ces chapitres. (Voir pages 407 et 419.)

Enfin, quand on a en vain recouru aux différents moyens que je viens d'indiquer, soit que la tumeur résiste aux fondants qu'on lui oppose, soit que l'obstacle mécanique ait acquis un très-grand développement, ou bien, pour prévenir le retour de la rétention d'urine, on est obligé de laisser une sonde à demeure, ou de sonder le malade plusieurs fois par jour, et d'introduire, pour élargir et redresser le canal de l'urètre, de grosses bougies de cire ou d'étain, connues sous le nom de *dépresseurs prostatiques*. Dans ces cas, on ne guérit pas le malade, mais on le soulage, et on rend supportable une infirmité trop souvent au-dessus des ressources de l'art.

Quant aux opérations chirurgicales proprement dites, telles que l'incision, l'extirpation, la ligature, outre les nombreux accidents qui ont été la conséquence de semblables essais, les insuccès presque constants de ces méthodes me les ont fait bannir de ma pratique spéciale.

MALADIES DES TESTICULES.

Les maladies des testicules sont fort nombreuses. Dans ce chapitre, je ne m'occuperai que des plus importantes et des plus communes, de celles qui compliquent si fréquemment les affections vénériennes des organes générateurs et urinaires.

Ce sont :

1° L'*inflammation aiguë des testicules ;*

2° L'*inflammation chronique , engorgement et tumeurs de ces mêmes organes ;*

3° L'*hydrocèle ;*

4° Le *varicocèle.*

Au chapitre qui traite des causes de la stérilité chez l'homme, je parlerai de l'*atrophie* ou *fonte insensible* de l'un ou des deux *testicules.*

§ Ier.

INFLAMMATION AIGUE OU ORCHITE.

On désigne sous différents noms l'inflammation aiguë de l'un ou des deux testicules : *orchite, épididymite, vaginalite blennorrhagique, chaude-pisse tombée dans les bourses , hernie humorale.*

A. **Causes de l'orchite aiguë.**

Cette maladie peut être le résultat de *causes* très-variées. Tels sont les *contusions, froissements du testicule,* les *efforts réitérés et violents,* comme ceux auxquels on se livre en soulevant de pesants fardeaux ; l'*impression subite du froid* sur le périnée ou les bourses, surtout chez les personnes qui transpirent abondamment de cette partie ; l'*irritation du col de la vessie ou du canal de l'urètre,* par le passage d'une sonde ou d'une bougie, surtout si on la laisse séjourner pendant un certain temps dans le canal, comme on est quelquefois obligé de le faire dans le cas de rétention d'urine, de paralysie de la vessie ; la *sortie d'un gros gravier* ou *de fragments de pierre,* à la suite de l'opération de la lithotritie ; l'*accumulation,* la *rétention* trop prolongée *du sperme,* dans le cas de continence absolue ; l'*interruption brusque de l'éjaculation de la semence* pendant le coït ; l'*émission trop souvent réitérée de la liqueur séminale ;* l'*usage de purgatifs violents ;* l'irritation produite par un *suspensoir mal fait.* Cependant toutes ces causes réunies n'amènent pas le développement de l'engorgement inflammatoire du testicule aussi fréquemment que la *blennorrhagie.*

C'est pendant le cours des écoulements urétraux qu'on voit survenir souvent l'orchite aiguë. Mais un fait bien constaté maintenant, et qui est fort remarquable, c'est que ce n'est pas pendant la violence de l'inflammation blennorrhagique que les testicules s'engorgent, mais bien plus fréquemment pendant la période de déclin, et surtout quand l'écoulement est passé à l'état chronique. Ce fait, anormal au premier abord, trouve cependant une explication toute naturelle, si l'on se rappelle que le siége des écoulements anciens est la partie profonde de l'urètre, à laquelle viennent aboutir les conduits éjaculateurs. Or, l'inflammation arrive de l'urètre aux testicules en suivant le trajet des canaux éjaculateurs, des vésicules séminales F, du canal déférent GG et de l'épididyme. (Voir fig. 4, page 7.)

L'orchite survient quelquefois dans le *cours d'une maladie*, ou par suite de la *suppression trop brusque d'un écoulement*. Enfin, parfois cette inflammation se déclare sans qu'il soit possible d'en déterminer la cause.

B. Symptômes.

Les *symptômes* sont les suivants : douleur, tuméfaction, chaleur dans les bourses ; l'enveloppe des testicules elle-même devient rouge, chaude, gonflée et luisante. La tumeur est pesante, de forme ovoïde, un peu aplatie sur les côtés, très-dure surtout en arrière ; plus dépressible en devant, extrêmement douloureuse à la moindre pression. L'inflammation se prolonge le long du cordon testiculaire, et détermine des douleurs qui contournent le bassin et remontent jusqu'aux reins.

L'orchite existe quelquefois sans fièvre ; le plus souvent la fièvre est très-intense et la soif vive.

En un ou deux jours le testicule prend un accroissement très-considérable, qui double et même triple son volume naturel.

Il est rare de voir les deux testicules atteints à la fois d'inflammation. Le plus ordinairement un seul est affecté ; puis quand il est en voie de guérison (T, fig. 119, p. 488), l'autre (O, *ibid.*) se prend à son tour. Aussi doit-on, en vue de cette éventualité, recommander au malade les plus grandes précautions pour éviter ce nouvel accident. Une circonstance remarquable et encore inexpliquée, c'est que, quand un seul organe est malade, c'est plus souvent le testicule gauche que le droit.

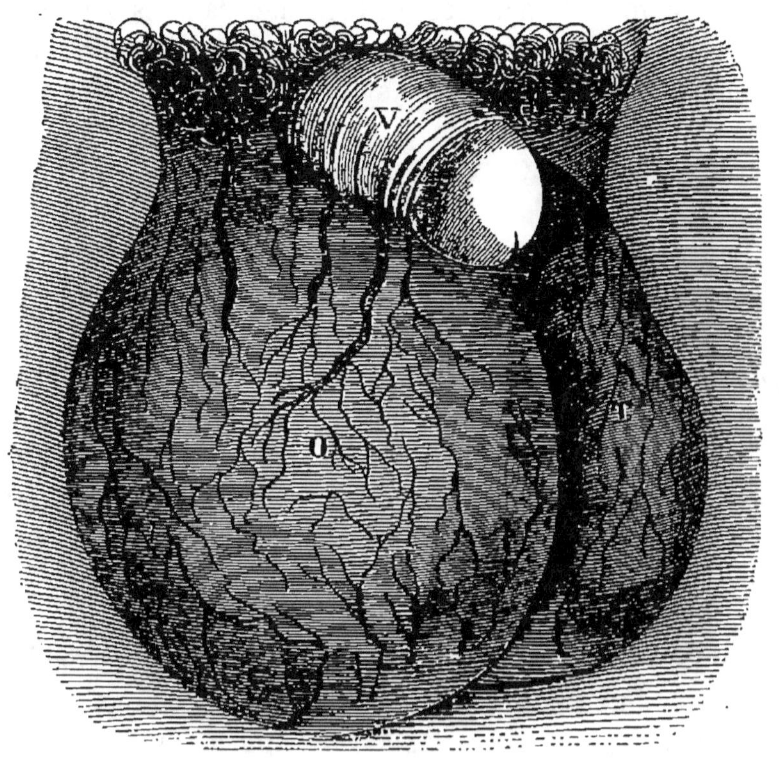

FIGURE 119.

Représentant l'inflammation aiguë ou orchite des deux testicules, à des périodes différentes de développement.

V, la verge ou pénis.
O, le testicule droit atteint d'inflammation aiguë.
T, le même organe du côté gauche affecté d'inflammation à la période
  de déclin. On remarquera que les vaisseaux qui rampent sur
  le *scrotum* du côté droit (O) sont bien plus gorgés de sang
  que ceux du côté gauche T. Ce qui s'explique par la délites-
  cence de l'inflammation dans le testicule gauche, attaqué le
  premier.

Quand l'inflammation est bien soignée, elle disparaît

dans l'espace de huit à dix jours. Si le traitement est mal dirigé, la maladie peut passer à l'état chronique, ou même amener la formation d'abcès et de fistules dans les bourses. Il faut donc traiter l'orchite avec la plus grande attention, dès l'apparition des premiers symptômes.

C. **Traitement**.

Le *traitement* qui me réussit toujours est le suivant : d'abord je recommande au malade le repos le plus absolu au lit ; relever les testicules, non pas au moyen d'un suspensoir, dont l'emploi augmente souvent l'irritation, mais bien d'un mouchoir plié en cravate, et dont les deux extrémités viennent s'attacher par des épingles à une serviette passée autour du corps. Ce mode de suspension, outre le soulagement immédiat qu'il procure, est encore très-commode pour maintenir les cataplasmes, dont doit être constamment entourée la partie malade.

Au début de l'inflammation, quand elle menace de devenir très-intense, on doit avoir recours à une application de sangsues, *non directement sur la partie malade*, mais au périnée ou au pli de l'aine, sur le trajet du cordon testiculaire, après avoir eu la précaution de raser les poils. Le nombre des sangsues est proportionné à l'intensité de l'inflammation et à la force du malade. On fait trois ou quatre fois par jour, sur la partie malade, des frictions avec les pommades fondantes dont j'ai donné la formule (p. 220 et 221). Celle que j'emploie le plus fréquemment dans ces cas est la suivante :

Prenez : Axonge purifiée,   15 gramm.
          Onguent napolitain double,   15 gramm.
          Extrait de belladone,   5 gramm.
Mêlez exactement selon l'art.

Après chaque friction, on enveloppe le testicule dans un cataplasme de farine de lin et d'eau de racine de guimauve et de tête de pavot.

Selon l'intensité de l'inflammation, le malade gardera la diète absolue, ou bien on permettra quelques aliments légers et peu substantiels. Il devra boire abondamment des tisanes émollientes de fleurs de mauve, d'orge, de chiendent, de graine de lin, de racine de guimauve et de réglisse.

On administrera concurremment de petites purgations très-douces, soit avec l'eau de Sedlitz, la limonade au citrate de magnésie, ou la pulpe de casse. On tiendra le ventre libre avec des lavements adoucissants à la graine de lin ou à la racine de guimauve.

On avait tenté, *par la compression,* au moyen de bandelettes entourant méthodiquement le testicule, d'enrayer pour ainsi dire le développement de cette maladie ; mais cette méthode déterminait d'assez graves accidents, de sorte qu'au lieu d'arrêter l'inflammation, elle la rendait plus intense. Aussi ce mode opératoire est-il généralement abandonné par tous les praticiens prudents et expérimentés.

Pendant la période d'inflammation du testicule, les douleurs sont quelquefois si intolérables, et les calmants ordinaires si inutiles, qu'on a dû chercher un moyen de faire cesser instantanément ces atroces souffrances. On y parvient par deux procédés d'une gravité bien différente.

Le *débridement du testicule,* dans l'orchite, consiste à faire, avec un bistouri, une incision de deux à trois centimètres de longueur, et d'une profondeur suffisante pour intéresser la tunique albuginée ou propre du testicule. Ce procédé calme la douleur instantanément ; mais il a de grands inconvénients. D'abord il est *extrémement douloureux,* et il est rare que le malade ne perde pas connaissance pendant l'opération ; puis la plaie que l'on a faite à la substance même du testicule peut rester *fistuleuse* et amener la *fonte* et la *perte de l'organe* (Voir fig. 130 et 131, p. 564 et 565), qui est réduit au volume d'un haricot (A, *ibid.*) ; enfin, dans le cas le plus favorable, il reste une *cicatrice adhérente*, qui est une marque indélébile de l'accident.

En étudiant la cause et la nature de la douleur dans l'orchite, on arrive à la découverte d'un procédé que j'ai mis plusieurs fois en pratique avec le plus grand succès. En effet, cette douleur est déterminée par la compression qu'exerce sur le testicule, lui-même enflammé, la sérosité épanchée dans la tunique vaginale, et cette accumulation de liquide produit le même effet que la compression de cet organe avec la main. Or, si, par un moyen quelconque, on soustrait une portion du liquide, on fait cesser instantanément la compression, et partant la douleur.

Pour arriver à ce résultat, je pratique sur la tumeur, en avant et en haut surtout, une, deux ou trois *petites mouchetures*, avec la pointe d'une lancette, en ayant bien soin de respecter le testicule. Il s'écoule par ces incisions quelques gouttes de sérosité citrine, et la douleur se dissipe comme par enchantement. Ce procédé est tout à fait inoffensif, nullement douloureux, n'est jamais suivi d'accident, et ne laisse aucune trace sur les bourses.

Quand l'inflammation du testicule a presque disparu, on peut permettre au malade de sortir, avec la recommandation expresse de soutenir méthodiquement les bourses et de continuer les frictions avec la pommade indiquée plus haut, jusqu'à complète disparition de la tumeur et de la douleur.

Quand, à la suite de blennorrhagie, le testicule a été une première fois atteint d'inflammation, il est rare que cet accident ne se reproduise pas à chaque écoulement ultérieur. Le malade ne saurait donc trop se tenir sur ses gardes pour se garantir de tout ce qui peut déterminer cette complication.

§ II.

ENGORGEMENT CHRONIQUE DES TESTICULES.

Tumeurs, tubercules, sarcocèle.

L'*engorgement chronique* porte aussi les noms de *testicule vénérien, sarcocèle*.

On a décrit et confondu sous le nom d'*engorgement des testicules* des tumeurs de nature toute différente, depuis le tubercule jusqu'au squirrhe et au cancer encéphaloïde.

Peu fréquent dans la jeunesse, le sarcocèle se rencontre souvent chez les adultes depuis la vingt-cinquième jusqu'à la cinquantième année, période qui répond à l'époque de la plus grande activité des fonctions génératrices.

A la suite d'une ou de plusieurs orchites ou d'une maladie syphilitique, on voit survenir dans un, et quelquefois dans les deux testicules, un gonflement dur, peu douloureux : c'est le *sarcocèle*.

Cette affection se manifeste bien plus souvent chez les individus lymphatiques et sanguins que chez ceux qui présentent les caractères ou les traits de tout autre tempérament. Les professions dans lesquelles les testicules peuvent être contus ou froissés, comme l'équitation, doivent être regardées comme une *cause* de sarcocèle. Il en est de même des attouchements réitérés de ces organes, et de l'irritation produite par le froissement d'un bandage. Rarement les deux testicules sont à la fois engorgés.

La maladie commence par une augmentation légère de

volume, en même temps que des douleurs sourdes s'y font sentir à des époques plus ou moins éloignées, *surtout la nuit*. Après être restée stationnaire et bornée à une portion de l'organe, la tumeur envahit le testicule et l'épididyme, et se présente alors sous l'aspect d'une grosseur dure, pesante, et quelquefois irrégulièrement bosselée à sa surface (fig. 120, p494). Après un temps variable, la tumeur augmente encore et devient le siége d'élancements douloureux, vifs et passagers, que le malade compare à des piqûres d'aiguille. Ces douleurs lancinantes sont d'abord rares, puis augmentent de fréquence, deviennent plus intenses, et finissent par troubler le sommeil. La peau des bourses reste longtemps saine et mobile sur la tumeur. Quand celle-ci a pris un certain accroissement, elle contracte avec la peau des adhérences plus ou moins intimes, et les veines qui entourent l'engorgement se dilatent et deviennent apparentes et variqueuses.

Le cordon testiculaire, qui d'abord ne participe pas à la maladie, s'engorge bientôt lui-même, et devient gros, dur, inégal et noueux, tant au-dessus qu'au-dessous de l'anneau inguinal.

Les glandes du pli de l'aine finissent aussi par s'altérer et se tuméfier à leur tour.

Ce qui différencie surtout le sarcocèle de l'hydrocèle, c'est que, dans le premier cas, l'engorgement est lourd, bosselé à sa surface, et non transparent, tandis que la tumeur de l'hydrocèle est moins pesante, lisse et transparente.

Le *diagnostic* peut être obscurci par la complication d'hydrocèle, qui se rencontre quelquefois dans les engorgements chroniques du testicule. La maladie porte alors le nom d'*hydro-sarcocèle*, c'est-à-dire tumeur formée de sérosité et de chair; mais la maladie principale, essentielle, est le sarcocèle: ce n'est que d'elle qu'il faut prendre souci.

Cette tumeur peut amener la dégénérescence cancéreuse

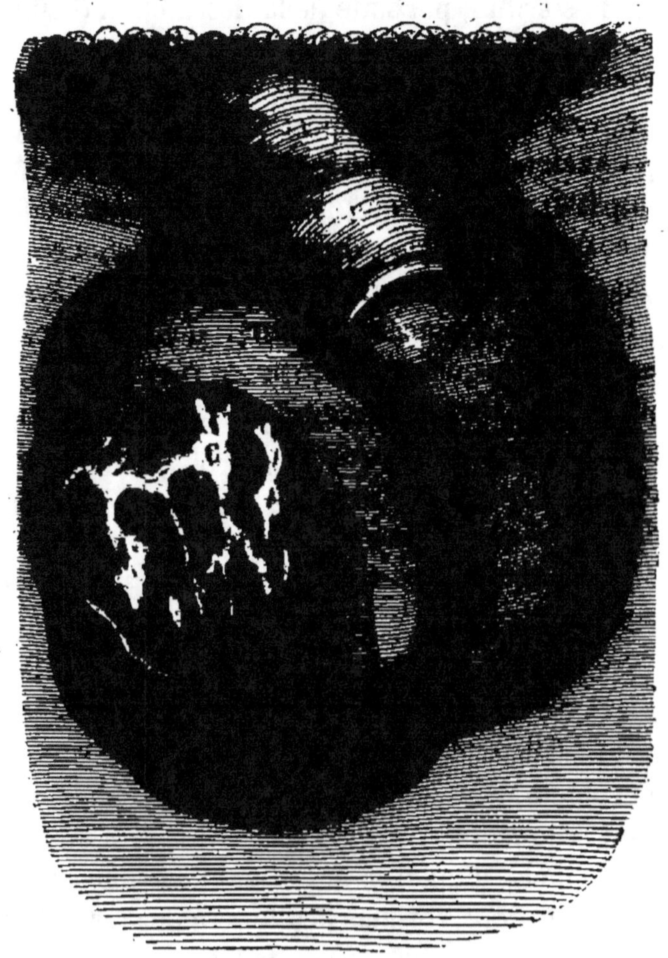

FIGURE 120.

Représentant deux testicules affectés d'engorgement chronique T, et de tumeur ulcérée TC.

T, testicule du côté gauche atteint d'engorgement syphilitique ; testicule *vénérien.*

TC, testicule droit atteint de sarcocèle. On remarquera les bosselures irrégulières de ce testicule, comparé à celui du côté opposé. En C, on voit la peau du scrotum ulcérée, et cette plaie anfractueuse indique une altération profonde de toute la glande.

ou tuberculeuse du testicule, et presque toujours l'impuissance et la stérilité, par suite de la destruction (C, fig. 120) de l'organe sécréteur. Le praticien devra donc porter toute son attention sur les engorgements chroniques des testicules, même les plus légers, et s'efforcer d'en amener la résolution, en même temps qu'il fera comprendre au malade, souvent disposé à traiter légèrement cette maladie, toute la gravité du sarcocèle.

On devra, *dans le traitement*, s'efforcer de reconnaître la cause qui a produit le mal ou qui l'entretient, pour la faire disparaître au plus tôt. Il faut recommander au malade de porter un suspensoir bien fait, d'éviter l'équitation, de porter des vêtements trop étroits, et enfin tout ce qui peut froisser le testicule ou tirailler le cordon spermatique.

Si l'on a quelque raison de soupçonner l'origine vénérienne de la tumeur, on soumettra le malade au traitement antisyphilitique détaillé pages 391 et 398.

Si des *tubercules* ont amené des bosselures dans la tumeur, il faudra attendre et favoriser leur élimination par fonte purulente, et malgré les désordres apparents d'ulcérations qu'ils amènent quelquefois, il ne faudra jamais proposer au malade d'enlever le testicule par une opération, puisque les portions voisines des tubercules restent parfaitement saines et continuent leurs fonctions sécrétantes, de façon qu'après l'évacuation de la matière tuberculeuse la faculté génératrice est diminuée, mais non abolie.

Enfin, quand le *cancer* ou *squirrhe* est cause du sarcocèle (TC, fig. 120, page 494), il faut, après avoir épuisé toutes les méthodes fondantes et en avoir reconnu l'inutilité, observer la marche de la maladie. Si le cordon a de la tendance à s'engorger, et que la maladie menace de gagner les organes du bas-ventre, il ne faut pas hésiter à conseiller au malade l'amputation de la partie malade. C'est le seul moyen d'éviter des accidents très-graves, et souvent même la mort.

§ III.

HYDROCÈLE.

On désigne sous le nom d'*hydrocèle* l'épanchement de sérosité dans la tunique vaginale.

A l'état normal, le testicule est enveloppé (Voir *Anatomie*, page 15) par une membrane séreuse repliée sur elle-même et qui porte le nom de *tunique vaginale*. Cette membrane, comme toutes celles de même nature, est sans cesse lubrifiée par une espèce de vapeur humide qui facilite les mouvements de l'organe sécréteur. Cette vapeur séreuse est à chaque instant *sécrétée et résorbée ;* il existe de la sorte un équilibre tel, entre ces deux fonctions, que la cavité est toujours vide. Si, par une cause quelconque, cet équilibre vient à être rompu, que la sécrétion seule s'effectue sans qu'il y ait résorption, ou que l'exhalation soit plus active que l'absorption, au bout d'un certain temps il en résultera une collection de liquide qui est l'*hydrocèle* (H, fig. 121, p. 497).

Donc, toutes les *causes* qui troublent l'une des deux fonctions dont je viens de parler, soit en stimulant l'exhalation, soit en ralentissant ou supprimant l'absorption, sont des causes d'hydrocèle.

Elle est plus fréquente chez les *adultes* que chez les *enfants ;* mais elle peut survenir à tous les âges. L'*équitation*, par les froissements et l'irritation des testicules qu'elle entraîne, dispose d'une manière toute spéciale à la maladie dont je parle. Les *hernies* et les *bandages* qu'on emploie pour les contenir sont aussi des circonstances favorables à

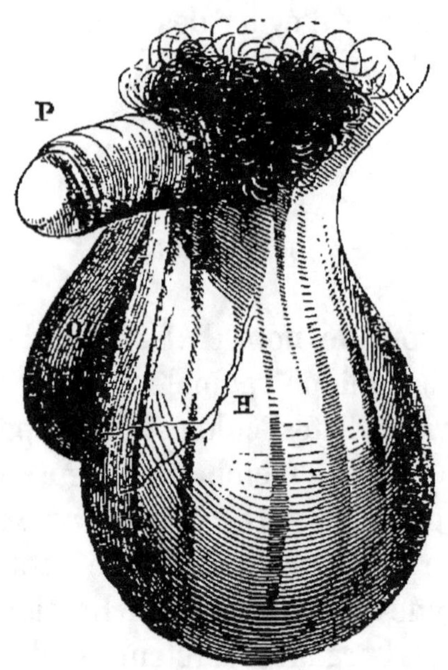

FIGURE 121.

Représentant une hydrocèle du côté gauche.

P, la verge ou pénis.

O , bourse du côté droit.

H , bourse du côté gauche , dont la tunique vaginale, remplie de sérosité, constitue la tumeur connue sous le nom d'*hydrocèle*.

son développement. Il en est de même des *coups* et des *chutes* sur les bourses. Enfin, comme dans la plupart des maladies, il semble qu'il y ait, chez certaines personnes, une *prédisposition* particulière; car cet épanchement de sérosité s'effectue chez elles sans motif appréciable.

On reconnaît l'hydrocèle aux *symptômes* suivants: c'est une tumeur siégeant dans la région des bourses; variable sous le rapport du volume; ayant la *forme d'une poire* (H, fig. 121), dont la grosse extrémité est tournée en bas; sans changement de couleur à la peau; le plus souvent sans douleur, et gênant le malade presque seulement par son volume et par les tiraillements qu'elle exerce sur le ventre, tiraillements qui retentissent jusque dans les reins.

Ce qui caractérise surtout l'hydrocèle et la différencie des autres tumeurs des bourses, c'est :

a, sa forme ;

b, son volume ;

c, son poids ;

d, sa transparence.

Je vais examiner successivement chacun de ces caractères signalétiques ; ensuite je dirai quelques mots des divers liquides qu'on peut rencontrer dans l'hydrocèle.

a. Forme de l'hydrocèle. Au début de la maladie, la forme de la tumeur ressemble, à peu de chose près, à celle d'un testicule hypertrophié. En prenant de l'accroissement, elle s'allonge, prend la forme d'une poire (H, fig. 121, p. 497) dont le sommet est dirigé en haut vers le ventre ; la base correspond à la partie inférieure des bourses : elle offre presque toujours, vers le milieu de sa longueur, un étranglement transversal qui lui donne l'*aspect d'une calebasse.*

b. Son volume varie beaucoup, depuis celui d'une poire jusqu'aux dimensions d'une tête d'adulte. On a vu la tumeur acquérir un développement tel, qu'elle descendait jusqu'auprès du genou. Le liquide contenu dans l'hydrocèle est aussi très-variable : on peut trouver depuis une cuillerée jusqu'à deux, trois, et même quatre litres de sérosité. Le plus souvent il y a de cent à trois cents grammes de liquide.

c. Son poids, et c'est là ce qui la différencie du sarcocèle, est généralement moindre qu'on ne serait disposé à le penser. Dans le sarcocèle, en effet, la tumeur est très-pesante , tandis que dans l'hydrocèle elle est d'un poids à peu près semblable à celui d'une égale quantité d'eau.

d. Le signe caractéristique de l'hydrocèle se tire de la *transparence* de la tumeur. Pour constater cette transparence, il faut que la tumeur soit placée dans un endroit obscur, entre l'œil du chirurgien et la lumière d'une bougie, et disposée de telle sorte que les rayons lumineux ne puissent arriver à l'œil de l'opérateur qu'après avoir traversé l'hydrocèle. Pour mieux intercepter les rayons directs de la bougie, on place sa main de champ sur la

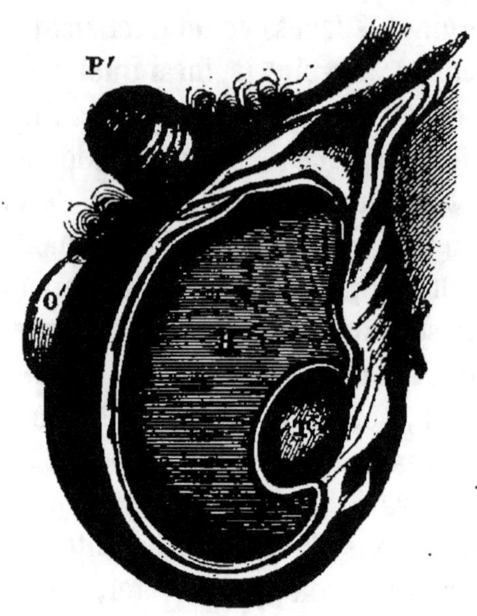

FIGURE 122.

Représentant l'intérieur d'un scrotum du côté gauche, affecté d'hydrocèle.

P', la verge (ou pénis) ratatinée par suite du développement de la tumeur.

O', le testicule droit.

H', intérieur de l'hydrocèle : espace occupé par le liquide épanché.

T, testicule gauche à la place qu'il occupe le plus souvent dans l'hydrocèle (en bas, en dedans et en arrière).

Cette position du testicule doit toujours être présente à l'esprit du chirurgien, au moment de l'opération, afin d'éviter la piqûre de l'organe sécréteur du sperme.

tumeur. Dans quelques circonstances rares, ce caractère manque, ce qui peut tenir à l'épaississement sarcomateux des enveloppes du testicule, ou à la coloration noirâtre du liquide épanché.

e. Nature du liquide constituant l'hydrocèle. La tumeur contient ordinairement de la sérosité pure d'une teinte légèrement citrine. Sa pesanteur spécifique est supérieure à celle de l'eau ; son odeur est fade et rappelle un peu celle du sperme : elle est composée d'eau, d'albumine et de quelques sels. Mais le liquide n'a pas toujours ces caractères : quelquefois la matière épanchée est lactescente, d'un vert très-foncé ou semblable à une bouillie noirâtre. Dans ce dernier cas, l'analyse chimique et microscopique permet de reconnaître la présence du sang décomposé.

L'hydrocèle n'a rien de grave par elle-même, et il n'est pas rare de rencontrer des personnes qui en sont affectées pendant quinze, vingt ans, et même plus, sans éprouver d'autre incommodité que celle qui résulte du volume de la tumeur. Mais quand elle a acquis une certaine dimension et qu'elle continue à grossir, elle peut, en tiraillant le cordon, causer de fortes douleurs de reins. En s'appropriant pour son développement la peau des environs, elle peut déformer la verge au point de la cacher presque complétement (P', fig. 122) et de rendre le coït impossible. Elle nuit aussi à l'expulsion des urines, et à la longue elle peut éteindre ou du moins gêner la faculté sécrétoire du testicule.

Elle guérit quelquefois d'elle-même, mais c'est très-rare. Dans l'immense majorité des cas, les malades doivent réclamer les secours de l'art.

Le traitement de l'hydrocèle est *palliatif* ou *curatif*.

A. Le *traitement palliatif,* ainsi que l'indique son nom, ne sert qu'à soulager les malades momentanément, mais ne les guérit pas définitivement. Ce traitement consiste dans l'évacuation du liquide de la tumeur, à l'aide d'une ponction faite avec un trocart ou une lancette; mais le liquide se reproduit après un temps plus ou moins long, et c'est à recommencer, à moins que le malade ne préfère le traitement suivant.

B. Le *traitement curatif* ou la *cure radicale* de l'hydrocèle peut s'obtenir par différents procédés : au moyen d'*applications locales*, aidées d'un traitement interne approprié, ou par des *moyens chirurgicaux.*

Quand l'hydrocèle est récente, qu'elle n'est pas trop volumineuse, et qu'elle reconnaît pour cause une violence extérieure, on peut espérer, et on doit tenter de guérir la tumeur par des applications astringentes, telles que solution d'alun, de sulfate de fer, de tanin, de gros vin dans lequel on a fait bouillir des roses de Provins. On aidera l'action de ces topiques par des purgations assez actives renouvelées tous les trois à quatre jours.

Les diverses applications topiques dont je viens de faire l'énumération suffisent toujours, à elles seules, pour guérir l'hydrocèle des enfants.

Mais quand l'hydrocèle est trop ancienne, très-volumineuse, ou qu'elle s'est développée sans cause appréciable, on ne pourra guère en espérer la *cure radicale* que par des *procédés chirurgicaux.* Ces procédés sont fort nombreux : ce sont la *cautérisation*, les *tentes* et les *canules,* le *séton*, l'*incision* et les *injections.*

De ces diverses méthodes, je ne parlerai que de l'*injection*, qui est la seule usitée généralement : cette méthode consiste à évacuer le liquide épanché (H', fig. 122, p. 499), à l'aide d'une ponction avec un trocart (B, fig. 123, p. 502), et à injecter à sa place, dans la tunique vaginale, au moyen de la canule A (*ibid.*), un liquide irritant, que l'on fait sortir après quelques minutes de séjour dans cette cavité.

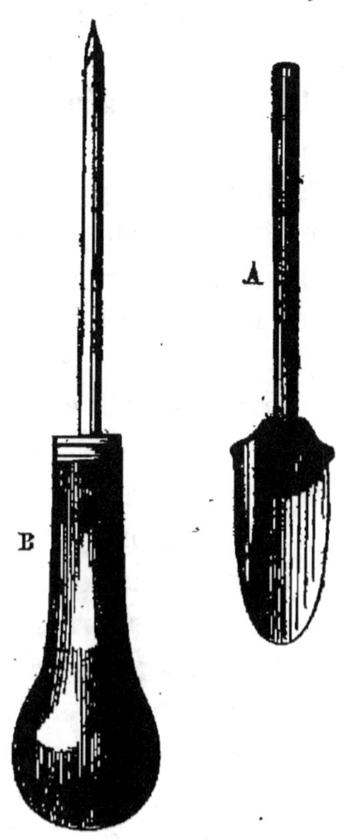

FIGURE 123.

Représentant le trocart et la canule qui servent à l'opération de l'hydrocèle, par la méthode d'injection.

Pour pratiquer l'opération, le trocart B, préalablement enduit d'un corps gras, est adapté dans la canule A.

A, la canule.

B, le trocart ou poinçon.

Des liquides de composition variée ont été préconisés pour cet usage. Ainsi on a employé tour à tour une solution de nitrate de potasse, de sublimé corrosif, d'alun, de sulfate de zinc, de sulfate de fer; de l'alcool étendu

d'eau ; du vin de Porto coupé avec une décoction de roses ; du vin de Médoc étendu d'eau. Dupuytren se servait
de vin de Roussillon, dans lequel il faisait bouillir des roses
de Provins, et auquel il ajoutait un peu d'eau-de-vie camphrée. La *teinture d'iode* a été préconisée dans ces derniers temps ; elle est à peu près généralement employée
maintenant.

Voici comment on procède : quand on a disposé tous
les instruments, le malade est placé sur un lit garni d'a-
lèzes, le chirurgien soutient le scrotum, constate de nouveau la transparence du liquide et s'assure de la situation du
testicule (T, fig. 122, p. 499) et du cordon, pour ne pas les
blesser dans la ponction. Alors, de la main droite il saisit le
trocart armé de sa canule (fig. 123, p. 502) et l'enfonce d'un
coup sec sur la partie antérieure et externe de la tumeur
(H' fig. 122) ; on a eu soin de limiter d'avance par le pouce
et l'index la quantité dont on juge qu'il est nécessaire de
faire pénétrer le trocart. On embrasse alors la canule,
près de la peau, avec les deux premiers doigts de la main
gauche, et on retire le poinçon pour faire écouler le liquide. Un aide remplit ensuite une seringue à hydrocèle
avec la teinture d'iode, et fait pénétrer ce liquide, par la canule, dans la cavité de la tunique vaginale H' (*ibid*). Ce liquide
doit entrer lentement, et l'on s'arrête quand la tunique vaginale est à moitié pleine. On retire la seringue, et le chirurgien place son doigt sur l'ouverture de la canule, pour
empêcher le liquide de sortir. Alors il secoue légèrement
le scrotum, pour faire pénétrer le liquide dans toutes
les anfractuosités de la tunique vaginale. Après quelques
minutes (cinq à dix), de séjour, on fait couler par la canule la presque totalité du liquide injecté ; on retire celle-
ci avec précaution, et l'opération est terminée.

On recommande ensuite au malade de couvrir les bourses de compresses astringentes, et en quelques jours (dix à vingt au plus) la guérison radicale est obtenue par l'adhérence des deux feuillets de la tunique vaginale.

Si, par exception, les deux tuniques vaginales étaient à la fois le siége d'hydrocèle, il serait plus prudent de ne les opérer que successivement.

§ IV.

VARICOCÈLE.

On désigne sous le nom de *varicocèle* la dilatation variqueuse des veines du cordon testiculaire (VVVVVV, fig. 125, page 507). C'est une maladie très-commune. Elle reconnaît *diverses causes.*

a. La *disposition anatomique.* Les veines du cordon testiculaire sont très-longues et placées de telle manière, que le sang y circule contre les lois de la pesanteur ; ensuite elles sont dépourvues de valvules, circonstance qui y rend la circulation ascendante encore plus difficile. Enfin certaines personnes dont le système veineux général est très-faible, ont une tendance naturelle à avoir toutes les veines affectées de varices.

b. L'*abus des plaisirs vénériens* et la *masturbation* produisent, à la longue, le varicocèle, en déterminant trop souvent un afflux sanguin et une turgescence des glandes séminales et des vaisseaux du cordon spermatique. Cette distension trop fréquente amène le relâchement, l'affaiblissement des parois et, par suite, la dilatation des veines.

c. Aussi l'*âge adulte* est-il, pour cette raison, une des conditions favorables au développement du varicocèle. C'est, en effet, depuis la puberté jusqu'à l'âge de trente-cinq ans qu'on observe surtout cette maladie. Rarement on la rencontre dans la vieillesse, et vers l'âge de cinquante à cinquante-cinq ans (moment de la diminution de vitalité des organes génitaux), le varicocèle s'atrophie et finit par disparaître spontanément chez les personnes qui avaient le plus souffert de cette affection.

d. La *constipation habituelle* est une cause toute mécanique de varicocèle, par l'obstacle que les matières fécales, accumulées dans le gros intestin, opposent au retour du sang vers le système veineux central. C'est ce qui explique pourquoi le varicocèle existe bien plus souvent à gauche

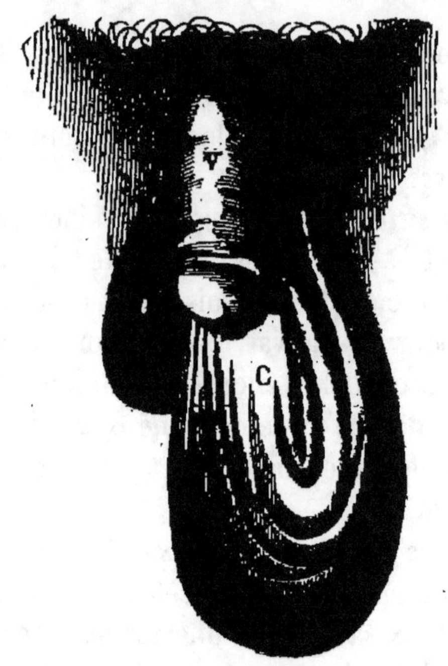

FIGURE 124.

Représentant un varicocèle du côté gauche.

V, la verge ou pénis.
O, la bourse du côté droit, à l'état normal.
C, la bourse du côté gauche affectée de varicocèle.

qu'à droite, puisque c'est du côté gauche qu'est située l'S iliaque du côlon descendant, dans lequel vient séjourner le résidu de la digestion, et que la veine spermatique passant sous cette portion de l'intestin se trouve par là comprimée : d'où résultent l'engorgement et la distension des vaisseaux sanguins.

e. Une *hernie ancienne* ou une *tumeur du ventre*, comprimant les veines du cordon, peuvent, par la même raison, devenir la cause du varicocèle.

f. Enfin les *professions* qui obligent à rester longtemps debout, à monter à cheval, sont des causes prédisposantes de cette maladie.

Les *symptômes* du varicocèle sont très-tranchés. C'est une tumeur qui s'étend depuis le testicule jusqu'à l'anneau inguinal (fig. 124, p. 505). Elle est noueuse, molle, élastique, pâteuse, formant des ondulations comme ferait un paquet de vers placés sous la peau (VVVVVV, fig. 125). La peau des bourses est habituellement flasque, irrégulière, comme mamelonnée, et descend plus bas que d'habitude, suivant le volume de la tumeur, qui peut, quand la maladie est ancienne, être assez considérable pour atteindre le milieu de la cuisse.

Les caractères signalétiques du varicocèle sont de diminuer ou même de disparaître quand le malade est couché, d'augmenter beaucoup quand il est resté longtemps debout ou qu'il a fait une longue course à pied, surtout après un bain chaud. C'est pourquoi la tumeur est toujours beaucoup plus prononcée le soir que le matin.

La pression fait disparaître l'engorgement, qui revient dès qu'on abandonne les bourses à elles-mêmes.

Tant que la maladie est récente ou peu avancée, on distingue bien le testicule ; mais, à mesure qu'elle fait des progrès, l'épididyme et le testicule lui-même se trouvent changés en une substance molle pâteuse.

Le varicocèle peut exister pendant longtemps chez un

malade sans qu'il s'en aperçoive ; mais, le plus souvent,
cette affection détermine dans les reins des douleurs sour-

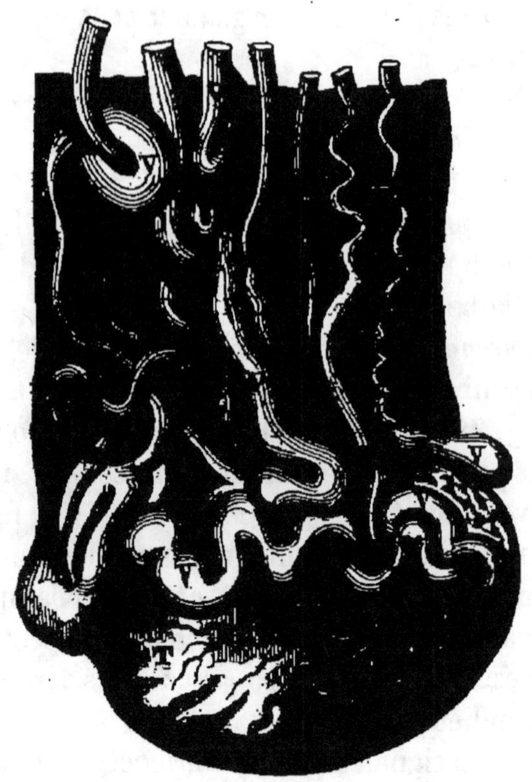

FIGURE 125.

Représentant un varicocèle dépouillé de ses enveloppes.

TT', le testicule dans sa situation habituelle, c'est-à-dire à la partie
inférieure de la tumeur, dans le cas de varicocèle.

VVVVVV, les veines du cordon spermatique, dont la dilatation et les
sinuosités flexueuses constituent la tumeur.

des, puis plus aiguës par intervalle, surtout après de longues courses ; une pesanteur habituelle dans le testicule ;
des tiraillements dans le trajet du cordon ; des coliques.

Le varicocèle est beaucoup plus incommode l'été que
l'hiver.

On a remarqué que les malades atteints de varicocèle

étaient disposés à s'en tourmenter beaucoup ; ils sont constamment préoccupés de leur mal, deviennent mélancoli-
ques, hypocondriaques et enclins au suicide.

C'est une maladie qui, par elle-même, n'est pas grave
et n'entraîne jamais la mort ; mais le découragement, la
prostration morale dans laquelle elle jette certaines personnes, fait qu'on s'est beaucoup occupé de cette affection, dont le soulagement d'abord, et la guérison radicale
ensuite, peuvent très-facilement s'obtenir.

Le traitement est palliatif ou curatif.

Le *traitement palliatif* guérit très-souvent les malades,
quand ils ont la patience de s'y astreindre pendant un temps
convenable. On fera d'abord usage d'un suspensoir bien
fait. Ce moyen suffit à un grand nombre de personnes pour
qu'elles ne soient jamais incommodées de leur varicocèle.
Quand le suspensoir fatigue les bourses, j'ai l'habitude de
recommander de les soutenir de la manière suivante : on
attache autour du ventre une serviette pliée en trois, ensuite on place sous les testicules le milieu d'un mouchoir
plié en cravate, dont les deux extrémités viennent s'attacher à la serviette, par devant et par derrière, à l'aide
d'épingles.

Un autre moyen de maintenir les testicules consiste à refouler la glande en haut, à tirer en bas la peau des
bourses, et à l'entourer d'un lien circulaire modérément
serré. Le testicule se trouve remonté, ainsi que les veines
variqueuses du cordon.

Il faut s'opposer à la constipation, soit par une nourriture rafraîchissante, soit par l'emploi régulier de lavements
émollients. Le malade évitera les marches forcées, la station debout prolongée, la danse, l'équitation, les bains
chauds.

Il renoncera à de funestes habitudes et n'usera du coït que très-modérément.

Les bains frais, au contraire, les lotions froides matin et soir sur les bourses, avec de l'eau pure ou un liquide astringent, soulagent beaucoup le malade. Les compresses imbibées d'extrait de Saturne, de solution d'alun, de décoction de roses de Provins dans du gros vin, facilitant la rétraction des tissus et rendant aux muscles du testicule (*Crémaster*. Voir *Anatomie*, page 15) leur tonicité première, peuvent guérir le varicocèle quand le malade est assez prudent pour en continuer l'usage assez longtemps.

Enfin, dans ces derniers temps, on s'est occupé du *traitement curatif*, ou de la *cure radicale* du varicocèle. Ce traitement a pour but d'oblitérer complétement les veines variqueuses (VVVVVV, fig. 125, page 507). On arrive à ce résultat par deux procédés différents : la *compression* ou la *ligature*.

Compression. Cette méthode consiste dans l'emploi d'une pince qui, au moyen d'une vis de pression, exerce une constriction de plus en plus forte sur les veines et la peau. Au bout de huit à dix jours, les parties comprises entre les mors de la pince sont réduites à l'état de parchemin, et les veines se trouvent coupées.

La *ligature* des veines variqueuses se fait de la manière suivante : on passe un fil d'argent avec une aiguille derrière le cordon; un autre est glissé, par les mêmes ouvertures, au-devant de lui; le paquet veineux se trouve ainsi placé entre les deux fils, sous la peau. Il faut avoir soin, comme dans le cas précédent, d'*isoler le canal déférent*. On tord alors les extrémités de ces fils; par la torsion ils se rapprochent de plus en plus et étreignent les veines. En continuant cette constriction, le cordon métallique entraîne dans son mouvement de rotation les parties comprises entre les deux fils : les veines sont *enroulées*, comme la corde sur un cabestan. Les deux bouts des fils d'argent sont ensuite noués sur le plein d'une bande de toile que l'on met au-devant de la peau des bourses, et on passe au-dessous du nœud une sonde cannelée, pour pouvoir serrer chaque jour davantage, jusqu'à ce que la peau et les veines aient été coupées par les fils métalliques.

L'avantage de ce procédé sur le précédent est de diviser les veines en plusieurs points de leur longueur, tandis que la pince ne les coupe qu'en un seul endroit.

Bien que ces opérations ne soient pas dangereuses, on ne devra néanmoins y recourir qu'après avoir constaté l'insuffisance des moyens palliatifs indiqués plus haut, et dans le cas où les souffrances seraient intolérables.

OBSERVATIONS DE GUÉRISON

DES MALADIES DES TESTICULES.

PREMIÈRE OBSERVATION.

Vingt-huit ans, non marié ; engorgement du testicule gauche datant de deux ans. Traitements antérieurs inutiles. Guérison en trois mois.

M. Jules V..... gagna un écoulement blennorrhagique à l'âge de vingt et un ans ; sa chaude-pisse tomba dans les bourses, et il eut les deux testicules successivement enflammés. En six mois de traitement, il était complétement guéri. Deux ans après, nouvel écoulement, nouvel accident dans les testicules, qui guérirent également sans qu'il restât aucune trace de leur inflammation.

Trois ans plus tard, sans cause appréciable, le testicule du côté gauche devint le siége de douleurs sourdes, d'une pesanteur incommode. Son volume augmenta du double assez rapidement. Le malade se contenta d'abord de porter un suspensoir, et continua de vaquer à ses occupations habituelles. Après avoir employé sans succès les traitements qui lui avaient déjà réussi deux fois, il alla consulter un chirurgien dont l'opinion fut qu'il fallait faire l'amputation de l'organe engorgé. Le malade ne voulut pas, sans d'autres tentatives, arriver d'emblée à la dernière ressource. Le chirurgien lui avait prédit que les traitements qu'on lui ferait suivre n'auraient aucun résultat favorable et ne serviraient qu'à laisser aggraver le mal. M. V....., peu rassuré par cet avis, se hâta de consulter un autre médecin, dont l'opinion fut beaucoup moins alarmante. Mais le résultat de son traitement fut bien plus inquiétant, puisque, sous son influence, le volume du testicule avait doublé, et les douleurs avaient pris un caractère lancinant, presque sans interruption.

C'est à ce moment que je vis M. Jules V..... Le testicule avait le volume du poing, était d'une consistance très-dure, à surface inégale, et le siége de douleurs continues, sourdes le jour et lancinantes pendant la nuit, ce qui empêchait le malade de prendre aucun repos depuis plus de quatre mois.

Aussi ces souffrances, jointes à ses préoccupations morales, avaient-elles altéré profondément son organisation jusque-là très-robuste. Il était pâle, amaigri, sans aucune force physique ni énergie morale. Ses fonctions digestives, presque abolies, ne permettaient qu'une réparation fort incomplète par les aliments. Toutes ses facultés intellectuelles étaient concentrées sur son mal : d'un caractère expansif et enjoué avant sa maladie, il était devenu triste, morose, fuyant la société de ses amis, et complétement absorbé par ses douleurs. Depuis quelque temps surtout, la pensée du suicide revenait fréquemment le torturer, et il était bien résolu, m'avoua-t-il depuis, à se brûler la cervelle plutôt que de subir l'amputation du testicule. Le commencement du traitement fut laborieux, à cause du mauvais état des voies digestives. Mais le malade, s'étant aperçu d'une diminution dans l'acuité des douleurs et dans le volume de l'engorgement, prit confiance, et, dans l'espace de deux mois, il y avait une amélioration très-prononcée dans l'état local, et surtout dans la santé générale de M. V..... De jour en jour on le voyait renaître à la vie. Après trois mois de médication, il ne ressentait plus aucune douleur ; la tumeur avait diminué des trois quarts. A cette époque, le malade quitta Paris avec les instructions nécessaires pour compléter la cure. Six mois plus tard, il m'écrivit pour m'annoncer sa guérison définitive, son mariage depuis deux mois, et le commencement de grossesse de sa femme.

DEUXIÈME OBSERVATION.

Trente-quatre ans. Double engorgement des testicules. Traité inutilement pendant dix mois par trois médecins. Guérison radicale en quatre mois.

J'avais guéri M. P....., en 1845, d'une affection catarrhale rebelle qui l'avait fait déclarer poitrinaire par deux célèbres médecins, et je l'avais, depuis cette époque, perdu de vue, quand il vint me consulter, l'an dernier, pour un double engorgement des testicules, datant de dix mois. Cette maladie l'avait déjà, à deux reprises, empêché de se marier, et il avait hâte d'en être débarrassé. Le testicule droit s'était d'abord engorgé, puis successivement le gauche s'était pris, et tous deux avaient à peu près le volume d'un gros œuf de dinde quand je l'examinai. Il s'était d'abord adressé à d'illustres spécialités, qui l'avaient inutilement soumis à un traitement mercuriel ; ensuite il s'était abandonné à des charlatans, qui avaient causé un double préjudice à sa bourse et à sa santé.

Retenu par la fausse honte de ne pas s'être adressé d'abord à moi, il ne me vint consulter que pressé par la nécessité, et commençant à s'alarmer sur les suites de son affection. Après un examen très-attentif de son mal, je ne tardai pas à le rassurer et à lui faire entrevoir la guérison dans un avenir assez rapproché. Il se soumit très-scrupuleusement à mes prescriptions, et ne tarda pas à en voir le résultat. Les douleurs cessèrent promptement, l'engorgement diminua de jour en jour, et bientôt le malade fut tourmenté par les érections, qui, depuis un an environ, avaient complétement cessé: Il vit reparaître successivement tous les signes de la virilité, et dès que les testicules eurent repris leur volume normal, il se maria.

TROISIÈME OBSERVATION.

Trente et un ans; gonflement du testicule droit; bosselure à la surface; ulcérations et fistules; trois traitements inutiles pendant deux ans; guérison après six mois de médication.

M. G... B..., âgé de trente et un ans, vint me consulter, il y a trois ans, pour une affection très-grave du testicule droit. D'une vie très-calme habituellement, il n'avait commis dans son adolescence aucun des excès auxquels sont si facilement entraînés les jeunes gens. Il n'avait jamais contracté de maladies vénériennes, et s'était marié à vingt-six ans. Deux ans après son mariage, sans cause appréciable, était survenue une tumeur sur le testicule droit : d'abord peu douloureuse, elle devint bientôt le siége d'élancements violents, qui réveillaient le malade pendant son sommeil. La marche était très-fatigante et faisait redoubler les souffrances. La peau ne tarda pas à devenir rouge, chaude ; elle s'amincit progressivement, puis s'ulcéra, et il en sortit un liquide semblable à du petit-lait plein de grumeaux d'un blanc gris : le médecin qui lui donnait des soins déclara que c'était de la matière tuberculeuse.

Il se forma successivement sur le même testicule quatre bosselures semblables, qui donnèrent issue aux mêmes produits morbides. Ces cinq ouvertures dégénérèrent en fistules, et c'est en vain que pendant deux ans il consulta plusieurs médecins, sans compter tous les remèdes populaires qu'il appliqua sur la partie malade. Il était presque décidé à subir l'opération que lui avait conseillée le dernier chirurgien, quand un de ses parents l'amena à ma consultation.

Je constatai un engorgement tuberculeux du testicule, compliqué de fistules. Je fis comprendre au malade que la cause de son affection était dans un vice du sang, et qu'il n'obtiendrait de guérison durable que par une médication qui purifierait la masse de ce liquide. Après trois mois de traitement, M. G... B... commença à en voir les résultats : sa santé générale s'améliora d'une manière notable, le testicule diminua de moitié, et quatre des cinq fistules se fermèrent. Au bout de six mois, il était aussi bien guéri que possible : il ne restait plus que de petites callosités correspondant aux trajets fistuleux oblitérés. Les facultés viriles, qui avaient considérablement baissé depuis la maladie, reprirent toute leur énergie primitive.

QUATRIÈME OBSERVATION.

Quarante-cinq ans; hydrocèle volumineuse du côté gauche; traitements palliatifs impuissants; traitement curatif; guérison radicale.

M. M..., âgé de quarante-cinq ans, avait été atteint, dans sa jeunesse, de trois écoulements qu'il avait parfaitement guéris. Montant souvent à cheval, il avait eu, à plusieurs reprises, des froissements du testicule auxquels il avait prêté peu d'attention. Vers l'âge de quarante-deux ans, il avait conservé une légère sensibilité dans le testicule gauche, et la partie de ce côté avait augmenté de grosseur. En peu de temps cet organe acquit un volume assez considérable pour qu'il consultât son médecin ordinaire, qui lui fit inutilement faire diverses applications fondantes. Quand la tumeur eut acquis un fort développement, la douleur disparut tout à fait. M. M... s'inquiéta assez pour se décider à venir à Paris me consulter.

Je reconnus l'existence d'une tumeur énorme qui avait, par son développement, accaparé la peau de la partie interne des cuisses, du bas-ventre et de la verge, de sorte que cet organe était pour ainsi dire noyé dans la tumeur (fig. 122, page 499). A son aspect pyriforme, à sa légèreté relative, à sa fluctuation, et surtout à sa transparence à la lumière, il me fut facile de reconnaître une hydrocèle de la tunique vaginale. Autant à cause du volume considérable de la tumeur qu'à raison de son ancienneté (trois ans) et de l'inutilité des traitements déjà mis en usage, je dis au malade qu'il devait se résoudre de suite à l'opération. Elle fût pratiquée quelques jours après, avec toutes les précautions convenables, et je retirai, par ponction, trois quarts de litre de sérosité. Les suites de l'opération furent très-simples et des plus naturelles. Dix jours après, M. M... retournait à ses affaires, en pleine voie de guérison. Je le revis un an plus tard; la cure s'était parfaitement consolidée.

Comme complément de ce chapitre, je prie le lecteur de se reporter à la remarquable observation de guérison rapportée à la page 176. (*Complications des rétrécissements.*)

ONANISME OU MASTURBATION.

Je comprends sous ces dénominations toute action par laquelle, en dehors des rapports sexuels réguliers de l'homme et de la femme, on provoque la sensation voluptueuse des plaisirs de l'amour.

Cette définition est beaucoup plus large que celle des divers auteurs qui ont traité de ce vice honteux, puisqu'elle comprend, non-seulement la masturbation proprement dite, c'est-à-dire les plaisirs solitaires excités par le secours de la main, mais aussi les divers artifices par lesquels le raffinement d'une civilisation corrompue sollicite des organes affaiblis pour ranimer une virilité absente.

Par quelque mode, en effet, qu'on se procure le résultat dont je parle, les conséquences en sont absolument les mêmes, soit sur les organes génitaux, *épuisement, perte de la virilité;* soit sur les divers appareils de l'organisation, spécialement sur le système nerveux : *affaiblissement de la mémoire et de l'intelligence; tendance à l'isolement, l'idiotisme, l'aliénation mentale;* sur le système respiratoire : *douleurs dorsales, catarrhe pulmonaire, phthisie ;* sur le système circulatoire, *oppression, palpitations nerveuses, anévrismes;* sur le système digestif : *gastrite, gastralgie, borborygmes, constipation, hémorrhoïdes;* sur les appareils des sens (en particulier sur ceux de la vue et de l'ouïe) : *éblouissements, affaiblissement de la vue, amau-*

rose; bourdonnements, tintements d'oreille, surdité; sur l'appareil musculaire : *fatigue au plus léger exercice, essoufflement, besoin continuel de repos, mollesse des chairs, paralysie générale* ou *partielle*, etc., etc.

Sans entrer dans des descriptions puériles faites le plus souvent dans le but d'épouvanter les malades, sinon dans des intentions moins avouables, je me bornerai à signaler les *causes* qui, outre la dépravation originelle, peuven provoquer et entretenir dans l'un et dans l'autre sexe la déplorable habitude de l'onanisme. Ensuite j'en indiquerai les *conséquences locales et générales*; et enfin je tracerai les *indications curatives*, et les *conseils* à donner aux personnes qui, comprenant toute la profondeur de l'abîme dans lequel elles se précipitent volontairement, implorent la main secourable qui les tirera du danger.

A. **Causes de l'onanisme.**

C'est surtout chez les *jeunes gens* de l'un et de l'autre sexe que la masturbation fait le plus de ravages, et c'est par là qu'elle frappe, pour ainsi dire, la société dans ses éléments, en énervant, dès leurs premiers pas, les sujets les plus propres à concourir à sa conservation.

La *prédominance du système nerveux* sur les autres appareils de l'organisation est surtout, dans le jeune âge, une des plus puissantes causes de l'onanisme. C'est, en effet, immédiatement après la première enfance, à cette époque où les facultés commencent à se développer avec énergie, que les jeunes gens courent les plus grands dangers. Si, dans ces circonstances, *un hasard malheureux, de perfides conseils, les confidences pernicieuses d'un camarade* ou *les attouchements criminels d'une domestique,* qui devrait au contraire préserver l'enfant, lui révèlent en quelque sorte un nouveau sens, il ne tarde pas à se former, vers les organes génitaux, une concentration plus ou moins vive des forces de la vie, et le sujet, entraîné par un plaisir trop hâtif, se livre avec fureur aux excès d'un vice qui doit bientôt le conduire au tombeau, ou devenir la source de maladies qui lui causeront, pendant tout le reste de son existence, des regrets bien amers et trop souvent inutiles.

Il arrive quelquefois que, par une disposition spéciale de l'organisme, les *parties sexuelles très-développées*, très-sensibles, sollicitent, machinalement d'abord, le sujet à des actes solitaires dont il ne pénètre nullement le but, et qui, en se répétant, l'entraînent à la pratique habituelle de l'onanisme. Ainsi, je vois souvent de jeunes enfants de l'un et de l'autre sexe, chez lesquels cette funeste habitude est entretenue par de *petits vers blancs (ascarides), dont le siége est à l'anus ou dans les replis des parties génitales :* par suite de ces attouchements involontaires ces organes, irrités, sécrètent une humeur jaunâtre qui éveille l'attention des parents. On voit alors les organes sexuels rouges, tuméfiés. Des soins de propreté fréquemment renouvelés et une surveillance attentive ont bientôt fait justice de cette fâcheuse tendance à l'onanisme.

Il est malheureusement bien moins facile de faire changer de mauvaises habitudes, ou d'en arrêter les progrès en temps opportun, quand les individus ont atteint l'*adolescence*, et qu'ils sont réunis en grand nombre dans des *établissements publics*, lycées de jeunes gens et pensionnats de jeunes filles. Aussi est-ce là, malgré d'incontestables avantages, un des principaux inconvénients de l'éducation en commun. En supposant, en effet, qu'un seul pensionnaire se livre à cette odieuse pratique, ou bien en reçoive la tradition d'un élève plus ancien, l'onanisme ne tardera pas à se propager et saura par mille artifices déjouer la surveillance la plus inquiète et la plus expérimentée.

J'ai reçu maintes fois, de certains malades, la confidence qu'ils ne s'étaient livrés à la masturbation que par des *scrupules religieux;* croyant commettre une faute moins grande par la pratique des plaisirs solitaires, que par les relations sexuelles avec une femme illégitime.

Comme cet ouvrage est un livre de science, et qu'il est surtout destiné à la guérison des malades, il est tout à fait inutile que je parle des instruments variés ou des procédés bizarres par lesquels l'imagination dépravée de certains individus des deux sexes a tenté de se procurer de honteux plaisirs. Je ferai seulement la remarque que les jeunes filles sont, sous ce rapport, beaucoup plus ingénieuses que les garçons.

B. Conséquences de l'onanisme.

Ainsi que je l'ai dit au commencement de ce chapitre, quel que soit l'artifice par lequel on provoque l'excitation fréquente de l'appareil sexuel, les conséquences sur l'économie tout entière et sur les organes génitaux n'en sont pas moins les mêmes. Mais c'est principalement :

1° Sur le *système nerveux central* et ses dépendances, les *organes des sens,* la vue et l'ouïe surtout;

Et 2° sur *l'appareil de la digestion,* que l'habitude de l'onanisme laisse des traces indélébiles.

Le raisonnement est parfaitement d'accord avec l'expérience pour rendre compte des altérations que je signale. Après chaque émission du fluide séminal, ou après le spasme convulsif provoqué par la masturbation, il y a *affaiblissement très-marqué des facultés intellectuelles,* dont on se rétablit plus ou moins promptement; mais insensiblement, un temps plus long est indispensable pour obtenir le même résultat, et peu à peu *l'énergie des facultés intellectuelles s'affaisse, le sentiment s'émousse, le feu de l'imagination se ralentit, et les affections morales s'éteignent.*

Les organes des sens participent plus ou moins promptement, mais d'une manière inévitable, à ce délabrement général. C'est ainsi qu'on voit survenir, outre *l'altération caractéristique des traits du visage, l'amaigrissement des traits, l'excavation* et le *cercle bleuâtre plus ou moins large qui entoure les yeux*, les *éblouissements, l'affaiblissement de la vue, l'amaurose, l'amblyopie* et tous les autres *troubles de la vision*; les *bourdonnements, tintements d'oreille*, et la *surdité.*

Dans les premiers temps de l'onanisme, le *canal alimentaire semble redoubler d'efforts pour réparer les pertes excessives* que subit l'organisme; on remarque, en effet, que *l'appétit est plus vif*, le malade est *insatiable, les digestions sont très-promptes*; mais, *malgré une alimentation très-réparatrice, l'individu ne profite pas*, il devient même plus maigre et *perd ses forces* de jour en jour. Quelques temps après, il y a toujours la même avidité pour les aliments; mais l'estomac, soumis à un travail d'élaboration forcé et continu, n'exécute plus ses fonctions avec la même régularité ni la même promptitude; les *digestions deviennent lentes, laborieuses; l'estomac se charge de gaz*; il y a de fréquents *rapports aigres*, et quelquefois sans odeur; surviennent bientôt, soit la *constipation*, soit la *diarrhée*: souvent ces deux états alternent l'un avec l'autre, et l'on voit alors se déclarer de véritables *inflammations de l'estomac, du foie, des intestins.*

Indépendamment de l'action que les organes génitaux, continuellement irrités par la masturbation, exercent sur ces deux appareils, ils agissent encore de la manière la plus fatale sur les organes pulmonaires et de la circulation. C'est en effet la cause la plus fréquente de la *phthisie*, du *catarrhe pulmonaire*, des *palpitations de cœur*, des *anévrismes*, et des *douleurs* plus ou moins vives et constantes que les masturbateurs ressentent *dans la poitrine ou le dos*.

L'altération locale que la masturbation provoque dans les organes génitaux consiste surtout :

1° *Chez les hommes*, dans des *pertes séminales*, le *relâchement des conduits éjaculateurs*, l'*affaiblissement*, la *perte de la virilité*, qui, en un mot, produisent la VIEILLESSE AVANT L'AGE ;

2° *Chez les femmes*, dans des *maladies de matrice*, telles qu'*engorgement du corps et du col de cet organe, relâchement des ligaments, ulcérations, pertes de sang, flueurs blanches, cancer*.

Pour pouvoir bien comprendre le mécanisme de l'altération que subissent les organes générateurs par le fait de l'onanisme, de même que pour bien apprécier l'ensemble des symptômes généraux et l'*indication du traitement* à suivre, je prie le lecteur de lire avec la plus grande attention, comme complément de ce chapitre, les articles qui traitent des PERTES SÉMINALES (page 527) et des MALADIES DE MATRICE (Voir plus loin). Mais je ne veux pas quitter ce sujet, sans établir un parallèle entre les effets du coït immodéré et ceux de la masturbation.

Si l'on compare les conséquences du coït et celles des plaisirs solitaires, il restera démontré que les causes qui se réunissent pour rendre dangereux les excès du premier, agissent avec beaucoup plus d'énergie dans le second cas, et que plusieurs circonstances spéciales à la masturbation rendent plus graves les résultats de sa fréquente réitération. Le spasme convulsif des systèmes nerveux et musculaire est beaucoup plus vif et plus prolongé pendant l'onanisme que pour les rapports sexuels, puisque l'individu enclin à ce fatal penchant est quelquefois obligé de s'y reprendre à plusieurs fois avant d'avoir atteint le but qu'il désire. Une seconde observation qui concourt au même résultat, c'est qu'il est bien plus facile de se masturber que d'abuser du coït. L'individu qui se livre à l'onanisme porte en effet sans cesse avec lui l'aiguillon qui le tourmente et les moyens de satisfaire sa honteuse passion. Tous les instants du jour et de la nuit lui sont bons, aucun frein ne l'arrête, il lui suffit d'un moment de solitude pour assouvir sa passion; tandis que celui qui aime quelqu'un n'est pas toujours à portée de satisfaire ses désirs, par suite de l'absence de l'objet de son affection; ensuite quand un homme s'adonne au coït, même avec intempérance, les fatigues qui en résultent pour sa compagne, et les égards qu'il a nécessairement pour elle, et *vice versá*, préviennent son épuisement.

Comme terminaison de ce chapitre, je place sous les yeux du lecteur une observation remarquable, empruntée à Tissot, et qui présente un tableau complet des désordres nombreux qu'entraîne après elle la funeste habitude de l'onanisme.

« L. D....., horloger, avait été sage et avait joui d'une « bonne santé jusqu'à l'âge de dix-huit ans. A cette épo- « que, il se livra à la masturbation, qu'il réitérait tous les « jours, souvent jusqu'à huit fois. L'éjaculation était tou- « jours précédée et accompagnée d'une légère perte de con- « naissance et d'un mouvement convulsif dans les muscles « de la tête, qui la retiraient fortement en arrière, pen- « dant que le cou se gonflait extraordinairement. Il ne s'é- « tait pas écoulé un an, qu'il commença à sentir une grande « faiblesse après chaque acte; cet avis ne fut pas suffisant

« pour le corriger : son âme, déjà livrée tout entière à
« ces infamies, n'était plus capable d'autres idées ; et les
« réitérations de son crime devinrent tous les jours plus
« fréquentes, jusqu'à ce qu'il se trouvât dans un état qui
« lui fît craindre la mort. Sage trop tard, le mal avait déjà
« fait tant de progrès, qu'il ne pouvait être guéri ; et les
« parties génitales étaient devenues si irritables et si fai-
« bles, qu'il n'était plus besoin d'un nouvel acte de la part
« de cet infortuné pour faire épancher la semence. L'irri-
« tation la plus légère procurait sur-le-champ une érection
« imparfaite, qui était immédiatement suivie d'une évacua-
« tion de cette liqueur, qui augmentait journellement sa
« faiblesse. Le spasme qu'il n'éprouvait auparavant que
« dans le temps de la consommation de l'acte, et qui ces-
« sait en même temps, était devenu habituel et l'atta-
« quait souvent sans aucune cause apparente et d'une fa-
« çon si violente, que, pendant tout le temps de l'accès,
« qui durait quelquefois quinze heures, et jamais moins de
« huit, il éprouvait, dans toute la partie postérieure du
« cou, des douleurs si violentes, qu'il poussait, non pas
« des cris, mais des hurlements ; il lui était impossible,
« pendant tout ce temps, d'avaler rien de liquide ou de so-
« lide. La voix était devenue enrouée ; mais je n'ai pas re-
« marqué qu'elle le fût davantage dans le temps de l'accès.
« Il perdit totalement ses forces ; obligé de renoncer à sa
« profession, incapable de tout, accablé de misère, il lan-
« guit presque sans secours pendant quelques mois ; d'au-
« tant plus à plaindre, qu'un reste de mémoire, qui ne
« tarda pas à s'évanouir, ne servait qu'à lui rappeler sans
« cesse les causes de son malheur et à l'augmenter de
« toute l'horreur des remords. J'appris son état, je me
« rendis chez lui ; je trouvai moins un être vivant qu'un
« cadavre gisant sur la paille, maigre, pâle, sale, répan-

« dant une odeur infecte, presque incapable d'aucun mou-
« vement. Il perdait souvent par le nez un sang pâle et
« aqueux ; une bave lui sortait continuellement de la bou-
« che ; attaqué de la diarrhée, il rendait les excréments
« dans son lit sans s'en apercevoir ; le flux de semence était
« continuel ; les yeux chassieux, troubles, éteints, n'avaient
« plus la faculté de se mouvoir ; le pouls était extrêmement
« petit, vite et fréquent ; la respiration très-gênée, la mai-
« greur excessive, les pieds œdémateux. Le désordre de
« l'esprit n'était pas moindre : il était sans mémoire, sans
« idées, incapable de lire deux phrases, sans réflexion,
« sans autre sentiment que celui de la douleur, qui reve-
« nait avec les accès au moins tous les trois jours. Être
« bien au-dessous de la brute, spectacle dont on ne peut
« concevoir l'horreur, l'on avait peine à reconnaître que ce
« malheureux avait appartenu autrefois à l'espèce hu-
« maine. » Après l'usage de quelques remèdes antispas-
modiques, cet infortuné succomba.

C. **Traitement de l'onanisme.**

J'ai dit plus haut, page 522, que la plupart des *indications thérapeutiques générales et locales surtout* seraient
formulées dans les chapitres qui traitent des PERTES SÉMI-
NALES et des MALADIES DE MATRICE. Je ne veux signaler
ici que les *recommandations* générales à faire aux sujets
adonnés à l'onanisme.

Quand ce sont des enfants, il importe avant tout d'examiner les parties génitales et leur voisinage pour y découvrir, s'il est possible, le motif qui entraîne machinalement
d'abord, ainsi que j'ai eu occasion de le dire, les jeunes
sujets à porter les mains dans cette région. Dans ce cas,
des soins de propreté fréquemment renouvelés, en enle-

vant la cause d'irritation, font cesser immédiatement cette fâcheuse habitude. S'il n'existe ni petits vers blancs, ni rougeur inflammatoire, l'attention des parents devra surtout être tournée vers les relations d'école ou de pension, et les admonitions sévères, accompagnées de punitions s'il est nécessaire, auront bientôt fait justice de cette mauvaise tendance. Dans la plupart de ces cas, je conseille de vêtir les enfants de chemises très-longues, non fendues, et au besoin, de maintenir les bras dans une camisole, qui se ferme par le dos, et dont les poignets sont attachés d'une manière assez lâche.

Il est bien plus difficile de faire perdre aux jeunes gens l'habitude de la masturbation. Il est le plus souvent inutile d'avoir recours aux reproches et aux considérations morales sur l'énormité de leur hideuse passion. Comme ils sont fréquemment lâches et égoïstes, on s'attachera surtout avec succès à leur faire comprendre que l'état habituel de langueur du corps et de l'esprit dans lequel les jette l'onanisme, n'est que l'avant-coureur de maladies beaucoup plus graves, telles que la *phthisie pulmonaire*, *l'aliénation mentale*, la *paralysie*, *l'impuissance*, une *caducité précoce*, etc., etc. On devra surtout, ainsi que j'ai eu plusieurs fois occasion de le dire, *matérialiser leur existence*, fatiguer le corps par des exercices gymnastiques et de longues marches à pied; ne jamais les laisser à eux-mêmes dans la solitude, les faire lever de très-bonne heure, interdire formellement toute autre lecture que celle de physique, d'histoire naturelle, de relations de voyages, afin que, par des exemples habilement choisis, on développe dans leur esprit les sentiments généreux dont la jeunesse est très-avide.

PERTES SÉMINALES

INVOLONTAIRES,

SPERMATORRHÉE, POLLUTIONS.

Cette maladie est une des plus insidieuses et des plus graves qui puissent affliger un homme. Elle est très-fréquente et détermine de grands ravages qui sont souvent confondus avec les symptômes des maladies du système nerveux, non-seulement par les malades, mais aussi par un grand nombre de médecins. Depuis une trentaine d'années, grâce aux investigations du microscope et aux progrès de l'analyse chimique des urines, cette affection est une des mieux connues, des plus faciles à constater, et d'une *guérison infaillible*, quand le malade est assez raisonnable pour s'astreindre aux prescriptions de la science.

Cette maladie est la *source* la plus commune de l'*impuissance* et de la *stérilité* chez les hommes, et le grand observateur Hippocrate l'a bien nettement caractérisée par les quelques lignes suivantes : « Elle est fré-
« quente chez les nouveaux mariés et les libertins ; il n'y a
« point de fièvre, l'appétit se conserve, mais le corps
« tombe en consomption. Si vous interrogez les malades,
« ils répondent qu'ils sentent comme des fourmis qui des-
« cendent de la tête le long de l'épine dorsale. En urinant
« ou en allant à la selle, ils rendent beaucoup de semence
« liquide. *S'ils voient des femmes, ils n'engendrent pas ;*

« ils perdent la semence dans le lit, qu'ils aient des songes
« lascifs ou non ; ils la perdent à cheval, en marchant, de
« toute manière. Pour le dire brièvement, ils tombent
« dans des difficultés de respiration , dans un grand
« état de faiblesse , avec des pesanteurs de tête et un
« bourdonnement aux oreilles. Si , dans cet état, ils
« sont atteints de fièvre, ils meurent de lipyrie, etc. »

Je ne m'occuperai, dans ce chapitre, des pertes séminales qu'autant qu'elles entraînent des conséquences morbides. Car les pollutions qui ont lieu dans les premiers
temps de la puberté ou plus tard, après une longue continence, quand elles se font dans une certaine mesure, sont
le plus souvent salutaires en débarrassant l'économie d'un
excès de force qui la gêne. Les inconvénients qu'elles peuvent présenter tiennent à leur fréquence, à leur abondance
et à la constitution du sujet.

Les pertes de semence se produisent de trois manières
différentes :

1° *En allant à la garde-robe, en finissant d'uriner, en
montant à cheval, en faisant un effort quelconque*, la liqueur spermatique s'écoule en plus ou moins grande quantité par l'urètre, en conservant à peu près toutes ses propriétés ordinaires : c'est la *spermatorrhée, pollution diurne*
ou *perte séminale involontaire*.

2° La perte de semence peut avoir lieu la nuit, au milieu de rêves lascifs, ou même sans aucune sensation particulière ; les malades ne s'en aperçoivent qu'aux taches
qu'ils découvrent à leur réveil sur leur linge ou sur la peau :
ce sont les *pollutions nocturnes*.

3° Enfin le sperme peut être rendu *mêlé à l'urine,* sans
érection et sans aucune sensation particulière. C'est là un
des cas les plus graves de spermatorrhée, d'autant plus

qu'elle peut exister longtemps sous cette forme sans qu'on en soupçonne l'existence.

Ces différentes espèces de pertes se rencontrent quelquefois simultanément chez le même individu, mais le plus ordinairement elles existent isolément, et l'on voit tel malade perdre la semence avec les urines sans avoir jamais ni pollutions nocturnes, ni évacuation en allant à la selle, et tel autre, au contraire, rendre une quantité notable de semence dans les efforts, sans qu'il s'en trouve ordinairement dans les urines; mais pourvu que la perte soit constatée, le mode suivant lequel elle s'effectue importe assez peu, parce que toute évacuation exagérée de sperme est susceptible de produire les mêmes effets sur l'économie.

A. **Causes de la spermatorrhée**.

Ces causes sont nombreuses, et il s'en trouve le plus souvent plusieurs qui ont contribué à produire, sur la même personne, le développement de la maladie, en sorte qu'il est quelquefois difficile, dans ces cas complexes, de faire la part de chacune d'elles. Toutes les causes qui amèneront l'irritation fréquente ou l'inflammation aiguë ou chronique des canaux éjaculateurs et des vésicules séminales (*spermato-cystite*) seront des causes de pollutions. C'est presque de cette seule façon qu'agissent les maladies suivantes :

a. La blennorrhagie, surtout quand elle est passée à l'état chronique, est la cause la plus fréquente et la plus directe des pertes séminales involontaires. J'ai dit, en effet, précédemment que le siége de la blennorrhagie ancienne était la partie profonde du canal de l'urètre, dans laquelle viennent s'ouvrir les canaux éjaculateurs. (Voir page 338.) Aussi est-ce une raison de plus pour ne garder jamais un écoulement ou suintement habituel, si léger qu'il paraisse, puisqu'il peut entraîner une si grave perturbation. J'ai fait aussi remarquer que le meilleur moyen de constater le siége du mal consistait à sonder le malade avec une bougie à boule. Malgré les plus grands ménagements et l'extrême douceur qu'on apporte dans cette opération, on reconnaît dans ces cas une sensibilité extrême, surtout au niveau de la glande prostate, et l'on ramène à l'olive de la boule, en retirant la bougie, des mucosités purulentes, quelquefois même teintes de sang.

b. Injections irritantes du canal de l'urètre. J'ai eu bien des fois l'occasion, dans divers chapitres de cet ouvrage, de signaler l'influence fâcheuse et l'abus déplorable des injections urétrales. Ces injections refoulent l'inflammation dans les parties profondes du canal, soit parce qu'elles sont faites intempestivement, soit par suite de leur composition caustique. (Voir *Traitement de la blennorrhagie*, p. 325.)

c. Rétrécissement du canal de l'urètre. Derrière le rétrécissement, le canal de l'urètre se dilate (fig. 35 et 36, page 165), et le séjour d'une urine âcre derrière la partie rétrécie irrite, ramollit, ulcère la membrane muqueuse, dont l'inflammation se propage aux canaux éjaculateurs. De plus, pendant les efforts que fait le malade pour expulser l'urine, ce liquide peut refluer dans les vésicules séminales (BB' BB', fig. 7, p. 20) par les canaux éjaculateurs, O (*ibid.*), qui, perdant ainsi tout leur ressort, restent béants et laissent échapper le sperme à mesure qu'il est sécrété.

d. Répercussion d'une dartre. Quand un malade est affecté d'une dartre et qu'il cherche à la faire disparaître brusquement, il est fréquent de voir, surtout si cette dartre a son siége au pourtour de l'anus, au périnée, aux bourses ou dans leur voisinage, l'affection dartreuse se porter sur les vésicules séminales et déterminer la spermatorrhée.

e. Différentes maladies du rectum, comme *la constipation*, *la diarrhée*, *les hémorrhoïdes*, *la fissure à l'anus* et *les tumeurs* de cette partie de l'intestin. Ces diverses causes agissent, 1° soit *mécaniquement*, comme la constipation, la fissure à l'anus; en effet, les efforts auxquels les malades se livrent pour vider l'intestin expriment les vésicules séminales et chassent le sperme au dehors; on le voit alors tomber par gouttes épaisses, grumeleuses, blanchâtres, au moment de la défécation; 2° soit par *l'irritation* qu'elles déterminent par leur voisinage sur les vésicules, comme la diarrhée, les hémorrhoïdes et les tumeurs inflammatoires.

f. L'équitation. Le mouvement de la selle sur le périnée amène un froissement continuel, soit des testicules, soit de la vessie et des vésicules séminales. Aussi les personnes qui montent habituellement à cheval sont-elles bien plus exposées que d'autres à la spermatorrhée.

g. La masturbation. La répétition fréquente de l'acte de la masturbation (Voir page 522) fait naître d'abord une demi-inflammation des organes génitaux, qui suffit à elle seule pour produire la perte séminale; mais, après un certain temps de cette funeste habitude, il s'y joint un autre mode d'action. Comme tous les autres appareils de l'économie, le système génital est affaibli, fatigué, *relâché,* et laisse échapper le sperme comme par une *sorte d'inertie.*

h. Excès vénériens. L'abus des plaisirs de l'amour a un triple mode d'action pour produire la spermatorrhée :

1° En augmentant, par l'excitation fréquente, la sécrétion du sperme ;

2° En amenant le relâchement des organes, par suite de l'affaiblissement général ;

3° Enfin, en déterminant l'irritation et même l'inflammation des vésicules séminales et des conduits éjaculateurs, comme on en a la preuve par une éjaculation trop rapide, et par une sensation de souffrance ou de plaisir trop intense qu'éprouve le malade ; car, dans la circonstance dont je parle, le plaisir et la souffrance sont si intimement combinés, que les malades ne savent pas dire laquelle de ces deux sensations prédomine. Quand on a reçu, comme j'en ai eu bien des fois l'occasion, les confidences des malades à ce sujet, on conçoit que certains philosophes aient prétendu qu'entre la sensation physique du plaisir extrême et de la douleur il n'y avait pas de différence notable.

i. C'est peut-être dans cette catégorie de causes qu'on doit ranger la mauvaise habitude qu'ont certaines personnes de *retenir leur sperme*, soit pour prolonger le plaisir, soit dans tout autre but. Outre l'irritation qui en est la conséquence, cette rétention volontaire du sperme distend les vésicules séminales, les conduits éjaculateurs, et affaiblit leur ressort.

j. L'excitation fréquente et incomplète des organes génitaux qui a lieu, soit par la lecture d'ouvrages lascifs, soit par la fréquentation intime de femmes avec lesquelles on se livre à une foule de privautés, le coït excepté.

Voici ce qui arrive dans ces circonstances. Par suite de l'excitation dont je parle, les organes génitaux sont dans un état de turgescence qui souvent est bien plus prolongé que le temps habituellement nécessaire au coït ; il s'écoule par la verge un fluide visqueux, transparent, qui est du liquide prostatique et non du sperme, et l'on ressent au périnée de forts battements, produits par l'augmentation de la vie dans ces organes. Je dis que ces excitations renouvelées fréquemment ne tardent pas à amener les pertes séminales, en produisant le relâchement, la distension et l'inflammation du réservoir du sperme. Les élèves qui suivent mes conférences m'ont souvent, par leurs aveux, confirmé dans l'explication que je viens de donner du mode d'action de cette cause très-fréquente de pertes séminales.

k. Des occupations sédentaires. Les personnes employées dans les bureaux, ou qui se livrent à des travaux assidus de cabinet, sont exposées à la spermatorrhée par une double cause : d'abord par la constipation, à laquelle elles sont habituellement sujettes, ensuite par la chaleur que la position assise entretient dans les organes du bas-ventre.

l. Continence. Il y a certains individus chez lesquels la continence n'est point méritoire, parce qu'ils ne ressentent jamais l'aiguillon du plaisir. A ceux-là il est très-facile de rester vertueux, si toutefois il y a vertu quand il n'y a point de combat à soutenir, de tentations à surmonter. D'autres hommes, par fidélité à leurs serments ou à leurs vœux, sont continents; mais souvent c'est aux dépens de leur santé, et bientôt ils sont atteints de pertes séminales involontaires.

En effet, dans l'état normal de la vie, chez un homme bien portant parvenu à l'âge adulte, les testicules sécrètent continuellement et incessamment du sperme. Dans l'ordre des lois naturelles, *animales,* ce liquide doit être évacué de temps en temps, selon l'abondance de la sécrétion et la force de l'individu, pour servir à la reproduction de l'espèce. Si ce besoin matériel n'est pas satisfait, quand il y a réplétion des conduits séminifères et des vésicules séminales, la nature elle-même se débarrasse du *trop-plein* par une pollution nocturne, qui se renouvelle d'autant plus fréquemment que la sécrétion est plus active. Tant que ces pollutions se maintiennent à un certain degré de fréquence, elles sont salutaires et allégent l'individu. Les personnes chez lesquelles ont lieu de semblables évacuations sont plus légères, plus gaies, et ont à la suite une plus vive aptitude au travail; mais il arrive fréquemment que ce surcroît de vie et ces besoins

non satisfaits irritent l'appareil génital, et l'on voit les pertes
s'établir. Alors, ce n'est plus seulement pendant les rêves,
ou le jour dans des délires violents, que s'écoule le trop-
plein, mais d'une manière continue, soit pendant les selles
ou l'évacuation de l'urine. Ce sont surtout les ecclésias-
tiques qui ressentent les funestes effets de la fidélité avec
laquelle ils accomplissent leurs vœux, et je suis bien souvent consulté pour donner des conseils dans des cas semblables.

m. Les maladies de la moelle épinière et du cervelet. En
traitant des causes de la *perte de la virilité* (p. 558), je signalerai l'opinion de Gall, qui localisait dans le cervelet le
siége des excitations génitales. Son ouvrage renferme des
exemples qui prouvent que certaines maladies, inflammations, tumeurs, coups ou chutes, de cette portion des centres nerveux, amènent une excitation génitale exagérée,
et par suite les pertes séminales. Il en est de même des
maladies de la moelle épinière ; dans ces cas, la spermatorrhée, au lieu d'être la maladie principale, n'est plus qu'un
symptôme, mais un symptôme grave, puisqu'il contribue à
affaiblir les malades. En effet, les organes générateurs ne
reçoivent plus de la moelle épinière l'influence nerveuse
suffisante et bien réglée dont ils ont besoin pour exercer
convenablement leurs fonctions. De là sécrétion surabondante du sperme, élaboration imparfaite, qui le rend impropre à la fécondation, relâchement des vésicules séminales, qui le laissent trop facilement échapper ; laxité des
bourses, qui sont mollement pendantes (fig. 129, p. 560),
tiraillement douloureux du cordon testiculaire , faiblesse
des érections, impuissance, etc.

n. Longueur exagérée du prépuce. Phimosis. Les personnes qui ont le prépuce trop long, ou chez lesquelles
il ne peut être ramené en arrière du gland (*phimosis*)

(fig. 74 et 75, p. 348), ont l'extrémité de la verge toujours rouge rose et d'une exquise sensibilité, qui les rend très-propres à l'inflammation. De plus, cette disposition facilite le séjour et l'accumulation, en arrière du gland, de la matière sébacée (*smegma*). Cette matière, irritante par elle-même, acquiert par son séjour des propriétés très-âcres, agace incessamment le gland, et transmet cette irritation au reste de l'appareil génital (Voir page 351).

o. L'hérédité. Il y a des exemples très-avérés d'hérédité de la spermatorrhée, ce qui s'explique très-bien, puisqu'un homme, ayant une faiblesse de l'appareil génital, ne peut communiquer aux enfants qu'il procrée un système générateur énergique, dont lui-même n'est pas doué. Dans tous les cas, s'il n'y a pas hérédité directe, il existe au moins une prédisposition très-fâcheuse.

p. Usage abusif du thé et du café. Chacun sait que le thé et le café ont une action immédiate sur l'appareil urinaire, puisqu'ils excitent cette sécrétion d'une manière notable. L'effet sur le système générateur étant plus obscur, on ne s'en aperçoit pas si facilement; mais il n'en est pas moins réel, et les personnes qui souffrent des pollutions voient leur maladie s'aggraver chaque fois qu'elles font usage de ces boissons stimulantes.

q. L'usage des *cantharides*, prises intérieurement ou appliquées sur la peau sous forme de vésicatoires, produit une excitation bien connue de l'appareil générateur (*spermato-cystite cantharidienne*), et leur emploi répété amène les pertes séminales involontaires.

r. L'usage trop fréquent des purgatifs, surtout de l'aloès, et les *lavements trop chauds*, produisent la spermatorrhée, en déterminant la congestion sanguine des vaisseaux hémorrhoïdaires, la constipation, et l'inflammation des vésicules séminales.

s. La présence de vers intestinaux, *tels que les ascarides*, peut causer une irritation du rectum et des vésicules séminales qui entraîne les pollutions. J'ai eu plusieurs fois occasion de traiter et de guérir, en suivant cette indication, des malades dont la spermatorrhée avait résisté aux traitements les plus rationnels.

t. Enfin, il existe *certaines particularités individuelles* qu'on ne peut rattacher à aucune explication physiologique, et qui déterminent aussi la spermatorrhée. Ainsi, un malade commença à souffrir de pollutions après une impatience prolongée, à la suite de laquelle il rendit du sperme en grande abondance. Un autre dénichait des moineaux ; bientôt il s'aperçoit qu'il est placé dans un endroit périlleux, la frayeur le saisit, et il est inondé de sperme sans érection ni sensation voluptueuse. D'autres ont des pollutions en regardant en bas d'un lieu très-élevé ou en pensant qu'ils sont au bord d'un précipice. Le mouvement de l'escarpolette, des montagnes russes, produit le même effet chez les autres.

B. **Symptômes des pertes séminales.**

Ces symptômes sont *locaux ou généraux.*

a. **Symptômes locaux.**

Ces symptômes doivent être étudiés d'après la subdivision que j'ai établie en commençant, c'est-à-dire suivant que la perte a lieu la nuit et par un spasme convulsif (pollutions nocturnes), ou bien dans le jour, insensiblement (pollutions diurnes).

Pollutions nocturnes.

Au début, les pollutions nocturnes, qui sont assez fréquentes pour avoir un caractère morbide, sont accompagnées de rêves, d'érections, de sensations voluptueuses. Quand la maladie s'aggrave, ces sensations peuvent manquer, et les malades ne s'aperçoivent des pollutions qu'aux taches ou à l'humidité qu'ils découvrent à leur réveil sur leur chemise ou sur la peau. Ces pollutions reviennent deux ou trois fois par semaine, chaque nuit, ou même plusieurs fois par nuit. La liqueur séminale perd peu à peu sa consistance, sa couleur, son odeur, et même ses zoospermes, pour devenir claire, transparente, comme du mucus prostatique. Dans ce cas, pour provoquer la perte, il suffit que la vessie ou les intestins soient distendus par l'urine ou les matières fécales, que le lit soit trop doux ou le malade trop couvert. Parfois l'usage de boissons chaudes, stimulantes, le frottement de la verge sur le drap ou la chemise, entraînent la pollution.

D'autres fois, au lieu de ces influences qui semblent en quelque sorte *naturelles,* il y en a d'autres qu'on peut appeler *anormales;* de ce nombre sont les images qui, dans la veille, ont quelque chose de repoussant, l'accouplement d'animaux, de mouches, de limaces, etc.

Plus tard, le sommeil est exclusivement agité par des rêves effrayants, par de véritables cauchemars, et la pollution se fait sous cette impression pénible, sans aucun des excitants qui la déterminent habituellement, comme aussi sans aucun plaisir, et ce sont précisément là les pertes séminales les plus accablantes.

Pollutions diurnes.

Le plus souvent les pertes séminales diurnes ont lieu pendant l'évacuation des urines ou des matières fécales, et alors elles se font sans érection et sans plaisir.

Pendant les garde-robes, c'est presque toujours à la suite des efforts que détermine la constipation qu'a lieu cette émission de sperme, et dans ce cas elle est le résultat d'une compression mécanique. Le sperme alors tombe de l'extrémité du gland par gouttelettes grisâtres, grumeleuses, d'une odeur spéciale caractéristique; et ce liquide, examiné au microscope, présente des animalcules spermatiques, comme je le dirai plus loin. Le plus fréquemment, la perte séminale n'est pas aussi apparente, et quand le malade veut la constater, il doit n'examiner le méat urinaire que quatre ou cinq minutes *après* l'évacuation des matières fécales. Voici ce qui se passe dans cette circonstance : comme la perte est peu abondante, le liquide séminal, chassé de son réservoir, ne chemine que lentement le long du canal de l'urètre, et met l'intervalle de temps que je viens de signaler pour se montrer à l'extrémité libre de la verge. Quand le sperme est altéré dans ses qualités, le malade peut ne pas s'apercevoir de son affection; car ce liquide est clair, incolore, presque sans odeur, et ne renfermant plus de spermatozoaires.

Le sperme ne se rencontre jamais *dans l'urine*, au commencement de son émission; il ne sort qu'avec les dernières gouttes ; elles n'ont pas lieu non plus chaque fois que le malade urine. C'est souvent à la suite de la première urine du matin, surtout quand la nuit a été mauvaise, que se fait la perte. Les dernières gouttes de ce liquide sont, dans ce cas, épaisses, gluantes, visqueuses, s'arrêtent quelquefois à l'ouverture du gland, comme des grumeaux caillebottés, laissent sur la chemise des empreintes semblables à celles de l'empois d'amidon. Si le malade urine dans un vase transparent, il voit rouler au fond du liquide de petites granulations, de volume variable, demi-transparentes, arrondies, assez semblables à des grains de semoule ou de tapioka cuit.

Quelquefois, ainsi que je l'ai dit, la vue d'une femme, une idée ou une peinture lascive, l'équitation, la secousse d'une voiture, une marche forcée, ou même une vive impatience, suffisent pour entraîner la déperdition du sperme. Dans ce cas, les malades sentent l'extrémité du gland mouillé se coller à la chemise, et ils découvrent bientôt qu'ils ont éprouvé une pollution.

Quand les pertes séminales ont été provoquées par des excès vénériens ou l'abus de l'onanisme, le réservoir du sperme, c'est-à-dire les vésicules séminales s'enflamment (*spermato-cystite*), et l'une des conséquences de cette phlegmasie consiste fréquemment dans l'*exhalation d'une quantité plus ou moins considérable de sang*, dans le réservoir du sperme, d'où résulte l'éjaculation d'un sperme sanguinolent, soit dans les pollutions, soit pendant le coït. J'ai donné le nom d'*hémo-spermasie* à cette complication des pertes séminales.

Les spermatorrhéiques se plaignent souvent d'une *sensation désagréable de froid humide* à l'extrémité de la verge, et cette sensation se communique parfois à tout l'appareil génital, bien que la pression du gland n'y fasse découvrir aucun liquide appréciable.

Le fluide séminal et prostatique qui humecte incessamment le méat urinaire, finit par y provoquer une sub-inflammation spéciale et caractéristique représentée par es figures 126, 127 et 128 (page 540).

Cet état du méat urinaire consiste dans un boursouflement œdémateux avec renversement en dehors plus ou moins prononcé des deux lèvres du méat urinaire. Cette

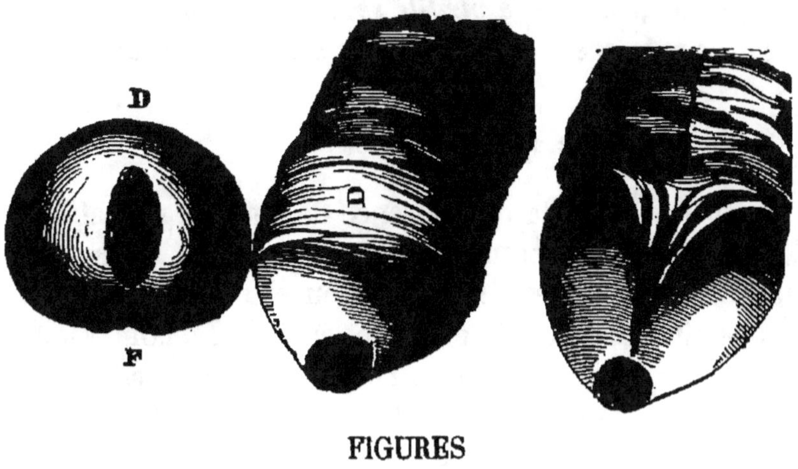

FIGURES

126,   127,   128.

Représentant l'aspect le plus habituel du méat urinaire, chez les personnes affectées depuis longtemps de pertes séminales.

La figure 126 montre le gland vu de face, et le boursouflement du méat urinaire.

D, le dos de la verge.

F, le frein ou filet.

La figure 127 montre la verge, vue par sa face supérieure D, et la saillie du méat urinaire tuméfié.

Enfin la figure 128 fait voir, par la face inférieure de la verge, ce même boursouflement du méat urinaire.

bouffissure est d'une coloration rouge plus ou moins vive qui tranche sur la couleur rose pâle habituelle du gland.

Un autre résultat des pertes séminales, c'est la *stérilité* et l'*impuissance*. La stérilité précède alors l'impuissance. En effet, par suite de ces évacuations incessantes de la liqueur prolifique, les animalcules n'ont pas le temps d'arriver à un état de maturité complet, et le sperme n'a pas les qualités requises pour féconder l'ovule. En second lieu, ces pertes épuisant le malade et affaiblissant le système nerveux, il s'ensuit que les érections sont nulles ou incomplètes, et que *la virilité se trouve abolie dans ses deux expressions, érection de la verge* et *maturité du sperme.*

b. Symptômes généraux.

Le sperme étant la quintessence de notre organisation, il est facile de comprendre que la déperdition incessante ou du moins trop fréquemment renouvelée de ce précieux liquide affaiblit d'abord, et bientôt épuise l'économie tout entière. Aussi les désordres qu'entraîne la spermatorrhée dans l'organisme annoncent-ils la désorganisation et la ruine de l'individu, en même temps que la lutte de la nature pour réparer toujours des forces incessamment dépensées.

J'examinerai successivement les effets de cette influence débilitante sur les différents appareils de l'économie, et j'insisterai surtout sur les phénomènes nerveux qui semblent prédominants.

Hippocrate avait déjà très-bien saisi le caractère distinctif de cette affection, et d'un seul trait il avait peint l'état des malades : « *Ils mangent bien et dépérissent.* »

Effectivement, le besoin de réparer les pertes donne aux malades un très-grand appétit, et le renouvellement de ces pertes les empêche de profiter d'une abondante alimentation. Ils éprouvent des tiraillements, des défaillances d'estomac que fait cesser l'ingestion des aliments. Mais les digestions sont laborieuses, difficiles, et sont accompagnées de phénomènes variés : pesanteur au creux de l'estomac, malaise, inquiétude, accélération du pouls, congestion cérébrale, trouble dans les idées, accablement tendance à l'inaction et à l'assoupissement ; renvois incessants et d'une odeur aigre ou désagréable ; distension du ventre par les gaz, et gargouillements ; coliques, diarrhées infectes alternant avec la constipation ; celle-ci à la fin devient de plus en plus opiniâtre et entretient la spermatorrhée. Souvent ces fausses digestions, occasionnées par un appétit glouton, provoquent des pertes séminales, et le lecteur peut, d'un coup d'œil, envisager toutes ces causes de déperdition et d'affaiblissement, s'entretenant les unes par les autres, et perpétuant ainsi le mal en l'aggravant.

Ces symptômes varient d'un jour à l'autre, et malgré l'attention des malades à rechercher la cause de ces oscillations, la plus importante, c'est-à-dire la spermatorrhée, leur échappe souvent, puisqu'ils n'en sont pas prévenus.

Les *tabescents spermatorrhéïques*, ou malades affectés de pertes séminales involontaires, sont amaigris, languissants. Ils sont très-sensibles au froid, et perdent souvent leur chaleur.

Mais ce n'est pas seulement la chaleur naturelle et l'embonpoint qui diminuent, c'est aussi l'énergie et l'activité de tous les organes. Ainsi la voix est affaiblie et présente un timbre grêle et parfois comme efféminé. Il y a surtout une remarquable hésitation de la parole. La conscience qu'a le sujet de sa décadence fait passer sa timidité dans sa voix comme dans ses actes.

A mesure que l'affaiblissement fait des progrès, le teint devient pâle, jaune et plombé ; les yeux sont enfoncés, cernés, ternes, sans expression ; faiblesse des muscles toute particulière. Les malades sont incapables de soutenir un exercice violent et prolongé ; ils s'essoufflent au moindre mouvement. Quelquefois même il y a une faiblesse, une gêne dans les mouvements des membres inférieurs qui simule un commencement de paralysie. Les rapports sexuels sont presque toujours suivis d'une aggravation de l'épuisement dont les malades ne sont pas encore complétement remis au bout de trois, quatre ou cinq jours. Bien que n'ayant pas subi de pertes appréciables pendant huit à dix jours, certaines personnes, au lieu d'éprouver du mieux, comme il serait rationnel de le supposer, ressentent la même fatigue que quand il leur arrive d'avoir des pollutions nocturnes ou des évacuations diurnes. Ce fait n'est irrégulier qu'en apparence, car les pertes séminales ont également lieu. Seulement, l'altération et le relâchement des conduits éjaculateurs sont tellement considérables, que *le sperme s'échappe, avec les urines, d'une manière continue et insensible.* Cet accablement existe quelquefois seul, c'est-à-dire sans le dépérissement général.

En effet, tous les sujets atteints de spermatorrhée ne sont pas décharnés et hâves; *beaucoup conservent leur embonpoint, un teint fleuri et toutes les apparences de la santé,* quoiqu'ils soient impuissants, faibles, tourmentés d'une foule d'incommodités, et même portés au suicide.

Un phénomène remarquable, qui est presque un caractère signalétique des pertes séminales, c'est un besoin irrésistible de mouvement, malgré la fatigue, le malaise et l'épuisement qui en résultent; et, bien que les malades puissent à peine remuer, ils ont une inquiétude physique qui les porte à vouloir changer continuellement de place.

Il n'y a pas de fièvre, à proprement parler, dans la spermatorrhée, à moins qu'elle ne se complique d'inflammation, soit du poumon, des intestins ou d'une partie quelconque de l'appareil génito-urinaire. Les malades ressentent des frissons vagues, irréguliers, le long de la colonne vertébrale, surtout dans les jambes et les bras ; souvent ils éprouvent une chaleur vive avec battements pulsatifs au périnée, des bouffées de chaleur qui montent de la poitrine vers la tête, en suivant les côtés du cou ; des resserrements spasmodiques et des contractions suffocantes à la gorge, comme s'il existait à cette région un corps étranger d'un gros volume. Des palpitations parfois extrêmement violentes s'emparent du malade, au moindre mouvement qu'il fait ; dans la nuit, le sommeil est interrompu par des battements de cœur survenant spontanément ou à la suite de rêves pénibles. La moindre émotion de plaisir, mais surtout les contrariétés redoublent ces palpitations. Il y a de l'essoufflement pendant la marche, la course, mais surtout en montant : les malades ressentent alors de la faiblesse, de la pesanteur de tête et des sifflements dans les oreilles. Ils soupirent souvent, s'enrhument avec une grande facilité, et sont pris de douleurs dans les différents points de la poitrine, surtout à la région du cœur, ainsi que d'une toux sèche habituelle. Il n'est pas rare de voir les personnes affectées de pertes séminales être atteintes consécutivement de phthisie pulmonaire.

Outre ces altérations des fonctions nutritives, de la force musculaire, et des appareils respiratoire et de la circulation, j'ai dit que les symptômes prédominants étaient surtout les troubles nerveux du côté du cerveau et des organes des sens.

On voit survenir divers troubles de la vision : dilatation plus ou moins remarquable des pupilles, diplopie, amblyopie, mouches et points noirs ou lumineux voltigeant sans cesse, affaiblissement de la vue portée jusqu'à l'amaurose, et en même temps sensibilité extrême à la lumière.

L'ouïe perd de sa finesse et de sa précision ; sa faiblesse

est quelquefois voisine de la surdité, et cependant elle est d'une susceptibilité extraordinaire : les moindres sons produisent une impression pénible ; sensation de différents bruits dans les oreilles.

Les pieds et les mains sont habituellement froids et difficilement réchauffés ; il y a parfois une insensibilité partielle plus ou moins étendue. Cette espèce de paralysie locale est très-variable ; tantôt elle existe sur un point, tantôt sur un autre. Le malade ressent aussi des impressions de chaleur et de brûlure sur diverses parties du corps, ou des sensations passagères, comme produites par le contact d'un air frais, par de l'eau, par un courant électrique, etc., ou un sentiment de froid, d'engourdissement, de fourmillement dans le dos, les reins et les cuisses.

Les spermatorrhéiques deviennent en général lâches, mous, efféminés et d'une extrême pusillanimité ; l'énergie morale est toujours fortement atteinte, quel qu'ait été son degré avant la maladie. Leur volonté est très-mobile, hésitante ; ils sont défiants, d'une susceptibilité extrême, enclins à l'emportement ; leurs sentiments affectueux sont considérablement affaiblis, et ils deviennent très-égoïstes. Outre l'impuissance, il y a souvent de l'aversion pour la personne qui était l'objet des désirs les plus ardents, et de la froideur et du dédain pour toutes les femmes.

Les personnes affectées de pertes séminales sont constamment tristes, portées à la langueur, au découragement, à la mélancolie ; elles fuient la société, recherchent la solitude, et se complaisent dans les idées sombres, les pressentiments sinistres. Tout les fatigue et les ennuie ; le dégoût de la vie les pousse quelquefois à des tentatives de suicide ; et cependant ces malades sont constamment préoccupés de leur santé : toutes leurs pensées sont concentrées sur ce sujet, ils ne s'occupent que de l'état de leur digestion, de leur garde-robe ; ils sont indifférents à tout le reste, et présentent souvent une incurie remarquable pour leur personne, leurs affaires, leurs intérêts les plus graves. Du reste, on les voit passer par des alternatives fréquentes d'abattement, de désespoir et de joie, suivant qu'ils sont repris de rechutes de pollutions ou qu'ils se croient guéris, et ces alternatives d'expansion ou de taciturnité sont, pour les personnes qui les entourent, et quelquefois pour euxmêmes, un sujet d'étonnement et de tristesse, quand ils ignorent la cause de leur mal et qu'ils comparent leur état présent avec la régularité de leur caractère antérieur. Chez les personnes dont les facultés intellectuelles sont élevées et qui en font un exercice continuel, on observe une diminution progressive dans la mémoire, dans la clarté et dans l'enchaînement des idées ; l'imagination devient moins vive, le jugement moins sûr, et c'est le plus souvent à cette cause que l'on doit attribuer, chez une foule d'hommes distingués, cette baisse de l'intelligence remarquée dès leur jeunesse ou bien à un âge où les facultés conservent ordinairement leur activité.

Dans un mémoire auquel l'Académie de médecine a accordé la faveur de son approbation, le médecin directeur d'un asile d'aliénés a publié récemment une statistique d'où il résulte que, sur vingt cas d'aliénation mentale soumis à son examen et analysés par lui, DOUZE reconnaissaient pour cause des pertes séminales rebelles, inaperçues jusque-là. Par la guérison de ces spermatorrhées, il fut assez heureux pour rétablir les fonctions intellectuelles chez *huit* de ces infortunés. Il est probable que beaucoup d'autres cas de dérangement des facultés cérébrales ne reconnaissent pas primitivement d'autres causes.

` Dans les observations de guérison de *maladies de matrice* (Voir plus loin), je rapporte un fait qui est un exemple

corrélatif de la sympathie remarquable qui relie les organes générateurs de la femme au système nerveux central.

Quels sont les moyens de constater les pertes séminales ?

Les symptômes généraux sont un indice très-important,
mais qui a besoin d'être confirmé par deux éléments locaux :

a, la sortie du liquide ;

b, sa nature ou composition.

a. Sortie du liquide.

Dans le cas de pollutions nocturnes, la maladie ne peut
jamais passer inaperçue, puisque, lors même qu'elles auraient lieu à l'insu du malade et sans rêve, il en retrouvera
des traces à son réveil sur son linge ou sur les draps, et il
n'y a que le sperme qui puisse être évacué dans les mêmes
circonstances. Seulement quand ces pertes sont très-fréquentes et ont épuisé la constitution de l'individu, le liquide
séminal a perdu de ses qualités : il n'a que faiblement l'o-
deur spermatique ; il est plus pâle, plus liquide qu'à l'état
ordinaire, ne fait sur le linge que des taches à peine visibles, peu empesées, et enfin le caractère signalétique es-
sentiel, la présence d'animalcules spermatiques, peut manquer ou être modifié comme je le dirai plus bas.

Dans les pertes qui ont lieu le jour, le fluide séminal
s'échappe, soit pendant les efforts que le malade fait pour
aller à la garde-robe, ou en urinant. Le premier cas est encore facile à constater, car il sort souvent par la verge, *après*
que le malade a satisfait à l'une ou à l'autre de ces deux
fonctions, une, deux ou trois gouttes de liquide visqueux,

filant entre les doigts, et dont la nature est facile à reconnaître au microscope. C'est du sperme pur et sans aucun mélange, qu'il est aisé de conserver. Il est arrivé bien des fois que, d'après mes instructions, des malades, éloignés de cent cinquante et deux cents lieues de Paris, m'ont envoyé ce liquide, recueilli dans un petit flacon de verre exactement bouché, ou séché sur une lame de verre, un morceau de linge. J'ai pu, de cette manière, analyser ce liquide, déjà vieux de six et même huit jours, y reconnaître tous les caractères du sperme, et diagnostiquer la maladie.

Le cas où il est le plus difficile de constater la spermatorrhée, c'est quand le sperme est évacué en même temps que l'urine ; et ce cas est doublement fâcheux, car, outre que la maladie peut rester longtemps inaperçue, cette déperdition insensible annonce une altération et un relâchement beaucoup plus profonds des canaux éjaculateurs et des vésicules séminales. Voici les procédés qu'on devra employer pour constater la perte : D'abord il faut bien se rappeler que ce n'est jamais qu'avec les dernières gouttes d'urine que s'échappe le sperme, et on devra négliger (dans les recherches de la liqueur séminale) tous les liquides ayant plus ou moins d'analogie avec la semence, et qui seraient chassés par le premier jet de l'urine. Les dernières gouttes d'urine qui renferment du sperme offrent les caractères suivants : on voit, au fond du liquide urinaire, des grumeaux présentant des points brillants et semblables à des grains de semoule ou de tapioka, cuits dans du bouillon. Si l'on filtre ce liquide, les *grumeaux* et les *animalcules* spermatiques qu'ils contiennent restent sur le papier, et il est facile de les examiner ensuite au microscope.

Ces *grumeaux* visibles à l'œil nu, sans le secours du microscope, sont variables en grosseur et en quantité, ont la forme d'un rein humain en miniature, et sont insolubles dans le sperme et l'eau même bouillante. L'alcool, l'acide nitrique, une dissolution de tanin les coagulent et les rendent opaques, comme de l'albumine. D'après mes recherches particulières, je suis fondé à croire que ces granulations proviennent des glandules prostatiques hypertrophiées. La présence de ces grumeaux, dans le liquide séminal, n'entraîne pas forcément l'impuissance ; mais elle indique un premier degré d'altération dont les malades et le médecin surtout doivent tenir le plus grand compte. Il est vrai que, quand le sperme est plus altéré que celui dont je viens de parler, on n'observe plus de grumeaux ; mais les animalcules spermatiques, qui sont plus lourds que l'urine, tombent toujours au fond du vase dans lequel est contenu ce liquide, de sorte qu'en le décantant doucement avec une pipette, on arrive à isoler presque entièrement les spermatozoaires, et on peut les examiner au microscope.

La présence de l'oxalate de chaux dans les urines accompagne presque toujours le sperme. Aussi, quand on a constaté l'existence de ce sel, faut-il redoubler d'attention pour apercevoir les animalcules.

b. Nature du liquide. Son examen microscopique.

On a pu remarquer que, dans les divers procédés d'investigation du liquide séminal, c'est toujours à l'examen microscopique qu'il faut avoir recours pour être sûr de l'existence de la spermatorrhée. On ne saurait donc trop apporter d'attention à cet examen et se familiariser avec l'usage du microscope.

Si l'on met au foyer de cet appareil le liquide contenant des animalcules, on les reconnaîtra avec tous les caractères indiqués à l'article *Sperme.* (Voir *Physiologie,* page 95.) Mais quand les pertes ont épuisé l'organisme, les animalcules sont moins nombreux, moins développés, moins vivaces ; leurs mouvements sont moins vifs. Plus tard, les dimensions des zoospermes diminuent quelquefois d'un quart, d'un tiers ; la queue devient difficile à voir, même avec un grossissement de quatre cents fois. Enfin, quand les malades, épuisés, sont tombés dans le marasme, il n'y a plus d'animalcules : ils sont remplacés par des corpuscules brillants, arrondis, qui semblent être des têtes de zoospermes. Parvenu à ce degré, ce liquide ne jouit plus de propriétés fécondantes, et l'individu qui le sécrète est stérile.

Bien des fois j'ai pu rendre la virilité à des malades dont le sperme était ainsi altéré, et toujours le rétablissement de la santé et la cessation de l'impuissance ont été accompagnés du retour d'animalcules spermatiques vigoureux et bien constitués dans le liquide séminal.

C. **Traitement de la spermatorrhée.**

Le *traitement* de cette maladie est très-difficile à préciser d'une manière générale, car il dépend de la cause qui lui a donné naissance, de son intensité et des désordres particuliers qu'elle aura pu entraîner chez le malade. Aussi ne pourrai-je donner ici que des indications sommaires, me réservant de tracer aux malades, dans les consultations écrites, les moyens spéciaux auxquels ils devront recourir pour se débarrasser d'une aussi cruelle affection. Mais il est un point capital que je tiens d'abord à établir : c'est que la spermatorrhée est *toujours curable*, si graves que soient les désordres qu'elle ait pu entraîner, quand les malades sont assez raisonnables pour s'astreindre au traitement quelquefois rigoureux que je conseille, et qu'ils ne s'écartent en rien de l'hygiène prescrite.

La première indication est d'examiner si la spermatorrhée n'est pas entretenue par la constipation, les hémorrhoïdes, les fissures, fistules à l'anus, les vers intestinaux, l'accumulation de la matière sébacée entre le prépuce et le gland (Voir *Phimosis*, page 351), le rétrécissement du canal de l'urètre, pour faire cesser ces diverses causes et guérir immédiatement le malade.

On évitera avec le plus grand soin toutes les circonstances morales et physiques qui peuvent donner lieu à une excitation des organes génito-urinaires.

Les malades qui sont sujets aux pollutions nocturnes devront éviter les aliments trop stimulants, surtout le soir; ils boiront très-peu, pour ne pas surcharger la vessie. Ils auront la précaution d'uriner en se couchant, et, s'ils le peuvent, de se réveiller plusieurs fois, pour vider la vessie. Ils seront à peine couverts la nuit, et devront éviter les couchers trop moelleux. Les matelas très-durs de crin ou de laine sont bien préférables aux matelas de plume. Les couvertures supplémentaires pour l'hiver, ne recouvriront que les pieds et les jambes, afin que le bassin soit peu vêtu.

Les personnes qui, par suite d'un travail assidu de cabinet, sont forcées de rester assises pendant trois et quatre heures par jour ou même plus, devront avoir un siége tressé en canne à claire-voie.

Souvent la cause primitive de la spermatorrhée a disparu, et les pollutions continuent par suite d'une sorte d'habitude, d'une grande susceptibilité nerveuse et de la faiblesse ou du relâchement des réservoirs du sperme et de l'orifice des canaux éjaculateurs. L'indication à remplir, dans ce cas, consiste à redonner du ton et de la force à ces organes débilités. On obtient ce résultat par l'usage interne d'astringents, de toniques spéciaux, et surtout de glace et de boissons glacées. Les bains froids de rivière, les bains de Baréges ou alcalins, les bains de mer, les bains de siége froids ou même glacés; l'application de vessie pleine de glace pilée sur le bas-ventre, le périnée ou les reins; les lavements froids, astringents et glacés; les douches d'eau froide ou glacée sur différents points du bas-ventre, et en particulier sur les bourses et la verge, sont des moyens qui, isolément ou combinés entre eux, rendent d'incontestables services quand ils sont employés avec persévérance et régularité. On a retiré aussi de bons avantages de vésicatoires volants ou à demeure, appliqués sur le périnée ou la partie supérieure et interne des cuisses.

Deux moyens qui, à eux seuls, ont guéri les trois quarts des spermatorrhées, sont :

1° Le passage d'une bougie de cire seule ou enduite de certains médicaments;

2° La cautérisation *superficielle*, avec le nitrate d'argent, de la partie du canal de l'urètre sur laquelle viennent aboutir les conduits éjaculateurs. Ce dernier moyen exigeant le repos des malades, et les effrayant quelquefois, à cause des accidents qu'il peut entraîner, j'ai plus souvent recours au premier, qui ne donne pas, à la vérité, de résultats aussi immédiats, mais qui ne détermine jamais d'accidents, n'a rien d'effrayant et ne force jamais les malades à interrompre un seul instant leurs occupations.

Je commence d'abord par passer une bougie de cire molle, et je ne la laisse dans le canal que quelques instants. Tous les deux jours je renouvelle cette petite opération, afin d'émousser la sensibilité de l'urètre, et souvent ce moyen, aidé des bains et des lavements froids et glacés, des dou-

ches de Baréges sur les reins, le périnée et le bas-ventre,
m'a suffi pour guérir des spermatorrhées très-anciennes.
Quand la sensibilité du canal n'est plus exaltée par le passage de la bougie, j'enduis la pointe de celle-ci de substances astringentes, et en particulier de quelques grains
d'alun calciné. J'introduis aussi quelquefois, sur la partie malade, au moyen d'une sonde en gomme élastique garnie d'un
piston, des pommades calmantes, narcotiques, astringen-
ges ou caustiques, suivant les indications. Ce n'est que
dans les cas, bien rares, où l'emploi méthodique de ces
divers moyens est resté sans résultat, que j'ai recours à la
cautérisation *très-superficielle*, avec le nitrate d'argent, de
la portion prostatique de l'urètre.

L'électricité, le seigle ergoté, les ferrugineux, le quinquina, les amers, une nourriture fortifiante et réparatrice,
sous un petit volume, ont souvent, soit seuls ou associés
aux bains, aux lavements froids et à la bougie, guéri la
spermatorrhée.

Une fois la guérison obtenue, le retour aux fonctions
conjugales ne doit se faire qu'avec une extrême prudence,
sous peine de rechute. Le coït ne sera permis qu'à des intervalles déterminés et fixes; intervalles variables, suivant
l'énergie virile de l'individu.

IMPUISSANCE ET STÉRILITÉ.

DÉCLIN, PERTE DE LA VIRILITÉ.

On désigne sous ces deux dénominations l'*inefficacité* ou l'*impossibilité* de l'acte de la reproduction.

La plupart des auteurs ont confondu l'impuissance avec la stérilité ; et si moi-même je les ai réunies sous le même titre, c'est pour me conformer à l'usage général. Cependant chacun sent qu'il y a une différence entre ces deux expressions, bien que le résultat final, c'est-à-dire la *non-reproduction*, en soit toujours la conséquence.

Dans la *stérilité*, le rapprochement a lieu avec toutes les conditions apparentes d'un coït normal; mais il est *inefficace*, c'est-à-dire qu'il n'est jamais suivi de la *fécondation*. (Voir ce mot, page 91.)

Dans l'*impuissance*, le coït est incomplet ou tout à fait impossible. Il y a *inaptitude au rapprochement*.

Dans l'un et dans l'autre cas, il y a *incapacité de reproduction*.

Bien que l'une et l'autre de ces deux infirmités s'observe dans les deux sexes, la *stérilité* cependant se rencontre plus fréquemment *chez la femme*, et l'*impuissance* s'adresse plus particulièrement *à l'homme*.

Comme l'impuissance, la stérilité peut être *naturelle*, c'est-à-dire *congéniale*, ou *accidentelle* et *acquise*.

Elle est *temporaire* ou *définitive*. Dans le premier cas, la science en triomphe, en appliquant un traitement convenable, après en avoir recherché la cause : elle est *curable*. Dans le second cas, rien ne peut y remédier : elle est *incurable* ou *absolue*.

J'énumérerai d'abord les *causes* de cette maladie, en même temps que les *moyens de diagnostic*; puis, *autant que possible*, je donnerai les indications du *traitement*, avec des *observations* à l'appui.

Mais on comprendra parfaitement bien (surtout les personnes que cela concerne) qu'il y a des particularités qui ne peuvent pas trouver place dans ce livre, et que certains détails, impossibles dans un ouvrage imprimé, ne sont convenablement traités que dans une consultation écrite.

Causes.

Les causes de la stérilité et de l'impuissance sont *générales, locales* ou *relatives*.

1° J'appelle *causes générales* celles qui affectent toute l'organisation. Elles peuvent être *communes à l'homme et à la femme*.

2° En étudiant les *causes locales*, j'énumérerai séparément celles qui concernent *chaque sexe*.

3° Sous le nom de *causes relatives*, je réunis une catégorie de faits dans lesquels il n'y a pas *stérilité* à proprement parler, mais seulement *infécondité actuelle*, puisque l'homme et la femme qui, par leurs rapports, ne peuvent se reproduire, peuvent donner des signes non équivoques de fécondité dès qu'ils sont, l'un et l'autre, placés dans d'autres conditions.

1° Causes générales.

Les anciens ne reconnaissaient guère que des causes générales à la stérilité ou à l'impuissance. Aussi, la plupart du temps, les raisons qu'ils alléguaient pour expliquer cette infirmité étaient-elles fort contestables. C'est le propre des recherches modernes, et je dirai même des miennes en particulier, d'avoir spécialisé de plus en plus cette maladie, en rattachant à une cause locale positive ce que, par ignorance, on attribuait à une cause générale. Par suite de ces investigations, on conçoit que le traitement a dû recevoir une heureuse impulsion, et il est très-rare, sauf les cas que je spécifierai, que je ne puisse remédier à la plupart des stérilités ou impuissances pour lesquelles je suis si fréquemment consulté.

Il existe cependant des causes générales que je dois mentionner. Les maladies qui, à la longue, débilitent, appauvrissent le sang ou l'empoisonnent, sont des causes de l'infirmité qui m'occupe.

Ainsi, la *chlorose* ou les *pâles couleurs* sont une cause d'infécondité. Il en est de même des *hydropisies*, des *paralysies*, et du *virus dartreux* ou *syphilitique passé dans le sang*. Cette dernière cause n'est pas absolue, puisqu'à la page 348 je cite des faits de conception dans cette circonstance. Mais alors le produit de la fécondation n'est pas viable; c'est ce qui explique les nombreux avortements de certaines unions conjugales.

Chez les femmes, une *taille élevée*, des *formes rudes* et *carrées*, la *voix forte et grave*, un *faible développement des seins*, la *peau brune* et *recouverte de poils aux parties qui en sont habituellement dépourvues*, telles que le *menton* et la *lèvre supérieure*, sont des *signes* qu'on voit très-souvent coïncider avec la stérilité.

Un *embonpoint considérable* est aussi regardé comme défavorable à la fécondité.

Le *tempérament voluptueux* de certaines femmes est un

obstacle à la reproduction. Ce tempérament dans quelques cas, la *fréquente répétition du coït* dans tous, servent à expliquer la stérilité si remarquable des *filles publiques*.

Les femmes qui sont mariées *prématurément*, ou à un âge *trop avancé*, bien qu'encore éloigné de l'époque critique, n'obtiennent presque jamais le bonheur de la maternité.

L'affaiblissement, le délabrement du système nerveux, entraînant le *défaut d'érectilité* de la verge, reconnaît plusieurs causes, telles que l'abus de la masturbation, les jouissances excessives, surtout quand elles sont excitées avant le complet développement des organes; l'exaltation fébrile, les transports érotiques que fait naître, chez beaucoup de personnes, l'orgueil de la victoire, la possession de l'objet de désirs ardents ; une grande timidité, la crainte de mal s'acquitter du devoir conjugal et d'être l'objet de railleries, ou enfin le souvenir toujours présent d'une personne aimée, qui seule quelquefois a le pouvoir d'amener l'érection.

L'*anaphrodisie* ou *absence de désirs vénériens*, bien que se rencontrant moins fréquemment chez l'homme que chez la femme, a cependant beaucoup moins de gravité chez celle-ci. En effet, dans l'acte de la reproduction, le rôle de la femme peut être tout à fait passif, sans que la fécondation soit, par ce fait, compromise. Il est même généralement reconnu que les personnes du sexe chez lesquelles l'appétit vénérien est peu développé *conçoivent* très-facilement, tandis que celles qui sont trop ardentes aux plaisirs de l'amour sont infécondes. Mais, chez l'homme, l'absence de désirs vénériens rend tout rapprochement impossible.

On observe surtout cette anaphrodisie chez les personnes qui se livrent à des *méditations profondes*, qui *vivent*

dans la solitude ou *s'astreignent à un régime austère.*
Une *continence absolue*, trop longtemps prolongée, peut
amener le même résultat.

Certaines maladies, comme les *affections du cerveau*,
de la moelle épinière, les *inflammations des intestins* et
les *maladies des voies génito-urinaires*, paralysent les forces génitales, qui sont, au contraire, *excitées* au plus haut
degré dans la *phthisie pulmonaire.*

Un *sommeil profond,* le *narcotisme*, l'*ivresse*, la *léthar-
gie*, l'*apoplexie*, sont des causes d'infécondité, bien qu'il
existe dans la science des faits avérés de maternité survenus dans ces circonstances.

L'usage du *nénuphar*, des *semences froides*, du *sel de
nitre*, du *café noir à haute dose*, finit par amener l'impuissance; dès l'antiquité la plus reculée, on avait aussi
constaté l'*influence stérilisante du camphre*, ainsi que le
prouve ce vers latin :

Camphora per nares castrat odore mares.

(*Le camphre aspiré par les narines rend impuissant.*)

Depuis quelques années, on a fait grand abus de cette
substance dans le traitement d'un grand nombre de maladies, et l'invasion du choléra de 1849 n'a pas fait cesser
cet engouement; bien au contraire. Aussi nombre de personnes ont pu constater sur elles-mêmes l'*influence séda-
tive* du camphre sur les fonctions génitales, et bien des
dames, dont les seins se sont affaissés et flétris, ont vive-
ment regretté d'en avoir fait usage.

Tout le monde sait que Gall localisait dans le cerveau
toutes les facultés humaines. Il assignait le siége des forces
génératrices à la nuque ou occiput, qui correspond au
cervelet, et il prétendait que le *développement plus ou*

moins considérable de cette partie de la tête indiquait l'activité génitale des individus.

Bien qu'on doive tenir compte des influences que je viens d'énumérer, on aurait tort de s'y fier d'une manière trop absolue, car l'observation des faits permet de constater bon nombre d'exceptions.

2° Causes locales.

Les causes locales de stérilité ou d'impuissance doivent être étudiées séparément *chez l'homme* et *chez la femme.*

Dans l'un comme dans l'autre sexe, ces causes locales se divisent en :

A. Causes physiologiques,

B. Causes ou obstacles mécaniques.

A. *Causes physiologiques locales chez l'homme.*

a. Altération morbide du sperme ou fluide prolifique.

J'ai dit avec détail, en traitant de la fonction de la génération (page 94), que le sperme était la matière la plus importante que l'homme apportait, pour sa part, dans la fécondation. J'ai indiqué et les qualités qu'il devait avoir, relativement surtout à la présence des animalcules spermatiques (fig. 22 et 23, page 95), et les expériences par lesquelles on était arrivé à mettre hors de doute leurs propriétés fécondantes. Il faut donc que le sperme, pour être apte à la reproduction, contienne des zoospermes; et si, par une cause quelconque, il n'en renferme pas, que ceux-ci soient en trop petit nombre, qu'ils n'aient pas encore acquis tout leur développement, ou qu'ils soient mal portants, *son action sera inefficace.*

Toutes les causes donc qui enlèvent ou diminuent les

animalcules à ce liquide sont des causes de stérilité ; ainsi,

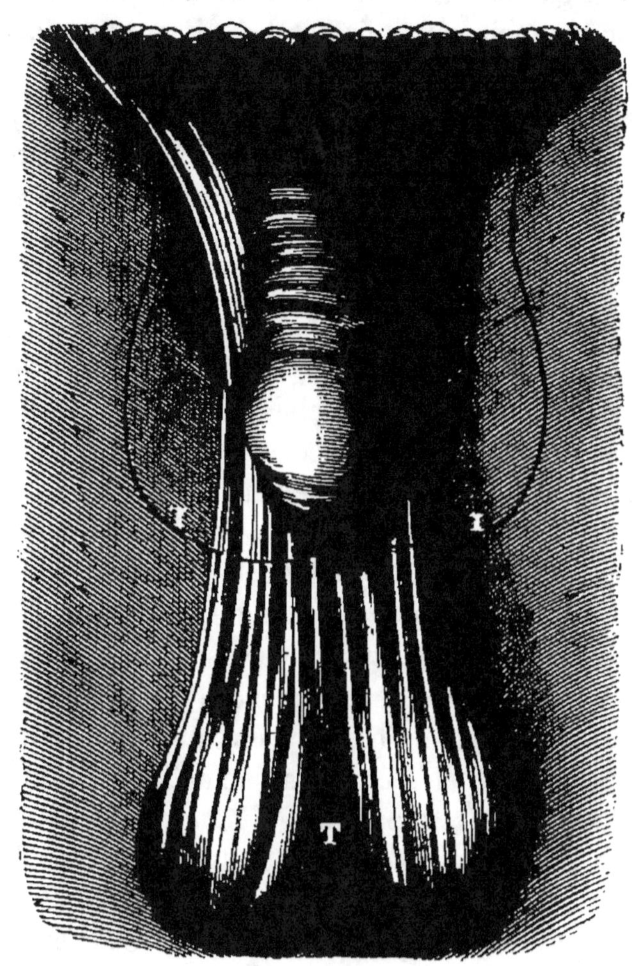

FIGURE 129.

Représentant le relâchement des bourses, suite d'excès vénériens.

II, longueur primitive du scrotum.
T, son aspect le plus habituel, surtout après les excès d'onanisme.

l'épuisement qui est la suite des maladies graves, une
nourriture insuffisante ou peu réparatrice, des excès de
toute sorte, des déperditions abondantes, par des saignées

ou des purgations, sont autant de motifs qui font disparaître ou du moins affaiblissent la puissance de fécondation du fluide prolifique.

Les *excès vénériens*, la masturbation surtout, trop
fréquemment renouvelés, outre leur action débilitante générale, amènent une cause spéciale de stérilité : *c'est que
le sperme n'a pas le temps, pour ainsi dire, d'arriver à
maturité.* Je m'explique.

Le sperme ne se forme pas tout d'une pièce dans
les testicules. Il reçoit, dans ces organes, un commencement d'élaboration, indispensable, il est vrai ; mais il subit,
en traversant l'épididyme, le canal déférent, et pendant
son séjour dans les vésicules séminales, des modifications
qui sont très-nécessaires aussi à sa bonne constitution. Il y
a des personnes chez lesquelles cette maturité du sperme
s'opère avec une grande promptitude, et d'autres chez qui
elle est très-lente à s'effectuer. Mais, si active que soit cette
formation, il est facile de comprendre que, si l'évacuation
se répète trop fréquemment, la circulation dans les conduits sera trop accélérée, et les éjaculations ne fourniront
plus qu'un *liquide imparfaitement élaboré.* C'est, en effet,
ce que m'a bien des fois démontré la rigoureuse observation des faits. Ainsi, que l'acte vénérien soit trop fréquemment renouvelé, ou que, par suite du relâchement des
conduits éjaculateurs, le sperme s'écoule incessamment,
au moindre désir, ou au plus léger effort, ce fluide, au lieu
d'être *épais, grumeleux, d'une odeur forte,* et *d'empeser
fortement le linge, en y laissant une tache grise, plus
foncée sur les bords,* ne sera plus qu'un liquide *clair,
presque sans grumeaux, d'une odeur peu prononcée, laissant à peine de traces sur le linge* et *ne l'empesant que
très-faiblement.* Ce sperme, *examiné au microscope,* au
lieu de faire apercevoir des *milliers d'animalcules* bien

vigoureux, pourra *n'en pas contenir,* ou bien ceux qu'il renferme seront *rares, presque privés de mouvement,* ayant la *queue à peine formée* (fig. 22 et 23, page 95). On pourra constater, dans ce liquide, des *globules de différentes grosseurs, présentant un point brillant au centre.* Ce sont des *rudiments de zoospermes,* qui auraient eu besoin, pour arriver à parfaite maturité, de séjourner plus longtemps dans les cavités que je viens d'indiquer tout à l'heure.

b. L'absence de testicules. Chacun comprend que la privation de testicules entraîne la stérilité, et se rappelle involontairement l'histoire du malheureux Abailard. C'est aussi la condition des eunuques. Mais la perte des testicules n'est pas toujours le résultat d'un crime ; souvent on se voit dans la douloureuse nécessité d'en faire l'ablation pour cause de maladie. S'il reste encore un testicule, la virilité, comme on en a de nombreux exemples, bien que diminuée, persiste encore, et la fécondation peut avoir lieu.

Bien plus, il n'y aurait pas d'impossibilité à ce qu'un homme *viril,* sur lequel on aurait opéré la castration totale, pût encore féconder un certain nombre de femmes. Au moment de l'opération, il existe du sperme dans les vésicules séminales, et comme la privation des testicules n'empêche pas la verge d'entrer en érection, l'homme, dans les conditions que je viens d'indiquer, pourra encore exercer un ou plusieurs coïts fécondants ; cette faculté s'éteindra quand le réservoir du sperme sera tout à fait privé d'animalcules. Mais, pour que la *virilité* puisse persister, il faut que la castration n'ait été pratiquée que sur un individu chez lequel la sécrétion du sperme est déjà établie. Chez les eunuques qui, en Orient, sont destinés à la garde des harems, la castration se pratique dès l'enfance, à un âge où n'existe pas encore la sécrétion spermatique ; et, bien qu'ils puissent avoir des érections, ce que je viens de dire ne peut évidemment pas s'appliquer à eux.

Jusqu'ici, en traitant de l'absence des testicules comme cause de stérilité, je n'ai parlé que des cas où ces organes avaient été extirpés, soit par une opération, soit par un crime. C'est qu'en effet je ne reconnais pas comme privées de ces organes les personnes chez lesquelles on n'en peut pas constater la présence extérieure dans les bourses, leur siége habituel.

Dans le fœtus, les testicules sont primitivement contenus dans le ventre, et ce n'est qu'à une époque assez avancée de la vie intra-utérine qu'ils descendent dans le scrotum ; il peut même arriver que cette descente ne s'effectue qu'après la naissance, quelquefois même seulement à l'époque de la puberté. Or, il n'est pas rare de voir des circonstances qui s'opposent tout à fait à la sortie des testicules, de façon que ceux-ci restent dans le ventre. On désigne sous le nom de *crypsorchides* (testicules cachés) les personnes qui offrent cette anomalie. Quelquefois un seul testicule, et dans ce cas c'est presque toujours le gauche, descend dans les bourses : ce sont les *monorchides* (un seul testicule). Mais cette disposition ne s'oppose en rien à la fécondation : on prétend même que les hommes ainsi conformés sont plus enclins que d'autres aux plaisirs de l'amour. C'est ainsi, pour n'en citer qu'un exemple, que le nommé Bixnaër, condamné à mort et exécuté le 31 janvier 1851, pour crime d'assassinat suivi de viol, n'avait qu'un testicule apparent.

Appelé à donner mon opinion dans une pareille occurrence, je n'admettrais la probabilité de l'absence des testicules (fait, du reste, extrêmement rare) que dans le cas où la personne ne pourrait pas émettre de sperme. liquide que je reconnaîtrais aux caractères énumérés plus haut (Voir page 561), et je n'attacherais qu'une importance tout à fait secondaire aux caractères extérieurs qu'on dit coïncider avec l'absence des testicules.

c. Maladies des testicules. Ces organes sont souvent affectés de maladies qui altèrent les qualités du sperme et le rendent inapte à la fécondation.

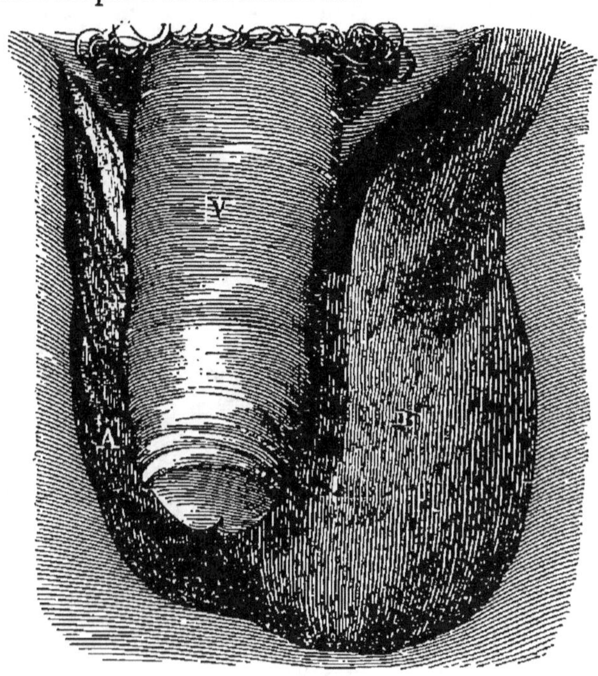

FIGURE 130.

Représentant l'atrophie du testicule droit.

A, le testicule droit atrophié.
B, le testicule gauche à l'état normal.
V, la verge.
Dans le cas que représente cette figure, l'impuissance n'existe que pour le testicule droit, puisque celui du côté gauche effectue comme à l'ordinaire la sécrétion spermatique.

Au premier rang se placent le *cancer*, le *squirrhe*; mais il y a certains *engorgements* ou *gonflements syphilitiques* (fig. 120, page 494), qu'il faut bien se garder de confondre avec le squirrhe; ces indurations n'attaquent pas la glande elle-même, mais seulement le tissu cellulaire, et laissent tout à fait intact le pouvoir sécrétant.

L'*atrophie* d'un ou des deux testicules est le plus souvent le résultat des accidents tertiaires de la syphilis

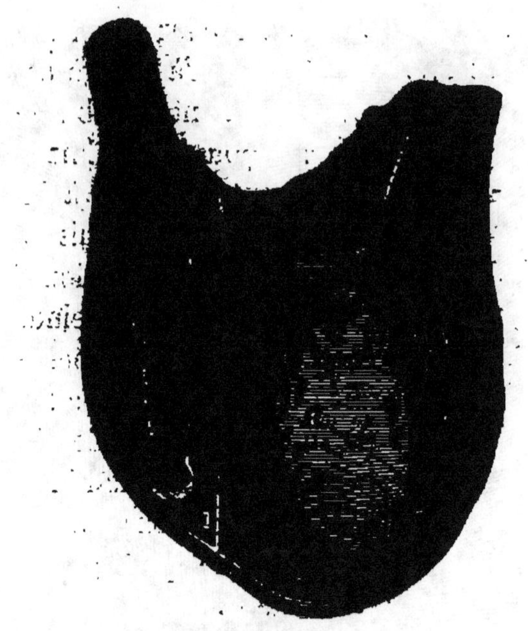

FIGURE 131.

Représentant, dépouillés de leurs enveloppes, les mêmes organes que la figure 130.

A, le testicule atrophié et réduit à l'état d'un cordon filamenteux.
B, le testicule gauche bien constitué et recouvert de l'épididyme.
II, la cloison du dartos, qui sépare ces organes.

(page 396), et quand elle est portée au point que représente la fig. 130, elle est *incurable*.

Les *tubercules* du testicule altèrent la partie qu'ils ont envahie; mais la portion qui n'est pas atteinte continue

48

ses fonctions. Dans ce cas, le pouvoir fécondant n'est qu'affaibli et non aboli. On se gardera bien de confondre les *tumeurs du testicule* avec celles de l'*épididyme*, celles-ci ayant évidemment beaucoup moins de gravité.

L'*hydrocèle* et le *varicocèle* (Voir ces maladies, pag. 496 et 504) finissent, à la longue, par atrophier le ·testicule et annihiler ses fonctions.

d. L'âge. Il y a des hommes chez lesquels les *facultés viriles* se conservent intactes jusqu'à un âge assez avancé. Ce sont, en général, ceux qui n'ont pas abusé des plaisirs de l'amour, et dont la vie a toujours été calme et régulière. Mais les personnes qui se sont adonnées à la masturbation, qui ont usé prématurément des jouissances conjugales, qui s'y sont livrées avec excès, ou dont la vie a été très-agitée, voient leurs forces génitales s'éteindre de bonne heure. Alors elles n'émettent plus qu'un sperme imparfaitement élaboré, et au lieu d'être dardé avec force dans les organes internes de la femme, ce liquide s'écoule pour ainsi dire *en bavant*, pendant une érection incomplète.

Il y a, du reste, à cet égard, des exceptions remarquables, et on a vu des vieillards de quatre-vingts ans pouvoir effectuer un coït fécondant.

e. L'onanisme et l'abus des jouissances vénériennes. J'ai eu, à plusieurs reprises (page 531), occasion de signaler ces causes et leur mode d'action, qui amènent une débilité générale, ou ne permettent pas au fluide prolifique d'arriver à parfaite maturité.

f. Maladies de la glande prostate et des vésicules séminales; relâchement des canaux éjaculateurs. Ces maladies s'opposent à l'élaboration du sperme, le vicient dans sa composition, ou le laissent s'échapper avant son complet développement.

g. La *constipation opiniâtre et habituelle*, qui est une

cause de pertes séminales, peut ainsi produire la stérilité.

h. Enfin, la *paralysie des muscles du périnée*, qui concourent à l'émission du sperme, tels que les muscles ischio et bulbo-caverneux, de Wilson et transverse, est aussi une cause d'infécondité.

B. *Causes ou obstacles mécaniques.*

a. Impossibilité d'érection, ou turgescence insuffisante de la verge. Toutes les causes générales débilitantes, *onanisme, abus des plaisirs de l'amour, convalescence des maladies graves,* usage de certains médicaments, tels que le *camphre,* etc., exerçant leur influence sur la verge et l'empêchant de se développer convenablement pendant le rapprochement sexuel, s'opposent à ce que le sperme soit lancé profondément dans les organes de la femme.

Il existe aussi une sorte de *paralysie des corps caverneux,* résultat d'attouchements trop fréquents et trop longtemps prolongés qui émoussent leur sensibilité et les rendent incapables de percevoir l'aiguillon du plaisir. Il n'y a plus alors d'érection que sous l'influence des stimulants les plus énergiques, et, dès que la verge n'est plus soumise à ces violents moyens d'excitation, l'érection cesse.

b. L'état opposé, c'est-à-dire une *érection trop violente,* en gonflant la membrane muqueuse, oblitère ou au moins diminue beaucoup la cavité du canal de l'urètre, et s'oppose à la libre sortie du sperme, au moment du spasme convulsif de l'éjaculation. A mesure que l'érection se dissipe, le conduit se trouve désobstrué, et le fluide prolifique sort, mais trop tard.

c. Absence ou diminution de la verge. Par suite d'un *vice de conformation,* la verge peut manquer entièrement, et être remplacée par une sorte de tubercule incapable de remplir la fonction du coït.

Cette absence de l'organe excitateur mâle peut être la conséquence d'un crime ou d'une opération chirurgicale. Certains auteurs prétendent que, même dans ce cas, la fécondation est possible. Ils se basent sur ce que des femmes ont pu être fécondées sans que la verge ait pénétré dans les organes intérieurs, et par le seul fait de l'éjaculation de la semence sur les parties externes de la génération. Bien que très-rare, le fait est vrai, et moi-même, dernièrement, j'ai été appelé à donner des soins à une jeune femme en couches, à laquelle j'ai été obligé d'inciser la *membrane hymen, signe de la virginité*, pour permettre la sortie de l'enfant hors du sein de la mère. Évidemment, dans ce cas, il n'y avait pas eu intromission, rapprochement, dans le sens habituel du mot, et il avait suffi de la projection de la liqueur prolifique sur la vulve de cette femme pour la rendre mère. Mais, habituellement, les personnes qui sont privées d'une partie de la verge *en conservent encore une portion* suffisante pour pénétrer dans les organes de la femme. Dans ce cas, les conditions de la fécondation sont très-défavorables; mais néanmoins elle peut encore avoir lieu.

d. Bifurcation de la verge. Une *autre anomalie naturelle*, c'est la division de la verge en deux, ce qui fait une verge double, ou plutôt deux demi-verges. Cette difformité rend le coït, et par suite la reproduction, à peu près impossible.

e. Direction vicieuse de la verge pendant l'érection. J'ai eu plusieurs fois l'occasion de donner des conseils à des personnes dont la verge, pendant l'érection, se dirigeait, soit en haut ou en bas, tantôt à droite ou bien à gauche. Ce défaut de rectitude du pénis avait pour résultat, au moment de l'éjaculation, d'empêcher le sperme de pénétrer dans la cavité du col de la matrice. Le liquide prolifique se perdait alors inutilement dans le *cul-de-sac du vagin*. (Voir *Anatomie*, page 44.) La cause de cette déformation tient à la rétraction, à la trop grande *brièveté du ligament suspenseur*, ou à l'*excès de longueur du frein*, ou à l'*affaiblissement d'un corps caverneux*. Dans ce dernier cas, comme le côté sain se gonflait seul pendant l'érection, la verge décrivait une courbe dont la concavité regardait le côté maláde. Quand le frein est trop long et vient s'insérer jusque près du méat urinaire, la verge ne peut se redresser, et décrit une courbe à concavité inférieure. Quand le ligament suspenseur est trop court ou rétracté, la verge est presque appliquée contre les parois du ventre.

f. Une *tumeur des parties voisines*, en déformant la verge, peut rendre le coït impossible, soit en empêchant le développement de la verge ou son introduction dans les organes. Ainsi, une hernie ou une hydrocèle volumineuses accaparent tellement, par leur ampliation, la peau voisine (fig. 122, p. 499), que c'est à peine si on aperçoit le pénis à l'inspection de ces tumeurs. D'autres fois, c'est un gonflement qui se développe sur la verge, et qui augmente son volume au point qu'elle ne peut être introduite dans le vagin.

g. Un *rétrécissement du canal de l'urètre*. Je suis entré, à l'article *Rétrécissement* (Voir page 167), dans les plus grands détails pour expliquer le dyspermatisme résultant de la coarctation. En résumé, une *bride*, un *gonflement des parois* ou une *tumeur comprimant le canal*, empêchent la libre sortie de la liqueur prolifique et rendent le coït infécond. Aussi la guérison de cette affection redonne-t-elle la virilité à des personnes qui croyaient cette faculté pour toujours abolie chez eux.

48.

h. Épispadias, hypospadias. On désigne sous ce nom deux infirmités dans lesquelles le canal de l'urètre, au lieu d'aboutir à l'extrémité de la verge, s'ouvre sur un point de sa longueur, soit à la partie supérieure (*épispadias*), soit à la partie inférieure (*hypospadias*). L'érection et la copulation s'effectuent comme à l'état normal; mais le sperme s'écoule, soit au dehors, soit seulement à l'entrée du vagin, selon le point du pénis où aboutit l'ouverture du canal.

Ce vice de conformation a plus de gravité chez les épispades que chez les hypospades, et, dans ce dernier cas, quand l'orifice du canal n'est pas trop éloigné du lieu habituel de son ouverture, les conditions de la fécondation ne sont presque pas altérées.

i. Calcul de la glande prostate, oblitération ou changement de direction des canaux éjaculateurs. Pour peu qu'on se reporte, par la pensée, aux dispositions anatomiques que j'ai signalées (Voir figure 8, page 24), il est facile de comprendre comment la cause que je signale ici s'oppose à la libre émission du sperme dans l'éjaculation, et est une cause mécanique de stérilité. Quand on est en présence d'un calcul de la prostate, on peut attaquer directement la cause et guérir le malade.

Dans le cas d'oblitération ou de changement de direction des conduits éjaculateurs, la stérilité est incurable. Ces sortes d'accidents résultent souvent des scarifications et de la cautérisation de l'urètre pour des rétrécissements, ou de la maladresse du chirurgien dans l'opération de la taille.

j. Phimosis, paraphimosis. Longueur trop considérable du prépuce (fig. 74, 75 et 78, pag. 348 et 356).

Ces deux cas, en empêchant la libre sortie du sperme, sont des causes de stérilité. Certains hommes ont le *prépuce* tellement développé, que, dans le coït, il gêne l'émission du sperme. C'est pour obvier à cet inconvénient et à quelques autres que les Arabes et les Israélites pratiquent la *circoncision* (fig. 77, pag. 355) sur leurs enfants.

A. *Causes locales physiologiques chez la femme.*

a. Absence de l'ovaire. J'ai dit que l'ovaire (LL, fig. 15, pag. 37), dans le système générateur de la femme, était l'analogue du testicule chez l'homme. L'ovaire sécrète l'ovule, dont la nécessité est aussi indispensable que celle des zoospermes dans le fluide fécondant de l'homme. Donc si, naturellement ou par suite d'une opération, les deux ovaires viennent à manquer, la femme est frappée d'une stérilité absolue et incurable.

b. Maladies et altérations de l'ovaire. On pourrait bien admettre que, chez beaucoup de femmes, les *causes débilitantes* qui rendent chez l'homme le sperme de mauvaise nature influent aussi sur les ovules et les empêchent d'acquérir les qualités nécessaires à la fécondation ; mais, bien que ce soit une hypothèse très-rationnelle, ce n'est qu'une vue de l'esprit que les faits n'ont encore pu justifier, et sur laquelle je n'insiste pas.

Il n'en est pas de même des altérations matérielles que l'on constate très-souvent sur le cadavre, et que des symptômes certains révèlent, pendant la vie, à l'observateur attentif. Ainsi l'ovaire peut être pris, soit d'un seul, soit des deux côtés, d'*inflammation aiguë ou chronique*, d'*hydropisie*, d'*induration squirrheuse* ou de *cancer*. Un traitement convenable triomphe des premières affections ; les dernières ne sont que trop souvent au-dessus des ressources de l'art.

c. Flueurs blanches abondantes. Il faut d'abord distinguer d'où vient l'écoulement leucorrhéique ; car, bien que la stérilité en soit la conséquence inévitable, comme le traitement est tout à fait différent, selon l'origine des flueurs blanches, il importe au plus haut point de bien établir d'abord le diagnostic.

Cet écoulement provient, soit du *vagin*, soit de la *matrice*. (Voir *Maladies de matrice.*)

Celui qui est sécrété par le *vagin* est *épais, jaune verdâtre, tache fortement le linge*, et jouit d'une *acidité* très-prononcée. Si on vient à le mettre en contact avec le sperme, *il tue instantanément les animalcules*.

Les flueurs blanches qui sont fournies par la matrice ou la cavité de son col sont *plus consistantes, glaireuses*, souvent *analogues au blanc d'œuf, empèsent fortement le linge*, et sont douées d'une *réaction alcaline*. Si on mélange cette sécrétion avec du sperme récent, *les animalcules y meurent de suite*. Il est facile de comprendre qu'il n'y a pas de fécondation possible quand du sperme se trouve en rapport avec de semblables sécrétions : c'est là une des causes les plus fréquentes de la stérilité des femmes; fort heureusement c'est une des maladies dont les recherches modernes permettent d'obtenir le plus facilement la guérison. (Voir plus loin.)

d. Maladies de matrice. Les *inflammations, engorgements, ulcérations* du corps et du col de l'utérus s'opposent à la fécondation, par la double raison qu'un organe enflammé ou ulcéré n'est pas apte à remplir ses fonctions régulières; ensuite, que la sécrétion qui en est le résultat oppose un obstacle mécanique à la pénétration du sperme. (Voir plus loin.) Presque toutes les femmes que j'ai guéries d'ulcérations et d'engorgements sont devenues enceintes peu de temps après leur guérison, parce que j'avais, pour ainsi dire, enlevé l'obstacle qui s'opposait à l'efficacité du coït. Du reste, comme cette facilité de fécondation ne convient pas à toutes les dames, j'ai l'habitude de les prévenir de la nouvelle faculté, pour ainsi dire, qui résulte pour elles de leur guérison.   .

e. Absence des règles (page 98). Certaines femmes ne sont pas réglées, ce qui tient, je suppose, à l'absence de sécrétion de l'ovule dans l'ovaire. Cette aménorrhée entraîne la stérilité. A une certaine époque de la vie des femmes (l'*âge critique*), l'ovaire cesse de sécréter des ovules, et les règles disparaissent. Cette cessation des menstrues indique la perte de la fécondité. Cette loi souffre cependant quelques exceptions, et l'on a vu, quoique rarement, des femmes de cinquante, et même cinquante-cinq ans, devenir enceintes, bien que les règles eussent disparu depuis plusieurs années.

La *ménopause* (*cessation des mois*, page 103), qui a lieu naturellement, chez la plupart des femmes, de quarante à quarante-cinq ans, peut arriver bien plus tôt par suite d'un *saisissement*, d'une *frayeur*, d'une *émotion vive*, surtout si, à ce moment, les femmes sont dans leurs règles. La disparition, dans ces cas, peut être irrévocable, et entraîne, outre la stérilité, toutes sortes de malaises et d'incommodités.

J'ai été assez heureux, dans de nombreuses circonstances, pour rétablir le cours du flux menstruel, et, par suite, la fécondité dont les malades se croyaient privées pour toujours.

On remarque, en général, que les femmes qui sont réglées de bonne heure cessent aussi plus tôt que les autres d'avoir leurs menstrues. Il semble que la nature ne met à la disposition des femmes qu'un certain nombre d'ovules, le même pour toutes; et comme, ainsi que je l'ai dit, *chaque menstruation n'est que l'accouchement d'un ovule non fécondé* (Voir *Physiologie*, page 97), il en résulte qu'aussitôt que le nombre des ovules est épuisé, l'éruption des règles n'a plus lieu.

f. Absence de désirs vénériens. En traitant cette question, à propos des causes générales de stérilité (page 557), j'ai eu occasion de dire que l'absence de désirs n'avait aucune espèce d'action sur la fécondité de la femme, et qu'on remarquait même que les sensations voluptueuses énergiques étaient plutôt une cause de stérilité.

B. *Causes locales mécaniques.*

Les causes mécaniques qui rendent la femme stérile peuvent être divisées en deux catégories :

a. Causes qui empêchent l'ovule de descendre dans la cavité de la matrice;

b. Causes qui s'opposent à la pénétration du sperme dans cette même cavité.

a. Dans la première catégorie se rangent :

Les *adhérences des trompes de Fallope.* Cette adhérence, quelquefois naturelle, est le plus souvent la suite d'une péritonite partielle. Elle met obstacle à ce que la trompe puisse remplir ses fonctions, qui consistent à appliquer son orifice ou pavillon sur le point de l'ovaire d'où se doit détacher l'ovule, pour le déposer ensuite dans la cavité de la matrice. (Voir *Anatomie*, p. 138.) Or si la trompe de l'un et de l'autre côté a subi une telle adhérence que son pavillon ne puisse se rapprocher de l'ovaire, il y a stérilité, parce que l'ovule tombe dans la cavité du péritoine, et *cette stérilité est incurable.*

Occlusion du conduit des trompes. Cette occlusion est aussi le résultat de l'inflammation. L'occlusion n'est pas toujours complète, et il peut n'exister qu'un fort rétrécissement, dont le résultat est le même, dès que l'ovule ne peut franchir l'obstacle.

Absence de matrice. Il y a, dans [la science, plusieurs exemples de femmes qui n'avaient point de matrice. Moi-même j'ai eu occasion d'en constater deux : dans l'un de ces cas, le vagin se terminait en cul-de-sac, à dix centimètres de profondeur. Cette femme n'avait jamais eu de règles et était très-bien portante, du reste.

b. En supposant que les obstacles que je viens d'indiquer n'existent pas, et que l'ovule arrive facilement avec toutes ses propriétés dans la matrice, la fécondation peut être rendue impossible par une autre catégorie d'*obstacles qui empêchent le sperme de se trouver en contact avec l'ovule.*

Ces obstacles sont les suivants :

Dureté de la membrane hymen. Quelquefois la membrane qui est le signe de la virginité (fig. 17, 18, 19 et 20, page 48) est tellement épaisse, que ce n'est qu'après plusieurs mois d'efforts que le mari parvient à en triompher. Dans d'autres circonstances, bien plus fréquentes qu'on ne serait tenté de le supposer, l'art est obligé de venir à son aide, pour que le coït puisse s'effectuer. Cette cause n'est pas toujours un obstacle insurmontable à la fécondation, puisque j'ai vu des cas dans lesquels des femmes étaient devenues mères, sans avoir été déflorées; mais ce sont là des exceptions.

Occlusion du vagin. Le conduit musculo-membraneux qui est l'organe de la copulation de la femme peut être bouché par un vice naturel de conformation, par suite d'un accouchement, ou d'une cicatrice vicieuse, résultant soit d'une plaie accidentelle, soit d'une ulcération vénérienne. Dans des cas pareils, le rapprochement est impossible. Le vagin est remplacé par un cordon ligamenteux plus ou moins gros, à l'extrémité duquel existe la matrice. Parfois l'oblitération du vagin est incomplète; mais l'ouverture de communication est tellement étroite, que le sperme ne peut arriver à l'*utérus* qu'avec les plus grandes difficultés. Dans plusieurs circonstances semblables, j'ai dilaté successivement la partie rétrécie, au point que la fécondation et l'accouchement ont pu s'opérer sans encombre.

On rencontre parfois, à une profondeur variable du vagin, une seconde membrane hymen. Une petite incision suffit pour rétablir les conditions normales de la fécondation.

Tumeurs dans la cavité du vagin ou dans son voisinage. Ces tumeurs sont des abcès, des polypes, ou des dégénérescences cancéreuses. Je n'insiste pas sur le mécanisme par lequel ces maladies amènent la stérilité. Chacun en comprend la gravité. Les unes sont curables, les autres sont au-dessus des ressources de l'art; mais, dans tous les cas, l'art est obligé d'intervenir.

Quelquefois *le col de la matrice est oblitéré par une membrane* qui non-seulement empêche le sperme de pénétrer dans l'utérus, mais, en s'opposant à la sortie du sang des règles, peut déterminer des accidents très-graves de rétention des menstrues, et même simuler une grossesse, comme j'ai eu occasion d'en constater récemment un exemple chez une jeune fille.

D'autres fois *le col utérin est fermé* par une sorte de *bouchon de mucus* qui, outre ses qualités délétères pour la vie des zoospermes, leur oppose *mécaniquement* une barrière infranchissable à l'entrée de la matrice.

La *forme conique du col utérin* coïncide presque toujours avec la stérilité. Dans ce cas, le col est pointu (Voir plus loin), très-allongé, et ne présente qu'une ouverture imperceptible. Par son exiguïté, il se dérobe au contact de la verge. De là vient, je pense, l'infécondité qui accompagne si souvent cette disposition.

La dilatation du col, dans des cas semblables, peut être quelquefois tentée avec succès (fig. 153, p. 653).

Adhérences vicieuses du col. Il n'est pas rare de rencontrer, à la suite de l'accouchement, des adhérences du col utérin avec le vagin. La stérilité en est habituellement la conséquence, parce que le sperme ne peut pas être lancé directement dans la matrice.

Les déplacements de matrice. L'antéflexion (fig. 144, p. 614), *la rétroflexion, l'antéversion* (fig. 142, p. 611), *la rétroversion* (fig. 143, p. 613), *l'inclinaison latérale* (fig. 145, p. 616), *le relâchement des ligaments* (fig. 139, p. 606), *le prolapsus ou chute de matrice* (fig. 140, p. 607), sont aussi des causes d'infécondité qu'il suffit d'indiquer pour en faire comprendre le mécanisme.

Quand un corps étranger, comme un *polype* ou un *corps fibreux,* a envahi la cavité de la matrice ou de son col, il n'y a plus de place pour le produit de la conception.

3° Causes relatives de stérilité.

J'ai désigné, sous le nom de *causes relatives de stérilité,* un ensemble de circonstances dans lesquelles peuvent se trouver des personnes qui, avec tous les signes apparents et rationnels de la fécondité, ne peuvent cependant se reproduire. On a vu souvent, en effet, des femmes restées stériles pendant longtemps, devenir fécondes après dix, quinze, vingt et même vingt-deux ans de mariage. C'est après une stérilité aussi prolongée qu'Anne d'Autriche, reine de France, mit au monde Louis XIV. Combien de femmes n'ont pas eu d'enfants avec un premier époux, et en ont facilement avec un second. Un des exemples les plus curieux de ce genre est celui que nous ont transmis les annales de la science. Il remonte au temps où le divorce existait, et où la stérilité pouvait être invoquée comme motif de séparation. Cet exemple peut être rapporté à un *défaut de sympathie* entre les deux époux.

En 1653, le marquis de Langey épousa Marie de Saint-Simon de Courtomer, âgée de treize à quatorze ans, et vécut en parfaite intelligence avec elle jusqu'en 1657. A cette époque, la marquise de Langey accuse son mari d'impuissance. Des experts, chargés par le juge de visiter le mari et la femme, déclarent qu'ils les ont trouvés tels que doivent être des époux. La marquise soutient que, si elle paraît être dans l'état où doit se trouver une femme mariée, c'est l'effet des entreprises brutales d'un impuissant et des efforts d'un amour d'autant plus furieux qu'il est stérile. Pour sauver son honneur, le marquis de Langey demande l'épreuve du congrès : elle est ordonnée; il échoue, allègue des excuses, et sollicite une seconde épreuve qui lui est refusée. Son mariage est déclaré nul; mais il proteste que, malgré les défenses qui lui sont faites de se marier, il contractera une nouvelle union lorsqu'il le jugera à propos. En effet, il choisit pour épouse Diane de Montault de Navailles, et procrée avec elle sept enfants.

Une cause relative de stérilité peut se rencontrer dans la *différence de tempérament*.

Une autre cause existe dans une *disproportion trop grande* entre les *organes sexuels* de l'homme et ceux de la femme.

Un autre motif est la *trop grande différence d'âge* entre les deux époux.

On a remarqué que le coït était souvent suivi de la fécondation, quand le *paroxysme voluptueux existait simul-*

tanément chez l'homme et chez la femme. Or, il est certain qu'il y aura d'autant moins de chances de fécondation, qu'il y aura un intervalle plus considérable entre le spasme érotique de l'homme et celui de la femme.

Une cause relative de stérilité est celle qui résulte de *l'époque du mois* à laquelle la femme se livre au coït. D'après la théorie que le lecteur se rappelle que j'ai donnée de l'évolution de l'ovule et de la cause de la menstruation (Voir page 97), il est facile de conclure que *le temps du mois le plus favorable à la conception est l'époque des règles et les trois ou quatre jours qui les précèdent ou les suivent.*

C'est, en effet, un fait d'observation générale, que ce n'est guère qu'à l'approche des menstrues qu'a lieu la fécondation, puisque ce n'est qu'à cette époque que le passage des ovules dans le canal utérin coïncide avec la présence du fluide qui doit les vivifier.

On voit très-souvent aussi des femmes devenir enceintes après les premiers rapprochements qui suivent une séparation momentanée de quelques semaines ou de plusieurs mois, pendant lesquels les époux se sont gardé une mutuelle fidélité. Ce fait s'explique par l'*élaboration plus parfaite*, la *maturité plus complète du sperme*, après une certaine continence.

Traitement de la stérilité.

La multiplicité des causes, soit générales, soit locales, qui peuvent amener la stérilité ou l'impuissance, fait toucher du doigt l'inefficacité et l'absurdité de tous ces prétendus remèdes contre l'impuissance, remèdes dont l'innombrable liste prouve toute l'inutilité.

La première chose à faire quand on est appelé à donner des conseils à une personne affectée d'impuissance ou de stérilité, c'est de s'appliquer à trouver la cause du mal ; et quand, après avoir pris connaissance des antécédents du malade, on se sera livré, si cela est nécessaire, à un minutieux examen local, on arrivera presque infailliblement à découvrir la source de l'infécondité. D'après le résultat de l'enquête, on devra pouvoir dire au malade si son infirmité est curable, ou si elle est au-dessus des ressources de l'art.

Lorsque la stérilité ou l'impuissance dépendent d'une des lésions matériellement appréciables que j'ai successivement indiquées en énumérant les causes, *le traitement sera celui de ces lésions*, et dans nombre de cas, ainsi que je l'ai fait voir, il sera permis d'espérer des résultats favorables. Mais ce n'est pas ici le lieu d'indiquer le meilleur mode de traitement de ces diverses affections, puisque les malades seraient incapables de se l'appliquer euxmêmes, et qu'ils ont toujours besoin de recourir aux lumières d'un médecin spécialiste.

Je ne parlerai donc, dans ce chapitre, que de la médication à opposer à l'*impuissance nerveuse*.

La première condition à remplir, c'est de *redonner au sperme ses qualités normales*.

L'impuissance amenée naturellement par l'âge doit être regardée comme au-dessus des ressources de l'art ; ce n'est pas sans danger que des vieillards ont quelquefois cherché, par une excitation réellement morbide, à recouvrer momentanément des facultés qui ont abandonné leurs organes flétris. Il en est souvent de même des hommes qui, par un abus extrême de ces facultés, les ont perdues prématurément.

On doit se rappeler qu'en parlant des conséquences de la masturbation (pages 520 et 521) j'ai dit qu'après l'émission du fluide prolifique, ou le spasme érotique provoqué d'une façon quelconque, l'individu tombait dans une sorte d'affaiblissement dont il se rétablissait plus ou moins promptement. Telle est, en effet, la grande loi de la reproduction dans les deux règnes animal et végétal :

« *L'accomplissement de la fonction qui perpétue l'espèce,* « *tue l'individu.* »

Ainsi les plantes annuelles se flétrissent et se dessèchent après la floraison ; les plantes vivaces ne contiennent presque plus de sucs au moment de la fructification ; les oiseaux, après la ponte, entrent dans la mue ; les animaux, à l'époque du rut, après l'acte du coït, perdent une partie de leur vigueur, et leur chair n'est plus aussi succulente. Il me serait facile, en passant en revue chaque espèce, de dire les modifications par lesquelles se manifeste l'épuisement dont je parle.

Dans le cas d'affaiblissement général et local par suite d'un régime débilitant, de jouissances vénériennes anticipées ou excessives, on doit éloigner pendant un certain temps tout ce qui pourrait provoquer les désirs et exciter les organes génitaux. Le malade devra s'adonner à des occupations qui exercent le corps plus que l'esprit, *qui matérialisent son existence.* Il évitera tout ce qui peut exciter l'imagination : telles sont la lecture des romans, la fréquentation des bals, des spectacles. Des promenades prolongées, et même des voyages, pourront être utiles. On combattra tous les points d'irritation, de déperdition ou d'épuisement qui, existant dans quelques-uns des principaux organes, entretiendraient la débilité et le marasme ; puis le malade sera soumis à un *régime pharmaceutique et hygiénique* propre à restaurer, fortifier et reconstituer l'économie animale tout entière.

C'est parce qu'on a employé particulièrement dans ces

circonstances des substances analeptiques, comme *les œufs, le chocolat, le salep, la chair, la laitance des poissons, etc.*, qu'on leur a attribué des *vertus aphrodisiaques* qu'elles partagent avec toutes les matières très-nutritives, susceptibles de développer une riche hématose.

Plus tard, on rendra l'alimentation excitante par l'addition de quelques condiments, comme les épices, la vanille; par l'usage de végétaux aromatiques, ou contenant des principes âcres. C'est sous ce rapport que l'artichaut, le céleri, les champignons, les truffes, etc., ont pu devenir aphrodisiaques.

Ce ne sera qu'avec prudence, et lorsque l'économie aura recouvré l'apparence de force qui lui est naturelle, qu'on passera à l'usage des *moyens capables d'exciter* directement ou indirectement l'*action des organes génitaux*. Toutes les substances *spiritueuses* et fortement aromatiques peuvent être employées pour ranimer les facultés génératrices affaiblies. Celles qu'on a surtout préconisées sont les diverses espèces de *menthe*, la *vanille*, le *safran*, le *gingembre*, le *musc*, l'*ambre gris*, l'*opium* qui, pur ou mêlé à divers aromates, est en si grand usage chez les Orientaux, le *haschych* (extrait des feuilles du chanvre indien).

Certaines substances vénéneuses jouissent au plus haut degré de la propriété aphrodisiaque. L'abus ou l'emploi criminel que l'on pourrait faire de ces substances m'empêche de les désigner ici, et cela d'autant plus qu'elles n'agissent qu'en irritant et enflammant les organes urinaires, particulièrement le col de la vessie.

Depuis longtemps j'emploie avec succès, dans les cas d'impuissance nerveuse, une préparation spéciale, dont l'action est toujours inoffensive et le résultat infaillible. J'en ai donné la formule à plusieurs personnes, qui n'y ont recours que dans les cas de nécessité absolue, parce que ce n'est qu'un adjuvant, et qu'une alimentation réparatrice en même temps qu'un usage modéré du coït dispensent presque toujours d'y avoir recours.

Des *moyens locaux et extérieurs* sont aussi employés pour combattre l'inertie des organes génitaux. Tels sont des *bains froids de rivière*, des *bains de marc de raisin*, des *demi-bains frais*, des *douches* ou *irrigations d'eau*, soit simple, sulfureuse ou aromatique, à diverses températures, sur les reins, le bas-ventre, le périnée, les parties génitales ; des *frictions* sur ces mêmes parties avec des liniments dans lesquels entrent le musc et l'ambre, l'ammoniaque, les cantharides ; des *vésicatoires volants* sur les lombes, les cuisses, le périnée. On connaît l'abus que la débauche a fait quelquefois de moyens qui ont un effet analogue aux précédents : je veux parler de la *flagellation*, de l'*urtication* et du *massage*.

L'*électricité* est aussi un puissant moyen qui m'a rendu de grands services dans les cas d'impuissance nerveuse, rebelle à tous les autres moyens de traitement.

Gall, qui, ainsi que je l'ai dit, avait localisé dans le cervelet le siége des facultés génératrices, pensait que dans l'impuissance nerveuse on devait appliquer les stimulants ou les dérivatifs, selon l'indication à remplir, le plus près possible du siége de ces facultés. Aussi prétend-il avoir obtenu des résultats favorables en plaçant *à la nuque* des sétons, des vésicatoires, ou en faisant sur cette même région des frictions stimulantes avec les substances que j'indique ou des décharges électriques.

Je viens d'esquisser à grands traits la base du *traitement de l'impuissance nerveuse*, de cette stérilité déterminée surtout par les causes générales énumérées plus haut (page 555). Mais comme il existe des circonstances particulières pour chaque malade, les indications à remplir varient selon ces mêmes individualités, et je ne saurais trop engager les personnes atteintes de cette *débilité génératrice* à ne pas entreprendre elles-mêmes leur guérison; car le plus souvent, après bien des essais infructueux, elles reconnaissent leur inhabileté, et pendant ce temps le mal a, pour ainsi dire, pris racine, et est devenu d'une cure plus difficile.

Je leur conseille donc de se confier à un médecin qui, par la nature de ses études et la spécialité de sa clientèle, leur donne toute garantie. Cette marche est d'autant plus nécessaire, que l'analyse des symptômes, et surtout l'*examen de la liqueur prolifique,* auquel il doit se livrer de temps en temps, le tiennent au courant des progrès de la guérison, et, suivant ce qu'il constate, lui font modifier le traitement dans un sens ou dans un autre.

En commençant ce chapitre, j'ai dit que plusieurs causes d'impuissance et de stérilité, et surtout les moyens à y opposer, ne pouvaient pas, sans grande inconvenance, trouver place dans ce livre. Le lecteur devra donc, en faveur de ce motif, me tenir compte des lacunes qu'il pourra constater, d'autant plus que, dans mes consultations écrites, je suis aussi explicite que possible.

C'est la même raison qui m'empêche de placer sous les yeux du lecteur plusieurs pages extraites de mon *cahier de guérisons,* dans lequel est constatée la cure d'un grand nombre de faits très-curieux, cure obtenue après six, huit, dix et même quinze ans de stérilité ou d'impuissance.

Je me contenterai de citer quelques observations attestant les résultats de mon traitement, soit chez l'homme, soit chez la femme.

OBSERVATIONS DE GUÉRISON

DE LA STÉRILITÉ CHEZ L'HOMME.

PREMIÈRE OBSERVATION.

Trente-cinq ans. Marié depuis sept ans ; pas d'enfant ; léger rétrécissement du canal de l'urètre ; dilatation ; guérison ; cessation de la stérilité.

M. B....., âgé de trente-cinq ans, vint me consulter, parce que, depuis sept ans qu'il était marié, il n'avait pas encore pu avoir d'enfants. Il m'apprit que dans sa jeunesse il avait abusé des plaisirs sexuels et de la masturbation. Il avait contracté trois blennorrhagies ; la dernière, à vingt-quatre ans, s'était prolongée pendant deux ans sous forme de *suintement chronique ou goutte militaire*. Depuis son mariage, il n'urinait plus avec la même facilité qu'autrefois. L'éjaculation lui causait une sorte de douleur, et comme il avait une certaine appréhension, il en résultait que le sperme n'était plus dardé convenablement et ne sortait du canal de l'urètre qu'en bavant. L'analyse chimique et l'examen microscopique que je fis de ce liquide me démontrèrent qu'il jouissait de toutes ses qualités normales. Les zoospermes, en particulier, y étaient nombreux, bien constitués et bien vivants. Du rapprochement de ces divers symptômes, mon opinion fut que la stérilité devait être attribuée à l'éjaculation vicieuse du sperme. Par l'emploi de quelques bougies de cire, j'effaçai l'obstacle. Un traitement interne adoucit les qualités naturellement irritantes de l'urine, et bientôt l'éjaculation du sperme s'effectua sans la moindre douleur. M. B..... s'aperçut bientôt des heureux effets de la médication, car sa femme devint enceinte deux mois après le début du traitement.

J'ai pris cette observation au hasard dans plus de deux cents pareilles ; car c'est un fait à peu près constant, que tous les malades affectés de rétrécissement procréent des enfants avec la plus grande facilité aussitôt que j'ai rendu au canal de l'urètre ses dimensions normales. Deux raisons peuvent, dans le cas dont je m'occupe, contribuer à ce résultat : la première, c'est que les malades, recouvrant pour ainsi dire une vie nouvelle dès qu'ils sont débarrassés de leur rétrécissement, se livrent au coït avec une ardeur toute juvénile ; la seconde, c'est qu'aucun obstacle ne s'opposant plus à la libre sortie du sperme, ce liquide est dardé vigoureusement dans les parties les plus profondes des organes génitaux de la femme, condition des plus favorables à la fécondation. (Voir *Physiologie*, page 107.)

DEUXIÈME OBSERVATION.

Trente-deux ans. Impuissance nerveuse, suite de masturbation ; marié depuis trois ans ; impossibilité d'accomplir l'acte vénérien ; guérison complète en trois mois de traitement.

M. L...., employé supérieur d'une administration publique, avait abusé dans sa jeunesse de la masturbation, et bientôt sa santé délabrée en avait ressenti les funestes conséquences. Il était pâle, amaigri, affecté d'une petite toux sèche, nerveuse ; son imagination s'excitait au plus haut degré à la vue d'une femme, ou par la lecture d'ouvrages lascifs, et au plus léger attouchement, la verge, dans une demi-érection, laissait écouler la liqueur prolifique, qui avait perdu la plupart de ses propriétés. Il lui était impossible d'avoir des rapports avec une femme, parce que d'abord sa verge n'entrait qu'en une demi-érection, et que, d'un autre côté, l'éjaculation se faisait avec une telle promptitude, que l'acte ne pouvait pas matériellement s'accomplir. On lui avait conseillé le mariage, dans l'espérance que la régularité et le calme de la vie maritale rendraient à ses organes la vigueur normale. Mais la *virilité*, loin de reparaître, avait continué de s'éloigner d'organes épuisés, et tous les efforts qu'excitait en lui la honte de paraître impuissant ne servaient qu'à lui démontrer toute l'étendue de son mal.

Après avoir essayé différents remèdes, il vint me confier sa position. J'examinai le liquide, qui s'écoulait chez lui au plus léger attouchement, et l'inspection microscopique me démontra qu'il n'avait de sperme que le nom, et que ce liquide était totalement dépourvu d'animalcules spermatiques. Des corpuscules arrondis, présentant au centre un point brillant, remplaçaient les zoospermes.

Je fis comprendre à M. L..... que la première condition de succès du traitement que j'allais entreprendre sur lui consistait dans une abstinence absolue de toute espèce de plaisirs vénériens. Je proscrivis toute lecture qui aurait pu retracer à son imagination ardente des tableaux érotiques. Il distribua son temps de manière à être complétement occupé, et accablé de fatigue le soir. Il suivit un traitement tonique et réparateur, aidé d'un régime approprié.

Tous les soirs il prit un quart de lavement glacé, et, de deux en deux jours, des douches d'eau fraîche sur les reins, le périnée et le bas-ventre.

Un mois après ce traitement rigoureusement suivi, le malade ressentait un mieux notable; les érections étaient plus fortes et plus durables; le sperme contenait quelques animalcules bien vigoureux, et d'autres, en plus grand nombre, incomplétement formés, mourant peu de temps après l'émission. Enfin, trois mois de médication le rendirent à une santé parfaite. Mais je l'engageai toujours à n'user du coït que très-régulièrement et d'une manière discrète. Son retour à l'état normal lui fut confirmé par la grossesse de sa femme.

TROISIÈME OBSERVATION.

Trente ans. Infection syphilitique constitutionnelle; absence d'animalcules spermatiques dans le liquide générateur; impuissance consécutive; traitement dépuratif; retour à la santé et à la virilité.

M. D....., âgé de trente ans, vint me consulter, il y a deux ans, pour être traité d'une impuissance qui lui causait de vifs chagrins dans son intérieur. Il était marié depuis cinq ans à une dame veuve, qui avait eu de son premier mari deux enfants en deux ans. Ces deux enfants avaient succombé dans les trois premières années de leur naissance, et la mère en désirait ardemment d'autres. M. D..... lui-même était péniblement affecté de n'avoir pas d'héritiers. Dans l'historique de ses antécédents, je constatai une maladie vénérienne incomplétement traitée ou *blanchie*, comme on dit vulgairement. Son sperme, soumis à l'examen microscopique, n'offrait que de rares et peu vivaces animalcules spermatiques. Je lui fis les recommandations habituelles d'abstinence. Je le soumis à un traitement dépuratif prolongé (quatre mois); puis je lui fis suivre un régime tonique et réparateur, dont le résultat fut des plus satisfaisants pour sa santé, jusque-là peu solide, et pour sa postérité, puisque sa femme accoucha il y a six mois d'un garçon fort et bien constitué.

Voir aussi le fait rapporté à la page 368.

Le lecteur, pour d'autres observations de stérilité chez l'homme, n'a qu'à se reporter aux différentes causes d'impuissance que j'ai signalées au commencement de ce chapitre, et il concevra sans peine comment certains détails sont nécessairement omis. Les malades qui me consulteraient par écrit recevraient toutes les communications d'observations qui se rapporteraient à leur cas spécial.

OBSERVATIONS DE GUÉRISON

DE LA STÉRILITÉ CHEZ LA FEMME.

La plupart des maladies de matrice (Voir page 631) sont un obstacle à la fécondation. Dans quelques-unes, la conception est tout à fait impossible; dans d'autres, quoique exceptionnelle, elle peut encore avoir lieu. Ainsi, dans le cancer, par exemple, on observe de temps en temps des exemples de fécondation; mais le plus souvent, et cela fort heureusement pour l'enfant, la grossesse est interrompue par une fausse-couche. D'autres affections utérines, comme les antéversions (fig. 142, p. 611), rétroversions (fig. 143, p. 613), flexions de la matrice sur elle-même, en avant (fig. 144, p. 614), en arrière ou sur les côtés, inclinaisons latérales (fig. 145, p. 616), chutes ou prolapsus (fig. 139, p. 606, et 140, p. 607), sont une cause de stérilité fréquemment insurmontable. Quand on est parvenu à guérir ces maladies, l'aptitude à la fécondation existe de nouveau.

Aussi les observations qui sont détaillées au chapitre *Maladies de matrice* peuvent-elles être considérées comme des cas de guérison de stérilité; ce qui se conçoit facilement, du reste, puisque l'organe, débarrassé de toute espèce de souffrance, est plus apte à remplir les fonctions pour lesquelles il a été créé. Les observations que je consigne ici seront donc complétées par celles qui sont rapportées au chapitre dont je viens de parler. (Voyez page 619.)

PREMIÈRE OBSERVATION.

Vingt-quatre ans; mariée depuis six ans, sans enfants. Menstrues régulières chaque mois. Bouchon de mucus fermant l'entrée de la matrice. Traitement de quinze jours. Grossesse après deux mois de guérison. Accouchement heureux.

Madame D....., âgée de vingt-quatre ans, n'avait pu avoir d'enfants après six ans de mariage. Cependant elle semblait être dans les conditions les plus favorables pour devenir enceinte. Les règles venaient exactement, chaque mois, sans douleur. Elle n'avait pas de flueurs blanches, et jouissait d'ailleurs d'une santé parfaite. On vint me consulter, et son mari m'assura qu'il était certain que l'obstacle à la fécondation ne venait pas de son fait. J'examinai cette dame à deux reprises différentes, avant et après les règles, et je pus constater que, dans ces deux circonstances, le col ou l'orifice de la matrice était fermé par un véritable bouchon de mucus transparent, très-consistant et difficile à pouvoir enlever (Voir fig. 132, p. 601). Ce peloton de glaires s'opposait à la pénétration du sperme dans la cavité de la matrice. Je modifiai la sécrétion des glandes du col utérin par deux ou trois cautérisations légères faites au moyen de mon porte-caustique (fig. 138, p. 604). Cette petite opération est si inoffensive, que la malade n'en eut même pas conscience. Je fis prendre, à l'intérieur, l'eau de Vichy pour fluidifier les sécrétions. En quinze jours, la sécrétion, changeant de nature, cessa d'oblitérer l'entrée de la matrice, et j'annonçai au mari que, du côté de sa femme, rien ne s'opposait plus à la fécondation. Trois mois plus tard, cette dame vint m'annoncer qu'elle se croyait enceinte ; mais elle redoutait beaucoup le moment de la délivrance. Je la rassurai à cet égard, et, huit mois après, madame D..... accoucha d'un garçon, ce qui mit le comble à sa joie.

DEUXIÈME OBSERVATION.

Vingt-sept ans. Un enfant à dix-neuf ans. Depuis lors, stérilité. Pas de flueurs blanches. Règles abondantes. Existence d'un polype à l'entrée de la matrice. Excision. Grossesse trois mois plus tard. Quatre enfants à un an de distance.

Madame V......., âgée de vingt-sept ans, ayant appris

d'une dame de ses amies que je m'occupais spécialement des maladies de matrice, vint un jour réclamer mes conseils pour savoir la cause de sa stérilité. Mariée à dix-huit ans, elle était accouchée, dix mois après, d'un enfant qui n'avait vécu que quelques jours. Les suites de couches avaient été assez heureuses. La mort de cet enfant l'avait beaucoup affectée ; mais on lui avait fait aisément comprendre qu'elle aurait bientôt réparé cette perte. Cependant, malgré son vif désir d'être mère, les années s'écoulaient, et elle restait stérile. Madame V..... ne pensait pas que la médecine pût intervenir efficacement dans ces circonstances, et ne me consultait que pour n'avoir, selon son expression, *rien à se reprocher*. L'examen me fit reconnaître, à l'entrée du col utérin, un petit polype de la grosseur d'une noisette, dont je fis l'excision séance tenante. Six mois après, cette dame m'apprit qu'elle était enceinte de trois mois ; et depuis lors elle a eu quatre enfants, à un an de distance l'un de l'autre.

TROISIÈME OBSERVATION.

Trente ans. Deux enfants à dix-huit et à vingt ans. Depuis cette époque, stérilité. Flueurs blanches ayant la propriété de tuer instantanément les animalcules spermatiques. Guérison des flueurs blanches. Grossesse quatre mois après le retour à la santé.

Cette observation est la confirmation très-curieuse de la cause indiquée page 572. Madame L......, âgée de trente ans, avait eu deux enfants, à dix-huit et à vingt ans. Depuis cette époque jusqu'à l'âge de trente ans, elle n'avait pas eu de grossesse. La mort de ses deux enfants, arrivée à très-peu d'intervalle, affecta profondément cette dame, qui tomba dans une maladie de langueur dont elle ne guérit que par la distraction de longs voyages. Elle désirait ardemment, mais sans espoir, une nouvelle grossesse. Son mari vint me demander mon avis; après lui avoir fait diverses questions sur la santé de sa femme, je lui recommandai un traitement tonique qui, à mon avis, devait suffire pour placer madame L... dans des conditions normales de fécondation. Cette médication fut suivie exactement pendant trois mois, avec de légers changements, et sans succès. Jusque-là cette dame s'était refusée à tout examen. Je déclarai qu'il m'était impossible de continuer à donner des conseils sans recourir à l'inspection locale, et que certainement il devait exister un obstacle mécanique à la fécondation. Cet examen me permit de constater que tous les organes étaient dans leur état normal. Je ne savais plus à quelle cause attribuer la stérilité, quand j'eus l'idée de recueillir quelques gouttes d'un liquide épais, blanc, qui baignait le col de la matrice. Je le mêlai avec du sperme de M. L....., et voici ce que j'observai au microscope. Le liquide séminal était normalement constitué, et renfermait, en très-grand nombre, des animalcules spermatiques bien vigoureux; aussitôt qu'entre les deux lames de verre je faisais glisser quelques parcelles du liquide laiteux recueilli sur le col utérin de madame L......., on voyait les animalcules, tout à l'heure si vivaces, devenir plus lents dans leurs mouvements, puis peu à peu cesser de faire onduler leur queue, et enfin mourir. Je ne doutai pas qu'on ne dût attribuer à la funeste action des flueurs blanches de madame L..... sur les spermatozoaires sa stérilité, et je la traitai dans le but de modifier cette sécrétion. Après quatre cautérisations très-légères faites dans la cavité du col utérin au moyen de mon porte-caustique, quelques bains et des injections émollientes, je dus croire

que j'avais détruit le véritable obstacle; car madame L.....
devint enceinte, et accoucha fort heureusement d'une fille.

QUATRIÈME OBSERVATION.

*Vingt-six ans. Règles douloureuses. Violentes coliques
chaque mois. Rétrécissement du col utérin. Stérilité
pendant cinq ans. Dilatation du col. Cessation de la
dysménorrhée. Grossesse.*

Madame G....., âgée de vingt-six ans, était mariée depuis cinq ans. Dès sa puberté, elle avait ressenti à l'époque
menstruelle des coliques très-violentes, et, pendant deux à
trois jours, elle était obligée de garder le lit. Le médecin
de sa famille avait dit que le mariage et une grossesse feraient cesser les douleurs. Mais, loin de se calmer, ses
souffrances mensuelles avaient plutôt augmenté, et pendant cinq ans elle n'avait pu avoir d'enfants. Elle consulta
divers médecins, non pas tant pour faire cesser la stérilité
que pour être débarrassée de ces coliques. Dans ce but,
elle prit une foule de médicaments sans obtenir aucun résultat. Enfin, lasse de souffrir, elle vint réclamer mes
conseils.

Je constatai une étroitesse notable du col utérin, et je
pus promettre à madame G..... que, non-seulement elle
n'aurait plus de douleurs pour être réglée, mais que la stérilité cesserait en même temps. Je dilatai, tous les deux
jours, le col utérin pendant une demi-heure d'abord avec
une bougie de gomme élastique. Madame G.... prenait un
bain de son, de deux heures, après chaque opération de
dilatation. Au bout de quatre séances, le col fut assez
élargi pour permettre l'introduction d'un morceau d'é-
ponge préparée à la cire, qui, se dilatant par la chaleur,

produisait sans efforts violents l'agrandissement désirable. Quand j'avais introduit ce fragment d'éponge, cette dame retournait chez elle, et le gardait tant qu'elle pouvait le supporter. Ensuite il lui était facile de le retirer, au moyen d'un cordonnet de soie qui sortait au dehors. Au bout d'un mois de ce traitement et de l'usage interne de l'eau de Vichy, cette dame eut, pour la première fois, ses règles avec si peu de coliques, qu'elle se considérait comme guérie. Les mois suivants, les douleurs avaient disparu, et la guérison fut complétée par une grossesse qui eut lieu cinq mois après le début du traitement.

Remarques. Cette étroitesse du col est une des causes les plus fréquentes de stérilité. Elle peut affecter l'entrée du col utérin, ou l'orifice interne ; d'autres fois, c'est vers le milieu de la cavité qu'existe un véritable rétrécissement, analogue aux coarctations urétrales chez l'homme. Cette étroitesse de la cavité du col se reconnaît au toucher, et les femmes présentent alors ce qu'on désigne sous le nom de *col conique* (fig. 153, page 653). C'est, le plus souvent, chez les femmes qui n'ont pas eu d'enfants, qu'on observe les rétrécissements dont je parle ; ils sont alors *naturels, congéniaux*. D'autres fois, les femmes chez lesquelles ils existent ont déjà eu un ou plusieurs enfants, et c'est le plus souvent à la suite d'un accouchement laborieux que se fait ce resserrement ; il est alors *accidentel* ou *acquis*.

Outre les deux moyens de dilatation dont j'ai parlé tout à l'heure, j'ai fait construire un instrument dilatateur, pince à trois branches, que j'introduis fermé dans la cavité du col, puis dont j'écarte progressivement les branches. Enfin quand l'obstacle n'est constitué que par une bride, une membrane, je n'hésite pas à faire une petite incision. Mais, quel que soit le procédé auquel j'aie recours, le résultat est toujours certain : *avec l'élargissement du col cessent les douleurs de la menstruation et la stérilité.*

CINQUIÈME OBSERVATION.

Vingt-deux ans. Mariée à dix-sept ans. Pas d'enfants. Flueurs blanches abondantes. Pâles couleurs. Traitement tonique et ferrugineux. Guérison. Grossesse trois mois après.

Madame O....., vingt-deux ans, n'avait pas eu d'enfants après cinq ans de mariage. Elle présentait tous les symptômes de la chlorose : teinte jaune paille du visage ; palpitations de cœur ; essoufflement au moindre exercice ; maux d'estomac ; appétit capricieux ; dégoût de la viande ; appétence très-vive pour les acides ; langueur et faiblesse générales ; tendance au sommeil ; flueurs blanches abondantes ; sang des règles très-pâle. Je fis suivre à cette dame un traitement tonique et ferrugineux pendant six semaines. Sous l'influence de cette médication, elle reprit tous les signes de la plus brillante santé : le sang des règles devint riche et d'un rouge vif, les flueurs blanches disparurent, et, trois mois après, une grossesse commençante vint confirmer l'heureux effet de ce traitement.

SIXIÈME OBSERVATION.

Vingt-six ans. Stérilité suite d'infection vénérienne gé nérale. Traitement dépuratif de trois mois. Guérison de la syphilis. Grossesse. Accouchement à terme d'un enfant bien portant.

Madame H....., âgée de vingt-six ans, était mariée depuis sept ans, et avait éprouvé de violents chagrins depuis son mariage. Peu de temps avant leur union, son mari avait été atteint d'une maladie vénérienne grave, et s'était adressé à un charlatan qui l'avait, comme on dit vulgairement, *blanchi*, en l'assurant qu'il était radicalement guéri et qu'il ne pouvait communiquer aucun mal. Il ne tarda pas à s'apercevoir que lui-même était loin d'être guéri, et que sa jeune femme éprouvait des symptômes non équivoques d'infection vénérienne. Au lieu de lui avouer franchement la vérité, il la dissuada de consulter un médecin, et lui fit suivre une médication adoucissante qui calma pour le moment les accidents locaux. Mais le virus avait empoisonné le sang, et bientôt se manifestèrent des symptômes tels, qu'il fut impossible de déguiser plus longtemps la vérité. Elle fut soumise alors à un traitement mercuriel qui améliora sa position, mais qui ne put être suivi régulièrement, à cause des complications du côté des intestins. Au bout de six mois de traitement, le médecin la déclara complétement guérie.

Six ans plus tard, elle vint me consulter pour savoir si je pourrais trouver la cause de sa stérilité et y remédier. Après avoir pris connaissance de ces antécédents, je ne doutai pas qu'il ne fût resté un principe syphilitique dans le sang. Je la soumis à un traitement dépuratif pendant trois mois, et j'eus la satisfaction de voir mon diagnostic confirmé. Cette dame, en effet, devint bientôt enceinte, et accoucha à terme d'un enfant bien portant.

MALADIES DE MATRICE.

Ainsi que je l'ai dit dans la Préface de cette nouvelle édition, mon intention avait été d'abord de réunir en un volume séparé toutes les maladies des voies urinaires et de la génération qui sont particulières à la femme. Mais la plupart de ces affections sont tellement liées dans l'un et l'autre sexe, et de leur comparaison résultent des enseignements tellement précis pour le lecteur, que j'ai dû mettre de côté les considérations d'accroissement de dépenses et les éditer en un seul et même ouvrage.

On trouvera donc éparses dans tout le cours de ce livre les diverses questions qui se rattachent aux voies uro-génitales de la femme. Ainsi les pages 33, 83, 96 *et passim* montrent en détail l'*anatomie* et la *physiologie* de ces organes; les phénomènes qui se rattachent à l'*éruption des règles,* à la *fécondation*, à la *grossesse* et à l'*accouchement,* sont traités aux pages 98, 107, 115 et 132; aux pages 340 et 363, je parle des *écoulements blennorrhagiques* et des *accidents syphilitiques* propres à la femme; l'*onanisme* et les *causes de la stérilité* sont appréciés aux pages 517 et 571. A tous les autres chapitres, j'ai soin d'indiquer les modifications imprimées à la maladie par les *particularités de structure* du sexe féminin.

Celui-ci est exclusivement consacré aux affections si nombreuses et si variées de la matrice et de ses dépendances. C'est la collection qu'on réunit habituellement sous le nom générique de MALADIES DES FEMMES.

La fréquence de ces maladies, et les graves conséquences qu'elles ont sur la santé générale des femmes, expliquent assez l'intérêt que, de tout temps, les médecins ont apporté dans l'étude et le traitement des affections utérines. Les anciens, qui n'avaient pas à leur disposition les moyens d'exploration que la science a mis actuellement entre nos mains, connaissaient déjà très-bien les relations sympathiques qui existent, chez la femme, entre la matrice et les autres organes du corps, et ils les avaient même un peu trop généralisées en disant :

Propter uterum mulier tota morbus.

(Toutes les souffrances de la femme proviennent de la matrice.)

Il n'est peut-être, en effet, aucun viscère qui soit plus souvent malade; et dans presque toutes les maladies des autres organes, la matrice, pour peu que l'affection se prolonge, joue un certain rôle, comme complication ou retentissement. On se rendra parfaitement compte de la fréquence de cette sorte de maladies, si l'on veut réfléchir à la délicatesse de texture de cet organe, à l'importance de ses fonctions et aux changements qu'il est destiné à subir sous le rapport de son volume et de ses propriétés.

Causes. L'influence des fonctions de la matrice sur ses souffrances est si vraie, que les affections utérines sont rares aux deux *périodes extrêmes* de la vie, comparativement à ce que l'on observe dans la *période moyenne*. Depuis l'enfance jusqu'à la puberté, cet organe est dans une espèce de sommeil, aucun acte physiologique ne s'accomplit en lui; il est exempt de souffrance. De même, quand il a accompli sa période d'activité, l'utérus retombe dans une espèce d'inertie ; son volume diminue, et les maladies chroniques dont il est quelquefois le siége, passé cinquante ans, ont leur source dans les actes physiologiques, ou ne sont que la suite d'affections survenues antérieurement et qui ne sont pas encore guéries ; tels sont les *cancers, déplacements, tumeurs, kystes*, etc.

C'est surtout dans la période intermédiaire de la vie, de quinze à quarante-cinq ans, qu'on voit survenir les diverses maladies de l'organe gestateur. En effet, à partir de la puberté, la matrice s'éveille, et son aptitude à remplir les importantes fonctions qui lui sont dévolues semble être la cause de ses souffrances. Aussi, est-ce à partir de cet âge qu'on voit survenir les *troubles de la menstruation* (Voir p. 98) : *règles immodérées ou douloureuses, retard ou suppression*. Pendant la grossesse (Voir p. 115), les changements que doit subir l'utérus dans son volume, sa position, sa texture, sa circulation, l'exposent à un grand nombre de maladies, telles que les *pertes*, les *déplacements*, etc., etc. Le travail de l'accouchement, les manœuvres nécessaires avec la main ou le forceps, quand la parturition est difficile, et surtout les suites de couches, sont des causes fréquentes d'affections plus ou moins graves, telles qu'*engorgement, relâchement, chute, antéversion, rétroversion, plaies, ulcères* et souvent *cancer*. Il n'est presque aucune femme venant réclamer des conseils pour une maladie de matrice, qui n'attribue son mal à un accouchement antérieur.

Enfin l'acte du *coït* et toutes les conditions qui s'y rattachent, *l'abus comme la privation des plaisirs sexuels, la masturbation* (Voir p. 517) *et les maladies vénériennes* (Voir p. 340 et 343), sont, pour l'utérus, d'actives causes de souffrances.

Une si grande variété de maladies donne nécessairement lieu à des *symptômes* très-divers et très-variés, que je vais passer sommairement en revue. Un symptôme commun à presque toutes est une *douleur locale* plus ou

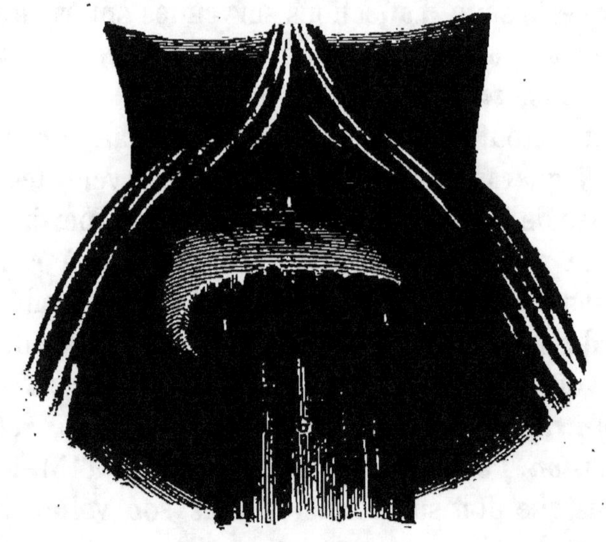

FIGURE 132.

Représentant une section de la matrice et son col affecté de catarrhe utérin.

C, le col de la matrice très-engorgé.
VV, le fond du vagin, dont on a fendu la paroi antérieure et écarté les lambeaux pour laisser voir le col.
II, l'ouverture du col de la matrice qui est agrandi par suite de l'engorgement.
U, ulcération circulaire qui règne sur les deux lèvres du col, et pénètre dans la cavité (Voir fig. 149, p. 629).
G, *glaires visqueuses* sécrétées par les follicules de la cavité du col et du corps utérin, et s'écoulant en nappe par l'orifice II.

moins intense, continue ou intermittente et qui retentit dans les reins, le siége, le bas-ventre, le pli de l'aine et la partie supérieure des cuisses. Parfois légère, superficielle ou obscure, elle semble quelquefois pénétrer dans la profondeur des os du bassin. D'autres fois la douleur est tout à fait absente, ou n'est provoquée que par la palpation, et il m'arrive assez fréquemment de constater de graves désordres et une désorganisation avancée de ce vis-

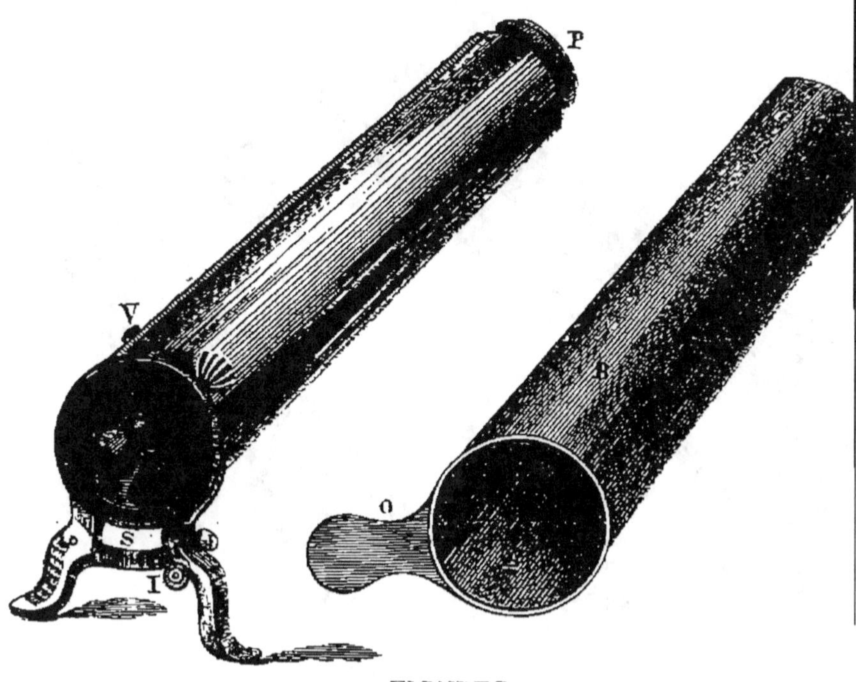

FIGURES

133.   et   134.

La figure 133 représente un spéculum à trois valves, fermé comme pour s'en servir.

(Pour compléter l'explication, voir aussi la figure 135.)

P, l'extrémité de l'embout.

V, bouton sur lequel on presse afin de séparer la valve mobile (V, fig. 135).

S, crémaillère le long de laquelle glissent les deux pieds du manche.

I, vis de pression destinée à maintenir fixe l'écartement qu'on veut donner à l'instrument.

La figure 154 représente un spéculum plein.

B, le corps de l'instrument.

A, sa surface intérieure, dont le poli fait office de miroir.

O, son *manche ou queue.*

cère, sans que la douleur ait particulièrement attiré l'attention des malades.

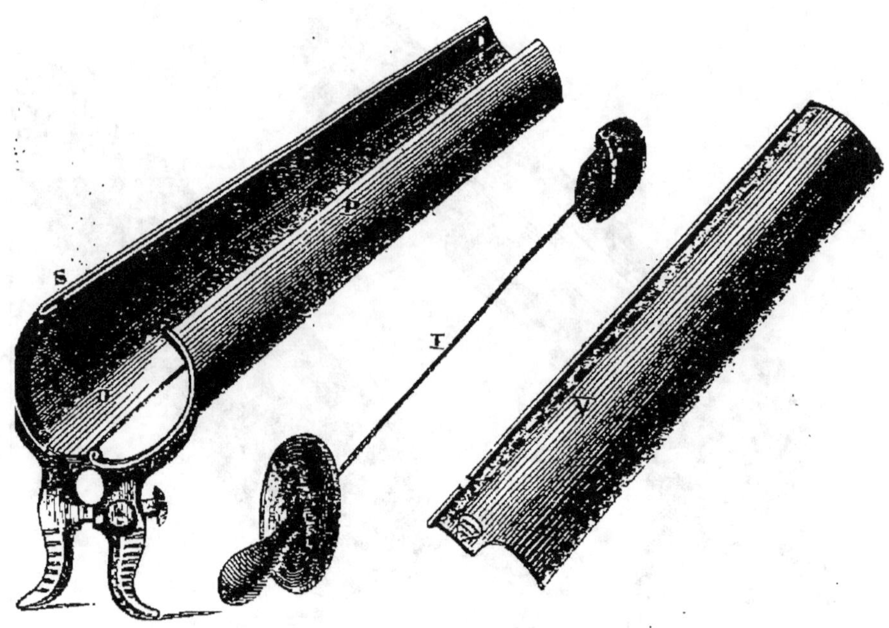

FIGURE 135.

Représentant le spéculum à trois valves démonté.

S, valve qui porte à son bord libre une rainure destinée à recevoir la valve mobile V.

P, seconde valve, articulée en O avec la valve S.

V, la valve mobile.

I, l'embout qui, dans le spéculum fermé, remplit sa cavité et facilite son introduction.

La douleur peut être aussi remplacée par une *démangeaison insupportable,* pour laquelle seule souvent les malades viennent réclamer des soins.

Les autres symptômes qui indiquent les maladies de matrice sont les *dérangements dans les règles*, qui sont

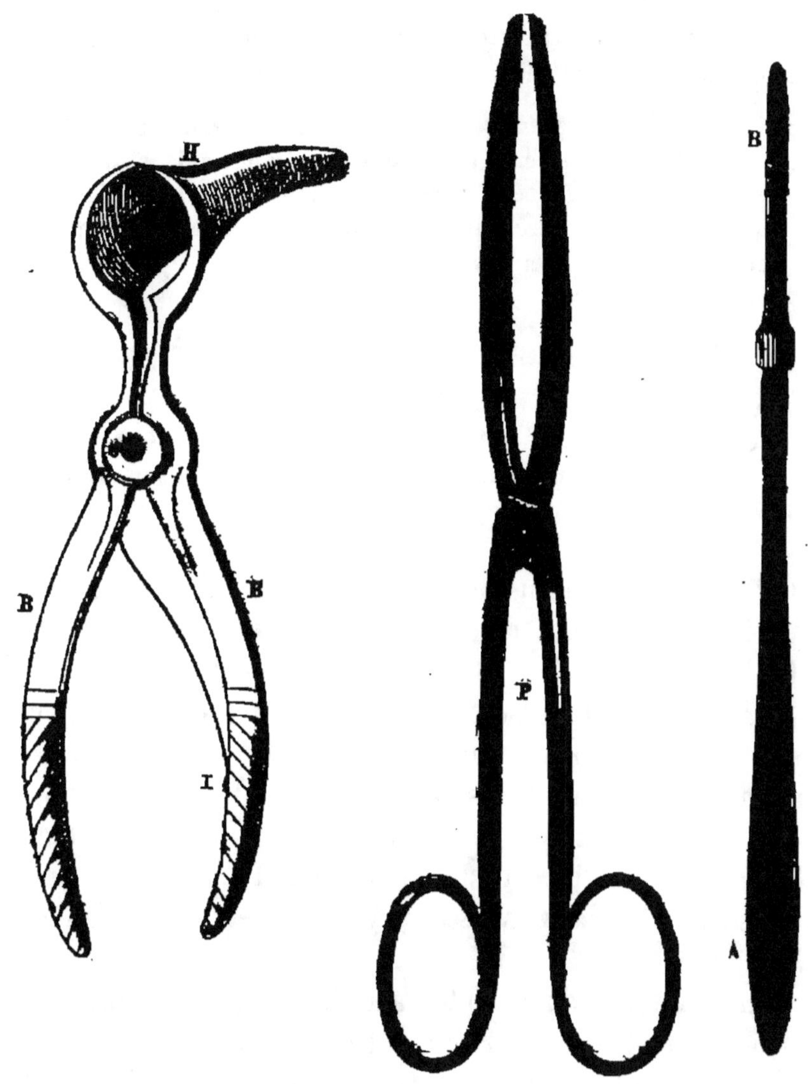

FIGURES

136,   137,   138.

La figure 136 représente le spéculum du canal de l'urètre à deux valves.

O, articulation des deux valves.

I, ressort d'acier qui maintient les deux valves rapprochées.

BB, les deux branches qu'on rapproche pour écarter les deux
valves H.

(Cet instrument sert surtout à constater les maladies de la partie profonde du canal de l'urètre chez la femme.)

La figure 137, P, *représente une pince* dont les branches très-longues portent, entre leurs mors, des bourdonnets de charpie ou
de coton cardé, destinés à détacher de la surface du col la sanie
ou les glaires qui dérobent le mal aux regards, et à porter sur
cette même région les divers caustiques liquides dont on a fait
choix.

La figure 138 *représente un porte-caustique solide.*

A, le manche.

B, le crayon caustique, soit nitrate d'argent fondu (*pierre infernale*), soit potasse à l'alcool mêlée de chaux (*caustique de
Vienne*).

difficiles, douloureuses, éprouvent des retards, se suppriment ou coulent assez abondamment pour constituer
des hémorrhagies.

Parfois encore ce sont des *pertes de sang* dans l'intervalle des époques, qui en imposent quelquefois aux
malades pour des retours de leurs règles, mais dont l'abondance et la répétition, à des intervalles tout à fait irréguliers, dénotent le caractère morbide. Dans ces derniers
cas surtout, le sang est assez peu coloré et mêlé à d'autres
liquides.

Ailleurs, soit dans l'intervalle de ces pertes, soit indépendamment d'elles, il apparaît des *écoulements* glaireux
transparents ou puriformes. Ces derniers sont tantôt blancs,
jaunes, verdâtres, tantôt rougeâtres et sanieux.

Leur *odeur* est quelquefois nulle, et parfois d'une fétidité repoussante.

51.

La manière dont ces écoulements *tachent le linge*, peut aussi fournir d'utiles renseignements sur la nature de la

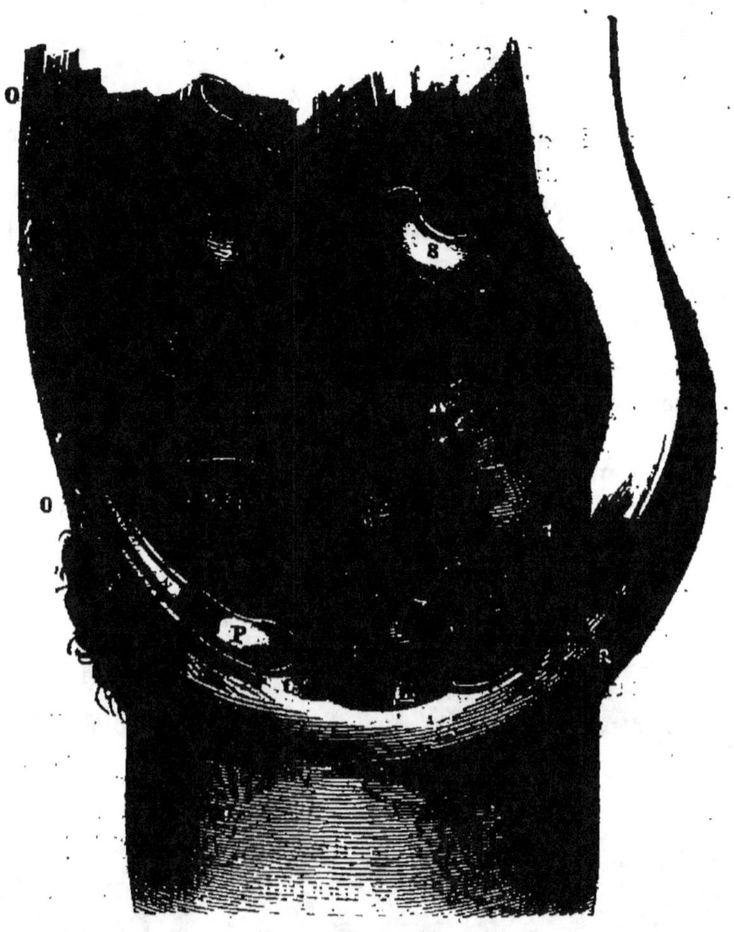

FIGURE 139.

Représentant l'abaissement de la matrice et le relâchement des ligaments.

(Coupe d'avant en arrière sur la ligne médiane.)
OO, la paroi antérieure du ventre.
UU, la face interne de la cuisse droite.
II, l'intestin rectum.

R, l'anus,

V, la vessie.

P, l'os pubis.

S, l'articulation de l'os iliaque avec le sacrum.

C, le clitoris.

H, l'ovaire du côté gauche.

T, le pavillon de la trompe du même côté.

Z, le corps de la matrice, qui déprime et gêne par son abaissement
la vessie V et l'intestin rectum II.

A, le col de la matrice, qui descend très-bas dans le vagin B.

B, le vagin raccourci par le refoulement du corps et du col de la
matrice.

B', le cul-de-sac antérieur du vagin.

B", le cul-de-sac postérieur : tous deux, par suite de l'abaissement de la matrice, sont beaucoup plus profonds qu'à l'état
normal.

maladie, et quand des malades éloignées me consultent, je
ne manque jamais de me faire envoyer une portion de tissu

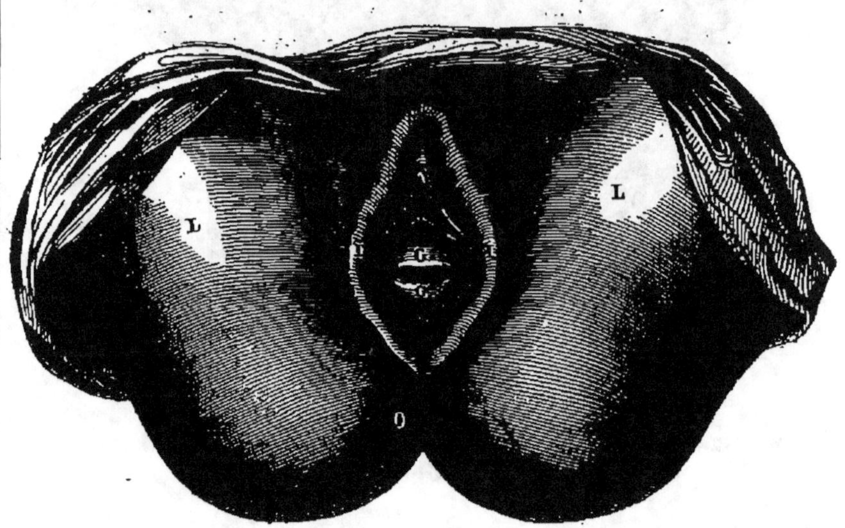

FIGURE 140.

Cette figure, qui est le complément de la précédente, *représente la chute de la matrice et sa sortie à travers les organes extérieurs de la génération.*

LL, les fesses relevées et fortement écartées.

O, l'anus.

GG, le col de la matrice engorgé fait saillie entre les grandes lèvres II.

Quelquefois cette tumeur est beaucoup plus prononcée. Je l'ai vue plusieurs fois, affectant le volume d'une tête d'enfant, pendre entre les jambes de la femme, au point de rendre la marche pres-que impossible.

imprégné de ces liquides, afin de constater, par l'analyse physique, chimique et microscopique, le genre et le degré de gravité de la maladie.

Deux moyens d'exploration de la plus haute importance ajoutent certains traits distinctifs aux affections dont je m'occupe, et fournissent des renseignements infaillibles : ce sont le *doigt* et l'*œil*, le *toucher* et le *spéculum*.

Aussi quand , par l'ensemble des souffrances accusées par la malade, le médecin a lieu de soupçonner l'existence d'une affection de la matrice, il doit, en faisant comprendre à la femme la gravité de sa position, lui démontrer la né-cessité de ces deux explorations, qui, outre qu'elles lèvent tous les doutes, sont, dans le plus grand nombre des cas, indispensables pour le traitement.

En effet, certaines tumeurs font au bas-ventre une sail-lie facile à constater par la vue; mais la *palpation* en dé-termine, avec plus de justesse, la forme et les dimensions, et sert à en apprécier la mobilité et la consistance. Par la simple inspection, on constate également les chutes et le renversement de la matrice, et quelquefois la présence d'un polype qui se présente hors de la vulve.

Mais c'est surtout à l'aide du *doigt* (*toucher*), introduit dans le vagin BB (fig. 142, p. 611), qu'on reconnaît la plupart des maladies de la matrice. On peut apprécier, de cette manière, les modifications de chaleur et de sensibilité du col, A, et du corps de la matrice, les changements de position, M (*ibid.*), de volume, de forme et de consistance; la destruction d'une partie ou de la totalité de cet organe (TT', fig. 146, p. 618); les fongosités, polypes ou autres corps étrangers développés à sa surface (P, fig. 151, page 645), dans sa cavité, ou faisant saillie entre les lèvres de son col.

A l'aide du *spéculum* (ou miroir), l'œil voit les altérations de grandeur (UU, fig. 148, page 626), de forme, de direction du col de la matrice; les changements de couleur qu'il peut offrir, tels qu'une rougeur vive, des plaques jaunâtres irrégulières, des inégalités, des granulations (C, fig. 147, page 620), des érosions superficielles ou profondes, et les tubercules cancéreux par où débute souvent l'affection carcinomateuse de l'utérus.

Par le moyen du spéculum, on voit aussi les *divers liquides* qui s'écoulent de son orifice (II, fig. 132, p. 601), tels que du mucus souvent visqueux et transparent comme du blanc d'œuf, parfois opaque, laiteux, jaunâtre; du sang pur, liquide ou en caillots, et de la sanie purulente.

A ces symptômes locaux, à ces signes physiques fournis par l'organe malade lui-même, se joignent souvent d'autres phénomènes morbides dans les organes voisins, *la vessie*, V, *et le rectum* (III, fig. 143, page 613). Tels sont les besoins fréquents d'uriner, les douleurs en urinant, et même la rétention d'urine ou son incontinence; la constipation et les pesanteurs si incommodes que les malades affectées de descente de matrice éprouvent sur le fondement.

Mais ce n'est pas seulement sur les organes voisins que réagissent les maladies de la matrice. Ainsi que je l'ai dit en commençant, ces affections amènent un trouble général, nerveux surtout, tellement intense, que souvent l'affection principale et primitive disparaît, et que les malades ne viennent accuser au médecin que des souffrances qui semblent n'avoir aucun rapport avec les maladies de la

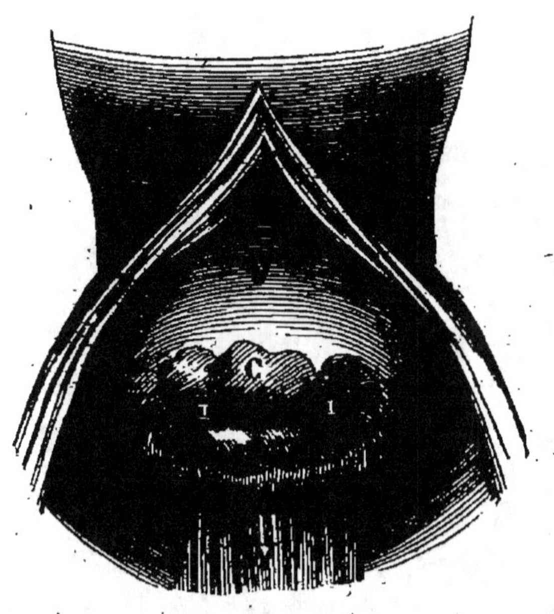

FIGURE 141.

Représentant un engorgement avec ulcération très-prononcée des deux lèvres et de la cavité du col de la matrice.

V, le haut du vagin, dont la paroi supérieure a été divisée, et les lambeaux écartés pour laisser voir le col.
U, le col utérin très-engorgé.
II, la cavité du col très–dilatée.
C, ulcération profonde qui a envahi les deux lèvres du col, et qui se prolonge dans la cavité (Voir fig. 149, p. 629).

matrice. Ainsi on peut voir, dans les observations qui suivent, l'exemple d'une dame qui présentait tous les symptômes de la folie, et dont les idées reprirent leur cours régulier dès qu'elle fut guérie d'un ulcère qu'elle portait à la matrice, et qui avait été méconnu pendant dix ans.

C'est surtout par les *troubles du système nerveux et des*

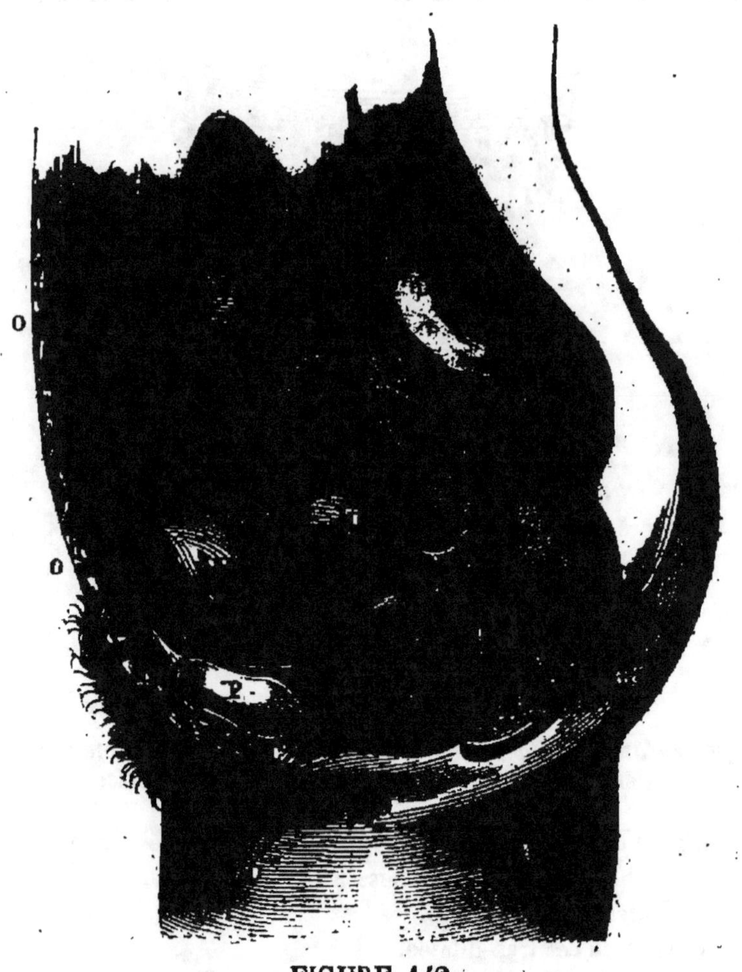

FIGURE 142.

Représentant l'antéversion de la matrice.

(Coupe d'avant en arrière sur la ligne médiane.)
OO, les parois du ventre.
UU, face interne de la cuisse droite.
I, l'intestin rectum.
R, l'anus, aboutissant de l'intestin.

V, la vessie.

P, l'os pubis.

S, l'articulation de l'os iliaque avec l'os sacrum.

C, le clitoris.

T, la trompe de Fallope du côté gauche.

H, l'ovaire du même côté.

BB, le vagin.

M, le corps de la matrice renversé en avant et gênant les fonctions de la vessie V.

A, le col utérin déjeté en arrière et déprimant l'intestin rectum I, dont il gêne aussi les fonctions.

fonctions de l'estomac que les maladies utérines manifestent leurs sympathies.

Ainsi une femme n'a pas, pendant quelque temps, des flueurs blanches un peu abondantes, sans qu'il se manifeste des *tiraillements*, des *douleurs au creux de l'estomac*, des *digestions difficiles*, et *quelquefois des vomissements*. On voit aussi, dans ces cas, survenir des *douleurs nerveuses dans tous les membres*, des *élancements dans les seins*, des *douleurs dans les flancs*, des *défaillances*, des *éblouissements*, surtout quand les malades sont debout, ou marchent quelque temps. Un phénomène très-remarquable, c'est que la plupart de ces souffrances se dissipent comme par enchantement dès que la malade est couchée.

Ajoutez à ces phénomènes les *palpitations*, les *étouffements*, les *bouffées de chaleur* qui de l'estomac montent à la tête, le *refroidissement habituel* des pieds et des mains, la *langueur*, l'*abattement physique et moral*, une *impressionnabilité extrême* de tout le système nerveux, une *mobilité de caractère* très-peu agréable pour les personnes qui vivent avec les malades, le *passage rapide et le plus souvent non motivé de l'extrême joie à une profonde tristesse*; enfin, la *physionomie des malades* est tout à fait changée et prend des caractères frappants, auxquels ne se trompe

jamais un praticien qui a l'habitude de soigner spécialement ce genre de maladies. *Le visage est pâle, jaune;*

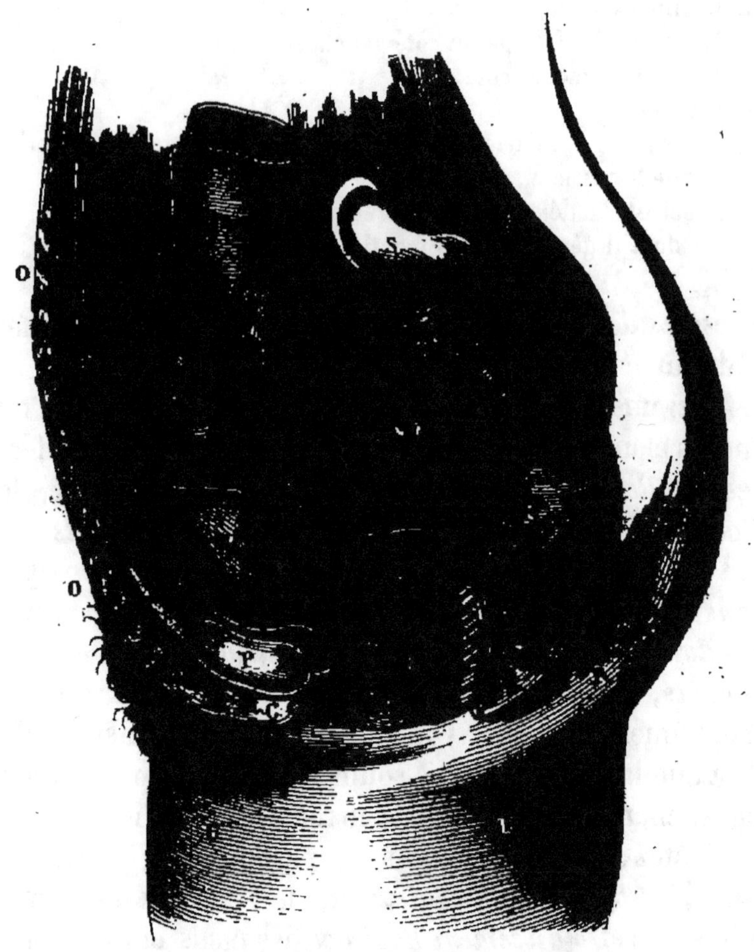

FIGURE 143.

Représentant la rétroversion de la matrice.

(Même coupe que pour la figure précédente. Pour les lettres dont
la signification n'est pas donnée ici, se reporter à la figure 142,
page 611.)
HT, l'ovaire et le pavillon de la trompe du côté droit.
H'T', les mêmes organes du côté gauche.
M, le corps de la matrice renversé en arrière et gênant les fonctions
de l'intestin rectum III.

52

A, le col utérin porté en avant contre la vessie, qu'il déprime.

La rétroversion est plus grave que l'antéversion, puisque les fonctions naturelles de l'intestin rectum III tendent à redresser l'organe fig. 442, tandis que, dans la rétroversion, elles augmentent le déplacement.

les traits tirés, amaigris; les yeux entourés d'un cercle bleuâtre et sans expression.

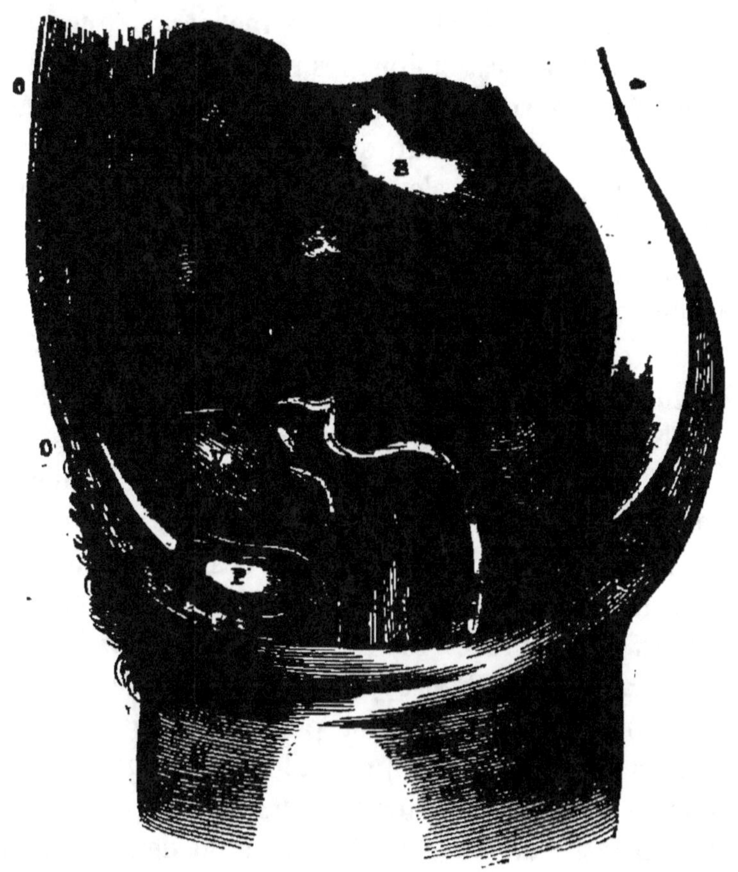

FIGURE 144.

Représentant l'antéflexion de la matrice.

(Mêmes coupe et observation préliminaire que pour la figure précédente.)

Dans l'antéflexion, la direction de l'axe du corps de la matrice n'est pas changée : seulement le col A est brusquement fléchi sur le corps M, soit en avant, comme dans cette figure, soit en arrière. Dans le premier cas, outre les autres inconvénients qui en résultent (Voir *Stérilité*), le col A, en déprimant la paroi postérieure de la vessie V, gêne la fonction de cet organe; dans la rétroflexion, au contraire, c'est la fonction de l'intestin rectum III qui se trouve lésée.

Pronostic. Les affections de la matrice ne guérissent jamais d'elles-mêmes, et tous les retards qu'apportent les malades dans le soin de leur santé ne peuvent qu'aggraver le désordre et le rendre quelquefois incurable, quand il aurait été si facile de s'en débarrasser à son apparition.

La *gravité* des diverses souffrances que j'ai énumérées plus haut est loin d'être la même pour toutes, soit par leur curabilité, soit par leurs conséquences. Ainsi, tandis que les unes, *engorgements, ulcérations* (fig. 141, page 610), *granulations* (fig. 147, p. 620), *relâchements, écoulements* (fig. 132, p. 601), *flueurs blanches*, sont très-facilement curables, il en est d'autres auxquelles on ne peut remédier qu'imparfaitement par des palliatifs, ceintures hypogastriques, pessaires : tels sont la plupart des *déplacements* de cet organe, *chute* (fig. 139 et 140, p. 606 et 607), *anté-rétroversion* (fig. 142 et 143, p. 611 et 613), *anté-rétroflexion* (fig. 144, p. 614) et *inclinaison latérale* (fig. 145, page 616). Quelques-unes ont pour effet de rendre les rapprochements sexuels impossibles ou dangereux pour la femme ou pour l'homme : *chutes de matrice, inflammation du col utérin, écoulements;* ou deviennent des causes de stérilité (Voir page 572) : tels sont les divers *écoulements,* le *rétrécissement du col de la matrice* (fig. 153, p. 653), et les divers *déplacements* de cet organe. D'autres, enfin, sont complétement incurables, et entraînent inévitablement la mort de la malade après des souf-

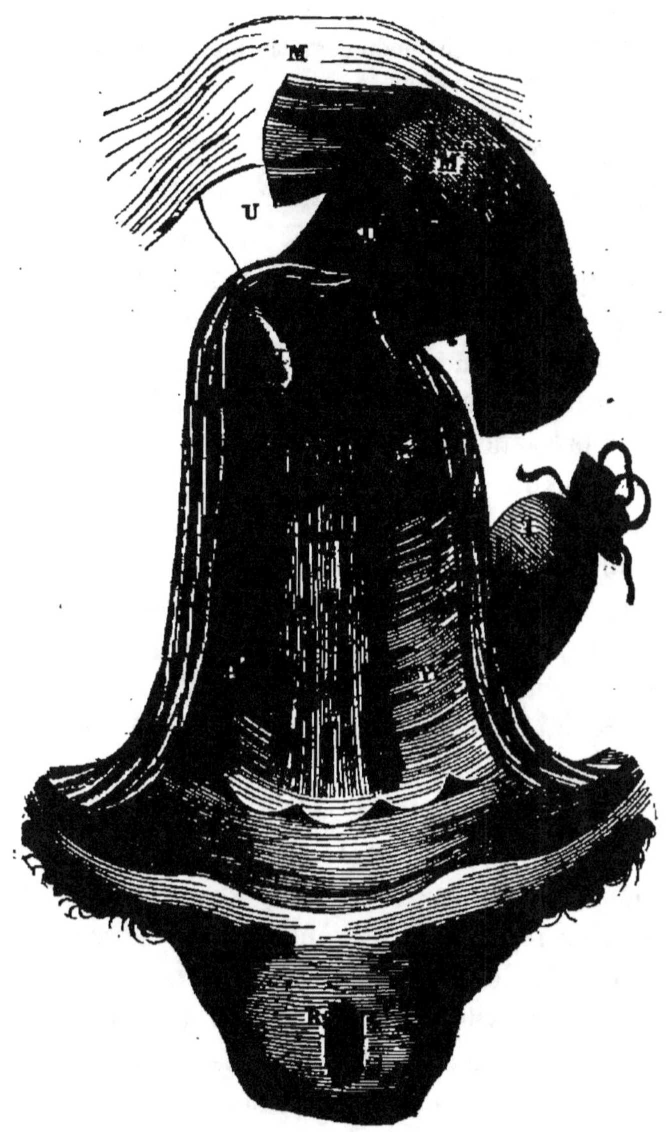

FIGURE 145.

Représentant l'inclinaison latérale gauche de la matrice.

MU, la matrice dans l'état normal.

M'U', inclinaison latérale gauche de la matrice.

I, le col utérin dévié à droite, par suite de la vicieuse direction du
    corps de l'organe.

PP, P'P', VVV, le vagin fendu dans la paroi supérieure pour laisser
    voir l'organe déplacé.

I, l'intestin rectum.

R, l'anus, son aboutissant.

frances prolongées et des tortures inouïes : tel est le *cancer confirmé*. Mais combien de fois n'ai-je pas guéri des malades que des praticiens inexpérimentés avaient condamnées comme atteintes de cancer, et qui fort heureusement n'en avaient que les apparences.

L'âge est aussi une circonstance dont il faut tenir compte dans l'appréciation de la gravité d'une affection utérine. Ainsi, tandis que les maladies de matrice sont presque toutes curables tant que la femme n'a pas dépassé trente-cinq à quarante ans, les affections de cet organe qui surviennent aux femmes à l'époque critique, doivent éveiller toute la sollicitude du médecin, car alors elles ont une grande tendance à dégénérer en cancer.

Traitement. Dans aucune classe de maladies, l'intervention du médecin n'a d'influence plus réelle que dans les affections de la matrice, soit pour les combattre et en triompher, soit pour les prévenir. Il n'en est pas dont le développement dépende plus souvent, soit de l'omission de certaines règles de l'hygiène, soit de l'absence des secours éclairés de l'art. Combien d'entre elles, en effet, pourraient être évitées par une plus grande prudence, soit au moment des règles, soit pendant la grossesse, soit surtout pendant et après l'accouchement.

L'aperçu général dans lequel je viens d'entrer sur les diverses maladies de matrice, leurs causes, leurs symptômes, leurs moyens d'exploration et leur gravité, me dispensera, pour éviter des redites, d'entrer dans la description de chaque maladie particulière : je me contenterai de citer en détail quelques observations des cas qui se rencontrent le plus ordinairement dans la pratique ; j'accompagnerai de réflexions le détail de ces faits, pour en faire apprécier les particularités à l'intelligence des malades.

On pourra juger aussi, par les résultats obtenus, de la différence et de la supériorité de la méthode de traitement que j'emploie, sur celle à laquelle ont recours la plupart

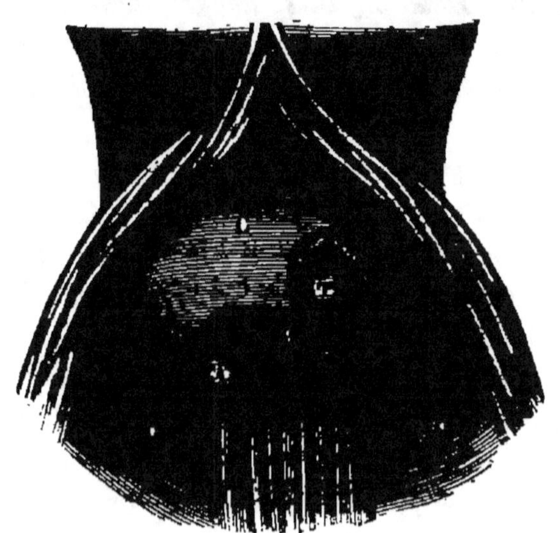

FIGURE 146.

Représentant deux tubercules cancéreux ulcérés sur les lèvres du col de la matrice.

VV, le haut du vagin, dont la paroi antérieure divisée, et les lambeaux relevés, permettent de voir le mal.

C, le col de la matrice engorgé.

I, la cavité du col très-dilatée.

T, tubercule ulcéreux de la lèvre inférieure du col.

T, autre tubercule ulcéreux, plus développé sur la lèvre supérieure.

des médecins qui se permettent de traiter ces maladies sans les connaître.

OBSERVATIONS DE GUÉRISON

DE MALADIES DE MATRICE.

PREMIÈRE OBSERVATION.

Vingt-cinq ans. Deux enfants; flueurs blanches abondantes; douleurs dans le bas-ventre, défaillances; lassitude et courbature générale; guérison en six semaines.

Madame L......, vingt-cinq ans, femme d'un commerçant, avait eu deux enfants, un à dix-sept et l'autre à vingt ans. A son dernier accouchement elle avait reçu les soins d'une sage-femme, et n'avait été qu'incomplétement rétablie au bout d'un mois. C'est depuis son dernier enfant qu'elle commença à ressentir de la pesanteur dans le bas-ventre, des maux de reins augmentant surtout à l'approche des règles. Elle n'éprouvait, chaque mois, un peu d'amélioration que pendant une huitaine de jours après la cessation des menstrues. Les règles, au lieu de venir tous les mois, comme auparavant, reparaissaient à trois semaines de distance, et en bien plus grande abondance que d'habitude. Aussitôt qu'elles avaient cessé, elles étaient remplacées par un écoulement blanc jaunâtre, très-abondant, faisant de légères taches jaunes sur le linge. Cet écoulement, si elle venait à marcher un peu, lui échauffait beaucoup la partie et déterminait à l'extérieur des cuissons, de vives démangeaisons, qui n'étaient un peu calmées que par une extrême propreté. Les rapports conjugaux étaient très-douloureux, et n'étaient subis qu'avec la plus grande répugnance, à cause de l'exaspération des souffrances qui en était la suite inévitable. Tiraillements d'estomac continuels, surtout quand la malade restait debout. Il lui semblait alors, selon son expression, qu'on lui tirait les yeux. Elle avait beaucoup maigri, pâli, et son caractère était devenu très-fantasque. Elle avait elle-même la conscience du changement survenu dans son esprit et des agacements que lui causait son mal.

Divers médecins auxquels elle s'était adressée l'avaient traitée, les uns pour une *gastrite*, les autres pour des *flueurs blanches*, et on l'avait mise aux saignées, bains,

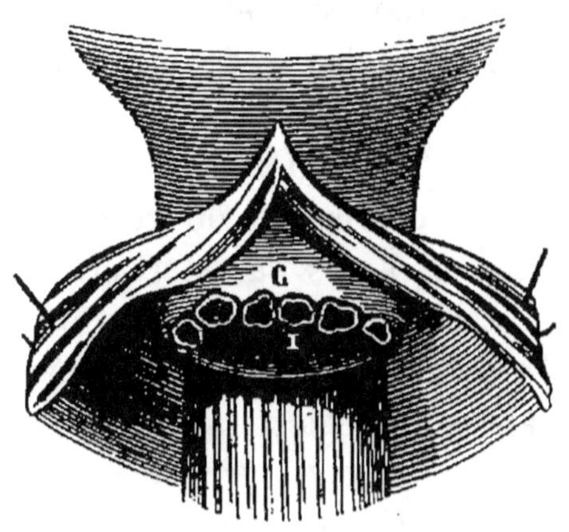

FIGURE 147.

Représentant des granulations ulcérées du col de la matrice.

(La paroi antérieure du vagin a été divisée et les lambeaux relevés par des érignes pour laisser voir le col.)

C, le col utérin affecté de granulations ulcérées sur ses deux lèvres.

I, l'ouverture du col, ou entrée de la matrice.

purgations, injections astringentes. On lui avait prescrit un repos absolu et l'usage de viandes blanches. Ce régime débilitant n'avait pas peu contribué, avec l'abondance des règles et leur fréquente apparition, à lui appauvrir le sang et à rendre les nerfs très-irritables. Une dame de ses amies, que j'avais guérie d'une semblable maladie, me l'amena, et l'examen que je fis de son mal me permit de constater un engorgement du col de la matrice avec des granulations ulcérées. Je lui fis comprendre facilement que c'était là l'unique cause de toutes ses souffrances, et qu'aussitôt que l'engorgement aurait disparu et que l'ulcération serait cicatrisée, elle reprendrait tous les signes extérieurs d'une santé parfaite. Elle vint me voir tous les huit jours pendant six semaines, et après cinq cautérisations par mon procédé, elle fut complétement guérie. A chaque huitaine, elle avait un peu d'amélioration, et comprenait d'elle-même que le traitement prescrit était le seul convenable.

Réflexions. J'ai eu occasion de revoir cette dame l'an dernier, deux mois après sa guérison. Sa santé s'était parfaitement rétablie comme avant sa seconde grossesse. Les flueurs blanches n'avaient plus reparu excepté pendant un jour après les règles, et celles-ci ne venaient plus que chaque mois et modérément. Il y a nombre de femmes qui souffrent ainsi du creux de l'estomac, et qui sont traitées pendant des années entières pour des gastrites qu'elles n'ont pas, tandis que la maladie principale fait des progrès. Aussi ne saurais-je trop engager les dames qui sont atteintes de flueurs blanches depuis un certain temps, à consentir à l'examen qui permet de constater directement leur maladie et d'y porter remède; car c'est le seul moyen de couper court à une foule de souffrances qui sont la conséquence de ces pertes blanches.

DEUXIÈME OBSERVATION.

Quarante ans. Six accouchements, le dernier à trente-

deux ans; écoulement blanc extrêmement abondant et d'une odeur infecte; relâchement de matrice; traitée pendant cinq ans pour une gastrite; amaigrissement considérable; guérison des flueurs blanches en deux mois, et retour à la santé en quatre mois.

Madame ...., quarante ans, habitant Paris depuis son mariage, avait toujours été bien portante dans sa jeunesse et pendant les premières années de son ménage. A son cinquième enfant, elle eut une couche très-laborieuse, due à la vicieuse présentation de l'enfant. Elle ne se rétablit qu'imparfaitement, et devint enceinte six mois après. Ce sixième accouchement se passa convenablement ; les suites de couches furent ordinaires, mais il lui resta des flueurs blanches très-opaques et abondantes, auxquelles elle ne fit pas d'abord beaucoup d'attention, les confondant, d'après le préjugé vulgaire, avec du lait. Comme, au bout d'un an, sa santé générale s'était fort détériorée, elle consulta son médecin, qui, ne la voyant pas alitée, traita sa maladie assez légèrement. Cependant sa santé, loin de s'améliorer, s'altérait de plus en plus, et comme elle souffrait beaucoup de tiraillements, de douleurs à l'estomac; que les digestions étaient difficiles, son appétit capricieux, elle alla consulter un charlatan, qui lui persuada qu'elle avait une *gastrite*. Dans l'espérance de recouvrer la santé, elle suivit son traitement, qui ne fit qu'empirer le mal. Elle réclama successivement les conseils de six médecins différents, et aucun d'eux ne la guérit. Le dernier qui l'avait soignée l'avait examinée au spéculum et lui avait déclaré qu'elle était atteinte d'un ulcère incurable à la matrice.

Quand cette dame vint me consulter, elle présentait l'état suivant : teinte jaune paille du visage; yeux excavés, entourés d'un large cercle bleuâtre; amaigrissement général, sensibilité extrême au froid ; irritabilité du système nerveux ; douleurs vives au creux de l'estomac, surtout après les repas ; digestion pénible ; constipation opiniâtre ; envies fréquentes d'uriner. Impossibilité de se tenir debout pendant quelque temps, sans être prise d'étourdissements, de vertiges ; fatigue extrême pendant la marche ; douleurs dans les reins, le bas-ventre, la partie supérieure des cuisses ; sensation de brisement général dans tous les membres. Règles extrêmement abondantes venant tous les vingt jours, et durant huit jours consécutifs. Les rapports sexuels, fort douloureux, amènent toujours l'apparition du sang. Écoulement d'un blanc laiteux, tachant fortement le linge en jaune. Le toucher par le vagin permet de reconnaître une chaleur et une sensibilité très-vives de tout le conduit vaginal et du col de la matrice, qui saigne au moindre contact. Après avoir appliqué le spéculum et débarrassé, avec un bourdonnet de charpie, le col utérin des sécrétions qui le recouvrent, je constatai une vive rougeur de tout cet organe et des granulations nombreuses qui occupaient les deux lèvres et la cavité du col. Cet écoulement avait une odeur repoussante, mais qui cependant n'était pas celle du cancer. Je rassurai cette dame sur la gravité de sa maladie, et lui assurai sa guérison dans l'espace de trois mois. Je la cautérisai légèrement avec la pierre infernale, et je lui ordonnai quelques grands bains d'eau de son et des injections émollientes d'eau de racine de guimauve, tête de pavot et feuilles de morelle. Je lui fis prendre aussi à chaque repas des pilules composées d'extrait de rhubarbe et de quinquina, pour fortifier l'estomac, faciliter la digestion, et favoriser les garderobes. Au bout de huit jours, elle éprouvait déjà de l'amélioration, ses douleurs étaient moins vives ; son écoulement blanc n'avait pas sensiblement diminué, mais elle

avait eu occasion de voir des dames que j'avais déjà guéries de cette maladie, et elle avait le plus grand espoir.
Je renouvelai l'opération précédente ; mais au moyen d'un
porte-caustique long et étroit (fig. 138, p. 604) je pus porter
le remède assez avant dans la cavité du col, où existaient de
nombreuses granulations (fig. 147, p. 620). Je prévins la
malade qu'il sortirait pendant deux à trois jours des débris
de chair mêlés à du sang, mais qu'elle n'en devait pas
moins suivre la précédente ordonnance. A la visite suivante, elle me dit avoir ressenti pendant trois jours d'assez
vives douleurs et des coliques dans le bas-ventre ; mais depuis ce temps elle avait éprouvé une grande amélioration.
Son écoulement avait diminué d'abondance et changé de nature ; il était beaucoup moins épais et moins coloré. Les digestions se faisaient régulièrement ; plus de douleurs à l'estomac. Ses forces augmentaient de jour en jour, sa gaieté
et l'enjouement naturel de son esprit revenaient à vue
d'œil. Le mieux, à partir de ce moment, ne fit que s'accroître, et peu à peu tous les symptômes morbides firent
place aux signes les moins équivoques d'une santé parfaite.

Remarques. On peut voir, dans ce cas très-grave, la
simplicité du traitement, qui, malgré la gravité du pronostic porté par un médecin, triompha rapidement de la désorganisation apparente de la matrice. C'est qu'en effet il
ne suffit pas d'introduire le spéculum pour connaître les
maladies de matrice ; il n'y a qu'une longue pratique et
une grande justesse de coup d'œil qui permettent de distinguer entre elles les affections si nombreuses de cet organe. Il existe, en effet, telle de ces maladies qui, légère
en apparence, est cependant incurable et entraînera inévitablement une terminaison fatale ; tandis que d'autres,
beaucoup plus graves, pourront être rapidement guéries,
si on sait leur opposer un traitement convenable.

TROISIÈME OBSERVATION.

Trente-deux ans. Trois enfants ; engorgement chronique de la matrice ; traitement de Lisfranc, non suivi de succès ; affaiblissement extréme ; flueurs blanches abondantes.

Il y a quatre ans, une jeune femme de trente-deux ans vint me consulter pour un engorgement chronique de la matrice, avec pertes blanches abondantes. Mariée à vingt ans, cette dame avait eu trois enfants, à deux et trois ans de distance l'un de l'autre. Ses enfants étaient très-volumineux et le bassin assez étroit ; ses accouchements avaient toujours été difficiles. Au dernier même, qui avait eu lieu à l'âge de vingt-sept ans, on avait été obligé de recourir à l'emploi du forceps. Les suites de couches s'étaient assez bien passées ; cependant elle était restée faible. Épuisée depuis cinq ans par d'abondantes flueurs blanches, elle s'adressa à son accoucheur, qui la conduisit chez Lisfranc. Ce chirurgien, après avoir constaté la maladie, la soumit au traitement et au régime qu'il infligeait à toutes ses malades. Au bout de dix mois, l'effet de ce traitement, loin d'améliorer la position de la malade, n'avait contribué qu'à l'affaiblir davantage ; elle était pâle, avait de violentes palpitations au moindre mouvement. Son estomac capricieux ne pouvait supporter aucun aliment. D'une susceptibilité nerveuse extrême, son imagination s'était exaltée et lui représentait sa position comme celle d'une femme qui doit infailliblement succomber dans les tortures du cancer de la matrice. Elle languit encore dans cette situation pendant deux ans.

Enfin, ayant pris connaissance d'une brochure dans laquelle étaient relatées plusieurs observations de guérison, elle me fit appeler, et je constatai, outre l'engorgement du corps et du col de la matrice, un délabrement profond de toute la constitution et une exaltation de la sensibilité du

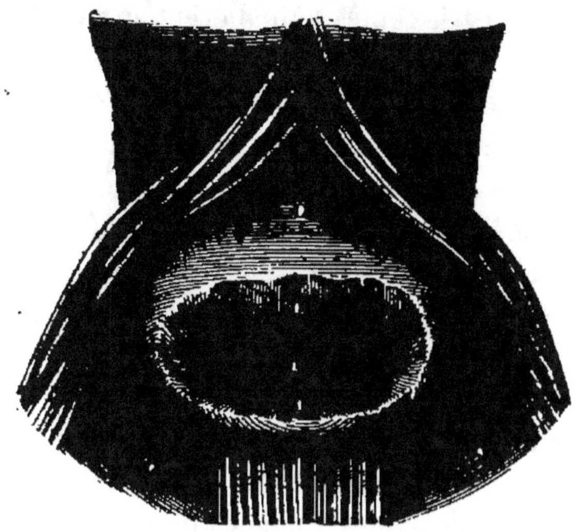

FIGURE 148.

Représentant un engorgement chronique du col et de la partie inférieure du corps de la matrice.

(Pour bien comprendre la partie de l'appareil génital de la femme d'où ont été tirées cette figure et les autres analogues, se reporter aux figures 14, p. 35, et 16, p. 40.)

C, le col utérin énormément engorgé.

VV, le haut du vagin.

I, l'ouverture très-élargie du col de la matrice.

UU, érosion superficielle et circulaire des lèvres du col.

système nerveux. Les règles, qui venaient encore assez régulièrement, n'étaient plus constituées que par des flueurs blanches rosées. Je fortifiai d'abord le sang au moyen de toniques; puis, quand l'estomac fut remis en meilleur état, je recommandai une nourriture substantielle. Enfin je traitai par des pommades fondantes, des purgatifs doux et des bains d'eau de son frais, l'engorgement chronique, qui diminua peu à peu. A mesure que les forces revenaient, son caractère reprenait sa gaieté naturelle, et des images riantes avaient succédé aux idées sombres qui l'obsédaient. Des injections astringentes remédièrent au relâchement, et, au bout de deux mois, elle put marcher sans être essouf-flée. Son visage avait repris une coloration rosée ; elle digé-rait indistinctement toute sorte de nourriture. Les flueurs blanches avaient disparu, et le sang des règles avait repris sa teinte foncée habituelle. Je l'envoyai aux bains de mer pour compléter sa guérison, et, après trois semaines de séjour à Dieppe, sa santé était complétement rétablie.

Remarques. J'ai eu déjà occasion de traiter nombre de dames qui avaient été soumises, sans succès, au *traitement de Lisfranc.* Du temps que vivait ce célèbre chirurgien, presque toutes les dames affectées de maladies de matrice allaient réclamer ses soins, et, comme il leur appliquait à toutes la même formule, Dieu sait combien il fit de vic-times pour quelques cas très-heureux de guérison. Ce fa-meux traitement consistait dans les prescriptions suivantes :

1° Garder le repos dans la position horizontale ;

2° Repos absolu de l'organe malade ;

3° Tous les deux jours prendre un bain simple tiède ; y rester deux heures ;

4° Prendre chaque jour un quart de lavement presque froid, avec addition de 10 grains de camphre dissous dans un jaune d'œuf : on le gardera ;

5° Trois fois par jour faire une injection avec une décoc-tion de racine de guimauve, de feuilles de morelle et de tête de pavot ;

6° Tous les mois, après la cessation des règles, prati-quer une saignée révulsive d'une palette (cent vingt-cinq à cent cinquante grammes environ) ;

7° Prendre chaque jour une pilule d'un grain (cinq centigrammes) d'extrait de ciguë ; porter successivement jusqu'à quatre grains (vingt centigrammes) la dose de ce médicament ;

8° Prendre pour tisane une infusion de feuilles de saponaire, édulcorée avec du sirop de grande consoude ;

9° Pour régime : lait, œufs, légumes, poissons, viandes blanches, eau rougie.

La lecture seule d'une semblable prescription doit faire comprendre son effet débilitant. Aussi une personne bien portante qui se soumettrait à ce régime serait bientôt épuisée. Comment pouvait-il en être différemment de femmes que leur malaise avait déjà considérablement affaiblies ?

QUATRIÈME OBSERVATION.

Vingt-huit ans. Cinq enfants. Engorgement et ulcération du col de la matrice. Quinze cautérisations sans succès en quatre mois de temps. Guérison rapide, en six semaines, par ma méthode.

Madame ....., vingt-huit ans, d'une forte constitution, très-sanguine, avait eu cinq enfants, à un an de distance l'un de l'autre. Depuis son dernier accouchement, il y a trois ans, elle est souffrante, quoique conservant toujours l'apparence extérieure d'une très-bonne santé : mais aussitôt qu'elle marche, elle éprouve des lassitudes dans les reins, le bas-ventre, la partie supérieure des cuisses. Fréquentes envies d'uriner. Pesanteur incommode sur le siége. De temps à autre, élancements passagers et très-douloureux dans le bassin. Les rapports conjugaux augmentent surtout ces élancements. A peine quelques flueurs blanches, qui sont constituées par des mucosités glaireuses, semblables à du blanc d'œuf. Elle consulte son médecin, qui, après l'avoir examinée au spéculum, lui déclare qu'elle est atteinte d'une ulcération au col de la matrice, et qu'elle ne pourra guérir que par la cautérisation. Après avoir pris l'avis de plusieurs dames de ses amies, qui lui disent qu'en effet elles-mêmes ont été guéries par ce moyen, elle se laisse opérer. Quinze cautérisations sont répétées à six ou

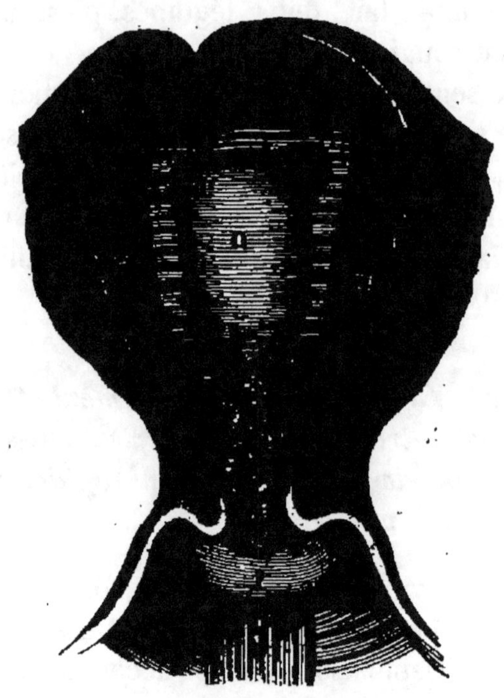

FIGURE 149.

Représentant l'intérieur du corps et du col de la matrice, pour montrer les ulcérations de la cavité du col.

V, le haut du vagin.

HH, section des parois de la matrice. (On remarquera leur épaisseur proportionnellement à la cavité de l'organe O.)

O, cavité du corps de la matrice.

CI, cavité du col utérin affecté d'ulcérations.

I, lèvre postérieure du col de la matrice.

huit jours d'intervalle; ensuite son médecin lui dit qu'elle est guérie et l'ulcération cicatrisée. Mais comme elle ressentait toujours, à peu de chose près, les mêmes douleurs, elle vint me consulter, sans me dire qu'elle avait été déjà traitée. Quand elle m'eut expliqué le détail de sa position, je lui fis comprendre la nécessité de se soumettre à l'examen, et je lui annonçai qu'elle avait une *ulcération dans la cavité du col* (fig. 149, page 629), et qu'il serait nécessaire de la cautériser trois à quatre fois pour la guérir, sans préjudice du traitement intérieur qu'elle devrait suivre pour faire dissoudre l'engorgement du corps. C'est alors seulement que cette dame me dit qu'elle ne voulait pas se soumettre au traitement que je lui proposais, puisqu'elle avait été déjà inutilement cautérisée quinze fois. Je lui expliquai l'erreur de son médecin, qui ne s'était adressé qu'à l'ulcère qu'il avait vu, sans se douter que l'ulcération envahissait très-souvent la cavité du col. Enfin elle se décida, et s'aperçut bien, à la suite de l'opération, que ce n'était plus de la même manière que son médecin la touchait. En effet, huit jours après, elle éprouvait un mieux sensible, et en un mois elle était complétement rétablie.

Remarques. Cet exemple est très-curieux et se représente souvent à mon observation, ce qui fait regretter que beaucoup de praticiens, très-instruits d'ailleurs, entreprennent le traitement de maladies qui exigent des études toutes spéciales. Ainsi fréquemment j'ai l'occasion d'examiner des dames sur lesquelles je reconnais, soit des engorgements du corps et surtout du col utérin, soit des ulcérations de la cavité du col, et auxquelles leur médecin habituel a dit qu'elles n'étaient atteintes d'aucune de ces affections. On les traite alors inutilement pour des gastrites, des maladies de nerfs, des inflammations d'intestins, et les souffrances persistent toujours au même degré, quand toutefois un traitement intempestif ne vient pas les aggraver, jusqu'à ce qu'on ait enfin reconnu et traité convenablement la cause réelle de la maladie.

CINQUIÈME OBSERVATION.

*Trente-huit ans. Un seul enfant à vingt-deux ans. Vio-
lents chagrins. Catarrhe utérin et flueurs blanches très-
âcres. Traitement inutile par des injections de toute
sorte. Guérison par des cautérisations très-superfi-
cielles, faites dans la cavité même du col et du corps
de la matrice.*

Madame ......, âgée de trente-huit ans, eut un seul enfant à l'âge de vingt-deux ans. Jusqu'à trente ans, santé
parfaite, et pas la moindre trace de flueurs blanches. A
cette époque, son mari, qui était dans le commerce, eut
à subir des pertes d'argent considérables qui changèrent
tout à fait sa position. Madame ..... en ressentit un violent
chagrin, et sa santé, qui jusque-là n'avait jamais subi la
moindre atteinte, s'altéra rapidement. Ses digestions se
dérangèrent, son appétit devint capricieux; elle était
triste, morose, fuyait la société. Cet état moral réagit
promptement sur toute sa constitution, qui s'altéra; elle
fut prise de flueurs blanches abondantes, très-âcres, qui
tachaient fortement le linge. Son mari fut atteint d'une
blennorrhagie, qui le fit, bien à tort, accuser d'infidélité. Le médecin de la famille déclara que madame .....
avait bien pu être la cause de l'écoulement de son mari.
Alors cette dame, qui jusque-là avait toujours négligé sa
santé, se mit en traitement. On lui fit faire des injections
avec l'eau blanche, l'alun, le tannin, la décoction de roses
rouges dans du vin, l'eau de feuilles de noyer, d'écorce
de chêne, la solution de sulfate de fer et de nitrate d'argent. Pendant les six mois que durèrent les essais de ces
diverses injections, on lui fit prendre intérieurement du

vin de quinquina, des pilules de fer, des tisanes de feuilles de saponaire, de noyer, de houblon. L'écoulement s'arrêtait bien momentanément, mais pour reparaître aussitôt qu'on venait à cesser les injections. Au bout de huit mois, le mari fut pris de nouveau de l'accident dont je viens de parler, ce qui, avec le mauvais état des affaires commerciales, mit une désunion complète entre ces deux personnes qui avaient jusque-là vécu en parfait accord.

Une amie de madame ..... l'amena un jour à ma consultation, et après l'examen au spéculum, je lui déclarai qu'elle était atteinte de catarrhe utérin (fig. 132, pag. 601) et de relâchement des ligaments de la matrice (fig. 139, pag. 606). Au moyen de l'instrument dont j'ai déjà parlé (fig. 138, pag. 604), je pus porter le caustique dans la cavité du col et du corps de la matrice, dont la membrane muqueuse et les follicules étaient le siége d'épaississement, de boursouflement et d'engorgement chronique. Je lui fis prendre des dépuratifs intérieurs et quelques purgations légères tous les huit jours. Elle fit des injections seulement avec de l'eau de racine de guimauve et de tête de pavot. Au bout de trois opérations, son écoulement avait considérablement diminué d'abondance, et n'était plus constitué que par quelques glaires à peine colorées en blanc. Les forces revenaient de jour en jour, avec l'appétit et la facilité de la digestion. Enfin ses idées noires se dissipèrent, et, après deux mois de traitement, je lui annonçai qu'elle était radicalement guérie et qu'elle n'avait plus besoin de faire d'injections pour maintenir sa guérison. Son mari vint me voir quelque temps après, et je l'assurai qu'il n'avait plus aucun accident à redouter. Il renouvela sa visite à peu de distance de là, et confirma mon assertion.

Remarques. Cette observation est intéressante sous deux points de vue principaux :

1° L'inutilité de la plupart des cautérisations, comme on les fait d'ordinaire, pour tarir les écoulements qui viennent du corps et de la cavité du col de la matrice. On en comprendra facilement l'inefficacité, si l'on réfléchit que le médicament n'est pas mis en contact direct avec le mal. Il faut, de toute nécessité, porter le remède profondément, pour trouver le siége du mal, et, à moins d'instruments spéciaux, on ne peut pas pénétrer dans la cavité du corps et du col de la matrice. Je me sers souvent, dans des circonstances semblables, d'une sonde en gomme élastique ou en gutta-percha percée à ses deux extrémités; j'introduis à un bout une pommade faite avec l'alun calciné, le nitrate d'argent ou l'extrait de ratanhia et l'axonge; puis, au moyen d'un petit piston qui glisse dans la sonde, je pousse cette pommade dans la cavité même du corps ou du col de la matrice. Ces pommades ont, sur les injections liquides, l'avantage de rester plus longtemps en contact avec le mal, et de pouvoir pénétrer ainsi plus profondément dans les replis et les anfractuosités de la membrane et des follicules muqueux.

2° Enfin, les accidents qui se présentent souvent dans la pratique, et pour lesquels on est fréquemment consulté. Il n'y a même pas besoin, pour produire une blennorrhagie chez l'homme, que les flueurs blanches de la femme soient aussi abondantes que dans l'observation que je viens de rapporter. A chaque instant il arrive que le mari est atteint d'écoulement, et cela quand on n'a aucun sujet de suspecter la fidélité de l'un des deux époux : il suffit, dans certains cas, que le rapprochement ait lieu peu de temps avant ou après les règles, que le coït ait été trop longtemps prolongé, ou qu'on ait négligé les précautions hygiéniques indiquées page 321. Aussi ne saurais-je trop engager les médecins à se tenir sur la plus grande réserve, quand ils sont consultés sur la cause d'une blennorrhagie ; car il peut fort bien arriver que le mari, ayant des doutes sur la fidélité de sa femme, se croie convaincu d'un fait faux, par suite de l'appréciation erronée d'un médecin peu expérimenté.

SIXIÈME OBSERVATION.

Vingt-sept ans. Pas d'enfant. Flueurs blanches abondantes. Engorgement de matrice. Étroitesse remarquable du vagin. Traitement inutile, pendant cinq mois, par les méthodes habituelles. Guérison en six semaines. Cessation de la stérilité.

Madame ......, âgée de vingt-sept ans, fut atteinte, deux mois après son mariage, de flueurs blanches extrêmement abondantes, qui déterminèrent bientôt chez elle un amaigrissement considérable, de grands maux d'estomac, de fortes douleurs de reins, de bas-ventre, de cuisses ; le tout compliqué d'un malaise général, d'une sensation de brisement, d'accablement dans tous les membres. Elle perdit bientôt ses couleurs, prit un teint jaune ; ses yeux ternes, d'une expression maladive, s'excavèrent, et furent bordés d'un large cercle bleuâtre. Les rapports conjugaux étaient excessivement douloureux, et, malgré son grand désir d'avoir des enfants, elle restait stérile. Le médecin de la famille consulté déclara qu'avant de se prononcer et d'entreprendre un traitement rationnel, un examen au spéculum était nécessaire. Après bien des hésitations, cette jeune femme se résigne ; mais l'introduction du spéculum fut si douloureuse, qu'elle eut une crise de nerfs, et que le docteur dut renoncer à ce moyen d'investigation. Cependant, le résultat de son exploration fut qu'il existait un engorgement de la matrice, et que le vagin était rouge et enflam-

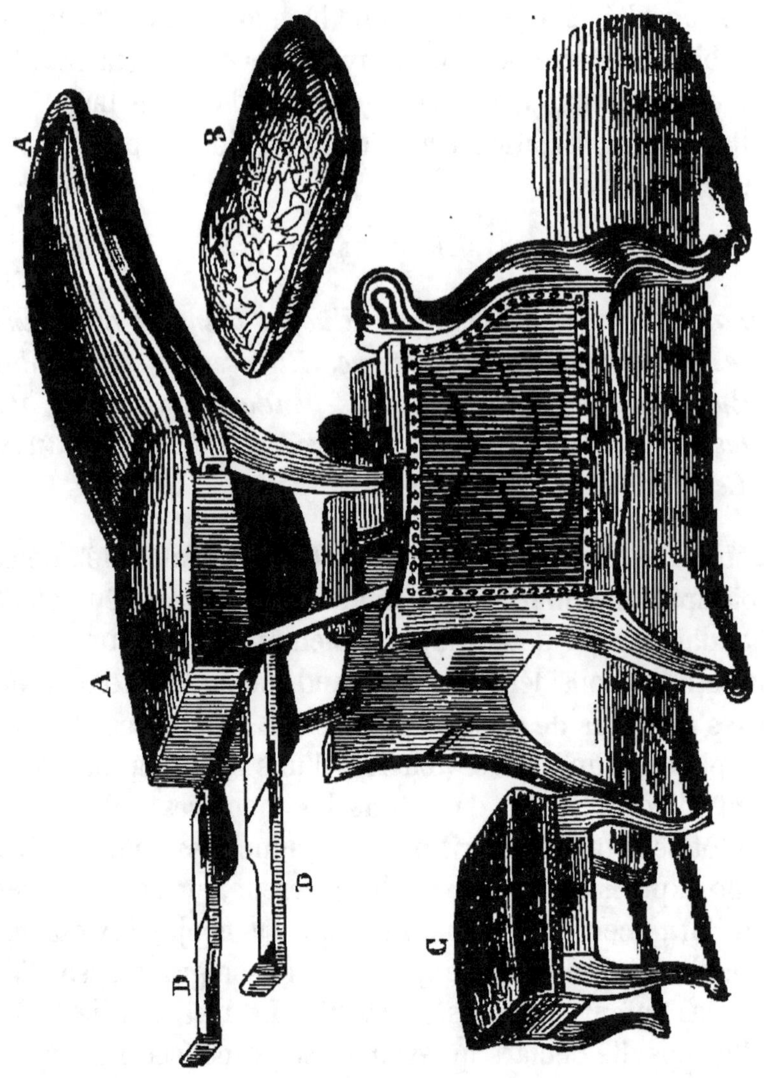

FIGURE 150.

Représentant le FAUTEUIL MÉCANIQUE *qui me sert à examiner les femmes au spéculum.*

AA, le dossier.

B, le coussin qui sert à relever la tête.

DD, pédales sur lesquelles reposent les pieds de la malade.

C, tabouret qui sert de marchepied à la malade et de siége à l'opérateur.

mé. On fit prendre de grands bains, des injections d'abord émollientes, puis astringentes, et entre les règles on fit, à trois reprises différentes, des applications de sangsues sur le bas-ventre, la partie supérieure des cuisses et à l'anus. Ces moyens procuraient un soulagement momentané; mais le mal reparaissait tout aussi intense, aussitôt que madame ..... ralentissait le traitement.

Lassée de ne pas éprouver d'amélioration plus persistante après cinq mois d'essais, elle vint à ma consultation, amenée par une dame de ses amies que j'avais guérie d'une affection pareille, deux ans auparavant. Quand elle m'eut fait part de ses souffrances, je lui fis comprendre qu'un examen local était indispensable. Se rappelant la crise nerveuse dans laquelle l'avait jetée une première exploration, elle ne s'y résolut qu'avec une extrême difficulté, et sur l'assurance que lui donna son amie que j'avais la main très-douce. Je la plaçai sur le *fauteuil spécial que j'ai fait construire pour cet usage exprès*, et, malgré la grande étroitesse du vagin et l'inflammation des parties, entretenue par le contact habituel de flueurs blanches très-âcres, j'introduisis l'instrument presque sans douleur. Je constatai une inflammation très-intense de tout le vagin, qui était à peu près la seule origine de la perte blanche. La matrice ne participait que très-peu à l'irritation. A mesure que je retirais l'instrument, je touchais superficiellement, avec la pierre, toute la cavité du vagin, et en particulier les follicules muqueux. Après quatre opérations semblables, faites à huit jours de distance, et un traitement dépuratif interne régulièrement suivi pendant un mois, j'eus la satisfaction d'annoncer à cette dame qu'elle était complétement guérie. Je revis madame ..... six mois plus tard ; elle venait réclamer mes conseils pour une grossesse commençante.

Remarques. Cette observation fournit d'abord un exemple de plus de stérilité causée par une maladie de matrice, état qui cesse avec la cause qui lui avait donné naissance : mais ce n'est qu'accessoirement que je signale cette particularité. Je veux surtout appeler l'attention du lecteur sur la supériorité de ma *méthode d'exploration et de traitement*.

Un grand nombre de femmes, surtout quand elles n'ont pas encore été mères, souffrent beaucoup pour l'introduction du spéculum ; ce qui tient à trois causes principales.

La première, c'est l'inhabileté, le défaut d'expérience du médecin pour une opération qui demande beaucoup d'habitude, une grande douceur de main, et la connaissance très-exacte des organes si délicats qu'il s'agit de franchir avec l'instrument.

La seconde dépend de l'instrument lui-même. La plupart des médecins n'ont qu'un spéculum, ou plein (fig. 134, pag. 602), ou articulé (figure 133, *ibid.*). Cependant, suivant l'étroitesse des organes ou la nature de la maladie, il est évident qu'on doit avoir recours tantôt au spéculum plein, tantôt au spéculum articulé (fig. 135, page 603), à deux, trois ou quatre valves, et enfin que la dimension devra être en rapport avec le degré de dilatation des parties. Aussi faut-il avoir toujours huit ou dix spéculums à sa disposition, tant en *étain* qu'en *maillechort, vermeil, ivoire, ébène, cristal, gutta-percha*, etc.

La troisième cause, enfin, tient à la mauvaise position que l'on fait prendre aux malades, position gênante et pour la malade et pour le médecin, et qui fait que souvent de graves altérations des organes passent inaperçues. Ordinairement c'est sur le travers d'un lit, sur un canapé ou un fauteuil, qu'on fait placer la malade, dont les pieds reposent sur deux chaises, entre lesquelles se place le médecin. Outre tout ce qu'a de désagréable cette situation, le médecin a presque toujours besoin d'un aide pour tenir la bougie, pendant qu'il opère la malade. Avec l'appareil que j'ai fait construire pour examiner les femmes au spéculum (fig. 150, pag. 635), on évite tous ces inconvénients. C'est une mécanique, ayant la forme d'un fauteuil ordinaire, dit à la Voltaire, dont le dos AA, très-large, se renverse en avant. La malade, au moyen d'un tabouret C, se place renversée sur le dos de l'appareil, la tête légèrement soulevée par un coussin B, et les pieds posés sur des pédales DD, fixées au bas du fauteuil.

Dans cette position, les pieds de la malade sont sur le même plan que le siége, qui doit déborder un peu. Assis sur le tabouret C, ou debout, le médecin se place entre les pieds de la malade, et se trouve très-commodément, soit pour l'introduction et la manœuvre des instruments, soit pour explorer le bas-ventre, puisque, dans la position de la malade, tous les muscles sont dans le relâchement. Comme le fauteuil est muni de roulettes, on peut le placer où l'on veut en face d'une fenêtre, et au moyen de légers déplacements imprimés à l'appareil, on peut diriger les rayons de lumière sur la partie qu'on veut éclairer le plus; de cette manière, on n'a pas besoin d'aide ni de lumière artificielle. Toutes les dames, et le nombre en est maintenant bien considérable, que j'ai eu occasion d'examiner au spéculum, et qui l'avaient été auparavant par d'autres médecins, préfèrent de beaucoup mon mode opératoire et mon fauteuil mécanique aux anciennes méthodes.

SEPTIÈME OBSERVATION.

Trente-six ans; quatre enfants; pas de flueurs blanches; règles abondantes et très-douloureuses toutes les trois

semaines; engorgement du corps et du col de la matrice;
granulations ulcérées du col; antéversion de matrice;
emploi inutile d'une ceinture hypogastrique pendant
deux ans. Guérison en deux mois de mon traitement.

Madame..., trente-six ans, d'une forte constitution,
très-grosse, avait eu quatre enfants. Depuis son dernier
accouchement, à l'âge de trente ans, elle avait ressenti de
fortes douleurs dans les reins, le bas-ventre ; ces douleurs
devenaient insupportables quand elle avait fait une longue
course, ou qu'elle était à l'approche de son époque menstruelle. L'apparition des règles, qui revenaient à trois semaines d'intervalle et très-abondamment, la soulageait
pour une huitaine de jours : envies d'uriner très-fréquentes, sensation incommode de pesanteur sur le siége;
pas de flueurs blanches. Après avoir inutilement, et d'a-
près le conseil d'une de ses amies, pris des bains, fait des
injections, et bu .de la tisane de feuilles de saponaire,
elle alla consulter une notabilité chirurgicale, qui, après
l'avoir touchée, lui déclara qu'elle avait la matrice déplacée, que cet organe s'était mis en travers, et que c'était
là la cause des envies fréquentes d'uriner et de la pesanteur du siége. Il pensa que la maladie était incurable, et
qu'elle n'éprouverait un peu de soulagement qu'en portant
une ceinture hypogastrique. Dans les premiers mois, madame... ressentit, par l'emploi de cette ceinture une amélioration notable ; mais bientôt les douleurs revinrent aussi
intenses qu'auparavant.

Elle vint me consulter alors, et, après l'avoir examinée,
je fis voir à son mari, qui l'accompagnait, qu'elle avait
une plaie ulcérée au col de la matrice. Quant à l'antéversion (fig. 142, pag. 611), j'annonçai que, dès que la plaie
serait cicatrisée, les ligaments de la matrice, reprenant

plus de force, relèveraient l'organe. Comme cette dame, malgré l'assurance que lui en donnait son mari, prétendait qu'elle ne pouvait pas avoir de plaie, puisqu'elle n'avait pas de flueurs blanches, *au moyen d'un appareil réflecteur, je lui fis voir son mal à elle-même.* En deux mois de traitement dépuratif, et après six cautérisations superficielles, la plaie fut complétement cicatrisée, ainsi qu'elle put le constater elle-même par le même procédé que la première fois. Bien que la matrice ne fût pas encore remise à sa place naturelle, elle pouvait marcher sans fatigue. Les règles ne venaient plus que chaque mois, modérément et sans douleur, et les urines pouvaient être gardées huit et dix heures sans souffrance.

Remarques. Il arrive souvent que les dames n'ont leur attention éveillée sur la possibilité d'ulcère à la matrice que quand elles ont des flueurs blanches. Or, c'est là une grave erreur contre laquelle je ne saurais trop les prémunir. Les ulcérations et les granulations ulcérées du col de la matrice n'entraînent en aucune façon la sécrétion de flueurs blanches, mais sont accompagnées seulement de glaires visqueuses transparentes comme du blanc d'œuf. Comme il arrive fréquemment que ces granulations ne sont que la conséquence d'un engorgement, ou que, quand elles existent depuis quelque temps, la matrice se prend d'inflammation chronique, à ces glaires dont je viens de parler se joint un écoulement blanc plus ou moins abondant, qui seul a le privilége d'attirer l'attention des malades. Dans ce cas, l'ulcération se trouve compliquée de *catarrhe utérin* (fig. 132, pag. 601) *ou vaginal. Mais les granulations ulcérées peuvent exister des années entières, sans se compliquer de flueurs blanches,* et comme la réaction sympathique sur le système nerveux est toujours très-intense, il en résulte qu'on traite inutilement les malades pour des gastrites, des maladies de nerfs, et les dames souffrent jusqu'à ce qu'enfin on ait découvert la véritable cause de la maladie.

HUITIÈME OBSERVATION.

Vingt-neuf ans. Suppression brusque des règles par suite de frayeur; interruption pendant huit mois; flueurs blanches abondantes; engorgement et ulcération de matrice. Guérison en six semaines; retour régulier des règles.

Madame..., âgée de vingt-neuf ans, mère de deux enfants, n'ayant pas eu de grossesse depuis trois ans, s'était toujours jusque-là bien portée. Étant dans ses règles, elle ressentit une vive frayeur, à la suite d'un accident dont elle fut témoin involontaire. Le sang s'arrêta, et à partir de ce moment sa santé se dérangea. Elle fut prise de battements de cœur, d'étourdissements, de lassitude dans tous les membres, de douleurs de reins, de bas-ventre, et enfin de flueurs blanches très-épaisses, jaunes, faisant de larges taches sur son linge. La moindre course était une cause de fatigue et d'accablement. Son teint était devenu jaune; ses yeux ternes étaient entourés d'un cercle noirâtre. Quand cette dame vint me consulter, ses règles n'avaient pas reparu depuis huit mois; seulement chaque mois, à l'époque correspondante aux règles, les flueurs blanches redoublaient d'abondance pendant trois à quatre jours. Elle consulta son médecin ordinaire dès le premier mois de son accident; celui-ci, par tous les moyens en usage, bains de pied à la moutarde, vin d'absinthe, infusion de safran, tenta inutilement de faire reparaître les règles.

54.

Comme, loin de s'améliorer, sa position s'aggravait de jour en jour, madame... vint réclamer mes conseils. Après les questions préliminaires, pour me mettre au courant de sa position, je lui fis comprendre que les symptômes qu'elle ressentait pouvaient bien être les indices d'une maladie de matrice, et qu'il était nécessaire d'explorer les organes. Je constatai, en effet, un très-fort engorgement du corps et du col de la matrice, compliqué d'ulcération sur le col et dans sa cavité. Je la soumis au traitement que j'ai déjà eu plusieurs fois occasion d'indiquer, et après huit séances, à huit jours de distance l'une de l'autre, son ulcération fut cicatrisée. La santé s'était progressivement rétablie, et tous les malaises intérieurs avaient disparu. Au moyen d'un traitement tonique ferrugineux, je fortifiai le sang, et les règles revinrent à leur tour, ce qui compléta la guérison.

Remarques. Ce qui est remarquable dans le traitement que j'emploie pour la guérison des engorgements, c'est qu'il n'empêche en aucune façon les malades de vaquer à leurs occupations habituelles. Ainsi, cette dame, qui est à la tête d'une forte maison de commerce, n'interrompit pas ses affaires, et ne cessa pas un seul jour de descendre à son magasin. C'était là son unique préoccupation quand elle se mit entre mes mains; car elle avait connu une personne qui, pour la même maladie, était obligée de rester étendue sur un canapé toute la journée, et s'il lui avait fallu garder le même repos, elle n'eût consenti qu'avec répugnance à se soumettre au traitement, à cause du préjudice que cette inaction forcée eût causé à ses affaires.

Quarante-quatre ans ; six enfants ; toux nerveuse et douleur de côté simulant une maladie de poitrine ; pas de flueurs blanches ; engorgement de matrice. Guérison en deux mois et demi ; cessation de la toux et du point de côté.

Madame..., quarante-quatre ans, mère de six enfants, d'un tempérament nerveux, de petite stature, était affectée depuis deux ans d'une toux d'irritation et d'une douleur fixe dans le côté gauche, qui avait fait craindre qu'elle ne fût attaquée de la poitrine. Elle avait consulté le docteur L..., qui, après l'avoir auscultée, avait déclaré que les poumons étaient en bon état, et que sa toux se dissiperait d'elle-même aussitôt qu'elle cesserait de voir ses règles. Celles-ci, très-abondantes, paraissaient régulièrement chaque mois ; et rien ne faisait prévoir qu'elles dussent bientôt cesser. Comme cette toux, fatigante à l'excès, avait énervé cette dame, on consulta successivement divers médecins, dont le traitement resta inefficace.

Quand madame... vint me consulter, elle était amaigrie, pâle, irritable au dernier point, et se croyait destinée à mourir poitrinaire. A divers symptômes qu'elle m'énuméra, je soupçonnai l'existence, au col de la matrice, d'une ulcération que l'examen direct me permit de constater ; et je pus prédire à cette dame que sa toux serait passée, ainsi que le point de côté, dans deux mois, ce qui eut lieu, en effet, dès que l'ulcération fut cicatrisée.

Remarques. Plusieurs fois déjà, j'ai eu occasion de traiter des affections de matrice qui simulaient d'autres maladies. Si j'ai rapporté cette observation, c'est qu'elle est surtout remarquable par l'absence de flueurs blanches, et qu'en général on pense que les écoulements leucorrhéiques accompagnent toujours les engorgements. Aussi le mari de cette dame ne crut-il réellement à l'existence de cette maladie chez sa femme que quand, à la seconde visite, je la lui eus fait constater *de visu*.

Mais il n'aurait pas eu besoin de cette preuve, puisqu'à mesure que l'ulcération diminuait d'étendue, la toux se dissipait ainsi que le point de côté. Après la cicatrisation de la plaie, les règles ne vinrent plus que modérément, et cette dame recouvra bientôt les signes extérieurs de la plus brillante santé.

DIXIÈME OBSERVATION.

Quarante-deux ans; neuf enfants; fongosités saignantes du col de la matrice; écoulement d'humeur et de sang très-félide; cautérisation par le fer rouge; persistance des symptômes. Guérison radicale par ma méthode en quatre mois.

Madame ......, âgée de quarante-deux ans, était accouchée à trente-huit ans du dernier de ses neuf enfants. Déjà, avant cette dernière grossesse, elle avait souffert longtemps dans le bas-ventre, dans les reins, et ne pouvait faire le moindre exercice sans voir redoubler ces douleurs. Après cet accouchement, elle eut une violente inflammation de bas-ventre qui la força de garder le lit pendant deux mois. Après son rétablissement, elle conserva un écoulement qui devint bientôt rosé et d'une odeur insupportable. Elle ne distinguait le temps de ses règles que par l'intensité plus considérable de cet écoulement rosé. Amaigrissement prononcé, et teinte jaune paille du vi-

sage. Irritabilité nerveuse extrême. Perte de l'appétit.
Digestion longue et pénible. Constipation opiniâtre. Dans
l'opinion des parents de cette dame, elle était atteinte
d'un cancer incurable de la matrice ; c'était aussi l'avis de
son médecin ordinaire. Dans cette occurrence, on alla
consulter un chirurgien, qui proposa la cautérisation
avec le fer rouge, comme le seul moyen d'enrayer la
marche de la maladie. Cette opération fut excessivement
douloureuse, et détermina une violente inflammation de

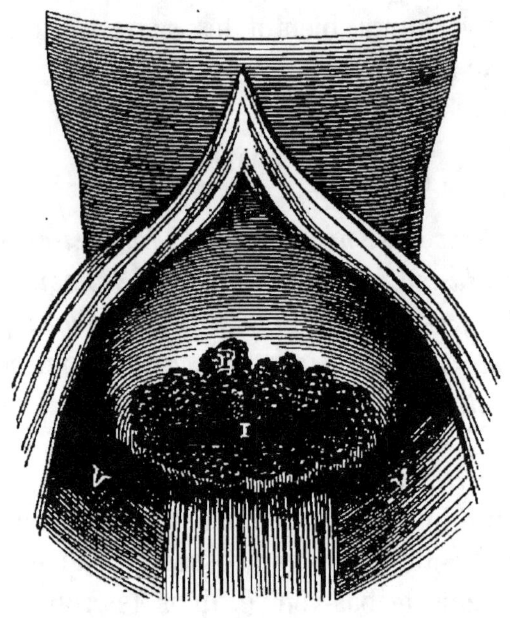

FIGURE 151.

Représentant des fongosités saignantes envahissant les deux lèvres
du col utérin.

VV, le haut du vagin.
I, la cavité du col.
P, fongosités granuleuses ulcérées.

bas-ventre qui retint la malade trois mois au lit. Quand

les suites de cette opération furent dissipées, on constata que l'ulcération et les fongosités étaient à peu près dans le même état. Madame ..... ne voulut point se soumettre à une deuxième cautérisation, et me fit appeler.

Je constatai sur le col utérin, fortement engorgé, l'existence de fongosités saignantes qui avaient envahi les deux lèvres et la cavité de l'organe. La malade était dans une faiblesse extrême, et ne voulait plus entendre parler d'opération. Je me contentai d'un pansement qui m'avait déjà réussi dans un cas semblable, et qui consistait à introduire, tous les jours, sur la partie malade un sachet composé de poudre de roses rouges et d'alun. En huit jours, il y avait déjà une notable amélioration de l'écoulement, dont la fétidité et la teinte rosée avaient disparu. Après quinze jours de ce pansement et d'injections chlorurées, je pus soumettre cette dame à mon traitement ordinaire, et la guérison fut complète en quatre mois.

Remarques. Depuis quelques années on a beaucoup préconisé l'emploi du fer rouge dans le traitement des ulcères de la matrice. Ses plus fougueux partisans ont dû y renoncer en présence de son insuccès presque constant et des violentes inflammations consécutives. On peut voir, par opposition à ce procédé barbare, la bénignité du traitement auquel j'ai dû avoir recours, et son résultat promptement favorable.

Un fait très-remarquable et qui, depuis douze ans, ne s'est pas démenti, c'est que, par ma méthode, la guérison est radicale, qu'il n'y a jamais de récidive, et que ces engorgements ulcérés, une fois guéris, semblent mettre la femme à l'abri de toute maladie ultérieure de la matrice.

ONZIÈME OBSERVATION.

Quarante ans; trois enfants; maladie de la matrice confondue avec la folie; flueurs blanches abondantes causées par un catarrhe du vagin; démangeaisons excessives de la vulve; inutilité du traitement pour rétablir la régularité des fonctions intellectuelles; guérison, par ma méthode, de la maladie de matrice; retour à la raison.

Madame ......, quarante ans, avait eu trois enfants jusqu'à l'âge de trente ans. A la dernière couche, elle eut une hémorrhagie très-abondante qui mit sa vie en danger. Elle resta au lit pendant quatre mois sans pouvoir se rétablir complétement. Pendant ce temps, ses idées s'exaltèrent, et on put remarquer un grand changement dans son intelligence. Elle était toujours préoccupée de son mal et de sa fin prochaine. Son esprit n'était rempli que de préparatifs de mort. Incapable de suivre une conversation, elle y mêlait constamment des idées sur ses souffrances. On avait espéré que l'air de la campagne la rétablirait: elle y alla passer deux étés de suite sans la moindre amélioration. Enfin on fit mander un médecin spécialiste pour les maladies mentales. Elle avait bien des flueurs blanches abondantes et des démangeaisons extérieures tellement vives, que la présence du monde était incapable de l'empêcher de porter la main au siége du prurit. Ces actes d'indécence étaient mis sur le compte du dérangement de son esprit. Le médecin dit qu'il ne pouvait la traiter qu'à son établissement, et là, pendant six mois, elle fut baignée et douchée tous les jours, sans le moindre résultat. Le docteur conseilla les bains de mer. Tous ces divers traitements furent inutiles.

On me fit appeler chez cette dame, et je pus constater un profond délabrement de toute l'organisation, dû à six années de souffrances continues. Dans le récit qu'on me fit des diverses phases de la maladie, je remarquai la persistance des flueurs blanches, et surtout les démangeaisons, symptômes qui n'avaient jamais eu le privilége de fixer l'attention des divers médecins qui avaient été appelés, préoccupés qu'ils étaient, avant tout, du dérangement des facultés intellectuelles. Après bien des instances, je pus obtenir de la malade qu'elle se soumît à l'examen, et je constatai une rougeur très-vive et des granulations dans toute l'étendue du vagin. Je portai dans toute la cavité de cet organe une pâte légèrement caustique et astringente, qui cautérisa tous les follicules enflammés. Je renouvelai cette opération tous les huit jours. Dans l'intervalle la malade prenait deux bains, faisait des injections de décoction de feuilles de noyer, et saupoudrait les organes externes de la génération, matin et soir, avec la poudre d'alun et d'amidon, que j'ai formulée à la page 346. A l'intérieur, j'administrai les toniques et une nourriture substantielle et réparatrice. En trois mois de ce traitement, j'eus la satisfaction de voir guéries non-seulement la maladie de matrice et les démangeaisons, mais aussi la prétendue maladie du cerveau. A mesure que l'affection utérine s'améliorait, les idées de la malade devenaient de plus en plus régulières et stables, et six mois après le début de mon traitement, elle avait repris tous les caractères extérieurs de la plus brillante santé au physique et au moral.

Remarques. Cette observation présente, au plus haut degré d'intensité, un exemple de la réaction sympathique que toutes les maladies de matrice exercent sur le système nerveux. C'est un cas très-rare; mais cependant il n'est presque pas de malade, souffrant du bas-ventre, qui ne nous présente, en raccourci, pour ainsi dire, l'exemple de madame ..... Ainsi, les dames affectées de flueurs blanches sont tristes, moroses, d'humeur inégale, se fâchant ou pleurant pour le motif le plus futile ou même pour rien. Elles ont les nerfs agacés et souffrent de névralgies plus ou moins violentes, à des intervalles assez rapprochés. Il est donc facile de comprendre que, s'il existe une faiblesse naturelle de l'intelligence, l'affection de la matrice, si elle reste quelque temps méconnue, pourra, par sa réaction sympathique sur le système nerveux, amener dans les facultés intellectuelles des désordres tels, que l'on arrive à comprendre comment des médecins, même très-expérimentés, ont pu commettre la méprise dont madame ... fut l'objet.

Je veux aussi faire porter l'attention du lecteur sur les *démangeaisons* qui tourmentaient si fort cette malade. Ce prurit se développe le plus souvent à la suite de flueurs blanches âcres, qui, baignant incessamment les parties extérieures, y produisent une irritation fort vive. Quelquefois, sous cette influence longtemps prolongée, on voit survenir des *végétations polypeuses* analogues à celles que j'ai signalées figure 99, page 387. Ces excroissances charnues existent le plus souvent sur les petites lèvres et à la face interne des grandes; on les voit même envahir le méat urinaire C, figure 152, page 650. Dans ce dernier cas, le spéculum de l'urètre, représenté par la figure 136, page 604, m'a rendu de grands services pour reconnaître toute l'étendue du mal et faciliter le traitement.

La médication la plus convenable de ces végétations est celle qui est indiquée à la page 152.

Mais souvent la démangeaison existe seule, sans que l'examen direct le plus attentif puisse la faire rapporter à une altération matérielle. Ce prurit idiopathique est, chez quelques dames, surtout à l'approche des règles, porté au point de constituer un véritable supplice. Il provoque sou-

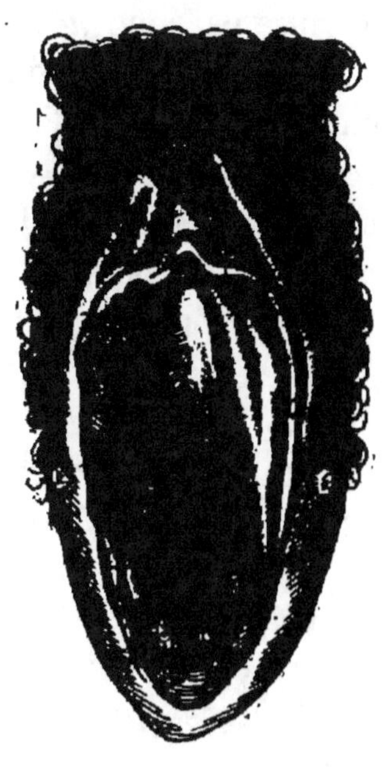

FIGURE 152.

Représentant des végétations développées sur les parties extérieures de la génération chez la femme.

P, le pénil, ou mont de Vénus.
OO, les grandes lèvres.
C, le méat urinaire.
I, l'entrée du vagin, autour duquel se voient les *excroissances polypeuses.*

vent l'onanisme, la nymphomanie, l'hystérie, la fureur utérine, les hallucinations, l'hypocondrie; il peut même, comme il en existe dans la science quelques cas, heureusement fort rares, pousser les malades au suicide. Consulté pour porter remède à une semblable affection, le médecin devra rechercher, avant tout, si l'on ne doit pas rattacher cette démangeaison à un vice dartreux. Dans ce cas, un traitement dépuratif interne approprié en ferait justice. Quand le prurit est causé par une *névralgie de la vulve*, j'en obtiens toujours la cessation par des applications topiques de diverse nature, telles que l'eau de Goulard, la pommade camphrée opiacée, l'eau de chaux; la solution de sous-borate de soude; une infusion de cerfeuil, de laurier-cerise; le chloroforme, l'amidon, et même la cautérisation superficielle transcurrente de toute la vulve avec la pierre infernale.

DOUZIÈME OBSERVATION.

Vingt-sept ans; pas d'enfant; règles très-douloureuses; flueurs blanches; relâchement de la matrice; emploi inutile d'un pessaire pour combattre ce relâchement; guérison de flueurs blanches; dilatation du col utérin; cessation de la stérilité.

Madame ....., âgée de vingt-sept ans, était mariée depuis dix ans, sans avoir d'enfants, malgré son grand désir d'être mère. Dès avant son mariage, ses règles ne venaient que difficilement, et étaient accompagnées de violentes coliques qui duraient deux à trois jours. On avait tenté à diverses reprises de faire cesser ces douleurs; mais tous les traitements avaient échoué. Son médecin avait déclaré à ses parents que le mariage la guérirait; mais, loin que cette nouvelle condition amendât ses douleurs, celles-ci avaient persisté et s'étaient compliquées de flueurs blanches très-abondantes, qui, en peu de temps, avaient déterminé un amaigrissement considérable, de violents maux d'estomac, des palpitations de cœur et la pâleur du visage.

Après trois ans de mariage, cette position se compliqua d'un relâchement des ligaments de la matrice, tellement intense, que la malade ne pouvait, sans une extrême fatigue, se livrer au moindre exercice. La marche était particulièrement douloureuse. Un chirurgien, consulté, reconnut *un relâchement des ligaments et une descente de matrice* (fig. 139, pag. 606), et conseilla l'emploi d'un pessaire, que la malade devait porter au moins pendant deux ans. Malgré sa grande répugnance pour ce moyen et les inconvénients qu'il entraîne, madame ..... se soumit aux prescriptions du docteur, dans l'espérance de voir guérir sa descente de matrice et de pouvoir devenir mère. Vain espoir; le pessaire redoubla les douleurs, augmenta les flueurs blanches, et causa une inflammation si violente des organes du bas-ventre, qu'on fut obligé d'en faire l'extraction et de renoncer à son usage. La malade consulta successivement les diverses célébrités médicales qui s'occupent spécialement du traitement des maladies de matrice. Ce fut en vain. Le mieux qu'elle éprouvait n'était que passager, et dès que le traitement était discontinué, les symptômes reparaissaient. En désespoir de cause, elle consulta divers charlatans des deux sexes, entre autres une sage-femme qui lui introduisait, deux fois par jour, dans le vagin, de petits sachets de farine de lin, avec accompagnement de frictions sur le bas-ventre avec des pommades dites fondantes, et qui n'étaient autres que de la graisse de porc plus ou moins purifiée; mais toutes les médications auxquelles elle se soumit n'eurent d'autres résultats que de détériorer sa santé et de délabrer son organisation.

Enfin, ayant pris connaissance d'une de mes brochures, elle vint réclamer mes soins. Après qu'elle m'eut fait en détail le récit dont je viens de donner le résumé, je l'examinai et constatai une inflammation des glandes du vagin, du col de la matrice, et un relâchement des ligaments. Le col utérin présentait un rétrécissement qui expliquait suf-

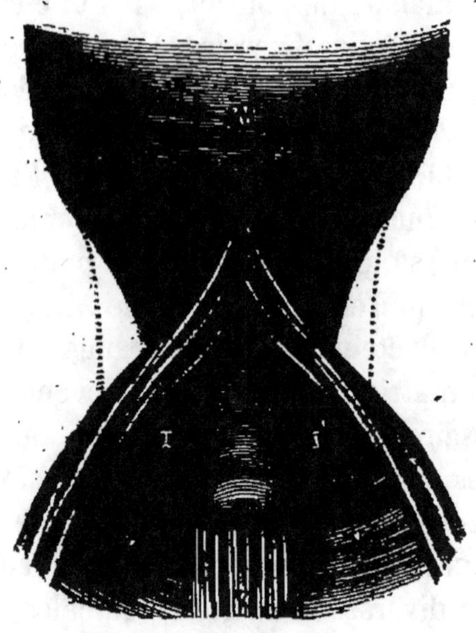

FIGURE 153.

Représentant un col de matrice conique.

M, le corps de la matrice.
VVV, le haut du vagin.
C, le col conique dont l'orifice est très-étroit.
CC', ligne ponctuée indiquant les dimensions normales de cet organe.
II', l'ouverture normale du col CC'.

fisamment les douleurs de la menstruation. Je promis à madame ..... de la guérir en trois mois au plus. En effet, par les cautérisations transcurrentes du vagin avec le nitrate d'argent fondu, un régime tonique et des injections astringentes, je fis bientôt cesser les flueurs blanches; j'obtins ensuite la dilatation du col au moyen de bougies de cire, d'ivoire ramolli, et de fragments d'éponges préparés à la cire, introduits dans sa cavité. En deux mois et demi, la guérison était complète, et madame ..... pouvait se tenir debout et faire de longues courses, sans ressentir aucune douleur dans le bas-ventre. Ses règles vinrent régulièrement et sans coliques. Enfin, pour comble de satisfaction, elle devint enceinte six mois plus tard, et accoucha fort heureusement. Depuis son accouchement, sa santé s'est maintenue parfaite.

Remarques. Cette observation est fort intéressante pour trois motifs :

1° D'abord elle prouve l'*inutilité des pessaires* pour les chutes et les relâchements de matrice. En effet, ces corps étrangers qu'on introduit dans le vagin pour soutenir la matrice, outre qu'ils n'atteignent que très-imparfaitement le but qu'on se propose, sont une cause d'irritation incessante, et même parfois de violentes inflammations; ils exigent des soins de propreté extrêmes, et en définitive ne sont qu'un palliatif, puisque, dès qu'on cesse leur emploi, le mal reparaît dans toute son intensité.

2° Elle donne l'explication de la douleur et des coliques qu'éprouvent nombre de femmes à l'époque de leurs règles. Ces douleurs et ces coliques tiennent à deux causes : à ce que le sang est trop épais, a trop de consistance, de plasticité, et qu'il se coagule dans la cavité utérine. Les coliques, dans ce cas, ne sont qu'un diminutif des douleurs de l'accouchement, et indiquent les contractions et les efforts de la matrice pour se débarrasser des caillots sanguins; aussi, souvent la cessation de ces coliques coïncide-t-elle avec la sortie d'un caillot de sang par le vagin. Une autre cause de ces tranchées utérines vient de l'*étroitesse du col de la matrice.* Cette étroitesse est naturelle, comme chez les jeunes filles, et cesse ordinairement après un premier accouchement; ou bien elle est acquise et survient après une couche laborieuse chez une femme qui jusque-là avait été réglée sans douleur.

3° Enfin, cette observation, outre la guérison des flueurs blanches et le retour à la santé, nous montre la cessation de la stérilité par la dilatation du rétrécissement du col utérin, qui, dans le plus grand nombre de cas, est le seul obstacle à la fécondation.

Mais on n'est pas toujours assez heureux pour obtenir un résultat aussi favorable. Certaines femmes ont un col tellement conique et peu développé, qu'il est impossible d'en obtenir l'agrandissement soit par la dilatation, soit par des incisions que j'ai quelquefois pratiquées avec un grand succès. Quand, à cette disposition déjà très-défavorable, vient se joindre la flexion du col sur le corps, soit en avant (fig. 144, page 614), soit en arrière, la *stérilité* qui en est la conséquence est complétement *incurable*.

FIN.

TABLE DES MATIÈRES

TRAITÉES DANS CET OUVRAGE.

PREMIÈRE PARTIE.

ANATOMIE.

Appareil de la sécrétion urinaire.

Appareil de la génération.

DEUXIÈME PARTIE.

Maladies vénériennes.

Catarrhe de vessie.

Rétention d'urine.

De la pierre.

Maladies de la glande prostate.

Maladies des testicules.

Onanisme ou masturbation.

Pertes séminales involontaires.

Impuissance. Stérilité. Perte de la virilité.

Maladies de matrice.

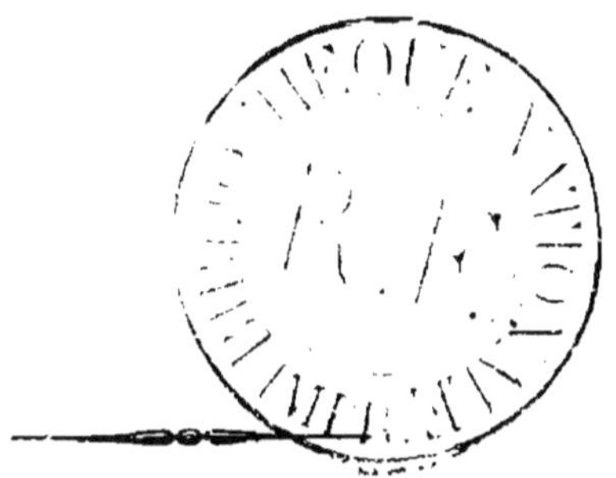